Eberhard Ehlers
Analytik I – Kurzlehrbuch

Eberhard Ehlers

Analytik I

Kurzlehrbuch
Qualitative Pharmazeutische Analytik

Eberhard Ehlers, Hofheim/Taunus

11., aktualisierte und erweiterte Auflage

Mit 25 Abbildungen und 18 Tabellen

DAV Deutscher Apotheker Verlag

Anschrift des Autors
Professor Dr. Eberhard Ehlers
Lorsbacher Str. 54B
65719 Hofheim

Zuschriften an
lektorat@dav-medien.de

Bibliographische Information der Deutschen Bibliothek
Die Deutsche Bibliothek verzeichnet diese Publikation in der Deutschen Nationalbibliographie; detaillierte bibliographische Daten sind im Internet unter https://portal.dnb.de abrufbar.

11., überarbeitete Auflage 2018
ISBN 978-3-7692-6968-0 (Print)
ISBN 978-3-7692-7213-0 (E-Book, PDF)

Birkenwaldstr. 44, 70191 Stuttgart
www.deutscher-apotheker-verlag.de
Printed in Germany

Satz: primustype R. Hurler GmbH, Notzingen
Druck und Bindung: Kösel, Krugzell
Umschlaggestaltung: deblik, Berlin

Vorwort

Die novellierte Approbationsordnung für Apotheker (AAppO) vom 14. Dezember 2000 sieht im Ersten Abschnitt des Pharmazeutischen Staatsexamens eine schriftliche Prüfung über die **Grundlagen der Pharmazeutischen Analytik** vor, die sich in folgende Abschnitte untergliedert:

- Klassische qualitative Analyse
- Klassische quantitative Verfahren zur Analyse von Arzneistoffen, Hilfs- und Schadstoffen
- Instrumentelle Pharmazeutische Analytik

Dabei sind Arzneibuch-Methoden ausdrücklich in die Prüfungsanforderungen aufgenommen worden (Anlage 13 AAppO).

Das vorliegende Kurzlehrbuch „**Analytik I**" befasst sich in drei Kapiteln mit den „**Grundlagen der klassischen qualitativen Analyse**", während in „Analytik II" die beiden anderen Themenbereiche behandelt werden. Die Gliederung der „Analytik I" in die Abschnitte

- Grundlagen und allgemeine Arbeitsweisen der qualitativen anorganischen Analyse
- Anorganische Bestandteile
- Organische Bestandteile

lehnt sich an den aktuellen Gegenstandskatalog an.

Alle Kapitel der vorliegenden Auflage wurden komplett überarbeitet und an die aktuellen Prüfungsthemen angepasst. Die Kommentierung nahezu aller Prüfungsfragen aus dem Band „**Analytik I – Prüfungsfragen bis Herbst 2011**" ist in den vorliegenden Text eingefügt und durch Querweise über die MC-Fragennummer kenntlich gemacht worden. Zwei neue Kapitel über „*Lösungen*" und über „*Viskosität*" ergänzen den bisherigen Text über die Themen aus dem Bereich der qualitativen Analytik.

In den einzelnen Abschnitten zu Nachweisen für pharmazeutisch relevante Anionen, Kationen oder für organische Stoffklassen werden auch die analytischen Methoden und Verfahren des Arzneibuches (Identitätsprüfungen, Grenzprüfungen) beschrieben. Wenn nur Arzneibuch oder *Ph. Eur.* genannt wird, beziehen sich diese Methoden auf das **Europäische Arzneibuch 9. Auflage**, **Grundwerk 2017**. Zur Vertiefung und Ergänzung des Grundwissens wird deshalb ausdrücklich auf den Kommentar zum Europäischen Arzneibuch verwiesen. Dort finden sich auch die entsprechenden Hinweise auf die Primärliteratur.

Deutlich erweitert wurde der Abschnitt über die Analytik ausgewählter Wirkstoffe. Dies soll dazu dienen, anhand vorgegebener chemischer Strukturen den Blick für die qualitativen aber auch quantitativen Nachweis- und Bestimmungsmöglichkeiten pharmazeutischer Wirkstoffe zu schärfen. Solche Fragen sind in zunehmendem Maße Gegenstand der jüngsten MC-Prüfungen.

Mein Dank gilt vielen Kollegen und Studenten für wertvolle Anregungen zur Überarbeitung des Kommentartextes. Besonders danken möchte ich Herrn Dr. Michael Ring (Universität des Saarlandes) für viele wichtige Hinweise. Mein Dank gilt aber auch dem Lektorat Pharmazie des Deutschen Apotheker Verlags für die gute, vertrauensvolle Zusammenarbeit und die tatkräftige Unterstützung bei der rechtzeitigen Fertigstellung dieses Kurzlehrbuchs.

Ich hoffe, dass die neue Auflage der Analytik I den Studierenden der Pharmazie bei ihren Prüfungsvorbereitungen wertvolle Dienste leisten kann und wünsche allen Studenten für die anstehenden Prüfungen und den weiteren Verlauf ihres Studiums viel Erfolg.

Hofheim, im Sommer 2018 Eberhard Ehlers

Inhaltsverzeichnis

Vorwort V

QUALITATIVE ANALYTIK

1 Grundlagen und allgemeine Arbeitsweisen der qualitativen anorganischen Analyse 3

1.1 Grundbegriffe, Validierung 3

1.1.1 Spezifität und Selektivität 3

1.1.2 Grenzkonzentration und Nachweisgrenze 4

1.1.3 Richtigkeit und Robustheit 5

1.2 Vorproben 5

1.2.1 Flammenfärbung (Spektralanalyse) 6

1.2.2 Perlreaktionen (Phosphorsalzperle, Boraxperle) 9

1.2.3 Erhitzen im Glührohr 10

1.2.4 Oxidationsschmelze 11

1.2.5 Leuchtprobe 11

1.2.6 Marshsche Probe 11

1.2.7 Verhalten gegenüber Ammoniak und Laugen 12

1.2.8 Verhalten gegenüber Säuren 14

1.2.9 Verhalten gegenüber Oxidationsmitteln und Reduktionsmitteln 18

1.3 Lösungen 18

1.3.1 Lösungen und ihre Eigenschaften 18

1.3.2 Löslichkeit von Stoffen und ihre Beeinflussung 19

1.3.3 Der Auflöseprozess 20

1.4 Alkalicarbonatauszug 22

1.5 Aufschlüsse 23
1.5.1 Aufschluss mit Alkalihydrogensulfaten (Disulfatschmelze) 24
1.5.2 Soda-Pottasche-Aufschluss 25
1.5.3 Oxidationsschmelze 26
1.5.4 Freiberger-Aufschluss 27
1.5.5 Aufschluss von Bleisulfat 27
1.5.6 Kjeldahl-Aufschluss 27

2 Anorganische Bestandteile 29

2.1 Analyse nichtionischer Stoffe 29
2.1.1 Kohlenstoff und medizinische Kohle 29
2.1.2 Sauerstoff 29
2.1.3 Schwefel 30
2.1.4 Stickstoff 30
2.1.5 Iod 31
2.1.6 Kohlenmonoxid 32
2.1.7 Kohlendioxid 32
2.1.8 Distickstoffmonoxid (Lachgas) 33
2.1.9 Stickstoffmonoxid 33
2.1.10 Wasserstoffperoxid 34
2.1.11 Ammoniak 35
2.1.12 Hydrazin 35

2.2 Analyse von Anionen 36
2.2.1 Gruppenreaktionen (Vorproben auf Anionengruppen) 37
2.2.2 Anionentrennungsgänge 40
2.2.3 Nachweis pharmazeutisch relevanter Anionen 41
2.2.4 Reihenfolge der Anionen-Nachweise 93

2.3 Analyse von Kationen 94
2.3.1 Trennungsgänge 94
2.3.2 Nachweis pharmazeutisch relevanter Kationen 114
2.3.3 Prüfungen des Arzneibuches 170

3 Organische Bestandteile 175

3.1 Siedetemperatur und Siedebereich 178
3.1.1 Bestimmung des Destillationsbereiches (Ph. Eur.) 178
3.1.2 Bestimmung der Siedetemperatur (Ph. Eur.) 180
3.1.3 Bestimmung der Siedetemperatur (DAB) 180
3.1.4 Bestimmung von Wasser durch Destillation (Ph. Eur.) 182

3.2 Schmelztemperatur 184
3.2.1 Kapillarmethode (Ph. Eur.) 185

3.2.2 Steigschmelzpunkt – Methode mit offener Kapillare (Ph. Eur.) 187
3.2.3 Sofortschmelzpunkt (Ph. Eur.) 187
3.2.4 Schmelztemperatur – Instrumentelle Methode (Ph. Eur.) 188
3.2.5 Bestimmung des Tropfpunkts (Ph. Eur.) 189
3.2.6 Bestimmung der Erstarrungstemperatur (Ph. Eur.) 192
3.2.7 Sublimieren 194
3.2.8 Schmelzen von Mischungen (Mischschmelzpunkt) 194
3.2.9 Schmelzdiagramme – eutektische Gemische 195

3.3 Relative Dichte 200
3.3.1 Ethanolgehalt (Ph. Eur.) 204

3.4 Viskosität 207
3.4.1 Definition der Viskosität 207
3.4.2 Abhängigkeiten der Viskosität 208
3.4.3 Messung der Viskosität (Messverfahren) 209
3.4.4 Pharmazeutische Anwendungen 211

3.5 Analyse von Elementen 211
3.5.1 Nachweis von Elementen in organischen Verbindungen 211
3.5.2 Ermittlung der Summenformel 218

3.6 Chemische Analyse funktioneller Gruppen 220
3.6.1 Hinweis auf hydrolysierbare Verbindungen 220
3.6.2 Hinweis auf Oxidationsmittel und Reduktionsmittel 220
3.6.3 Nachweis pharmazeutisch relevanter funktioneller Gruppen 223
3.6.4 Identitätsreaktionen und Grenzprüfungen des Arzneibuchs 321

3.7 Prüfung auf anorganische Bestandteile 354

ANHANG

Verzeichnis der Wortabkürzungen 356

Verzeichnis der Zeichen und Symbole 359

Sachregister 363

Der Autor 405

Qualitative Analytik

1 Grundlagen und allgemeine Arbeitsweisen der qualitativen anorganischen Analyse

1.1 Grundbegriffe, Validierung

Unter **Validierung** versteht man den Nachweis und die Dokumentation der Zuverlässigkeit eines Verfahrens. Die Validierung umfasst alle Tätigkeiten, die belegen, dass ein Verfahren reproduzierbar zu dem gewünschten Ergebnis führt. Dabei ist die Validierung nicht nur auf den Herstellungsprozess eines Produktes ausgerichtet, sondern schließt *alle notwendigen Aktionen* ein, die bei der Gewinnung eines Produktes angewendet werden. Dies umfasst auch *alle* während des Herstellungsprozesses eingesetzten *analytischen Verfahren* und durchgeführten Kontrollen (siehe auch Ehlers, **Analytik II**, ▸ Kap. 4.5 „Validierung von Verfahren“).

Im Rahmen der *Validierung einer Analysenmethode* werden vor allem die kritischen Schritte der Methode überprüft, wobei im Allgemeinen als Kriterien zur Beurteilung der Methode die in den nachfolgenden Abschnitten genannten Qualitätsmerkmale herangezogen werden. Anzumerken ist, dass die in den Pharmakopöen beschriebenen Analysenvorschriften validiert sind.

1.1.1 Spezifität und Selektivität

Als **spezifisch** bezeichnet man Reaktionen und Reagenzien, wenn sie unter bestimmten Bedingungen für eine einzige Substanz oder ein einziges Ion eindeutig beweisend sind. Meistens wird man sich jedoch mit **selektiven** Reaktionen oder Reagenzien begnügen müssen, d. h. mit Nachweisen, die nur mit wenigen Stoffen positiv ausfallen.

- Eine Methode ist **spezifisch,** wenn sie die zu bestimmende Komponente ohne Verfälschung durch andere in der Analysenprobe vorhandenen Komponenten erfasst.
- Eine Methode ist **selektiv,** wenn sie verschiedene, nebeneinander zu bestimmende Komponenten ohne gegenseitige Störung erfasst. Selektivität ist eine Grundvoraussetzung für die Richtigkeit einer Methode.

Die Selektivität eines Analyseverfahrens kann sich auf Elemente, Moleküle, Elementspezies in unterschiedlichen Wertigkeitsstufen oder auf funktionelle Gruppen beziehen [vgl. **MC-Frage Nr. 3**].

Durch Wahl geeigneter Versuchsparameter (pH-Wert, Maskierung, usw.) kann die Selektivität vieler Reaktionen gesteigert werden bis hin zur Spezifität.

Wichtige *Strategien des Arzneibuches zur Erhöhung der Selektivität* sind [vgl. **MC-Frage Nr. 4**]:

- Kombination verschiedener Nachweisreagenzien,
- Trennung der Reaktionsräume zweier aufeinander folgender Nachweisreaktionen,
- Ausschluss ähnlich reagierender Stoffe durch zusätzliche Reaktionen.

Die Kombination verschiedener Reagenzien kann mit der gemeinsamen Verwendung von *Maskierungsmitteln* und Nachweisreagenzien erklärt werden. Hierbei bilden zum Beispiel die störenden Bestandteile mit dem Maskierungsmittel so stabile Komplexe, dass eine Anzeige durch das Nachweisreagenz ausbleibt. Das zu bestimmende Ion reagiert dagegen *nicht* mit dem Maskierungsmittel und kann mit dem eingesetzten Reagenz nachgewiesen werden.

Die beiden anderen Strategien sollen am *Nachweis von Carbonaten* erläutert werden. Hierzu werden die Carbonate ($MeCO_3$) in einem Reagenzglas (*Reaktionsraum 1*) mit starken Säuren behandelt. Es bildet sich Kohlendioxid (CO_2), das als Gas entweicht und in einem Gärröhrchen (*Reaktionsraum 2*) mit Bariumhydroxid-Lösung (*Barytwasser*) [$Ba(OH)_2$] aufgefangen wird. Es fällt schwer lösliches Bariumcarbonat ($BaCO_3$) aus. Der Nachweis wird durch *Sulfite* ($MeSO_3$) gestört, die mit starken Säuren Schwefeldioxid (SO_2) bilden, was zur Fällung von Bariumsulfit ($BaSO_3$) führen würde. Dies kann man verhindern, in dem man *zuvor* die Sulfite mit Wasserstoffperoxid (H_2O_2) zu Sulfaten oxidiert, aus denen unter den Analysenbedingungen *kein* Gas freigesetzt wird [vgl. **MC-Frage Nr. 839**].

$$MeCO_3 + \text{Säure} \xrightarrow{\text{Reagenzglas}} CO_2 + Ba^{2+} \xrightarrow{\text{Gärröhrchen}} BaCO_3\downarrow$$

$$MeSO_3 + H_2O_2 \rightarrow MeSO_4 + \text{Säure} \rightarrow \text{keine Gasentwicklung}$$

1.1.2 Grenzkonzentration und Nachweisgrenze

Zur Festlegung der **Empfindlichkeitsgrenze** einer Nachweisreaktion verwendet man folgende Begriffe:

- Grenzkonzentration (GK),
- Nachweisgrenze bzw. Empfindlichkeit.

Die **Grenzkonzentration** bezeichnet die minimale Konzentration eines Stoffes, bei welcher der Nachweis noch positiv ausfällt, der Stoff also gerade noch zuverlässig nachzuweisen ist. Die Grenzkonzentration wird auf 1 g des Stoffes bezogen und das Lösungsvolumen wird in mL angegeben.

Beispielsweise bedeutet die Angabe, dass die Grenzkonzentration für einen Nachweis 10^{-4} g/mL (entsprechend 100 ppm) sei, dass mit

$$GK = 1 \text{ g Stoff}/10^4 \text{ mL Lösungsmittel} = 10^{-4} \text{ g/mL}$$

die Reaktion positiv ausfällt, wenn mindestens 10^{-4} g der Substanz in 1 mL oder mindestens 1 g Substanz in 10^4 mL gelöst sind [vgl. **MC-Fragen Nr. 1, 2**].

Der negative dekadische Logarithmus der Grenzkonzentration wird als Empfindlichkeitsexponent oder **pD-Wert** bezeichnet [pD = –lg GK]. Man unterscheidet zwischen absoluten, in reinem Lösungsmittel gemessenen pD-Werten und relativen, in Anwesenheit von Begleitstoffen bestimmten Exponenten. Für das obige Beispiel ist pD = 4.

Die **Nachweisgrenze** gibt die kleinste Menge (Masse) des gesuchten Stoffes an, die **qualitativ** noch erfasst werden kann. Die Nachweisgrenze wird gewöhnlich in Mikrogramm (µg) angegeben. Im Gegensatz zur Grenzkonzentration ist die Nachweisgrenze abhängig vom Arbeitsvolumen.

1.1.3 Richtigkeit und Robustheit

Die **Richtigkeit** eines Analyseverfahrens ist ein Maß für die Abweichung des Ergebnisses vom richtigen (wahren) Wert aufgrund von *systematischen Fehlern* (systematische Abweichungen). Systematische Abweichungen entstehen durch störende, nicht erwartete Einflüsse oder eine fehlerhafte Messtechnik. Daher ist das Fehlen systematischer Fehler eine der Grundvoraussetzungen für die Richtigkeit einer Analysenmethode. Systematische Abweichungen können durch Vergleichsmessungen, aber nicht durch Wiederholungsmessungen entdeckt werden. Eine weitere Voraussetzung für die Richtigkeit eines Analyseverfahrens ist, dass eine selektive Analysenmethode zur Anwendung kommt.

Die **Präzision** ist ein Maß für die Abweichung eines Analysenergebnisses durch *zufällige Fehler* (zufällige Abweichungen). Zufällige Abweichungen sind unvermeidbar und nicht charakterisierbar. Zufällige Fehler addieren sich.

Richtigkeit und Präzision zusammen bestimmen die **Genauigkeit** des Analyseverfahrens. Ein Ergebnis ist genau, wenn es frei ist von zufälligen und systematischen Fehlern (siehe auch Ehlers, **Analytik II**, ▸ Kap. 4.4.1 „Unsicherheiten, Fehler“).

Eine Methode ist robust, wenn durch Änderung der Testbedingungen das Ergebnis nicht oder nur unwesentlich verfälscht wird. Als Maß für die **Robustheit** (Störanfälligkeit, Belastbarkeit) wird der Mengenbereich genannt, in dem das Analysenergebnis von der Änderung eines oder mehrerer äußerer Parameter (Lösungsstabilität, Temperatur-, Licht-, Temperatur-, Feuchtigkeitseinflüsse, usw.) unabhängig ist.

1.2 Vorproben

Es existieren Vorproben für Kationen und Anionen. Vorproben haben aber noch keine Beweiskraft, sondern geben lediglich brauchbare Hinweise auf die Zusammensetzung einer Substanz oder die Inhaltsstoffe eines Substanzgemischs. Vorproben versetzen den Analytiker in die Lage, den Gang einer Analyse so zu wählen, dass sich die Bestandteile einer unbekannten Probe zweifelsfrei ermitteln lassen. Wichtige Vorproben der klassischen qualitativen Analyse sind nachfolgend aufgeführt.

1.2.1 Flammenfärbung (Spektralanalyse)

Viele Elemente senden im *atomaren* gasförmigen Zustand bei höheren Temperaturen oder nach elektrischer Anregung ihres Elektronensystems *Licht bestimmter Farbe* aus [vgl. **MC-Frage Nr. 13**].

Die Zahl der emittierten Linien, das Linienmuster sowie die absolute Lage der Spektrallinien sind das für jeweilige Element charakteristisch und können analog einem Fingerabdruck zu seiner Identifizierung herangezogen werden.

Bei gleichzeitiger Anwesenheit von zwei und mehr Elementen beobachtet man ein additives Verhalten, sodass die Flammenfärbung auch zur Analyse von Substanzgemischen nutzbar ist. Zum vertiefenden Verständnis über die Vorgänge bei der Spektralanalyse wird auf Ehlers, **Analytik II**, ▸Kap. 11.4 „Grundlagen der Atomemissionsspektroskopie" verwiesen.

Die bei einer Spektralanalyse ablaufenden Vorgänge lassen sich wie folgt zusammenfassen: Zunächst findet in der Flamme nach dem Verdampfen eine **Atomisierung** des Salzes zu Atomen statt, deren *Valenzelektronen* im gasförmigen Zustand thermisch angeregt werden. Die angeregten Atomen werden allgemein mit einem Stern (*) gekennzeichnet.

Angeregte Atome besitzen als Zustände höherer Energie nur eine begrenzte Lebensdauer. Nach kurzer Zeit kehren die Elektronen angeregter Atome unter **Lichtemission** in einen energetisch günstigeren Zustand zurück. Dabei entspricht jedem Elektronenübergang eine charakteristische **Spektrallinie**, deren Frequenz (ν) [Wellenlänge (λ)] für die Energiedifferenz (ΔE) zweier Elektronenzustände im betreffenden Element steht. Es gilt die Planck-Einstein-Beziehung, worin (c) die Lichtgeschwindigkeit bedeutet:

$$\Delta E = h \cdot \nu = h \cdot c/\lambda$$

$$\underset{\textbf{Salz}}{K^+A^-} \underset{\text{Ionisation}}{\overset{\text{Atomisierung}}{\rightleftarrows}} \underset{\textbf{Atome}}{K + A} \underset{\text{Emission}}{\overset{\text{Anregung}}{\rightleftarrows}} \underset{\textbf{angeregte Atome}}{K^* + A}$$

Liegen die Wellenlängen der Emissionslinien im sichtbaren Spektralbereich (Vis-Bereich von λ = 400–800 nm), dann ist das emittierte Licht *farbig*, kann mit dem Auge erkannt werden und erteilt einer Bunsenflamme eine charakteristische Farbe (*Flammenfärbung*).

Zum Beispiel beruht die *gelbe* **Natrium-D-Linie** bei der Wellenlänge λ = 589,3 nm auf der Rückkehr gasförmiger, angeregter Natriumatome in den Grundzustand [$Na^*(g) \rightarrow Na(g)$]. Dies entspricht einem Elektronenübergang vom angeregten 3p-Niveau in den 3s-Grundzustand [vgl. **MC-Frage Nr. 849**].

Die erforderlichen Anregungsbedingungen sind für die einzelnen Elemente sehr verschieden. Für die Verbindungen der **Alkali-** und **Erdalkalielemente**, des **Kupfers** und des **Bors** genügt die Temperatur der nichtleuchtenden Bunsenflamme (siehe ⚬Abb. 1.1). Von den Erdalkalielementen ergibt *Magnesium keine* Flammenfärbung. Atome von Schwermetallen erfordern im Allgemeinen hohe Anregungstemperaturen, z. B. einige tausend Grad Celsius im elektrischen Lichtbogen oder in einem Funken. Solche Metalle werden daher bei der Spektralanalyse in einer Bunsenflamme nicht erkannt [vgl. **MC-Fragen Nr. 11, 12, 850**].

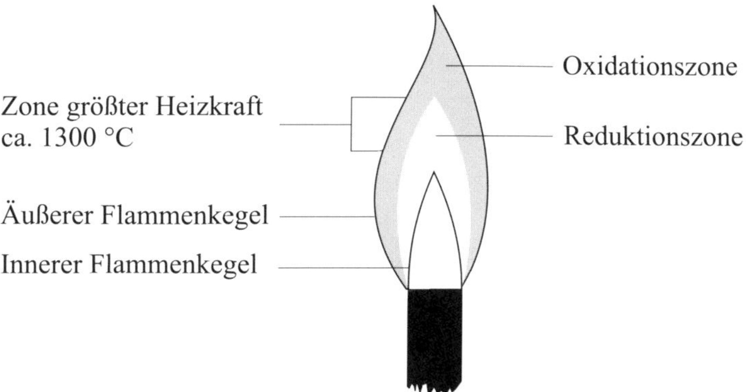

o Abb. 1.1 Heizzonen einer Bunsenflamme

□ Tab. 1.1 Flammenfärbung ausgewälter Elemente

Element	Farbe der Flamme	Charakteristische Linien (nm)
Li	Rot	**670,8** (rot); 610,4 (orange)
Na	Gelb	**589,5; 589,0** (gelbe Doppellinie, meist nicht aufgelöst)
K	Violett	**768,2** (rot); 766,5 (rot), 694 (rot); **404,4** (violett)
Rb	Violett	780 (rot); **421** (violett)
Cs	Blau	**458** (blau)
Ca	Ziegelrot	647 (rot); **622,0** (rot); 553,3 (grün); 422,7 (violett)
Sr	Rot	**660–690** (mehrere rote Linien); **604,5** (orange); **460,7** (blau)
Ba	Grün	**524,2** (grün); 513,7 (grün); 455,4 (blau)
Tl	Grün	**535,0** (grün)
Cu	Grün	Kupferhalogenide, Kupfer(II)-nitrat
B	Grün	als Borsäuretrimethylester $[B(OCH_3)_3]$

Charakteristische Flammenfärbungen geben besonders die leichtflüchtigen Chloride von Lithium, Natrium, Kalium, Calcium, Strontium und Barium sowie die Kupferhalogenide. *Kupfer*(II)*-sulfat* erteilt dagegen der Flamme praktisch keine Färbung. Auch *Erdalkalisulfate* und *-phosphate* sind nicht ausreichend flüchtig, um eine Flammenfärbung hervorzurufen; sie müssen zuvor mit Magnesium-Pulver reduziert werden. □ Tab. 1.1 informiert über die Flammenfärbung einiger analytisch wichtiger Elemente und o Abb. 1.2 zeigt die dazugehörigen Spektrallinienmuster [vgl. **MC-Fragen Nr. 5–12, 14, 417, 864, 888**].

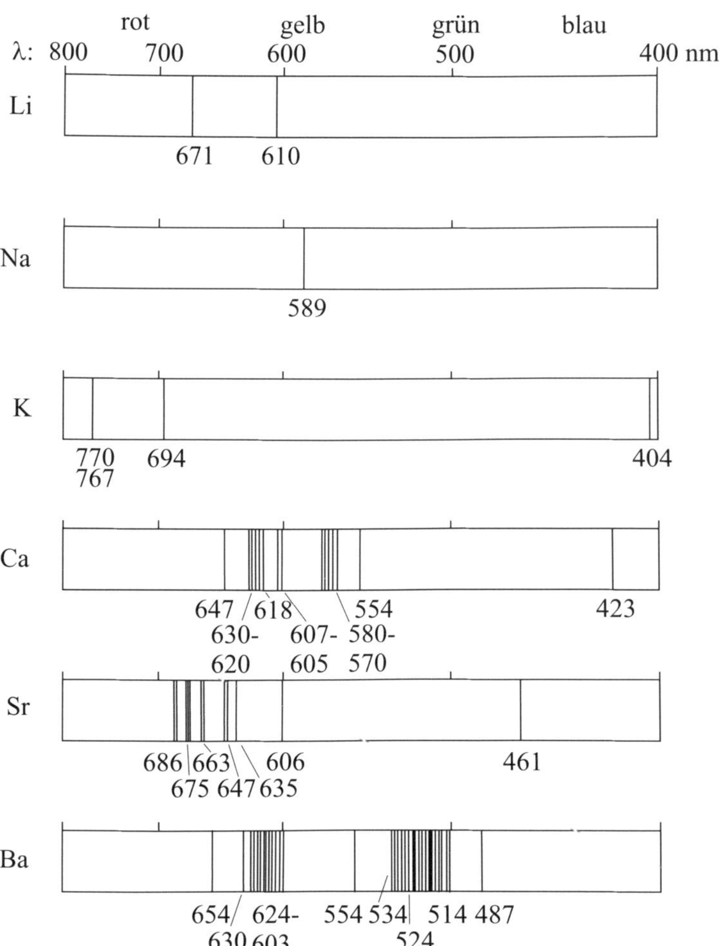

Abb. 1.2 Spektrallinienmuster ausgewählter Elemente

Sind mehrere Elemente im Gemisch vorhanden, so resultiert für das Emissionslicht eine Mischfarbe, die nicht mehr zugeordnet werden kann. Sind Natriumverbindungen anwesend, so überdeckt die Natriumflamme meistens alle anderen Färbungen. In diesen Fällen verwendet man zur Spektralanalyse ein **Handspektroskop**, mit dem das Emissionsspektrum besser beobachtet werden kann. Dabei wird zur Erzeugung eines Spektrums das von einer Lichtquelle (Probe) emittierte Licht zunächst durch eine schmalen *Spalt* geleitet. Besteht das untersuchte Licht nur aus Strahlen einer Wellenlänge, so entsteht durch die Optik das Spaltbild als eine farbige Linie. Setzt sich hingegen das emittierte Licht aus Strahlen unterschiedlicher Wellenlängen zusammen, so entstehen durch ein in den Strahlengang gebrachtes dreiteiliges *Geradsichtprisma* (Amici-Prisma) aufgrund unterschiedlicher Brechung zahlreiche verschiedenfarbige Spaltbilder. Man bezeichnet sie als *Spektrallinien*. Ein parallel angebrachtes Okularrohr mit einer Wellenlängenskala und deren Kalibrierung mit Strahlen bekannter

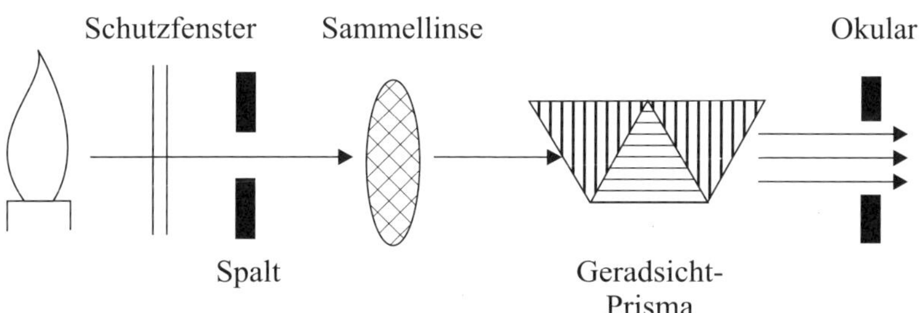

o Abb. 1.3 Schematischer Aufbau eines Handspektroskops

Wellenlänge erlauben es, den einzelnen Spektrallinien exakte Wellenlängen zuzuordnen. Dadurch wird das Linienmuster und somit das zu bestimmende Element identifizierbar. o Abb. 1.3 zeigt in vereinfachter Form den Aufbau eines solchen Handspektroskops [vgl. **MC-Fragen Nr. 15–17**].

Liegen Kalium- und Natriumverbindungen zusammen vor, so kann zum Erkennen der Kaliumflamme ein *Kobaltglas* verwendet werden. Das Kobaltglas absorbiert das gelbe Na-Licht und erleichtert das Erkennen der blauvioletten Kaliumflamme.

Segment:

Qualitative Analytik

1.2.2 Perlreaktionen (Phosphorsalzperle, Boraxperle)

Schmilzt man *Natriumammoniumhydrogenphosphat* ($NaNH_4HPO_4$) zusammen mit einem Schwermetallsalz, so können beim Erkalten der Schmelze charakteristische Färbungen durch *Schwermetallphosphate* auftreten, die zum Nachweis der betreffenden Metallionen herangezogen werden.

Dabei vermag das primär gebildete Metaphosphat ($NaPO_3$) in der Hitze nicht nur Schwermetalloxide zu lösen, sondern kann aus den Salzen auch leichter flüchtige Säuren freisetzen.

$$NaNH_4HPO_4 \xrightarrow{\Delta} NaPO_3 + NH_3\uparrow + H_2O\uparrow$$

$$2\,NaPO_3 + CoCl_2 \rightarrow Co(PO_3)_2 + 2\,NaCl$$

$$NaPO_3 + CoSO_4 \rightarrow NaCoPO_4 + SO_3\uparrow$$

$$3\,NaPO_3 + 3\,CuSO_4 \rightarrow Na_3PO_4 + Cu_3(PO_4)_2 + 3\,SO_3\uparrow$$

In analoger Weise reagiert *Natriumtetraborat* ($Na_2B_4O_7 \cdot 10\,H_2O$, *Borax*) unter Bildung von *Schwermetallmetaboraten* [vgl. **MC-Frage Nr. 24**].

$$Na_2B_4O_7 + CoSO_4 \rightarrow 2\,NaBO_2 + Co(BO_2)_2 + SO_3\uparrow$$

Gearbeitet wird in der Praxis in der Oxidations- oder Reduktionsflamme (o Abb. 1.1), weil Schwermetalle in unterschiedlichen Oxidationsstufen verschiedene Färbungen hervorrufen können. Darüber hinaus sind die Färbungen abhängig von der Menge an eingesetzter Substanz und der Glühdauer. Die Auswertung der Perlreaktion ist *schwierig*, wenn mehrere Schwermetalle nebeneinander vorliegen und Mischfarben auftreten. ▫ Tab. 1.2 gibt Auskunft über die Perlreaktionen ausgewählter Schwermetalle und die dabei auftretenden Färbungen.

◻ Tab. 1.2 Phosphorsalzperle analytisch wichtiger Schwermetalle

Element	Oxidationsflamme	Reduktionsflamme
Ni	Gelb (h), braun (k)	Grau (h, k)
Co	Blau (h, k)	Blau (h, k)
Mn	Violett (h, k)	Farblos (h)
Fe	Farblos bis gelb (1) Gelbrot bis braunrot (2)	Grünlich (h, k) (1)
Cr	Grün (h, k)	Grün (h, k)
Cu	Gelb (h), braun (k)	Farblos (h), rotbraun (k)

[h = heiß; k = kalt; (1) = bei schwacher Sättigung; (2) = bei starker Sättigung]

◻ Tab. 1.3 Im Glührohr entstehende Gase

Gas	Farbe	Geruch	Gas stammt aus
O_2	Farblos	Geruchlos	Peroxide, Chlorate, Bromate
CO_2	Farblos	Geruchlos	Carbonate, org. Verbindungen
CO	Farblos	Geruchlos	Oxalate, org. Verbindungen
$(CN)_2$	Farblos	Bittere Mandeln	Cyanide
SO_2	Farblos	Stechend	Sulfide (unter Luftzutritt), Sulfite, Thiosulfate
HCl	Farblos	Stechend	Chloride
Cl_2	Gelbgrün	Stechend	Chloride + Oxidationsmittel
Br_2	Braun	Erstickend	Bromide + Oxidationsmittel
I_2	Violett	Erstickend	Iodide + Oxidationsmittel
NO_2	Braun	Erstickend	Nitrite, Nitrate
NH_3	Farblos	Stechend	Ammoniumsalze
Kakodyloxid	Farblos	Unangenehm	Arsenverbindungen + Acetat

1.2.3 Erhitzen im Glührohr

Beim Erhitzen einer trockenen Analysenprobe im Glühröhrchen kann

- eine Farbänderung der Substanz eintreten,
- sich ein **Gas** oder Wasser entwickeln,
- ein Sublimat entstehen bzw.
- sich ein Metallspiegel bilden.

◻Tab. 1.3 informiert über die bei der Glührohrprobe gebildeten Gase, ihren Geruch und ihre Farbe sowie über die Verbindungen, aus denen diese Gase beim Glühen (trockenem Erhitzen) freigesetzt werden [vgl. **MC-Frage Nr. 29**].

Ein **Metallspiegel** kann auf Cadmium (in Anwesenheit von Oxalaten) oder auf Quecksilber (aus Quecksilber(II)-Verbindungen) hinweisen. Ein im Glühröhrchen verbleibender **schwarzer Rückstand** kann von der Verkohlung organischer Materie herrühren. Ein **weißes Sublimat** spricht für anwesende Ammoniumsalze, Quecksilberhalogenide oder Arsenoxide; ein **gelber Belag** deutet auf das Vorhandensein von Arsen(III)-sulfid, Quecksilber(II)-iodid oder auf elementaren Schwefel hin [vgl. **MC-Frage Nr. 28**].

1.2.4 Oxidationsschmelze

Die Oxidationsschmelze dient zum Nachweis von **Chrom-** und **Mangansalzen**. Hierzu wird die fein gepulverte Analysenprobe mit einer Mischung aus gleichen Teilen Soda (Na_2CO_3) und Natrium- oder Kaliumnitrat (KNO_3) verschmolzen. Bei Anwesenheit von Mangansalzen entsteht eine *grüne* Färbung von **Manganat(VI)** (Na_2MnO_4), verschiedentlich auch eine blaugrüne Schmelze. Der gelegentlich auftretende blaue Farbton der Schmelze ist auf die Bildung von Manganat(V) (Na_3MnO_4) zurückzuführen [vgl. **MC-Fragen Nr. 18–20, 32, 364**].

$$Mn^{2+} + 2\,NO_3^- + 2\,CO_3^{2-} \rightarrow MnO_4^{2-} + 2\,NO_2^- + 2\,CO_2\uparrow$$

$$Mn^{2+} + 4\,NO_2^- \rightarrow MnO_4^{2-} + 4\,NO\uparrow$$

Löst man die erkaltete Schmelze in wenig Wasser und säuert mit Essigsäure an, so disproportioniert Manganat(VI) zu *rotviolettem Permanganat* (MnO_4^-) und *Braunstein* (MnO_2), der sich nach einiger Zeit abscheidet.

$$3\,MnO_4^{2-} + 4\,H_3O^+ \rightarrow 2\,MnO_4^- + MnO_2\downarrow + 6\,H_2O$$

Bei der Oxidation von *Chrom(III)-Salzen* entsteht *gelbes Chromat* (CrO_4^{2-}). Da keine anderen Substanzen unter diesen Bedingungen zu einer gelben Lösung führen, ist die Reaktion *spezifisch* für Chromverbindungen [vgl. **MC-Fragen Nr. 21, 22, 33, 93, 97, 454, 458**].

$$Cr_2O_3 + 3\,NO_3^- + 2\,CO_3^{2-} \rightarrow 2\,CrO_4^{2-} + 3\,NO_2^- + 2\,CO_2\uparrow$$

Chromeisenstein ($FeCr_2O_4$), ein Mischoxid aus FeO und Cr_2O_3, kann ebenfalls durch eine Oxidationsschmelze aufgeschlossen werden, wobei neben der Oxidation von Cr(III) zu Cr(VI) auch eine Umwandlung von Fe(II) zu Fe(III) stattfindet [vgl. **MC-Fragen Nr. 23, 90, 91**].

$$2\,FeCr_2O_4 + 4\,CO_3^{2-} + 7\,NO_3^- \rightarrow Fe_2O_3 + 4\,CrO_4^{2-} + 7\,NO_2^- + 4\,CO_2\uparrow$$

1.2.5 Leuchtprobe

Die Leuchtprobe ist eine empfindliche Nachweisreaktion auf **Zinnverbindungen**. Taucht man ein mit kaltem Wasser gefülltes Reagenzglas in eine salzsaure *Zinn(II)-Salzlösung* ein und hält das Glas anschließend in die nichtleuchtende Bunsenflamme, so zeigt sich an der benetzten Stelle des Reagenzglases eine *blaue Fluoreszenz*, wahrscheinlich von *Zinn(II)-chlorid* ($SnCl_2 \cdot H_2O$) herrührend. Für die Entstehung der blauen Fluoreszenz existieren mehrere Theorien [vgl. **MC-Fragen Nr. 27, 31**].

Zinn(IV)-Verbindungen wie *Zinnstein* (SnO_2) müssen zuvor mit metallischem Zink in salzsaurer Lösung zu Sn(II) reduziert werden. Bei Anwesenheit von sehr viel Arsen kann der sonst spezifische Zinn-Nachweis versagen.

1.2.6 Marshsche Probe

Sie dient zum Nachweis von **Arsen-** und **Antimonverbindungen**. Diese werden mittels naszierendem Wasserstoff (aus Zn/HCl) zu *Arsin* (Arsenwasserstoff) [AsH_3] bzw. *Stibin* (Antimonwasserstoff) [SbH_3] reduziert. Beide Wasserstoffverbindungen zersetzen sich in der Hitze und schlagen sich als Arsen- bzw. Antimon-Metallspiegel nieder [vgl. **MC Fragen Nr. 25, 26, 30, 34, 60, 345–348**].

$As_2O_3 + 6\,Zn + 12\,H_3O^+ \rightarrow 2\,AsH_3\uparrow + 6\,Zn^{2+} + 15\,H_2O$
$2\,AsH_3 \rightarrow 2\,As\downarrow + 3\,H_2\uparrow$

Zur Unterscheidung von Arsen und Antimon behandelt man den Metallspiegel mit ammoniakalischer Wasserstoffperoxid-Lösung oder einer frisch zubereiteten Natriumhypochlorit-Lösung. Arsen löst sich spontan auf unter Bildung von farblosem *Arsenat* (AsO_4^{3-}), während die Auflösung von Antimon erst nach längerem Einwirken des Oxidationsmittels erfolgt [vgl. **MC-Fragen Nr. 25, 26, 351**].

$2\,As + 5\,H_2O_2 + 6\,NH_3 \rightarrow 2\,AsO_4^{3-} + 6\,NH_4^+ + 2\,H_2O$

1.2.7 Verhalten gegenüber Ammoniak und Laugen

Zahlreiche Kationen bilden mit Alkalihydroxiden in Wasser *schwer lösliche*, zum Teil gefärbte *Metallhydroxide*; einige dieser Hydroxide sind amphoter und lösen sich im Reagenzüberschuss unter Bildung von *Hydroxo-Anionen*. In ▫Tab. 1.4 sind einige analytisch wichtige schwer lösliche Hydroxide aufgelistet und ▫Tab. 1.5 gibt Auskunft über Hydroxide mit amphoterem Charakter [vgl. **MC-Fragen Nr. 35–41, 45, 72, 73**].

Beim Versetzen von Metallsalzlösungen mit Ammoniak fallen primär ebenfalls die Hydroxide des betreffenden Metalls aus; eine Reihe dieser Hydroxide sind jedoch in einem Überschuss von Ammoniak – besonders in Gegenwart von Ammonium-Ionen – als Amminkomplexe löslich [siehe letzte Spalte der Tabellen 1.4 und 1.5 und **MC-Fragen Nr. 42–47**].

$Fe^{3+} + 3\,H_2O + 3\,NH_3 \rightarrow 3\,NH_4^+ + Fe(OH)_3\downarrow \xrightarrow{+\,NH_3}$ keine Reaktion

$Cu^{2+} + 2\,H_2O + 2\,NH_3 \rightarrow 2\,NH_4^+ + Cu(OH)_2\downarrow \xrightarrow{+\,2\,NH_3} [Cu(NH_3)_4]^{2+} + 2\,H_2O$

Die meisten *Amminkomplexe* sind farblos, einige sind jedoch intensiv und charakteristisch gefärbt, sodass ihre Bildung zum analytischen Nachweis genutzt werden kann. *Farbige Amminkomplexe* bilden: Cu(II) (tiefblau), Ni(II) (blau), Co(II) (schmutzig gelb) und Co(III) (rot) [vgl. **MC-Frage Nr. 45**].

Auch beim Versetzen einer Analysenlösung mit *Natriumcarbonat* (Soda) im Überschuss können aufgrund der alkalischen Reaktion einer wässrigen Soda-Lösung Metallhydroxide ausfallen bzw. Oxoanionen von Sauerstoffsäuren gebildet werden. Unter diesen Bedingungen entstehen mit zahlreichen Kationen auch schwer lösliche Carbonate, sofern die betreffenden Hydroxide nicht vorher ausfallen. [Bezüglich des allgemeinen Verhaltens einer Analysenprobe gegenüber Soda siehe ▸Kap. 1.4 *„Alkalicarbonatauszug“* und ▸Kap. 1.5.2 *„Soda-Pottasche-Aufschluss“* sowie **MC-Fragen Nr. 70, 71, 73**].

$Na_2CO_3 + H_2O \rightarrow 2\,(Na^+)_{aq} + \mathbf{(CO_3^{2-})_{aq}} \xrightarrow{+\,H_2O} HCO_3^- + \mathbf{HO^-}$
$Fe^{3+} + 3\,HO^- \rightarrow Fe(OH)_3\downarrow$
$Al^{3+} + 4\,HO^- \rightarrow [Al(OH)_4]^-$
$Sn^{2+} + 2\,HO^- \rightarrow [Sn(OH)_3]^-$
$As^{3+} + 3\,HO^- \rightarrow H_3AsO_3 \xrightarrow{+\,3\,HO^-} AsO_3^{3-} + 3\,H_2O$
$Ca^{2+} + CO_3^{2-} \rightarrow CaCO_3\downarrow$

Tab. 1.4 Nichtamphotere Hydroxide

Metallion	Zusammensetzung des Hydroxids	Farbe	Zusatz von Ammoniak und Ammonium-Ionen
Mg^{2+}	$Mg(OH)_2$	Weiß	$[Mg(NH_3)_2]^{2+}$
Ni^{2+}	$Ni(OH)_2$	Grün	$[Ni(NH_3)_6]^{2+}$
Co^{2+}	$Co(OH)_2$	Rosenrot	$[Co(NH_3)_6]^{2+}$
			Ox.↓ Luft
	Basische Hydroxide	Blau	$[Co(NH_3)_6]^{2+}$
Mn^{2+}	$Mn(OH)_2$	Weiß	$[Mn(NH_3)_6]^{2+}$
	Ox. ↓Luft		
	$MnO(OH)_2$	Braun	
Fe^{2+}	$Fe(OH)_2$	Weiß	$[Fe(NH_3)_6]^{2+}$
	[Fe(III)-Spuren]	[Braun]	
Fe^{3+}	$Fe(OH)_3$	Rotbraun	$Fe(OH)_3$
Hg^{2+}	HgO	Gelb	$HgNH_2X$ (X = Cl, NO_3)
Hg_2^{2+}	HgO + Hg	Schwarz	Hg + $HgNH_2X$
Bi^{3+}	$Bi(OH)_3$	Weiß	$Bi(OH)_3$
	$-H_2O$ ↓ Hitze		
	BiO(OH)	Weiß	BiO(OH)
Cd^{2+}	$Cd(OH)_2$	Weiß	$[Cd(NH_3)_6]^{2+}$
Cu^{2+}(*)	$Cu(OH)_2$	Bläulich	$[Cu(NH_3)_4]^{2+}$
	$-H_2O$ ↓ Hitze		
	CuO	Schwarz	
Cu^+	CuOH	Rot	$[Cu(NH_3)_4]^+$
	$-H_2O$ ↓ Hitze		
	Cu_2O	Rot	
Ag^+	AgOH	Weiß	$[Ag(NH_3)_2]^+$
	$-H_2O$ ↓ Hitze		
	Ag_2O	Braun	

(*) Frisch gefälltes $Cu(OH)_2$ und CuO lösen sich teilweise in überschüssiger NaOH-Lösung.

Tab. 1.5 Amphotere Hydroxide

Metallion	Zusammensetzung des Hydroxids	Farbe	Überschuss an Lauge	Zugabe von Ammoniak
Zn^{2+}	$Zn(OH)_2$	Weiß	$[Zn(OH)_3]^-$	$[Zn(NH)_3)_4]^{2+}$
Al^{3+}	$Al(OH)_3$	Weiß	$[Al(OH)_4]^-$	$Al(OH)_3$
Pb^{2+}	$Pb(OH)_2$	Weiß	$[Pb(OH)_4]^{2-}$	$Pb(OH)_2$
Sb^{3+}	$Sb(OH)_3$	Weiß	$[Sb(OH)_4]^-$	Sb(OH)
	$-H_2O$ ↓ Hitze			
	Sb(OH)	Weiß		
Sn^{2+}	$Sn(OH)_2$	Weiß	$[Sn(OH)_3]^-$	$Sn(OH)_2$
Cr^{3+}	$Cr(OH)_3$	Graugrün	$[Cr(OH)_6]^{3-}$	$[Cr(NH_3)_6)^{3+}$

1.2.8 Verhalten gegenüber Säuren

1.2.8.1 Erhitzen mit konzentrierter Schwefelsäure

Behandelt man eine Analysenprobe mit konzentrierter Schwefelsäure, so beobachtet man häufig eine *Gasentwicklung*. Diese rührt von der Bildung undissoziierter, flüchtiger Säuren (HCN, H_2S, u.a.) oder der Zersetzung von Substanzen zu flüchtigen Oxiden (NO, NO_2, SO_2, CO_2, u.a.) her. Dadurch werden einzelne Ionen einem weiteren Nachweis entzogen.

Einige der gebildeten Gase bzw. Dämpfe sind *gefärbt* (I_2, Br_2, NO_2, Cr_2OCl_2) oder besitzen einen typischen *Geruch* (SO_2, HCN). Einige Gase (CO, CO_2) sind farb- und geruchlos. Über die Art und Herkunft des jeweils gebildeten Gases informiert ◘ Tab. 1.6 [vgl. **MC-Fragen Nr. 48–52**].

Die *Ursachen für die Gasentwicklung* sind unterschiedlicher Natur. Zum Beispiel setzt Schwefelsäure als *starke Säure* schwächere, in freier Form instabile Säuren (HNO_2, H_2SO_3, $H_2S_2O_3$, u.a.) frei. Diese instabilen Säuren spalten spontan Wasser ab unter Bildung gasförmiger Säureanhydride (NO, NO_2, SO_2, CO_2, u.a.) [vgl. **MC-Fragen Nr. 48, 54–56, 880**].

$$2\,NO_2^- + H_2SO_4 \rightarrow SO_4^{2-} + 2\,(HNO_2) \rightarrow H_2O + \mathbf{NO}\uparrow + \mathbf{NO_2}\uparrow$$

$$CO_3^{2-} + H_2SO_4 \rightarrow SO_4^{2-} + (H_2CO_3) \rightarrow H_2O + \mathbf{CO_2}\uparrow$$

$$SO_3^{2-} + H_2SO_4 \rightarrow SO_4^{2-} + (H_2SO_3) \rightarrow H_2O + \mathbf{SO_2}\uparrow$$

$$S_2O_3^{2-} + H_2SO_4 \rightarrow SO_4^{2-} + (H_2S_2O_3) \rightarrow H_2O + S\downarrow + \mathbf{SO_2}\uparrow$$

Fängt man die gebildeten *sauren Gase* in einem Gärröhrchen auf, das eine verdünnte, alkalisch reagierende Natriumcarbonat-Lösung enthält, die durch *Phenolphthalein* gerade *rot* gefärbt ist, so tritt Neutralisation ein. Man beobachtet eine Entfärbung des Säure-Base-Indikators (der Lösung) [vgl. **MC-Frage Nr. 53**].

Auch die *oxidierenden Eigenschaften* von *konzentrierter* Schwefelsäure spielen eine Rolle. Dies belegt die Freisetzung von Brom (Br_2) und Iod (I_2) aus Bromiden bzw. Iodiden beim Behandeln mit konz. H_2SO_4.

$$2\,Br^- + H_2SO_4 \rightarrow SO_3^{2-} + H_2O + \mathbf{Br_2}\uparrow \text{ (braun)}$$

$$2\,I^- + H_2SO_4 \rightarrow SO_3^{2-} + H_2O + \mathbf{I_2}\uparrow \text{ (violett)}$$

Auf der *wasserentziehenden Wirkung* von konzentrierter Schwefelsäure beruht z. B. der Zerfall von *Oxalsäure* ($H_2C_2O_4$) oder ihren Salze in ein Gemisch aus Kohlendioxid (CO_2) und Kohlenmonoxid (CO). Das giftige CO (Abzug!) brennt mit *blauer* Flamme. *Tartrate* reagieren ähnlich [siehe auch ▸ Kap. 3.6.3.17 und **MC-Fragen Nr. 51, 52**].

$$H_2C_2O_4 \rightarrow H_2O + \mathbf{CO_2}\uparrow + \mathbf{CO}\uparrow$$

Sind *unedle Metalle* in der Analysenprobe zugegen, so werden sie – sofern keine Passivierung beobachtet wird – unter Bildung von Wasserstoff gelöst. Die Entwicklung von Wasserstoff, der durch Anzünden nachgewiesen werden kann, tritt vor allem in *verdünnter* Schwefelsäure auf, während unedle Metalle, wie Zink, heiße konzentrierte H_2SO_4 in Schwefeldioxid (SO_2) oder elementaren Schwefel umwandeln. *Edlere*

Tab. 1.6 Gasentwicklung in konzentrierter Schwefelsäure

Gas	Herkunft
H_2	Unedle Metalle*
CO_2	Carbonate*
CO	Cyanide
$CO + CO_2$	Tartrate, Oxalate
HCN	Cyanide
H_2S	Lösliche Sulfide*
SO_2	Sulfite*, Thiosulfate* oder aus der zugesetzten Schwefelsäure selbst, falls Metalle, Sulfide, Schwefel, Kohle und andere Reduktionsmittel zugegen sind
Cl_2	Hypochlorite*, Chloride + Oxidationsmittel
Br_2, HBr	Bromide
I_2	Iodide
HF	Fluoride
HF, SiF_4	Fluorosilicate
Cr_2OCl_2	Chloride + Chromat
NO_2	Nitrite*, Nitrate

(*) Die Gasentwicklung tritt bereits beim Behandeln mit *verdünnter* Schwefelsäure ein.

Metalle (Cu, Ag, Hg) reduzieren konzentrierte Schwefelsäure nur zu SO_2 [vgl. **MC-Frage Nr. 49**].

$Fe + H_2SO_4 \rightarrow FeSO_4 + \mathbf{H_2}\uparrow$

$Zn + 2\ H_2SO_4 \rightarrow ZnSO_4 + 2\ H_2O + \mathbf{SO_2}\uparrow$

$2\ Zn + SO_2 + 2\ H_2SO_4 \rightarrow 2\ ZnSO_4 + 2\ H_2O + \mathbf{S}\downarrow$

$Cu + 2\ H_2SO_4 \rightarrow CuSO_4 + 2\ H_2O + \mathbf{SO_2}\uparrow$

Tritt während des Erhitzens der Analysensubstanz mit konzentrierter H_2SO_4 Verkohlung ein, so ist dies ein Hinweis auf *organische Bestandteile*. Der Verkohlungsprozess wird an der Verfärbung der Lösung über braun nach schwarz sowie am Entstehen eines brenzligen Geruchs erkannt.

Als weitere Nachweisreaktionen in konz. H_2SO_4, die auch als Vorproben dienen können, seien genannt:

Ätzprobe: Wird eine Analysenprobe, die **Fluorid-Ionen** enthält, mit konzentrierter Schwefelsäure übergossen, so entwickelt sich *Fluorwasserstoff* (HF), der Glas ätzt.

$2\ F^- + H_2SO_4 \rightarrow 2\ HF + SO_4^{2-}$

Bei Anwesenheit eines Überschusses an Kieselsäure oder Boraten wird *Siliciumtetrafluorid* (SiF_4) bzw. *Bortrifluorid* (BF_3) gebildet. Beide Gase greifen Glas *nicht* an, sodass bei Anwesenheit von Kieselsäure, Borsäure und deren Salze der Nachweis von Fluorid-Ionen mittels Ätzprobe misslingen kann [vgl. **MC-Fragen Nr. 138, 143**].

$4\ HF + SiO_2 \rightarrow SiF_4\uparrow + 2\ H_2O$

Kriechprobe: Hierzu wird die zu analysierende Substanz in einem trockenen Reagenzglas mit konzentrierter Schwefelsäure erhitzt. Sind **Fluorid-Ionen** anwesend, wird Fluorwasserstoff gebildet, der ölartig die Glaswand emporkriecht und diese ätzt. Beim Umschütteln fließt Schwefelsäure wie Wasser an einer fettigen Unterlage ab. Infolge Ätzung des Glases durch Fluorwasserstoff wurde dessen Oberfläche so verändert, dass sie von Schwefelsäure nicht mehr benetzt werden kann.

Wassertropfenprobe: Sie dient als Vorprobe oder als Nachweisreaktion zur Identifizierung von **Fluoriden** und **Silicaten.**

Hierzu erhitzt man die trockene Analysensubstanz, die SiO_2 (bzw. ein Silicat) *und* Calciumfluorid (bzw. ein anderes Fluorid) enthält, in einem Bleitiegel mit einigen Millilitern konz. H_2SO_4. Gegebenenfalls muss zuvor der jeweils fehlende Reaktionspartner hinzugefügt werden. Der Tiegel wird mit einem durchbohrten Deckel verschlossen, wobei die Bohrung mit einem *feuchten*, schwarzen Filterpapier abgedeckt wird.

Aus Calciumfluorid (CaF_2) oder einem anderen Fluorid entsteht in stark schwefelsaurem Milieu Fluorwasserstoff (HF), der mit dem Silicat (SiO_2) zu gasförmigem *Siliciumtetrafluorid* (SiF_4) abreagiert. Dieses hydrolysiert mit Wasser auf dem Filterpapier zu gallertartiger *Kieselsäure* und Fluorwasserstoff. Zur Erhöhung der Spezifität des Nachweises wird das Filterpapier anschließend verascht. Dabei bleibt ein weißer Fleck von SiO_2 zurück.

$$CaF_2 + H_2SO_4 \rightarrow CaSO_4 + 2\,HF$$

$$4\,HF + SiO_2 \rightarrow SiF_4\uparrow + 2\,H_2O$$

$$SiF_4 + (n{+}2)\,H_2O \rightarrow \mathbf{(SiO_2 \cdot n\,H_2O)}\downarrow + 4\,HF$$

Beim *Nachweis von Silicaten* ist ein größerer Überschuss von CaF_2 zu vermeiden, da sich dann anstelle von SiF_4 die nicht gasförmige *Hexafluorokieselsäure* (H_2SiF_6) bilden kann. Auch die Wassertropfenprobe wird durch Borsäure und Borate gestört, weil BF_3 entsteht, das bei der Hydrolyse in Fluorwasserstoff und lösliche Borsäure zerfällt.

$$6\,HF + B_2O_3 \rightarrow 2\,BF_3\uparrow + 3\,H_2O$$

$$BF_3 + 3\,H_2O \rightarrow B(OH)_3 + 3\,HF$$

1.2.8.2 Erhitzen mit Salpetersäure

Salpetersäure (HNO_3) ist sowohl eine starke Säure als auch ein starkes Oxidationsmittel. Die oxidierenden Eigenschaften treten vor allem in der konzentrierten, die sauren Eigenschaften vor allem in der verdünnten Säure auf.

Bei den Oxidationsreaktionen mit HNO_3 entsteht in der Regel *kein* Wasserstoff. Salpetersäure wird vielmehr – in Abhängigkeit von der Säurekonzentration, der Temperatur und der Natur des zu oxidierenden Stoffes – zu verschiedenen Stickstoffverbindungen niederer Oxidationsstufe reduziert. Meistens wird ein Gemisch mehrerer Produkte erhalten, häufig ist jedoch *Stickstoffmonoxid* (NO) das Hauptprodukt, wenn man *verdünnte* Salpetersäure einsetzt, und *Stickstoffdioxid* (NO_2) wird gebildet, wenn man *konzentrierte* Salpetersäure verwendet. Mit starken Reduktionsmitteln wie Zink kann die Reduktion der Salpetersäure (oder von Nitraten) bis zur Stufe von *Ammoniak* (NH_3) erfolgen [vgl. **MC-Frage Nr. 60**].

$4\,Zn + NO_3^- + 9\,H_3O^+ \rightarrow 4\,Zn^{2+} + NH_3 + 12\,H_2O$

HNO_3 oxidiert die Mehrzahl der **Nichtmetalle,** wobei vielfach Oxide und Oxosäuren in den höchsten Oxidationsstufen entstehen. Beispielsweise können *Sulfide* unter Oxidation zu Sulfaten gelöst werden, sodass *Blei(II)-sulfat* ($PbSO_4$) ausfallen kann. Einige lösliche Sulfide wie *Zinksulfid* (ZnS) reagieren unter Bildung von Schwefelwasserstoff (H_2S), wobei die stärkere Säure (HNO_3) die schwächere Säure (H_2S) aus ihren Salzen freisetzt [vgl. **MC-Fragen Nr. 62, 64**].

$PbS + 8\,HNO_3 \rightarrow PbSO_4\downarrow + 8\,NO_2\uparrow + 4\,H_2O$
$ZnS + 2\,HNO_3 \rightarrow Zn(NO_3)_2 + H_2S\uparrow$

Von den **Metallen** werden nur *Gold* und einige *Platinmetalle nicht* von HNO_3 angegriffen. *Eisen, Chrom* und *Aluminium* sind infolge Ausbildung oxidischer Schutzschichten *(Passivierung des Metalls)* praktisch unlöslich in kalter konzentrierter Salpetersäure. *Kupfer, Silber* und *Quecksilber* lösen sich dagegen in konzentrierter Salpetersäure unter Freisetzung von Stickstoffmonoxid [vgl. **MC-Frage Nr. 62**].

$3\,Ag + NO_3^- + 4\,H_3O^+ \rightarrow 3\,Ag^+ + NO\uparrow + 6\,H_2O$
$3\,Cu + 2\,NO_3^- + 8\,H_3O^+ \rightarrow 3\,Cu^{2+} + 2\,NO\uparrow + 12\,H_2O$

Je nach Temperatur und Säurekonzentration unterschiedlich verhält sich elementares *Zinn*. In der Kälte entsteht mit verdünnter HNO_3 *Zinn(II)-nitrat* [$Sn(NO_3)_2$]. Konzentrierte Salpetersäure oxidiert Zinn dagegen zu schwer löslichem *Zinndioxidhydrat* [$SnO(OH)_2$]. Somit kann Zinn in der Analyse beim Behandeln mit konzentrierter Salpetersäure in den unlöslichen Rückstand gelangen [vgl. **MC-Fragen Nr. 62–64**].

$Sn + 4\,HNO_3 \rightarrow SnO_2\downarrow + 4\,NO_2\uparrow + 2\,H_2O$
$SnCl_2 + 2\,HNO_3 \rightarrow SnO_2\downarrow + 2\,NO_2\uparrow + 2\,HCl\uparrow$

Lösliche Eisen(II)-, Arsen(III)- und Antimon(III)-Verbindungen werden von konzentrierter Salpetersäure zu Eisen(III)-, Arsen(V)- bzw. Antimon(V)-Verbindungen oxidiert.

In Salpetersäure unlöslich sind Salze wie Silberchlorid (AgCl), Erdalkalisulfate (z. B. $BaSO_4$) und Quecksilber(II)-sulfid (HgS), während sich Nickel(III)-sulfid (Ni_2S_3) und Cobalt(III)-sulfid (Co_2S_3) in konzentrierter Salpetersäure lösen.

$3\,Ni_2S_3 + 16\,HNO_3 \rightarrow 6\,Ni(NO_3)_2 + 4\,NO\uparrow + 9\,S\downarrow + 8\,H_2O$

Als starke Säure scheidet konz. HNO_3 aus Silicat-Lösungen amorphe Kieselsäure ab [vgl. **MC-Frage Nr. 63**].

1.2.8.3 Verhalten gegenüber Salzsäure

Salzsäure vermag als starke Mineralsäure schwächere Säuren aus ihren Salzen (konjugierten Basen) in Freiheit zu setzen (siehe hierzu auch ▸ Kap. 1.3 „*Lösungen*“). Die nach dem Ansäuern vorliegenden Verbindungen können sich aufgrund ihrer Flüchtigkeit oder ihrer Instabilität dem weiteren Nachweis entziehen. Beispiele hierfür sind Carbonate, Cyanide, Sulfide, Sulfite und Thiosulfate. Bei Thiosulfaten tritt zudem eine Trübung durch ausfallenden Schwefel auf [vgl. **MC-Fragen Nr. 66, 68, 69**].

$CO_3^{2-} + 2\,H^+ \rightarrow (H_2CO_3) \rightarrow CO_2\uparrow + H_2O$
$CN^- + H^+ \rightarrow HCN\uparrow$
$S^{2-} + 2\,H^+ \rightarrow H_2S\uparrow$
$SO_3^{2-} + 2\,H^+ \rightarrow (H_2SO_3) \rightarrow SO_2\uparrow + H_2O$
$S_2O_3^{2-} + 2\,H^+ \rightarrow (H_2S_2O_3) \rightarrow SO_2\uparrow + S\downarrow + H_2O$

Auch *Arsen(III)-chlorid* ($AsCl_3$) ist in heißer HCl flüchtig [vgl. **MC-Fragen Nr. 68, 69**].

Säuert man den *Sodaauszug* mit konzentrierter Salzsäure an, so können während des Ansäuerns Niederschläge – insbesonderes von amphoteren Hydroxiden – auftreten, die sich jedoch bei Erhöhung der H^+-Ionenkonzentration wieder auflösen. *Silicat-Ionen* bilden hingegen bleibende Niederschläge, wobei aus konzentrierten Silicat-Lösungen durch Mineralsäuren polymere Kieselsäuren ausfallen [vgl. **MC-Fragen Nr. 63, 67, 72**].

$n\,(H_2SiO_4)^{2-} + 2\,n\,H^+ \rightarrow \mathbf{(H_2SiO_3)_n}\downarrow + n\,H_2O$

Enthält die Analysenlösung starke Oxidationsmittel, wie z. B. Permanganat (MnO_4^-), so kann in *stark* salzsaurer Lösung – besonders in der Wärme – Chlorid zu elementarem Chlor oxidiert werden.

$2\,MnO_4^- + 10\,Cl^- + 16\,H_3O^+ \rightarrow 2\,Mn^{2+} + 5\,Cl_2\uparrow + 24\,H_2O$

1.2.9 Verhalten gegenüber Oxidationsmitteln und Reduktionsmitteln

In den voranstehenden Abschnitten wurde bereits über das Verhalten fester Analysensubstanzen gegenüber starken Oxidantien (HNO_3, H_2SO_4, $KMnO_4$) berichtet. Eine Reihe weiterer Reaktionen – insbesondere von Anionen – mit Oxidations- und Reduktionsmitteln werden nachfolgend im Abschnitt „*Analyse von Anionen*" in den ▸ Kap. 2.2.1.6 bis ▸ Kap. 2.2.1.8 diskutiert.

1.3 Lösungen

Nachweise und Identitätsprüfungen von Stoffen setzen im Allgemeinen voraus, dass der Analyt in gelöster Form vorliegt. Daher sollen in den nachfolgenden Abschnitten einige Aspekte des Auflösens von Substanzen näher betrachtet werden [siehe hierzu auch Ehlers, **Chemie I**, ▸ Kap. 1.8.7].

1.3.1 Lösungen und ihre Eigenschaften

Lösungen sind homogene Gemische, die aus mindestens zwei Komponenten bestehen. Eine Lösung besteht aus dem gelösten Stoff (fest, flüssig, gasförmig) oder Stoffgemisch, dem *Solvat,* und einem Lösungsmittel, dem *Solvens.* In einer Lösung sind die gelösten Stoffe mit Lösungsmittelmolekülen umhüllt, sie sind *solvatisiert.* In wässriger Lösung spricht man von *Hydratation.*

Im Allgemeinen bezeichnet man als Lösungsmittel die Komponente einer Lösung, die im Überschuss eingesetzt wird. In der qualitativen Analytik bevorzugt man *wäss-*

rige Lösungen. Die Herstellung einer Lösung, d.h. das Auflösen eines Stoffes ist ein physikalischer Vorgang.

Die Eigenschaften von Lösungen hängen von beiden Komponenten ab, dem Solvat und dem Solvens. Die meisten, auch analytisch wichtigen Eigenschaften von Lösungen sind von der *Konzentration des gelösten Stoffes* abhängig. Das gilt beispielsweise für die Farbintensität von Lösungen oder für andere physikalische Daten von Lösungen wie die Viskosität, das elektrische Leitvermögen oder den Brechungsindex.

Die gelösten Stoffe sind in einer Lösung als Moleküle, Ionen oder Atome homogen und statistisch im betreffenden Lösungsmittel verteilt. Die gelösten Stoffe können *nicht* durch Filtration abgetrennt werden.

Steht eine Lösung mit dem *Bodenkörper* des gelösten Stoffes in einem dynamischen Gleichgewicht, so spricht man von einer **gesättigten Lösung**. Gesättigte Lösungen spielen für die Bewertung der in der qualitativen Analyse wichtigen *Fällungsreaktionen* eine bedeutsame Rolle.

1.3.2 Löslichkeit von Stoffen und ihre Beeinflussung

Manche Stoffe sind wie Wasser und Schwefelsäure oder wie Methanol bzw. Ethanol und Wasser in jedem Verhältnis miteinander mischbar. Die meisten Stoffe besitzen aber in einem Lösungsmittel nur eine *begrenzte Löslichkeit.*

Die Löslichkeit hängt von den Eigenschaften des Solvens und des Solvats ab. Es gilt die Regel, dass sich *polare* Stoffe gut in polaren Lösungsmitteln und *unpolare* Stoffe gut in unpolaren Lösungsmitteln auflösen.

Darüber hinaus ist die Löslichkeit eines Stoffes abhängig von der Temperatur. In der Regel lösen sich Stoffe mit zunehmender Temperatur der Lösung besser. Einige Stoffe wie *Natriumchlorid* zeigen nur eine sehr geringe *Temperaturabhängigkeit* ihrer Löslichkeit in Wasser, andere Stoffe wie *Calciumcitrat* sind sogar in heißem Wasser schlechter löslich als in kaltem Wasser.

Darüber hinaus beeinflusst die *Partikelgröße* die Löslichkeit eines Stoffes. Fein pulverisierte Stoffe sind besser löslich als grobkörnige Substanzen. Auch der pH-Wert und die Anwesenheit von Fremdelektrolyten haben Einfluss auf das Ausmaß der Löslichkeit.

Für quantitative Vergleiche der Löslichkeit nutzt man folgende Mengenangaben:

- Massenkonzentration ($g \cdot L^{-1}$)
- Massenanteile [*Massenprozent*] (g/g, meistens bezogen auf 100 g Lösung)
- Stoffmengenkonzentration ($mol \cdot L^{-1}$)

Danach kann man die Löslichkeit von Stoffen grob wie folgt klassifizieren: Unter 0,1 $mol \cdot L^{-1}$ an gelöstem Stoff bezeichnet man ihn als *schwer löslich,* zwischen 0,1–1,0 $mol \cdot L^{-1}$ als *mäßig löslich* und bei einer Löslichkeit größer als 1 $mol \cdot L^{-1}$ ist der Stoff *leicht löslich* in dem betreffenden Lösungsmittel.

Für die *Löslichkeit von Salzen* gibt man sehr häufig das **Löslichkeitsprodukt** (K_L) an, das sich aus der Anwendung des Massenwirkungsgesetzes auf einen Löse- oder Fällungsvorgang ergibt. Anstelle des Löslichkeitsproduktes (K_L) kann auch der *Löslichkeitsexponent* (pK_L) [$pK_L = -\log K_L$] als quantitatives Maß verwendet werden. Es gelten folgende Regeln [siehe auch Ehlers, **Chemie I**, ▸ Kap. 1.10.4.2]:

- Ein Salz ist umso schwerer löslich, je kleiner der Zahlenwert seines Löslichkeitsproduktes oder je größer der Zahlenwert des pK_L- Wertes ist.
- Je kleiner das Löslichkeitsprodukt ist, desto früher setzt die Fällung einer Substanz ein.
- Ein schwer lösliches Salz wird nur dann aus einer Lösung gefällt, wenn sein Löslichkeitsprodukt überschritten wird.
- Die Fällung eines Ions kann in etwa als vollständig angesehen werden, wenn die Ionenkonzentration in der Lösung auf $c \leq 10^{-5}\ mol \cdot L^{-1}$ gesunken ist.

Die Löslichkeit eines Salzes wird in der Regel durch die Anwesenheit solcher Ionen *erniedrigt,* die durch die Dissoziation des schwer löslichen Salzes gebildet werden **(gleichionige Zusätze)**. So besitzt *Silberchlorid* (AgCl) in einer Ag^+-Ionen oder Cl^--Ionen enthaltenden Lösung eine geringere Löslichkeit als in Wasser [vgl. **MC-Frage Nr. 876**].

Durch *Komplexbildung* kann sich jedoch die Löslichkeit eines Stoffes deutlich ändern, wie z.B. das Auflösen von AgCl in konzentrierter Salzsäure.

$$AgCl + HCl + H_2O \rightarrow [AgCl_2]^- + H_3O^+$$

Sofern die Bildung löslicher Komplexe auszuschließen ist, erhöht bei Fällungsreaktionen ein Überschuss an Fällungsreagenz den Fällungsgrad.

Auch **fremdionige Zusätze** haben Einfluss auf die Löslichkeit eines Salzes. So beeinflussen die Fremdionen über die Ionenstärke der Lösung die Aktivität eines Salzes und *erhöhen* im Allgemeinen dessen Löslichkeit. Eine wässrige Lösung von *Aluminiumnitrat* [$Al(NO_3)_3$] besitzt im Vergleich zu einer gleichkonzentrierten Lösung von Natriumnitrat [$NaNO_3$] eine größere Ionenstärke; die Löslichkeit von AgCl ist deshalb in einer $Al(NO_3)_3$-Lösung höher [vgl. **MC-Frage Nr. 876**].

1.3.3 Der Auflöseprozess

Wie bereits ausgeführt setzen die Nachweisreaktionen für Anionen und Kationen die Lösung der Analysenprobe voraus. Je nach Art der Substanz oder des Substanzgemischs muss man hierfür verschiedene Lösungsmittel verwenden. Eine allgemein gültige Regel zur Wahl des besten Lösungsmittels gibt es nicht. Der geeignetste Löseweg ist in Vorversuchen zu ermitteln.

Zunächst versucht man es mit **Wasser**. Ist nämlich die Analysenprobe in Wasser löslich, so können – insbesondere bei Kenntnis der vorhandenen *Anionen* und unter Berücksichtigung der *Farbe* der Lösung – schon wichtige Rückschlüsse auf die Zusammensetzung des Analysengemischs gezogen werden.

Für die Durchführung des Kationentrennungsganges, der auf der pH-abhängigen Änderung der Sulfid-Ionenkonzentration beruht, muss hingegen eine *saure Lösung* ($c = 2\ mol \cdot L^{-1}$) vorliegen. Bei Verwendung von *Schwefelsäure* ist mit der Bildung von schwer löslichen Blei- und Erdalkalisulfaten zu rechnen. Auch *Salpetersäure* ist als

Lösungsmittel nicht geeignet, weil die Säure Schwefelwasserstoff (H_2S) oder Thioacetamid (CH_3CSNH_2) zu elementarem Schwefel oxidiert.

$$3\,H_2S + 2\,HNO_3 \rightarrow 3\,S\downarrow + 2\,NO\uparrow + 4\,H_2O$$

Deshalb wird man im Allgemeinen die Analysenprobe in **Salzsäure** ($c = 2\ mol \cdot L^{-1}$) zum Sieden erhitzen, wobei jedoch Quecksilber(I)-chlorid (Hg_2Cl_2) und Silberchlorid (AgCl) als farblose (weiße) Niederschläge ausfallen können [vgl. **MC-Frage Nr. 65**].

Hat sich die Analysenprobe in verdünnter Salzsäure ($c = 2\ mol \cdot L^{-1}$) nicht vollständig gelöst, dann dekantiert man die überstehende Lösung ab und wiederholt den Lösevorgang nochmals. Den dann vorliegenden Rückstand versucht man in konzentrierter Salzsäure zu lösen. Zwei Lösungsversuche mit Salzsäure sind erforderlich, weil z. B. die Löslichkeit von Bariumchlorid ($BaCl_2$) in konzentrierter Salzsäure stark zurückgedrängt ist und *Konzentrationsniederschläge* auftreten können.

Zu beachten ist, dass sich frisch gefälltes *Silberchlorid* (AgCl) unter Bildung des komplexen Anions $[AgCl_2]^-$ in konzentrierter Salzsäure lösen kann. Beim Verdünnen mit Wasser fällt dann erneut AgCl aus. Konzentrierte Salzsäure ist erforderlich, um Bismut(III)-oxid (Bi_2O_3), Arsen(III)-oxid (As_2O_3), Antimon(III)-oxid (Sb_2O_3), Antimon(III)-sulfid (Sb_2S_3), Antimon(V)-sulfid (Sb_2S_5), Zinn(II)-sulfid (SnS), Zinn(IV)-sulfid (SnS_2), Cadmiumsulfid (CdS), Bleisulfid (PbS), Kobalt(III)-sulfid (Co_2S_3), Nickel(III)-sulfid (Ni_2S_3) und partiell auch Eisen(III)-oxid (Fe_2O_3) zu lösen. Zum Lösen von Fe_2O_3 ist häufig ein längeres Erhitzen notwendig.

$$AgCl + HCl \rightarrow H^+ + [AgCl_2]^-$$

Erst wenn sich die Analysenprobe nicht oder nur teilweise in konz. HCl löst, nimmt man nacheinander verdünnte und dann konzentrierte *Salpetersäure* bzw. *Königswasser*. Bei Verwendung von HNO_3 als Lösungsmittel ist die Säure nach dem Lösevorgang möglichst weitgehend durch Eindampfen mit HCl zu entfernen. Hierbei sind manche Quecksilber-, Arsen- und Antimonverbindungen flüchtig und können sich bei zu langem und zu kräftigem Abrauchen dem weiteren Nachweis entziehen.

Ist der in konzentrierter Salzsäure unlösliche Rückstand *weiß*, so kann es sich um Silberchlorid (AgCl), Quecksilber(I)-chlorid (Hg_2Cl_2), Bleichlorid ($PbCl_2$), Bleisulfat ($PbSO_4$), Zinn(IV)-oxid (SnO_2), Aluminiumoxid (Al_2O_3), Calciumsulfat ($CaSO_4$), Strontiumsulfat ($SrSO_4$) oder Bariumsulfat ($BaSO_4$) handeln. Hiervon ist nur Quecksilber(I)-chlorid (Hg_2Cl_2) unter Oxidation in Königswasser löslich.

$$Hg_2Cl_2 + „Cl_2“ \rightarrow 2\,HgCl_2$$

Grüne Rückstände lassen auf Chrom(III)-oxid (Cr_2O_3) oder wasserfreies Chrom(III)-sulfat [$Cr_2(SO_4)_3$] schließen, die beide in Königswasser unlöslich sind.

Als *farbige* in Königswasser lösliche Rückstände sind zu nennen: Silbersulfid (AgS) [schwarz], Quecksilber(II)-sulfid (HgS) [schwarz, rot], Bismut(III)-sulfid (Bi_2S_3) [braun], Kupfer(I)-sulfid (Cu_2S) [schwarz], Bleisulfid (PbS) [schwarz], Arsen(III)-sulfid (As_2S_3) [gelb], Arsen(V)-sulfid (As_2S_5) [gelb] und Quecksilber(II)-iodid (HgI_2) [rot].

Zusammenfassend ist für das Lösen einer Analysensubstanz folgendes stufenweise Vorgehen hinsichtlich der Anwendung von Lösungsmitteln zu empfehlen:

Wasser – verdünnte Salzsäure – konzentrierte Salzsäure, gegebenenfalls unter Zusatz von Wasserstoffperoxid-Lösung – Salpetersäure – Königswasser

Der nicht lösliche Rückstand muss aufgeschlossen werden. Über die Aufschlussverfahren unlöslicher Rückstände informiert ▸ Kap. 1.5.

1.4 Alkalicarbonatauszug

Der Nachweis der Anionen erfolgt teilweise aus der Ursubstanz und teilweise aus dem **Sodaauszug** (SA). Mitunter werden Anionen auch aus dem Rückstand des Sodaauszuges oder dem salzsäureunlöslichen Rückstand identifiziert. Der Sodaauszug wird vor allem für diejenigen Anionen durchgeführt, deren Nachweise durch Kationen gestört werden.

Wie bereits im ▸ Kap. 1.2.7 beschrieben wurde, bilden – mit Ausnahme der Alkalielemente – die meisten Kationen beim Behandeln mit **Natriumcarbonat** (Na_2CO_3, *Soda*) *schwer lösliche* **Hydroxide** oder **Carbonate**. Zum Teil entstehen auch basische Carbonate. All diese Verbindungen werden als **Rückstand des Sodaauszuges** abgetrennt.

Zur Durchführung des Sodaauszuges wird die Ursubstanz mit der zwei- bis fünffachen Menge an Na_2CO_3 versetzt, in Wasser aufgeschlemmt und zum Sieden erhitzt. Dabei gehen nahezu alle Anionen in Lösung und liegen als Natriumsalze vor. Aus Ammoniumsalzen entweicht Ammoniak (NH_3). Der unlösliche Rückstand, der die schwer löslichen Carbonate wie Calciumcarbonat ($CaCO_3$) und die schwer löslichen, nichtamphoteren Hydroxide wie Eisen(III)-hydroxid [$Fe(OH)_3$] enthält, wird abgetrennt. Im Filtrat prüft man auf die betreffenden Anionen oder Anionengruppen mit den im ▸ Kap. 2.2 genannten Nachweisreaktionen. Formelmäßig lässt sich das Geschehen bei der Herstellung des Sodaauszuges für zweiwertige Kationen (Me) mit folgenden Gleichungen beschreiben [vgl. **MC-Fragen Nr. 70, 73**]:

$$Na_2CO_3 + H_2O \rightarrow NaHCO_3 + NaOH$$
$$MeX_2 + Na_2CO_3 \rightarrow MeCO_3\downarrow + 2\,NaX$$
$$MeX_2 + 2\,NaOH \rightarrow Me(OH)_2\downarrow + 2\,NaX$$
$$NH_4X + NaOH \rightarrow NH_3\uparrow + NaX$$

Im *Rückstand des Sodaauszuges* ist auf Silicate, Schwermetallsulfide, Phosphate, Borate, Fluoroborate und Fluorosilicate zu prüfen. Diese Verbindungen können im Allgemeinen durch Kochen mit Soda-Lösung nur schwer in lösliche Salze umgewandelt werden.

Demgegenüber kann – bei *Anwesenheit von Erdalkalisulfaten* – Sulfat im Sodaauszug nachgewiesen werden, weil in der konzentrierten Natriumcarbonat-Lösung teilweise Bariumsulfat ($BaSO_4$) in Bariumcarbonat ($BaCO_3$) umgewandelt wird und dabei soviel an Sulfat in Lösung geht, dass sich Sulfat im SA nachweisen lässt. Umgekehrt gehen auch Barium-Ionen in ausreichender Konzentration in Lösung und können mit verdünnter Schwefelsäure nachgewiesen werden [siehe auch Monographie „**Bariumsulfat**“ (*Ph.Eur.*) und **MC-Frage Nr. 74**].

$BaSO_4 + CO_3^{2-} \rightarrow BaCO_3\downarrow + SO_4^{2-} \rightarrow$ Sulfat-Nachweis

Barium-Nachweis: $BaCO_3 + H_2SO_4 \rightarrow BaSO_4\downarrow + H_2O + CO_2\uparrow$

Da eine wässrige Soda-Lösung *stark alkalisch* reagiert, können *amphotere Substanzen* als *Oxoanionen* gelöst vorliegen. Es sind dies vor allem die Hydroxide von Al(III), As(III), As(V), Pb(II), Sb(III), Sb(V), Sn(II), Sn(IV) und Zn(II), die lösliche Hydroxo-Komplexe bilden. Beim Neutralisieren des Sodaauszuges fallen einige Hydroxide wieder aus und können abfiltriert werden. Einige Oxoanionen wie *Arsenit* (AsO_3^{3-}) oder *Arsenat* (AsO_4^{3-}) verbleiben in der Lösung. Von den genannten Kationen stören lediglich Zinn(II)- und Zinn(IV)-Ionen einige Nachweise [vgl. **MC-Fragen Nr. 70–73**].

$As^{3+} + 6\,HO^- \rightarrow AsO_3^{3-} + 3\,H_2O$

$$Al^{3+} + 3\,HO^- \rightarrow Al(OH)_3 \underset{+H^+}{\overset{+HO^-}{\rightleftharpoons}} [Al(OH)_4]^-$$

Thiosalze von Arsen- und Antimonverbindungen gelangen gleichfalls unter Bildung von Thiooxo-Salzen (AsO_2S^{3-}, $AsOS_2^{3-}$) in den Sodaauszug. Beim Ansäuern fallen die charakteristisch gefärbten Arsen- und Antimonsulfide wieder aus; sie müssen abgetrennt werden. Durch Zugabe von Cadmiumacetat ist sicherzustellen, dass kein Sulfid mehr in der Lösung vorhanden ist.

$As_2S_3 + 6\,HO^- \rightleftharpoons AsO_2S^{3-} + AsOS_2^{3-} + 3\,H_2O$
$Cd(CH_3COO)_2 + S^{2-} \rightarrow CdS\downarrow + 2\,CH_3COO^-$

Sind *Permanganat* (MnO_4^-) oder *Chromat* (CrO_4^{2-}) zugegen, so ist der Sodaauszug gefärbt. Beide Ionen stören viele Nachweise und müssen entfernt werden. Zweckmäßigerweise geschieht dies durch Kochen mit *Ethanol* (CH_3CH_2OH), der dabei zu Acetaldehyd ($CH_3CH{=}O$) oxidiert wird [vgl. **MC-Frage Nr. 254**].

$2\,MnO_4^- + 5\,CH_3CH_2OH + 6\,H_3O^+ \rightarrow 2\,Mn^{2+} + 5\,CH_3CH{=}O + 14\,H_2O$
$2\,CrO_4^{2-} + 2\,H_3O^+ \rightleftharpoons Cr_2O_7^{2-} + 3\,H_2O$
$Cr_2O_7^{2-} + 3\,CH_3CH_2OH + 8\,H_3O^+ \rightarrow 2\,Cr^{3+} + 3\,CH_3CH{=}O + 15\,H_2O$

1.5 Aufschlüsse

Die Identifizierung einer Substanz setzt im Allgemeinen voraus, dass sie in gelöster Form vorliegt. Viele Verbindungen sind aber weder mit Säuren noch durch Komplexbildung in Lösung zu bringen; sie müssen aufgeschlossen werden. *Ziel* eines jeden Aufschlusses ist, die Substanz in eine lösliche Form zu überführen.

Tab. 1.7 Aufschluss schwer löslicher Rückstände

Unlöslicher Rückstand	Aufschlussmittel
Silberhalogenide AgCl (weiß), AgBr (gelblich), AgI (gelb)	Zink/Schwefelsäure Schmelzen mit Soda/Pottasche Lösen in warmem konz. Ammoniak bzw. Auslaugen mit $Na_2S_2O_3$- oder KCN-Lösung
Erdalkalisulfate, Silicate	Schmelzen mit Soda/Pottasche
Hochgeglühte Oxide Al_2O_3 (weiß), TiO_2 (weiß) Fe_2O_3 (rotbraun), MgO (weiß) Cr_2O_3 (grün), $FeCr_2O_4$ (schwarz) SnO_2 (weiß)	Schmelzen mit Kaliumhydrogensulfat (Al_2O_3 auch durch Schmelzen mit Soda/ Pottasche) Schmelzen mit Soda/Kaliumnitrat (Oxidationsschmelze) Schmelzen mit NaOH/Kaliumcyanid Schmelzen mit Soda/Schwefel (Freiberger-Aufschluss)
Komplexe Cyanide, schwer lösliche Fluoride $CrCl_3$ (violett) $PbSO_4$ (weiß)	Abrauchen mit konz. Schwefelsäure Kochen mit Zink/HCl Behandeln mit heißer ammoniakalischer Tartrat-Lösung

In Tab. 1.7 sind einige schwer lösliche Substanzen zusammen mit den betreffenden Aufschlussreagenzien aufgelistet. Die Art des Aufschlusses richtet sich nach der Zusammensetzung des unlöslichen Rückstandes, die man durch entsprechende Vorproben ermitteln kann.

Die einzelnen Aufschlüsse können unabhängig voneinander mit jeweils neuem Rückstand durchgeführt werden. Steht nur wenig Substanz zur Verfügung, ist die Reihenfolge – saurer und basischer Aufschluss/Oxidationsschmelze/Freiberger Aufschluss –, mit dem Rückstand aus dem jeweils vorher durchgeführten Aufschluss günstig.

1.5.1 Aufschluss mit Alkalihydrogensulfaten (Disulfatschmelze)

Durch einen **Pyrosulfat-Aufschluss** (*Disulfatschmelze*) werden Oxide wie Eisen(III)-oxid (Fe_2O_3), Titan(IV)-oxid (TiO_2) oder Aluminium(III)-oxid (Al_2O_3) in lösliche Verbindungen umgewandelt. Al_2O_3 wird allerdings nur unvollständig aufgeschlossen. Auch hochgeglühtes Magnesiumoxid (MgO) muss mehrere Stunden mit $KHSO_4$ behandelt werden.

Beim *sauren Aufschluss* schmilzt man den unlöslichen Rückstand in einem Nickel-, Platin- oder Quarztiegel mit überschüssigem *Kaliumhydrogensulfat* ($KHSO_4$). Das saure Sulfat verliert beim Erhitzen auf 210 °C Wasser unter Bildung von *Kaliumdisulfat* (Kaliumpyrosulfat) [$K_2S_2O_7$], das bei 300 °C schmilzt und sich unter SO_3-Freisetzung in Kaliumsulfat (K_2SO_4) umwandelt. *Schwefeltrioxid* (SO_3) ist das eigentliche Agens der Disulfatschmelze.

$$2\ KHSO_4 \xrightarrow{-H_2O} K_2S_2O_7 \rightarrow K_2SO_4 + SO_3\uparrow$$

Porzellantiegel werden von der Disulfatschmelze angegriffen, wobei teilweise Aluminium herausgelöst wird. Auch Bleitiegel sind für den Aufschluss *nicht* geeignet [vgl. **MC-Fragen Nr. 87, 88**].

Der Schmelzkuchen des Disulfat-Aufschlusses wird in verdünnter H_2SO_4 (oder in Wasser) gelöst und filtriert. Anschließend führt man im Filtrat die üblichen Nachweisreaktionen durch.

Mit der Disulfatschmelze werden schwer lösliche Oxide in wasserlösliche **Sulfate** übergeführt. Aufgrund der *oxidierenden* Eigenschaften der Schmelze wird dabei Fe(II) in Fe(III) umgewandelt, jedoch reicht die Oxidationskraft der Schmelze nicht aus, um Cr(III), Mn(IV) oder Metalle wie Pt(0) zu oxidieren [vgl. **MC-Fragen Nr. 85, 86, 90, 91**].

$$Fe_2O_3 + 6\ KHSO_4 \rightarrow Fe_2(SO_4)_3 + 3\ K_2SO_4 + 3\ H_2O$$
$$TiO_2 + 2\ KHSO_4 \rightarrow [TiO]SO_4 + K_2SO_4 + H_2O$$

1.5.2 Soda-Pottasche-Aufschluss

Man kann den *basischen Aufschluss* mit **Natriumcarbonat** (*Soda*, Na_2CO_3, Schmp. 854 °C) oder **Kaliumcarbonat** (*Pottasche*, K_2CO_3, Schmp. 897 °C) durchführen. Ein Gemisch aus Soda und Pottasche mit den Stoffmengenanteilen von 45% : 55% ist jedoch vorteilhafter, weil ein solches *eutektisches Gemisch* einen tieferen Schmelzpunkt (712 °C) besitzt als die reinen Komponenten [vgl. **MC-Frage Nr. 75**].

Mit der Soda-Pottasche-Schmelze werden Erdalkalisulfate, Bleisulfat, hochgeglühte Oxide, Silicate und Silberhalogenide aufgeschlossen, während Zinnstein (SnO_2) beim basischen Aufschluss unverändert bleibt [vgl. **MC-Fragen Nr. 76, 77, 90–92, 94–96, 887**].

Der Aufschluss wird in einem Porzellan- oder Platintiegel durchgeführt. Allerdings ist ein Porzellantiegel zum Aufschluss von Al_2O_3 oder Silicaten *nicht* geeignet, da hierbei stets auch etwas *Aluminiumsilicat* aus dem Tiegelmaterial herausgelöst wird und dadurch die entsprechenden Nachweise verfälscht werden.

Erdalkalisulfate [aber auch *Bleisulfat* ($PbSO_4$)] werden durch die Schmelze in wasserunlösliche Carbonate umgewandelt. Deshalb wird nach dem Erkalten der pulverisierte Schmelzkuchen in wenig Säure, z. B. warmer Essigsäure oder Salzsäure, gelöst; im Filtrat wird dann auf Barium, Strontium und Calcium nach den bekannten Methoden geprüft [vgl. **MC-Fragen Nr. 76–79, 82, 83, 92, 95, 887**].

$$BaSO_4 + Na_2CO_3 \leftrightharpoons BaCO_3 + Na_2SO_4$$

Ein **hochgeglühtes Oxid** wie Al_2O_3 bildet unter den Bedingungen des basischen Aufschlusses *Natriumaluminat* ($NaAlO_2$), das sich in Wasser zu *Tetrahydroxoaluminat* $[Al(OH)_4]^-$ löst. Aus diesen Lösungen fällt *Aluminiumhydroxid* $[Al(OH)_3]$ bei Zugabe von Ammoniumsalzen aus [vgl. **MC-Fragen Nr. 78, 79, 887**].

$$Al_2O_3 + Na_2CO_3 \leftrightharpoons 2\ NaAlO_2 + CO_2\uparrow$$
$$AlO_2^- + 2\ H_2O \rightarrow [Al(OH)_4]^- \xrightarrow{+NH_4^+} Al(OH)_3\downarrow + NH_3\uparrow + H_2O$$

Qualitative Analytik

Siliciumdioxid und **Silicate** werden durch den Aufschluss in lösliche Silicate, z. B. Oxoanionen vom Typ (SiO_4^{4-}), übergeführt. Für ein *Calciumaluminiumsilicat* ergeben sich folgende Bruttogleichungen, je nachdem ob man die Bildung eines Orthosilicats (SiO_4^{4-}) oder eines Metasilicats (SiO_3^{2-}) zugrunde legt [vgl. **MC-Fragen Nr. 76, 78, 81, 84, 94, 96, 247, 887**]:

$$CaAl_2Si_2O_8 + 5\,Na_2CO_3 \rightarrow 2\,Na_4SiO_4 + CaCO_3 + 2\,NaAlO_2 + 4\,CO_2\uparrow$$
$$CaAl_2Si_2O_8 + 3\,Na_2CO_3 \rightarrow 2\,Na_2SiO_3 + CaCO_3 + 2\,NaAlO_2 + 2\,CO_2\uparrow$$

Der pulverisierte Schmelzkuchen wird mit warmem Wasser ausgelaugt. Die wässrige Lösung wird anschließend mit konz. HCl eingedampft. Das zunächst gelöste Silicat liegt danach als SiO_2 vor, das in Salzsäure (2 mol·L^{-1}) *nicht* mehr löslich ist. Macht man das salzsaure Filtrat nun ammoniakalisch, so fällt – falls ein *Aluminiumsilicat* aufgeschlossen wurde – $Al(OH)_3$ aus.

Aus **Silberhalogeniden** entsteht beim basischen Aufschluss elementares Silber und das betreffende Halogenid-Ion, das sich dann im Filtrat nachweisen lässt [vgl. **MC-Fragen Nr. 76, 78–80, 90, 91, 887**].

$$2\,AgBr + Na_2CO_3 \leftrightharpoons Ag_2CO_3 + 2\,NaBr$$
$$Ag_2CO_3 \rightarrow 2\,Ag + CO_2\uparrow + 1/2\,O_2\uparrow$$

Günstiger ist es, Silberhalogenide mit Zink in schwefelsaurer Lösung zu reduzieren, wobei neben *metallischem Silber* auch *Wasserstoff* als Reaktionsprodukt auftritt. Nach Abtrennung des abgeschiedenen Silbers kann im Filtrat das betreffende *Halogenid-Ion* nachgewiesen werden. Das abgetrennte Silber wird durch Behandlen mit konzentrierter Salpetersäure als Silbernitrat ($AgNO_3$) wieder gelöst [vgl. **MC-Fragen Nr. 98, 147, 164, 315**].

$$Zn + 2\,H_3O^+ \rightarrow Zn^{2+} + 2\,H_2O + H_2\uparrow$$
$$2\,Ag^+ + Zn \rightarrow Zn^{2+} + 2\,Ag\downarrow$$
$$3\,Ag + NO_3^- + 4\,H_3O^+ \rightarrow 3\,Ag^+ + NO\uparrow + 6\,H_2O$$

Darüber hinaus können Silberhalogenide auch mit einer konzentrierten Natriumthiosulfat- oder Kaliumcyanid-Lösung unter Bildung der entsprechenden Komplexe aufgeschlossen werden.

$$AgX + 2\,S_2O_3^{2-} \rightarrow [Ag(S_2O_3)_2]^{3-} + X^-$$
$$AgX + 2\,CN^- \rightarrow [Ag(CN)_2]^- + X^-$$

1.5.3 Oxidationsschmelze

Die Oxidationsschmelze wurde bereits bei den *Vorproben* beschrieben (siehe ▸ Kap. 1.2.4). Anstelle von Alkalinitraten kann auch *Natriumperoxid* (Na_2O_2) als Oxidationsmittel verwendet werden. Die Schmelze dient zum Aufschluss von **Chrom(III)-oxid** (Cr_2O_3) und **Chromeisenstein** ($FeCr_2O_4$). Da die Oxidationsschmelze aufgrund des Alkalicarbonat-Anteils basisch reagiert, werden auch Substanzen wie Bariumsulfat ($BaSO_4$) oder Aluminiumoxid (Al_2O_3) aufgeschlossen. Hierfür sind aber längere Reaktionszeiten erforderlich. Zinn(IV)-oxid [Zinndioxid] (SnO_2) wird von der Oxidationsschmelze nicht angegriffen [vgl. **MC-Fragen Nr. 21–23, 33, 90, 91, 93, 97**].

$$Cr_2O_3 + 3\ Na_2O_2 \rightarrow 2\ Na_2CrO_4 + Na_2O$$

1.5.4 Freiberger-Aufschluss

Der Freiberger-Aufschluss ist für schwer lösliche Oxide von Elementen geeignet, die lösliche Thiosalze bilden. Der Aufschluss wird durch andere Rückstände nicht beeinträchtigt. Zum Aufschluss wird der zu lösende Rückstand mit einem Gemisch von *Soda* (oder Pottasche) und *Schwefel* verschmolzen. Der resultierende Schmelzkuchen wird mit Wasser ausgelaugt. Die Reaktionsgleichung für **Zinnstein** [Zinndioxid, Zinn(IV)-oxid] lautet [vgl. **MC-Fragen Nr. 89, 90, 887**]:

$$2\ SnO_2 + 2\ Na_2CO_3 + 9\ S \rightarrow 2\ Na_2SnS_3 + 3\ SO_2\uparrow + 2\ CO_2\uparrow$$

Nach neueren Befunden liegt das als SnS_3^{2-} formulierte Thioanion in dimerer Form als $Sn_2S_6^{4-}$-Ion vor. Aus diesen Thiostannat-Lösungen fällt beim Ansäuern mit HCl gelbes *Zinn(IV)-sulfid* (SnS_2) aus.

$$SnS_3^{2-} + 2\ H_3O^+ \rightarrow SnS_2\downarrow + H_2S\uparrow + 2\ H_2O$$

1.5.5 Aufschluss von Bleisulfat

Bleisulfat ($PbSO_4$) kann alkalisch mit Soda/Pottasche aufgeschlossen werden. Des Weiteren löst sich $PbSO_4$ in konzentrierter Natronlauge unter Bildung von Hydroxoplumbaten. Aus solchen Lösungen fällt bei Zugabe von Ammoniumsulfid *schwarzes Bleisulfid* (PbS) aus. Auch in konzentrierter Schwefelsäure löst sich Bleisulfat unter Komplexbildung.

$$PbSO_4 + 4\ HO^- \rightarrow [Pb(OH)_4]^{2-} + SO_4^{2-}$$
$$[Pb(OH)_4]^{2-} + S^{2-} + 4\ NH_4^+ \rightarrow PbS\downarrow + 4\ NH_3\uparrow + 4\ H_2O$$
$$PbSO_4 + H_2SO_4 \rightarrow H_2[Pb(SO_4)_2]$$

Ebenso ist Bleisulfat in ammoniakalischer Tartrat- oder Ammoniumacetat-Lösung unter Komplexbildung löslich. Dabei bildet Pb(II) mit Tartrat-Ionen einen ähnlich gebauten Komplex wie Cu(II)-Ionen im „Fehling-Reagenz" [siehe auch ▸ Kap. 3.5.3.11 und **MC-Fragen Nr. 79, 83, 90, 91, 330**].

Die Löslichkeit von $PbSO_4$ in Ammoniumtartrat-Lösung bzw. in konzentrierter Natriumhydroxid-Lösung eignet sich zur Unterscheidung und Abtrennung von **Bariumsulfat** ($BaSO_4$), das in beiden Reagenzlösungen unlöslich ist [vgl. **MC-Fragen Nr. 305–307, 330**].

1.5.6 Kjeldahl-Aufschluss

Beim Kjeldahl-Aufschluss wird *organisch gebundener Stickstoff* in konz. H_2SO_4 unter Zusatz von Katalysatoren in **Ammoniak** (NH_3) [bzw. Ammoniumsulfat $(NH_4)_2SO_4$] umgewandelt. Dem Reaktionsgemisch werden *Alkalisulfate* (Na_2SO_4, K_2SO_4) zur

Erhöhung der Schmelztemperatur sowie *Kupfer*(II)-*sulfat* und *Selen* zur Verkürzung der Aufschlusszeit zugesetzt [siehe auch Ehlers, **Analytik II**, ▸ Kap. 6.2.4.7 und **MC-Frage Nr. 91**].

2 Anorganische Bestandteile

2.1 Analyse nichtionischer Stoffe

2.1.1 Kohlenstoff und medizinische Kohle

Medizinische Kohle (*Carbo activatus*) wird aus pflanzlichen Materialien (Holz, Torf, Cellulose) durch geeignete Verkohlungsverfahren gewonnen und besteht zu 80–95% aus Kohlenstoff. *Aktivkohlen* sind hydrophob; deshalb entfalten sie ihre Adsorptionseigenschaften vor allem in Wasser oder in mit Wasser mischbaren Flüssigkeiten. Im Allgemeinen lassen die Arzneibücher neben der Prüfung des Adsorptionsvermögens (gegenüber *Phenazon*) noch folgende Identitätsprüfung durchführen:

- *Zur Rotglut erhitzt, verbrennt die Substanz langsam ohne Flamme.*

Das bei der Verbrennung an der Luft aus Kohlenstoff gebildete *geruchlose* Gasgemisch aus *Kohlenmonoxid* (CO) und *Kohlendioxid* (CO_2) kann aufgrund seines CO_2-Anteils durch Einleiten in eine Calciumhydroxid- [$Ca(OH)_2$] oder Bariumhydroxid-Lösung [$Ba(OH)_2$] nachgewiesen werden. Es entsteht eine *weiße* Trübung von schwer löslichem **Calciumcarbonat** ($CaCO_3$) bzw. **Bariumcarbonat** ($BaCO_3$). Beide Carbonate lösen sich (unter Aufbrausen) in Essigsäure [siehe auch ▸Kap. 2.1.7 und **MC-Frage Nr. 99**].

$$Ca(OH)_2 + CO_2 \rightarrow CaCO_3\downarrow + H_2O$$
$$Ba(OH)_2 + CO_2 \rightarrow BaCO_3\downarrow + H_2O$$

Weitere Nachweisreaktionen für Kohlenstoff werden im ▸Kap. 3.5.1.1 vorgestellt.

2.1.2 Sauerstoff

Sauerstoff (O_2) ist ein farb-, geruch- und geschmackloses Gas mit stark oxidierenden Eigenschaften. Es ist nahezu mit allen anderen Gasen mischbar und bildet mit brennbaren Dämpfen und Gasen explosive Gemische. Sauerstoff ist nur mäßig in Wasser löslich. Sauerstoff unterstützt alle Verbrennungsvorgänge. Als Diradikal ist Sauerstoff *paramagnetisch*. Zu seiner Identifizierung kann folgendes, wenig charakteristisches Verhalten herangezogen werden [vgl. **MC-Frage Nr. 100**]:

- *Ein glühender Holzspan flammt in Gegenwart von Sauerstoff auf.*
- *Das Gas wird beim Schütteln mit einer alkalischen Pyrogallol-Lösung absorbiert. Die Lösung färbt sich dunkelbraun.*

Die aus Pyrogallol entstehenden Oxidationsprodukte wie **Purpurogallin** sind bisher nur zum Teil in ihrer Struktur aufgeklärt worden.

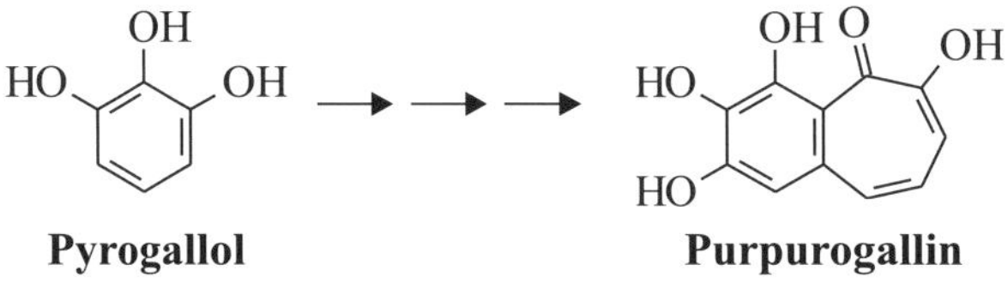

Pyrogallol → → → **Purpurogallin**

Darüber hinaus wird Sauerstoff in alkalischer Lösung von *Dithionit* ($S_2O_4^{2-}$) reduziert unter Bildung von Sulfat (SO_4^{2-}) und Sulfit (SO_3^{2-}).

$$S_2O_4^{2-} + O_2 + 2\ HO^- \rightarrow SO_4^{2-} + SO_3^{2-} + H_2O$$

2.1.3 Schwefel

Elementarer Schwefel ist ein geruchloses, *gelbes* Pulver, das bei äußerlicher Anwendung auf der Haut in bakteriostatisch wirkende Sulfide bzw. Schwefelwasserstoff umgewandelt wird. Unter Normalbedingungen kristallisiert Schwefel in der *orthorhombischen Modifikation*, die aus nichtplanaren, kronenförmigen S_8-Molekülen besteht und die sich bei 94,5 °C in die *monokline* Form umwandelt. Schwefel schmilzt bei 119 °C und ist in Schwefelkohlenstoff löslich. Zur Identifizierung von Schwefel sind folgenede Prüfungen geeignet [vgl. **MC-Fragen Nr. 101–103, 880**]:

- *Schwefel verbrennt an der Luft mit schwach blauer Flamme unter Bildung von Schwefeldioxid (SO_2), das als Anhydrid der Schwefligen Säure angefeuchtetes blaues Lackmuspapier rot färbt.*

  $$S + O_2 \rightarrow SO_2\uparrow + H_2O \rightarrow (H_2SO_3)\ \text{(saure Reaktion)}$$

- *Eine wässrige Brom-Lösung (Br_2) [Bromwasser] oxidiert Schwefel zu Sulfat (SO_4^{2-}), das nach Zusatz von Bariumchlorid-Lösung als schwer lösliches weißes Bariumsulfat ($BaSO_4$) nachgewiesen wird.*

  $$S + 3\ Br_2 + 12\ H_2O \rightarrow SO_4^{2-} + 6\ Br^- + 8\ H_3O^+ \rightarrow BaSO_4\downarrow$$

Weitere Nachweisreaktionen für Schwefel wie die *Lassaigne-Probe* werden im ▸ Kap. 3.5.1.4 beschrieben

2.1.4 Stickstoff

Stickstoff (N_2) ist ein farb-, geschmack- und geruchloses Gas, das sich schlecht in Wasser löst. Stickstoff ist weder brennbar wie Wasserstoff, noch unterhält es wie Sauerstoff Verbrennungsvorgänge. Lebewesen ersticken in einer Stickstoffatmosphäre. Deshalb muss beim Verdampfen größerer Mengen an flüssigem Stickstoff beim Betreten eines Raumes der Sauerstoffgehalt der Atemluft überprüft werden (!). Zur Prüfung auf Identität nutzt man folgende Eigenschaften:

- *In einem mit Stickstoff gefüllten Erlenmeyer-Kolben erlischt die Verbrennung eines glühenden Holzspans sofort.*
- *Erhitzt man Stickstoff mit Magnesiumspänen und leitet das Probengas in eine Vorlage mit verdünnter NaOH-Lösung ein, so bildet sich Ammoniak, der angefeuchtetes rotes Lackmuspapier blau färbt.*

Stickstoff reagiert mit metallischem Magnesium zu salzartigem *Magnesiumnitrid* (Mg_3N_2), das in Wasser zu Magnesiumhydroxid und Ammoniak (NH_3) hydrolysiert. Letzteres wird durch seine alkalische Reaktion mit Lackmuspapier nachgewiesen.

$$N_2 + 3\,Mg \rightarrow Mg_3N_2$$
$$Mg_3N_2 + 6\,H_2O \rightarrow 3\,Mg(OH)_2 + 2\,NH_3\uparrow$$

2.1.5 Iod

Iod (I_2) bildet bei Raumtemperatur spröde, *grauviolette* und metallisch glänzende Schuppen und Plättchen. Iod ist flüchtig und sublimiert bei gelindem Erwärmen [Fp = 113,6 °C; Kp = 185,2 °C]. Auf der Haut bildet Iod rotbraune Flecken, die man mit Thiosulfat-Lösung ($S_2O_3^{2-}$) entfernen kann, das zu Tetrathionat ($S_4O_6^{2-}$) oxidiert wird.

$$I_2 + 2\,S_2O_3^{2-} \rightarrow 2\,I^- + S_4O_6^{2-}$$

Zur Identitätsprüfung von Iod werden gemäß Arzneibuch folgende Reaktionen genutzt:

- *Beim Erhitzen der Substanz entweichen violette Dämpfe, die ein blauschwarzes, kristallines Sublimat bilden.*
- *Gesättigte Iod-Lösungen färben sich auf Zusatz von Stärke-Lösung blau. Die Farbe verschwindet beim Erhitzen (auf etwa 70 °C) und tritt beim Abkühlen wieder auf.*

Die intensive Blaufärbung der **Iod-Stärke-Reaktion** beruht auf der Einlagerung des Pentaiodid-Anions (I_5^-) in die Amylose-Helix. Die blaue Farbe wird durch Licht, UV- und Röntgenstrahlung sowie bei Zugabe von Ethanol oder durch Erhitzen geschwächt, weil die Helix-Struktur der Amylose stark vom Lösungsmittel, dem pH-Wert und der Temperatur abhängt (siehe Ehlers, **Analytik II,** ▸ Kap. 7.2.3.2).

Lösungen: Iod löst sich nur schwer in Wasser mit *gelblich-brauner* Farbe. Durch Zusatz von Kaliumiodid (KI) unter Bildung von I_3^--Ionen wird die Löslichkeit von Iod in Wasser erheblich gesteigert. In *organischen Lösungsmitteln* löst sich Iod mit unterschiedlichen Farben. I_2-Lösungen in Aceton, Benzen, Diethylether oder Ethanol sind *braun* gefärbt. Die braune Färbung beruht auf Wechselwirkungen der Elektronenhülle des Iods mit Lösungsmittelmolekülen. Lösungen von Iod in Chloroform, Schwefelkohlenstoff oder Tetrachlorkohlenstoff sind *violett* gefärbt und enthalten Iod-Moleküle (siehe auch ▸ Kap. 2.2.3.4).

Die Verwendung von elementarem Iod zum Gruppennachweis auf reduzierende Substanzen wird in den ▸ Kap. 2.2.1.7 und ▸ Kap. 2.2.1.9 vorgestellt. Die Bildung von

Iod aus Iodid, die nach Arzneibuch ein Gruppennachweis für oxidierende Substanzen darstellt, wird im ▸ Kap. 2.2.1.6 beschrieben.

2.1.6 Kohlenmonoxid

Kohlenmonoxid (CO) ist ein farb-, geruch- und geschmackloses Gas, das bei der unvollständigen Verbrennung von Kohlenstoff an der Luft (neben CO_2) entsteht. CO löst sich nur wenig in Wasser; die wässrige Lösung reagiert *nicht* sauer. Kohlenmonoxid ist ein Atemgift, weil es an Hämoglobin besser bindet als Sauerstoff und dadurch den Sauerstofftransport in den Zellen blockiert. Zur Prüfung auf Identität wird das IR-Spektrum aufgenommen.

Bestimmung: *Ph. Eur.* lässt auf *„Kohlenmonoxid in Gasen"* mithilfe der nicht-dispersiven IR-Spektroskopie (NDIR-Spektroskopie) gegen eine CO-Referenzsubstanz prüfen (siehe auch Ehlers, **Analytik II**, ▸ Kap. 11.8.3).

Darüber hinaus ist auch eine iodometrische Bestimmung möglich. Hierbei oxidiert Iod(V)-oxid (I_2O_5) CO zu CO_2 und wird dabei selbst zu elementarem Iod (I_2) reduziert. Letzteres sublimiert in eine mit einer KI-Lösung gefüllte Vorlage und wird anschließend quantitativ durch Titration mit Natriumthiosulfat-Maßlösung gegen eine Stärke-Lösung als Indikator erfasst.

$$5\,CO + I_2O_5 \rightarrow I_2\uparrow + 5\,CO_2\uparrow$$

$$I_2 + I^- \rightarrow I_3^- \xrightarrow{+2\,S_2O_3^{2-}} 3\,I^- + S_4O_6^{2-}$$

Weitere Methoden: Bei anderen Bestimmungsmethoden verwendet man zum Nachweis von Kohlenmonoxid ein mit *Palladium(II)-chlorid-Lösung* ($PdCl_2$) getränktes Filterpapier. CO reduziert Pd(II) zu elementarem Palladium, das schon in geringer Konzentration eine Dunkelfärbung des Filterpapiers verursacht. Andere reduzierende Gase stören und können CO vortäuschen.

$$CO + PdCl_2 + H_2O \rightarrow CO_2\uparrow + Pd\downarrow + 2\,HCl$$

Kohlenmonoxid kann außerdem durch Absorption in einer ammoniakalischen *Kupfer(I)-chlorid-Lösung* (CuCl) bestimmt werden.

2.1.7 Kohlendioxid

Kohlendioxid (CO_2) ist ein farb- und geruchloses Gas mit schwach saurem Geschmack. CO_2-Dämpfe sind merklich schwerer als Luft. Neben dem IR-Spektrum werden folgende Eigenschaften zur Prüfung auf Identität herangezogen:

- *Ein glühender Holzspan erlischt in einer CO_2-Atmosphäre.*

Dieses Verhalten ist aber wenig spezifisch für Kohlendioxid, weil die meisten anderen Gase gleichfalls eine Verbrennung *nicht* aufrechterhalten.

- *Beim Einleiten von Kohlendioxid in eine Bariumhydroxid-Lösung [$Ba(OH)_2$] entsteht ein weißer Niederschlag von Bariumcarbonat ($BaCO_3$), der sich in verdünnter Essigsäure unter CO_2-Entwicklung (Aufbrausen) wieder löst.*

Darüber hinaus reagiert Kohlendioxid mit *Hydrazin* ($H_2N\text{-}NH_2$) zu Hydrazincarbonsäure (*Carbazidsäure*), was zu einer Änderung des pH-Wertes und des Redoxpotentials führt; dies kann durch den Farbumschlag des Indikators Kristallviolett kenntlich gemacht werden.

$$CO_2 + H_2N\text{-}NH_2 \xrightarrow{\text{Kristallviolett}} H_2N\text{-}NH\text{-}COOH$$

Die **Bestimmung** von *„Kohlendioxid in Gasen"* erfolgt nach Arzneibuch durch nichtdispersive IR-Spektroskopie (NDIR-Spektroskopie).

2.1.8 Distickstoffmonoxid (Lachgas)

Distickstoffmonoxid (N_2O) ist ein farbloses Gas mit schwach süßlichem Geruch, das als Inhalationsnarkotikum („Lachgas") verwendet wird. Das Gas ist schwerer als Luft und löst sich nur mäßig in Wasser. Neben der Aufnahme des IR-Spektrums kann folgendes Verhalten zu unspezifischen Identitätsrüfungen herangezogen werden:

- *Zum Unterschied von Sauerstoff wird N_2O nicht in alkalischer Pyrogallol-Lösung absorbiert, sodass sich keine braune Färbung der Lösung entwickelt.*
- *Durch N_2O wird ein glimmender Holzspan zum Aufflammen gebracht.*

Distickstoffmonoxid zerfällt bei hohen Temperaturen in die Elemente (N_2/O_2) und unterhält damit – ähnlich wie Sauerstoff – Verbrennungsvorgänge.

Die Bestimmung von *„Distickstoffmonoxid in Gasen"* erfolgt mittels nicht-dispersiver IR-Spektroskopie.

2.1.9 Stickstoffmonoxid

Stickstoffmonoxid (NO) ist ein *farbloses*, giftiges Gas mit gefäßerweiternder Wirkung, das zu einer *blauen* Flüssigkeit kondensiert. In Wasser ist NO nur wenig löslich (7 % V/V). Das NO-Molekül besitzt eine ungerade Elektronenzahl und ist daher *paramagnetisch*. Stickstoffmonoxid steht im Gleichgewicht mit dem diamagnetischen Distickstoffdioxid (N_2O_2). Bei tiefen Temperaturen liegt bevorzugt das Dimer vor.

An der Luft oxidiert es sofort zu *braunem* Stickstoffdioxid (NO_2). Durch starke Oxidationsmittel wie Hypochlorige Säure, Chrom(VI)-Verbindungen oder Permanganat wird NO bis zur Stufe der Salpetersäure oxidiert.

$$Cr_2O_7^{2-} + 2\,NO + 6\,H_3O^+ \rightarrow 2\,NO_3^- + 2\,Cr^{3+} + 9\,H_2O$$

An einige Metallsalze wie Kupfer(II)-chlorid oder Eisen(II)-sulfat lagert sich Stickstoffmonoxid reversibel unter Bildung lockerer Additionsverbindungen an (siehe auch ▸ Kap. 2.2.3.18, Ziffer 4).

$$FeSO_4 + NO \rightleftharpoons [FeNO]SO_4$$

Zur Bestimmung von *„Stickstoffmonoxid und Stickstoffdioxid in Gasen"* nutzt das Arzneibuch ein Chemilumineszenz-Verfahren.

2.1.10 Wasserstoffperoxid

Die wässrige Lösung (3 %, 30 % m/m) von Wasserstoffperoxid (H_2O_2) ist eine klare, farblose Flüssigkeit mit leicht bitterem Geschmack. Um die Zersetzung von H_2O_2 in Wasser und Sauerstoff zu verzögern, werden der Lösung Stabilisatoren wie Schwefelsäure (H_2SO_4), Phosphorsäure (H_3PO_4) oder Natriumdiphosphat ($Na_4P_2O_7$) hinzugefügt. Die Zersetzung von Waserstoffperoxid wird durch Schwermetalle, Alkalien, Staub und viele organische Substanzen beschleunigt.

Je nach Reaktionspartner kann H_2O_2 oxidierend oder reduzierend wirken, wobei es zu Sauerstoff oxidiert bzw. zu Wasser reduziert wird. Konzentrierte H_2O_2-Lösungen wirken *oxidierend* und somit auch desinfizierend. Zur Prüfung auf Identität wird folgendes Substanzverhalten genutzt [vgl. **MC-Frage Nr. 104**]:

- *Wird die H_2O_2-Lösung vorsichtig mit 8,5%iger NaOH-Lösung versetzt, so tritt Zersetzung (Aufbrausen) unter Sauerstoff-Entwicklung ein.*

$$2\,H_2O_2 \rightarrow 2\,H_2O + O_2\uparrow$$

Die Zersetzung von H_2O_2 in alkalischer Lösung ist aber wenig aussagekräftig, da die den Lösungen zugesetzten Stabilisatoren den Ablauf der Reaktion stark beeinträchtigen bzw. verhindern.

- *Wird eine schwefelsaure H_2O_2-Lösung mit einer Kaliumchromat-Lösung versetzt, so färbt sich die Lösung tiefblau.*

Wasserstoffperoxid bildet mit Dichromat ein instabiles *Chromperoxid* [$CrO(O_2)_2$], das sich in Diethylether („*Ether*") mit *blauer* Farbe löst (siehe auch ▸Kap. 2.2.3.11, Ziffer 4).

$$Cr_2O_7^{2-} + 4\,H_2O_2 + 2\,H_3O^+ \rightarrow 2\,CrO(O_2)_2 + 7\,H_2O$$

- *Versetzt man eine schwefelsaure H_2O_2-Lösung mit Kaliumpermanganat-Lösung, so wird die Prüflosung innerhalb von 2 min und unter starker Gas-Entwicklung farblos bzw. bekommt einen schwach rosa Farbton.*

Gegenüber Substanzen mit positiverem Redoxpotential vermag H_2O_2 ($E° = +0{,}68$ V) reduzierend zu wirken. Beispielsweise wird H_2O_2 von $KMnO_4$ ($E° = +1{,}54$ V) in saurer Lösung quantitativ zu O_2 oxidiert. Diese Reaktion dient neben der iodometrischen Titration auch zur Gehaltsbestimmung von Wasserstoffperoxid. Mangandioxid (MnO_2) wirkt ebenfalls gegenüber H_2O_2 oxidierend.

$$2\,MnO_4^- + 5\,H_2O_2 + 6\,H_3O^+ \rightarrow 2\,Mn^{2+} + 5\,O_2\uparrow + 14\,H_2O$$

$$MnO_2 + H_2O_2 + 2\,H_3O^+ \rightarrow Mn^{2+} + O_2\uparrow + 4\,H_2O$$

- *Wird die salzsaure H_2O_2-Lösung mit Kaliumiodid-Lösung versetzt, so färbt sich die Lösung braun; schwarze Partikel können sich abscheiden.*

Im sauren Milieu oxidiert Wasserstoffperoxid zugefügtes Iodid nur bis zur Stufe des elementaren Iods, was zur Gelb- bis Braunfärbung der Lösung führt. Die Bildung schwarzer Partikel wird beobachtet, wenn die zur Bildung des löslichen Triiodids (I_3^-) notwendige Menge an Iodid nicht mehr ausreicht. Die Reaktion kann auch zur quantitativen Bestimmung von Wasserstoffperoxid genutzt werden, in dem das ausgeschiedene Iod mit Natriumthiosulfat-Maßlösung gegen eine Stärke-Lösung als Indikator zurücktitriert wird [siehe Ehlers, **Analytik** II, ▸ Kap. 7.2.3.3 und **MC-Fragen Nr. 104, 110**].

$H_2O_2 + 2\,HI \rightarrow I_2 + 2\,H_2O$

Darüber hinaus kann H_2O_2 farbloses Titanoxidsulfat, $TiO(SO_4)$, in *orangerotes* Titanperoxidsulfat, $TiO_2(SO_4)$, umwandeln. Diese Reaktion nutzt das Arzneibuch auch zum Nachweis von Titan(IV)-Verbindungen.

$TiO(SO_4) + H_2O_2 \rightarrow TiO_2(SO_4) + H_2O$

2.1.11 Ammoniak

Ammoniak (NH_3) ist ein stechend riechendes Gas, das sich aufgrund seines pK_b-Wertes ($pK_b = 4{,}6$) unter *alkalischer* Reaktion in Wasser löst. Die *konzentrierte Ammoniak-Lösung* (25–30 % m/m) besitzt bei Raumtemperatur eine *Dichte* von 0,892–0,910. Bei einer reinen Ammoniak-Lösung ist die Dichte ein Reinheits- und Gehaltskriterium. Darüber hinaus werden zur Prüfung auf Identität folgende Eigenschaften von Ammoniak genutzt:

- *Wird über die Substanz ein mit konzentrierter Salzsäure benetzter Glasstab gehalten, so bilden sich weiße Nebel von Ammoniumchlorid (NH_4Cl).*

Bringt man Ammoniak-Lösung in die Nähe *flüchtiger* Säuren, so entstehen durch Salzbildung Nebel. Beim Erhitzen von Ammoniak-Lösung entweicht sämtliches NH_3 aus der Lösung.

- *Ammoniak ergibt mit Quecksilber(II)-chlorid-Lösung einen weißen Niederschlag von schwer löslichem Quecksilberamidochlorid ($HgNH_2Cl$).*

$HgCl_2 + 2\,NH_3 \rightarrow [HgNH_2]Cl\downarrow + NH_4^+ + Cl^-$

- *Ammoniak wird aus der zu prüfenden Lösung mit einem Luftstrom in eine mit einer HCl-Lösung gefüllten Vorlage übergetrieben. Dabei schlägt der zugesetzte Methylrot-Indikator von rot nach gelb um. Gibt man anschließend Natriumhexanitrocobaltat(III)-Lösung, $Na_3[Co(NO_2)_6]$, hinzu, so entsteht eine gelbe Fällung von $(NH_4)_2Na[Co(NO_2)_6]$.*

Weitere Nachweise von Ammoniak und Ammonium-Ionen werden im ▸ Kap. 2.3.2.24 beschrieben. Die Fällung von Metallkationen mit Ammoniak als *Hydroxide* bzw. die Bildung zum Teil charakteristisch gefärbter *Amminkomplexe* war Gegenstand des ▸ Kap. 1.2.7. Mit Formaldehyd ($H_2C{=}O$) reagiert Ammoniak unter Bildung von *Hexamethylentetramin* (Methenamin).

2.1.12 Hydrazin

Reines Hydrazin ($H_2N\text{-}NH_2$) ist eine unter Normaldruck bei Raumtemperatur farblose Flüssigkeit, die schwächer basisch ($pK_b = 6{,}07$) reagiert als Ammoniak. Zu seinem Nachweis nutzt das Arzneibuch vor allem die Bildung von **Azinen** bei der Umsetzung mit aromatischen Aldehyden.

$$Ar\text{-}CH{=}O + H_2N\text{-}NH_2 + O{=}CH\text{-}Ar \rightarrow Ar\text{-}CH{=}N\text{-}N{=}CH\text{-}Ar + 2\,H_2O$$

Azin

Beispielsweise reagiert Hydrazin mit überschüssigem **Salicylaldehyd** zum fluoreszierenden *Salicylaldehydazin*.

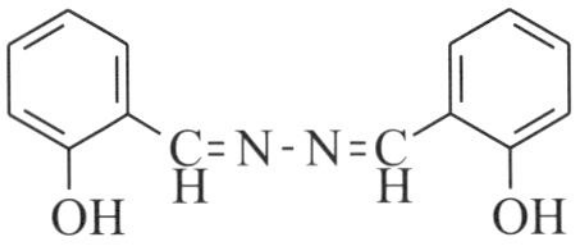

C=N-N=C
H H
OH OH

Auch die Aldazin-Bildung mit ***p*-Dimethylaminobenzaldehyd** oder **3,4-Dimethoxybenzaldehyd** wird zur Identifizierung bzw. photometrischen Hydrazin-Bestimmung verwendet [vgl. **MC-Frage Nr. 693**].

Das mit **Benzaldehyd** ($C_6H_5\text{–}CH{=}O$) gebildete *gelbe* Benzaldehydazin lassen einige Arzneibücher mittels HPLC-Analyse quantifizieren.

$$2\,C_6H_5\text{-}CH{=}O + H_2N\text{-}NH_2 \rightarrow C_6H_5\text{-}CH{=}N\text{-}N{=}CH\text{-}C_6H_5 + 2\,H_2O$$

Benzaldehydazin

Hydrazin reduziert Iod zu Iodid und entfärbt daher eine Iod-Stärke-Lösung. Von Iodat wird Hydrazin in stark salzsaurer Lösung zu elementarem Stickstoff oxidiert [vgl. **MC-Frage Nr. 112**].

$$N_2H_4 + IO_3^- + Cl^- + 2\,H_3O^+ \rightarrow N_2\uparrow + ICl + 5\,H_2O$$

Mit Schwefelsäure bildet Hydrazin farbloses **Hydrazinsulfat** [$H_2N\text{-}NH_2 \cdot H_2SO_4$], das in kaltem Wasser wenig löslich, in Ethanol (96 %) praktisch unlöslich ist.

2.2 Analyse von Anionen

Der Nachweis von Anionen kann aus der Ursubstanz, dem Sodaauszug, dem Rückstand des Sodaauszuges oder aus dem salzsäureunlöslichen Rückstand erfolgen. Von großer Bedeutung für den weiteren Gang der Identifizierung von Anionen sind die nachfolgend beschriebenen Vorproben, die bereits wichtige Orientierungshilfen auf die Anwesenheit oder das Fehlen bestimmter Anionengruppen geben können.

Wichtige Gruppenreaktionen sind die Bildung schwer löslicher Niederschläge (*Fällung von Silber-, Calcium- oder Bariumsalzen*) sowie die Prüfung auf Oxidationsmittel (*reduzierbare Substanzen*) bzw. Reduktionsmittel (*oxidierbare Substanzen*) [vgl. **MC-Frage Nr. 105**].

2.2.1 Gruppenreaktionen (Vorproben auf Anionengruppen)

2.2.1.1 Verhalten von Anionen gegenüber Schwefelsäure

Das Verhalten zahlreicher Salze beim Erhitzen mit verdünnter oder konzentrierter Schwefelsäure wurde bereits im ▸ Kap. 1.2.8.1 vorgestellt.

2.2.1.2 Ansäuern des Sodaauszuges mit Salzsäure

Beim Ansäuern des Sodaauszuges mit Salzsäure kann ein bleibender Niederschlag von *Silicaten* auftreten. Auch *Sulfide* (aus Thiosalzen) und *Schwefel* (aus Thiosulfaten) können ausfallen. Darüber hinaus können Niederschläge *amphoterer Hydroxide* [$Al(OH)_3$, $Zn(OH)_2$, $Pb(OH)_2$, $Sn(OH)_2$ u. a.] entstehen, die sich jedoch bei stärkerem Ansäuern wieder auflösen (siehe auch ▸ Kap. 1.2.8.3).

2.2.1.3 Ansäuern des Sodaauszuges mit Salpetersäure und Zugabe von Silbernitrat-Lösung

Dabei können an schwer löslichen Silbersalzen ausfallen als [vgl. **MC-Fragen Nr. 122–128, 148, 270**]:

- *Weißer Niederschlag:* Chlorid (Cl^-), Bromat (BrO_3^-), Iodat (IO_3^-), Cyanid (CN^-), Thiocyanat (SCN^-), Hexacyanoferrat(II) ($[Fe(CN)_6]^{4-}$)
- *Schwach gelblicher Niederschlag:* Bromid (Br^-)
- *Gelblicher Niederschlag:* Iodid (I^-)
- *Orangeroter Niederschlag:* Hexacyanoferrat(III) ($[Fe(CN)_6]^{3-}$)

Hat man nicht stark genug oder nur mit Essigsäure angesäuert, so können auch Niederschläge auftreten von *schwarzem* Silbersulfid (Ag_2S) (aus S^{2-} oder $S_2O_3^{2-}$), *rotem* Silberchromat (Ag_2CrO_4) oder *weißem* Silbersulfit (Ag_2SO_3). Diese Niederschläge sind jedoch in konzentrierter Salpetersäure löslich; auch Silbercyanid (AgCN) löst sich darin auf.

Die *Silbersalz-Fällung* wird abgetrennt und mit Ammoniak-Lösung behandelt. Als komplexe Diamminsilber-Salze ($[Ag(NH_3)_2]X$) lösen sich: Silberchlorid (AgCl), Silberbromid (AgBr), Silberbromat ($AgBrO_3$), Silberiodat ($AgIO_3$), Silbercyanid (AgCN), Silberthiocyanat (AgSCN), Silbersulfit (Ag_2SO_3), Silberchromat (Ag_2CrO_4) und Silberhexacyanoferrat(III) ($Ag_3[Fe(CN)_6]$).

Bei der nachfolgenden Behandlung des verbleibenden Rückstands mit einer Kaliumcyanid-Lösung lösen sich als komplexe Dicyanosilber-Salze ($K[Ag(CN)_2]$) Silberiodid (AgI) und Silberhexacyanoferrat(II) ($Ag_4[Fe(CN)_6]$), während Silbersulfid (Ag_2S) darin unlöslich ist. AgCl, $AgBrO_3$ und $AgIO_3$ lösen sich auch in kalter, gesättigter Ammoniumcarbonat-Lösung.

$$Ag^+ + Cl^- \rightarrow AgCl\downarrow + 2\,NH_3 \rightarrow [Ag(NH_3)_2]Cl$$

$$Ag^+ + I^- \rightarrow AgI\downarrow + 2\,KCN \rightarrow K[Ag(CN)_2] + KI$$

Demgegenüber sind Silberfluorid (AgF) und Silberchlorat ($AgClO_3$) in Wasser lösliche Salze.

2.2.1.4 Ansäuern des Sodaauszuges mit Essigsäure und Zugabe von Calciumchlorid-Lösung

Ein weißer Niederschlag eines *schwer löslichen Calciumsalzes* fällt aus bei Anwesenheit von: Sulfit (SO_3^{2-}) (in der Wärme), Phosphat (PO_4^{3-}), Tetraborat ($B_4O_7^{2-}$), Oxalat ($C_2O_4^{2-}$), Tartrat ($C_4H_4O_6^{2-}$), Fluorid (F^-), Hexacyanoferrat(II) ($[Fe(CN)_6]^{4-}$) sowie Sulfat (SO_4^{2-}), sofern Sulfat in höherer Konzentration vorliegt.

$$3\,Ca^{2+} + 2\,PO_4^{3-} \rightarrow Ca_3(PO_4)_2\downarrow$$

In schwach *alkalischer* Lösung kann auch Calciumcarbonat ($CaCO_3$) als schwer lösliches Calciumsalz ausfallen, das jedoch in verdünnter Essigsäure unter CO_2-Entwicklung löslich ist [vgl. **MC-Fragen Nr. 134, 270**].

2.2.1.5 Ansäuern des Sodaauszuges mit verdünnter Salzsäure und Zugabe von Bariumchlorid-Lösung

In verdünnter Salzsäure (2 $mol \cdot L^{-1}$) fällt ein weißer Niederschlag eines *schwer löslichen Bariumsalzes* aus bei Anwesenheit von: Sulfat (SO_4^{2-}), Hexafluorosilicat (SiF_6^{2-}) und eventuell Fluorid (F^-). Von diesen Salzen ist Bariumfluorid (BaF_2) leicht löslich in konz. HCl, während Bariumhexafluorosilicat ($Ba[SiF_6]$) und Bariumsulfat ($BaSO_4$) darin schwer löslich sind.

$$Ba^{2+} + SO_4^{2-} \rightarrow BaSO_4\downarrow$$

Arbeitet man bei der Bariumsalz-Fällung in neutraler bis essigsaurer, Acetat-gepufferter Lösung, so fallen zusätzlich noch als schwer lösliche Salze aus: Bariumphosphat [$Ba_3(PO_4)_2$], Bariumcarbonat ($BaCO_3$), Bariumoxalat (BaC_2O_4), Bariumchromat ($BaCrO_4$) und Bariumsulfit ($BaSO_3$). Diese Bariumsalze sind jedoch in verdünnter (2 M) Salzsäure löslich [vgl. **MC-Fragen Nr. 129–133, 865**].

2.2.1.6 Prüfung auf Oxidationsmittel durch Zugabe von Kaliumiodid/Stärke-Lösung

Eine *Blaufärbung* durch die *Iod-Stärke-Reaktion* infolge Oxidation des zugesetzten Iodids zu elementarem **Iod** kann hervorgerufen werden durch: Hexacyanoferrat(III) ($[Fe(CN)_6]^{3-}$), Chromat (CrO_4^{2-}), Dichromat ($Cr_2O_7^{2-}$), Arsenat (AsO_4^{3-}) (schwach), Peroxodisulfat ($S_2O_8^{2-}$), Nitrit (NO_2^-), Chlorat (ClO_3^-), Bromat (BrO_3^-), Iodat (IO_3^-), Permanganat (MnO_4^-) und Wasserstoffperoxid (H_2O_2) [vgl. **MC-Fragen Nr. 104, 117–121**].

In stark saurer Lösung wird Iodid auch von Nitrat (NO_3^-), Cu(II) und Fe(III) zu Iod oxidiert. Die bei längerem Stehenlassen auftretende Blaufärbung wird jedoch durch die oxidierende Wirkung von Luftsauerstoff verursacht. Die diesen Redoxprozessen zu Grunde liegenden Reaktionsgleichungen lauten:

$$2\,[Fe(CN)_6]^{3-} + 2\,I^- \rightarrow 2\,[Fe(CN)_6]^{4-} + I_2$$

$$2\,CrO_4^{2-} + 6\,I^- + 16\,H_3O^+ \rightarrow 2\,Cr^{3+} + 3\,I_2 + 24\,H_2O$$

$$Cr_2O_7^{2-} + 6\,I^- + 14\,H_3O^+ \rightarrow 2\,Cr^{3+} + 3\,I_2 + 21\,H_2O$$

$$AsO_4^{3-} + 2\,I^- + 2\,H_3O^+ \rightarrow AsO_3^{3-} + I_2 + 3\,H_2O$$

$$S_2O_8^{2-} + 2\,I^- \rightarrow 2\,SO_4^{2-} + I_2$$

$2\,NO_2^- + 2\,I^- + 4\,H_3O^+ \rightarrow 2\,NO\uparrow + I_2 + 6\,H_2O$

$ClO_3^- + 6\,I^- + 6\,H_3O^+ \rightarrow Cl^- + 3\,I_2 + 9\,H_2O$

$BrO_3^- + 6\,I^- + 6\,H_3O^+ \rightarrow Br^- + 3\,I_2 + 9\,H_2O$

$IO_3^- + 5\,I^- + 6\,H_3O^+ \rightarrow 3\,I_2 + 9\,H_2O$

$2\,MnO_4^- + 10\,I^- + 16\,H_3O^+ \rightarrow 2\,Mn^{2+} + 5\,I_2 + 24\,H_2O$

$H_2O_2 + 2\,I^- + 2\,H_3O^+ \rightarrow I_2 + 4\,H_2O$

$2\,NO_3^- + 6\,I^- + 8\,H_3O^+ \rightarrow 2\,NO\uparrow + 3\,I_2 + 12\,H_2O$

$2\,Cu^{2+} + 4\,I^- \rightarrow 2\,CuI\downarrow + I_2$

$2\,Fe^{3+} + 2\,I^- \rightarrow 2\,Fe^{2+} + I_2$

2.2.1.7 Prüfung auf Reduktionsmittel durch Entfärben von Iod-Lösung

Säuert man eine Probe des Sodaauszuges mit Salzsäure an und gibt Iod oder eine Iod/Stärke-Lösung hinzu, so tritt *Entfärbung* ein bei Anwesenheit von: Sulfid (S^{2-}), Sulfit (SO_3^{2-}), Thiosulfat ($S_2O_3^{2-}$), Arsenit (AsO_3^{3-}), Hydrazin ($H_2N\text{-}NH_2$) und Hydroxylamin ($H_2N\text{-}OH$).

Außerdem findet eine schwache Reaktion statt in Gegenwart von: Cyanid (CN^-), Thiocyanat (SCN^-) und Hexacyanoferrat(II) ($[Fe(CN)_6]^{4-}$).

Aufgrund seines niedrigeren Redoxpotentials vermag Iod jedoch Bromid *nicht* zu Brom zu oxidieren [vgl. **MC-Fragen Nr. 57, 112–116**].

2.2.1.8 Prüfung auf Reduktionsmittel durch Entfärben von Permanganat-Lösung

Versetzt man die schwefelsaure Probe des Sodaauszuges mit *Kaliumpermanganat* ($KMnO_4$), so entfärbt sich die Lösung bei Anwesenheit von: Bromid (Br^-), Iodid (I^-), Hexacyanoferrat(II) ($[Fe(CN)_6]^{4-}$), Thiocyanat (SCN^-), Sulfid (S^{2-}), Sulfit (SO_3^{2-}), Thiosulfat ($S_2O_3^{2-}$), Oxalat ($C_2O_4^{2-}$), Tartrat ($C_4H_4O_6^{2-}$), Nitrit (NO_2^-), Peroxodisulfat ($S_2O_8^{2-}$) (in der Wärme), Arsenit (AsO_3^{3-}) und Wasserstoffperoxid (H_2O_2). Letzteres entsteht auch durch Hydrolyse von Peroxodisulfaten [vgl. **MC-Fragen Nr. 61, 104, 106–111, 223, 225, 258, 270**].

Außerdem tritt Entfärbung ein bei Anwesenheit von Ameisensäure (HCOOH), Stickstoffoxiden und Phosphoriger Säure (H_3PO_3). Die diesen Redoxprozessen zu Grunde liegenden Reaktionsgleichungen lauten:

$(H_2S_2O_8 + 2\,H_2O \rightarrow 2\,H_2SO_4 + H_2O_2)$

$2\,MnO_4^- + 5\,H_2O_2 + 6\,H_3O^+ \rightarrow 2\,Mn^{2+} + 5\,O_2\uparrow + 14\,H_2O$

$2\,MnO_4^- + 5\,C_2O_4^{2-} + 16\,H_3O^+ \rightarrow 2\,Mn^{2+} + 10\,CO_2\uparrow + 24\,H_2O$

$2\,MnO_4^- + 5\,HSO_3^- + H_3O^+ \rightarrow 2\,Mn^{2+} + 5\,SO_4^{2-} + 4\,H_2O$

$8\,MnO_4^- + 5\,H_2S + 14\,H_3O^+ \rightarrow 8\,Mn^{2+} + 5\,SO_4^{2-} + 26\,H_2O$

$2\,MnO_4^- + 10\,I^- + 16\,H_3O^+ \rightarrow 2\,Mn^{2+} + 5\,I_2 + 24\,H_2O$

$2\,MnO_4^- + 10\,Br^- + 16\,H_3O^+ \rightarrow 2\,Mn^{2+} + 5\,Br_2 + 24\,H_2O$

$MnO_4^- + 5\,Fe^{2+} + 8\,H_3O^+ \rightarrow Mn^{2+} + 5\,Fe^{3+} + 12\,H_2O$

$2\,MnO_4^- + 5\,NO_2^- + 6\,H_3O^+ \rightarrow 2\,Mn^{2+} + 5\,NO_3^- + 9\,H_2O$

2.2.1.9 Iod-Azid-Reaktion

Hierbei nutzt man die Eigenschaft von Aziden (MeN_3) mit Iod *nur* in Gegenwart von **Sulfhydryl-Verbindungen** (R-SH) zu reagieren. Solche Verbindungen enthalten Schwefel in der Oxidationsstufe -2. Die Reaktion ist sehr empfindlich und dient zum Nachweis von *Sulfiden* (S^{2-}), *Thiosulfaten* ($S_2O_3^{2-}$) und *Thiocyanaten* (SCN^-). Auch potentielle Sulfhydryl-Verbindungen wie Penicilline reagieren positiv [vgl. **MC-Fragen Nr. 135–137, 181, 189, 206, 208, 210, 211, 222**].

$$2\,HN_3 + I_2 \xrightarrow{(+\ R-SH)} 3\,N_2\uparrow + 2\,HI$$

Aus den unten angeführten Valenzstrukturen einiger schwefelhaltiger Ionen geht hervor, dass z. B. *Sulfit* (SO_3^{2-}) und *Sulfat* (SO_4^{2-}) die Iod-Azid-Reaktion **nicht** katalysieren können.

(+)	$\|\underline{\overline{S}}\|^{2-}$ $\overline{N}{\equiv}C{-}\underline{\overline{S}}\|^-$ $^-\|\underline{S}{-}\overset{\|O\|}{\overset{\|\|}{S}}{-}\underline{\overline{O}}\|^-$ (S–S mit =O oben und unten, $\|O\|$)	(−)	$^-\|\underline{\overline{O}}{-}S{-}\underline{\overline{O}}\|^-$ mit $\|O\|$ (=O oben) $^-\|\underline{\overline{O}}{-}S{-}\underline{\overline{O}}\|^-$ mit $\|O\|$ (=O oben und unten)

2.2.2 Anionentrennungsgänge

Während die Kationentrennungsgänge (siehe ▸ Kap. 2.3.1) bis auf wenige Sonderfälle stets eine weitgehend quantitative Fällung der Ionen der jeweiligen Analysengruppe sicherstellen, ist dies für die Anionentrennungsgänge nicht restlos der Fall.

Die Ursachen hierfür liegen in den größeren *Löslichkeitsprodukten* einzelner Niederschläge und in der geringeren Spezifität der Fällungsreagenzien. Auch sind die Fällungsbedingungen häufig schwieriger zu kontrollieren als für die Kationentrennungsgänge.

Der nachfolgend beschriebene Anionentrennungsgang ist in fünf verschiedene Gruppen unterteilt, in denen durch ein Gruppenreagenz eine Reihe von Anionen gemeinsam gefällt werden. Das Filtrat enthält jeweils die Anionen der folgenden Gruppen. Nach Abtrennung der einzelnen Gruppenniederschläge erfolgt dann die Identifizierung der zu diesen Gruppen gehörenden Anionen. Folgende Gruppen in der Reihenfolge ihrer Fällung sind zu unterscheiden:

(1) **Calciumnitrat-Gruppe:** Sie enthält alle Anionen, die in schwach alkalischer Lösung *schwer lösliche Calciumsalze* bilden: Fluorid (F^-), Carbonat (CO_3^{2-}), Silicat (SiO_4^{4-}), Tetraborat ($B_4O_7^{2-}$), Arsenit (AsO_3^{3-}), Arsenat (AsO_4^{3-}), Sulfit (SO_3^{2-}), Phosphat (PO_4^{3-}), Oxalat ($C_2O_4^{2-}$), Tartrat ($C_4H_4O_6^{2-}$) und Hexafluorosilicat (SiF_6^{2-}) sowie Sulfat (SO_4^{2-}).

(2) **Bariumnitrat-Gruppe:** Sie umfasst alle Anionen, die in schwach alkalischer Lösung *schwer lösliche Bariumsalze* bilden. Hierzu zählen: Chromat (CrO_4^{2-}), Sulfat (SO_4^{2-}), Hexafluorosilicat (SiF_6^{2-}), Iodat (IO_3^-) und teilweise Borat (BO_3^{3-}).

In diese Gruppe gehört auch das Peroxodisulfat ($S_2O_8^{2-}$), das zwar kein schwer lösliches Bariumsalz bildet, jedoch in der Siedehitze in Sulfat und H_2O_2 zerfällt, sodass Bariumsulfat ($BaSO_4$) ausfallen kann.

(3) **Zinknitrat-Gruppe:** In dieser Gruppe werden in schwach alkalischer Lösung alle verbleibenden Anionen gefällt, die *schwer lösliche Zinksalze* bilden, wie z. B. Sulfid (S^{2-}), Cyanid (CN^-), Hexacyanoferrat(II) ($[Fe(CN)_6]^{4-}$) und Hexacyanoferrat(III) ($[Fe(CN)_6]^{3-}$).
(4) **Silbernitrat-Gruppe:** Nach Ansäuern mit Salpetersäure bilden sich *schwer lösliche Silbersalze* durch: Chlorid (Cl^-), Bromid (Br^-), Iodid (I^-), Thiocyanat (SCN^-), Thiosulfat ($S_2O_3^{2-}$), Iodat (IO_3^-) sowie dem Hauptteil an Bromat (BrO_3^-)
(5) **Lösliche Gruppe:** Sie enthält Chlorat (ClO_3^-), Perchlorat (ClO_4^-), Nitrit (NO_2^-), Nitrat (NO_3^-) und Acetat (CH_3COO^-), die mit keinem der genannten Fällungsreagenzien schwer lösliche Niederschläge bilden. In der löslichen Gruppe finden sich stets auch mehr oder weniger große Anteile verschleppter Anionen aus den vorherigen Gruppen, insbesondere Bromat.

2.2.3 Nachweis pharmazeutisch relevanter Anionen

In den nachfolgenden Abschnitten werden die wichtigsten Eigenschaften und Nachweisreaktionen anorganischer Anionen vorgestellt. Die Nachweise organischer Anionen wie Acetat, Oxalat, Lactat oder Tartrat werden erst im ▸ Kap. 3.6.3.17 beschrieben. In den nachfolgenden Text sind auch die Identitäts- und Grenzprüfungen des Arzneibuchs eingearbeitet. Wird hierbei nur „Arzneibuch" genannt, so bezieht sich dies auf die jeweils gültige Fassung des *Europäischen Arzneibuchs (Ph. Eur.)*. Davon abweichende Prüfungen des *Deutschen Arzneibuchs* (DAB) sind entsprechend gekennzeichnet.

2.2.3.1 Fluorid (F^-)

Bezüglich ihrer Löslichkeit in Wasser unterscheiden sich Fluoride deutlich von den übrigen Halogeniden. Beispielsweise sind *Lithiumfluorid* (LiF), *Aluminiumfluorid* (AlF_3) und die *Fluoride der Erdalkalielemente* schwer löslich in Wasser, während die entsprechenden anderen Halogenide lösliche Salze bilden. Im Gegensatz zu den übrigen Silberhalogeniden und Silberpseudohalogeniden ist *Silberfluorid* (AgF) ein in Wasser leicht lösliches Salz.

Der aus den Salzen in wässriger Lösung mit Mineralsäuren freigesetzte *Fluorwasserstoff* (HF) ist eine flüchtige, mittelstarke Säure ($pK_s = 3{,}14$), die intermolekulare Wasserstoffbrücken ausbildet [zur „Stärke von Säuren und Basen" siehe Ehlers, **Chemie I**, ▸ Kap. 1.11.3.1].

In verdünnter Lösung liegt Fluorwasserstoff überwiegend als HF-Molekül vor, während sich in konzentrierten Lösungen durch starke H-Brücken *Doppelmoleküle* (H_2F_2) bilden. Die wässrige Lösung des Fluorwasserstoffs heißt *Flusssäure*; solche Lösungen ätzen Glas.

Als Nachweisreaktionen auf Fluorid-Ionen eigenen sich [vgl. **MC-Fragen Nr. 130, 131, 138–142, 854**]:

(1) Nachweis durch Komplexbildung: Mit höherwertigen Kationen (Al^{3+}, Fe^{3+} u. a.) bildet Fluorid relativ stabile, farblose Komplexe ($[AlF_6]^{3-}$, $[FeF_6]^{3-}$). Deshalb verhindern Fluorid-Ionen durch Komplexbildung den Nachweis von vierwertigem Titan mit H_2O_2 oder sie führen zur Entfärbung einer *roten* Eisen(III)-thiocyanat-Lösung.

$$Ti^{4+} + 6\,F^- \rightarrow [TiF_6]^{2-} \xrightarrow[\not\!/]{+\,H_2O_2} \text{keine Reaktion}$$

$$Fe(SCN)_3 + 6\,F^- \rightarrow 3\,SCN^- + [FeF_6]^{3-}$$

Durch Bildung des komplexen $[ZrF_6]^{2-}$-Ions entfärben Fluorid-Ionen in salzsaurer Lösung auch den *violettroten* Zirconium-Alizarin-Farblack unter Freisetzung von *gelbem* Alizarin S *(Ph. Eur.)* [vgl. **MC-Frage Nr. 854**].

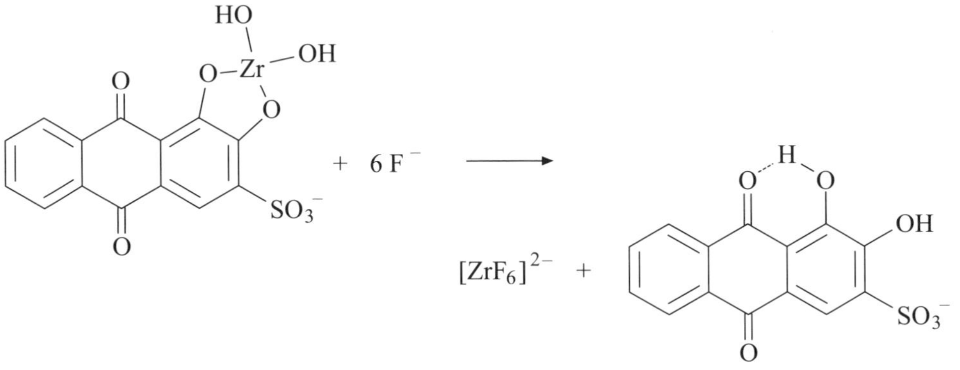

Alizarin S

(2) Fällung von Erdalkalifluoriden: Mit Ca^{2+}- und Ba^{2+}-Ionen bilden sich in verdünnten Mineralsäuren gelatinöse, *weiße* Niederschläge von *Calciumfluorid* (CaF_2) bzw. *Bariumfluorid* (BaF_2). In Anwesenheit von Ammonium-Ionen kann die Fällung ausbleiben. CaF_2 in *frisch gefällter* Form wird von $FeCl_3$-Lösung gelöst, wobei das farblose stabile Hexafluoroferrat(III)-Anion, $[FeF_6]^{3-}$, entsteht. Kristallines Calciumfluorid löst sich dagegen *nicht* in $FeCl_3$-Lösung *(Ph. Eur.)* [vgl. **MC-Fragen Nr. 130, 131, 134, 139–141, 709, 710, 881**].

$$Ca^{2+} + 2\,F^- \rightarrow CaF_2\downarrow$$

(3) Ätzprobe (siehe auch ▸Kap. 1.2.8.1): Hierbei wird aus Fluoriden durch konz. H_2SO_4 *Fluorwasserstoff* (H_2F_2) freigesetzt, der Glas ätzt. Bei Anwesenheit von überschüssiger Kieselsäure oder Borsäure (bzw. Silicaten und Boraten) wird *Siliciumtetrafluorid* (SiF_4) oder *Bortrifluorid* (BF_3) gebildet; beide Gase ätzen Glas **nicht** und stören somit den Fluorid-Nachweis [vgl. **MC-Fragen Nr. 138, 143**].

$$CaF_2 + H_2SO_4 \rightarrow CaSO_4 + H_2F_2\uparrow$$
$$2\,H_2F_2 + SiO_2 \rightarrow SiF_4\uparrow + 2\,H_2O$$
$$3\,HF + B(OH)_3 \rightarrow BF_3\uparrow + 3\,H_2O$$

(4) Kriechprobe (siehe auch ▸Kap. 1.2.8.1): Der Nachweis versagt wie die Ätzprobe in Gegenwart von überschüssiger Kieselsäure oder Borsäure.

(5) Wassertropfenprobe (siehe auch ▸Kap. 1.2.8.1): Auch dieser Nachweis wird durch viel Borsäure oder Borate gestört.

(6) Grenzprüfung auf Fluorid: ○ Abb. 2.1 zeigt die nach *Arzneibuch* benutzte Apparatur zur Grenzprüfung auf Fluorid [vgl. **MC-Fragen Nr. 144–146, 499**].

Durchführung: In das innere Rohr dieser Apparatur werden die in der jeweiligen Arzneibuch-Monographie vorgeschriebene Substanzmenge, 0,1 g säuregewaschener

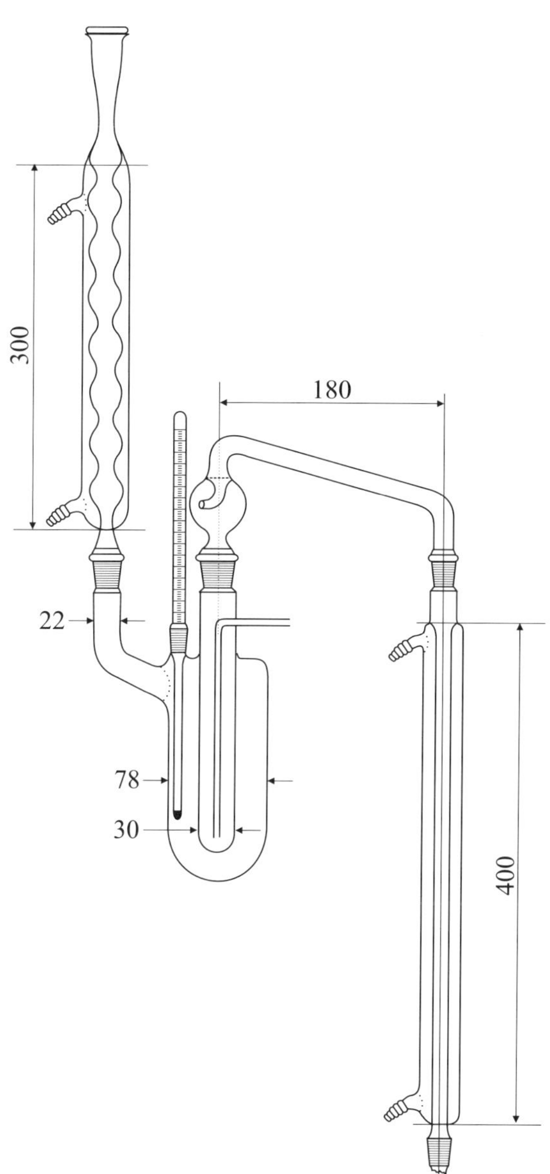

○ Abb. 2.1 Apparatur zur Grenzprüfung auf Fluorid (Längenangaben in mm)

Sand und 20 ml konz. H_2SO_4 (96 %)/Wasser (1:1) eingefüllt. Das Mantelgefäß, das Tetrachlorethan (Kp = 146 °C) enthält, wird zum Sieden erhitzt. Das entstehende Destillat wird über einen absteigenden Kühler kondensiert und in einem Messkolben gesammelt, in dem sich 0,3 mL einer NaOH-Lösung (0,1 mol·L^{-1}) sowie 0,1 mL Phenolphthalein-Lösung befinden. Anschließend wird mit Wasser ad 100 mL verdünnt (Untersuchungslösung). Die Referenzlösung wird in gleicher Weise durch Destillation von 5 mL einer Fluorid-Lösung mit 10 ppm Fluorid hergestellt. In zwei Messzylindern werden dann je 20 mL beider Lösungen mit 5 mL *Aminomethylalizarindiessigsäure-Reagenz* versetzt. Nach 20 Minuten darf die *Blaufärbung* der ursprünglich roten Untersuchungslösung nicht stärker sein als die der Vergleichslösung.

Bestimmung: Durch Sand (SiO_2) und Schwefelsäure (oder Perchlorsäure) wird Fluorid in *Hexafluorokieselsäure* (H_2SiF_6) übergeführt, die mit Wasserdampf als Gemisch von HF und SiF_4 in eine Vorlage destilliert wird. Hier erfolgt die Rückhydrolyse von Siliciumtetrafluorid zu Siliciumdioxid (SiO_2) und Fluorid.

$$SiO_2 + 3\,H_2F_2 \xrightarrow{-2\,H_2O} H_2[SiF_6] \rightarrow SiF_4\uparrow + H_2F_2\uparrow$$

$$3\,SiF_4 + 4\,HO^- \rightarrow SiO_2 + 2\,[SiF_6]^{2-} + 2\,H_2O$$

$$H_2F_2 + 2\,NaOH \rightarrow 2\,Na^+ + 2\,F^- + 2\,H_2O$$

Die Bestimmung des Fluorids im Destillat erfolgt kolorimetrisch durch Umsetzung des *weinroten* Cer(III)-Alizarin-Komplexes mit Fluorid-Ionen. Im pH-Bereich von 3,8–5,5 bildet sich durch Ligandensubstitution ein *blaugefärbter* Fluorid-Komplex, dessen Absorptionsmaximum bei 620 nm liegt. Bei einem Überschuss an Fluorid-Ionen entsteht Cer(III)-fluorid (CeF_3) oder das komplexe Anion $[CeF_6]^{3-}$, sodass die Prüflösung die *orange* Eigenfarbe der freien Aminomethylalizarindiessigsäure annimmt.

rot $\xrightarrow[+F^-]{-H_2O}$ blau

Zur Fluorid-Bestimmung nach der **Schöniger-Methode** mit *Thoriumnitrat-Lösung* siehe ▸ Kap. 3.4.1.7.

2.2.3.2 Chlorid (Cl^-)

Fast alle Chloride sind in Wasser leicht löslich. Ausnahmen bilden die schwer löslichen Salze *Silberchlorid* (AgCl), *Kupfer(I)-chlorid* (CuCl), *Quecksilber(I)-chlorid* (Hg_2Cl_2) sowie das in *kaltem* Wasser schwer lösliche *Bleichlorid* ($PbCl_2$).

Der den Chloriden zu Grunde liegende *Chlorwasserstoff* (HCl) ist ein farbloses Gas, dessen wässrige Lösung *Salzsäure* genannt wird. Salzsäure ist eine sehr starke Säure ($pK_s = -6{,}2$).

Zum qualitativen Nachweis von Chlorid-Ionen sind folgende Reaktionen geeignet [vgl. **MC-Fragen Nr. 65, 123, 125, 126, 128, 147–155, 170, 270, 315, 822**].

(1) Fällung als Silberchlorid: Beim Versetzen einer Cl^--Ionen-haltigen Lösung mit $AgNO_3$ fällt *weißes*, käsiges AgCl aus, das sich auf Zusatz von Ammoniak unter Bildung des komplexen Diamminsilberchlorids wieder auflöst und durch Ansäuern, z. B. mit verdünnter HNO_3 ($2\ mol \cdot L^{-1}$), erneut ausgefällt werden kann *(Ph. Eur.)*.

$$Ag^+ + Cl^- \rightarrow AgCl\downarrow \underset{(+ H_3O^+)}{\overset{(+ NH_3)}{\rightleftharpoons}} [Ag(NH_3)_2]^+Cl^-$$

Silberchlorid ist auch in einer Alkalicyanid-Lösung sowie in einer konzentrierten Natriumthiosulfat-Lösung ($Na_2S_2O_3$) unter Komplexbildung löslich. In konz. HCl löst sich AgCl zu $[AgCl_2]^-$.

$$[Ag(CN)_2]^- \xleftarrow[- Cl^-]{+ 2\,CN^-} AgCl \xrightarrow[- Cl^-]{+ 2\,S_2O_3^{2-}} [Ag(S_2O_3)_2]^{3-}$$

Zur weiteren Charakterisierung des AgCl-Niederschlags können folgende Reaktionen herangezogen werden [vgl. **MC-Fragen Nr. 147, 315**]:

- Auch durch Kochen von AgCl mit Natriumcarbonat-Lösung (siehe Sodaauszug) unter Bildung von schwer löslichem, *weißem Silbercarbonat* (Ag_2CO_3) oder durch Kochen mit Alkalihydroxid-Lösung unter Bildung von *braunem Silberoxid* (Ag_2O) kann Chlorid in Lösung gebracht und darin nachgewiesen werden.
- Beim Erhitzen mit gelbem Ammoniumpolysulfid, $(NH_4)_2S_x$, fällt *schwarzes* Silbersulfid (Ag_2S) aus.

  $2\,AgCl + S^{2-} \rightarrow Ag_2S\downarrow + 2\,Cl^-$

- Durch Umsetzung mit Zink/H_2SO_4 bzw. mit Formaldehyd (H_2CO) in alkalischer Lösung entsteht elementares Silber. Die Reduktion von Silber-Ionen mit Aldehyden dient auch zu deren Nachweis (**Tollens-Probe**, siehe ▸ Kap. 2.3.2.1 und 3.6.3.11).

  $2\,AgCl + Zn \rightarrow 2\,Ag\downarrow + Zn^{2+} + 2\,Cl^-$

  $2\,AgCl + H_2CO + 3\,NaOH \rightarrow 2\,Ag\downarrow + 2\,NaCl + HCOONa + 2\,H_2O$

Die AgCl-Fällung wird gestört durch Ionen wie: Br^-, I^-, SCN^-, CN^- oder $[Fe(CN)_6]^{4-}$, die gleichfalls schwer lösliche Silbersalze bilden. Fluorid-Ionen stören *nicht*, da Silberfluorid (AgF) leicht wasserlöslich ist und nicht ausfällt [siehe auch ▸ Kap. 2.2.1.3 und **MC-Frage Nr. 148**].

Die Störung durch Thiocyanat (SCN^-) kann durch vorherige Umsetzung mit $CuSO_4$ in Gegenwart von Sulfit (oder Schwefeldioxid) beseitigt werden, weil Cu(I) mit Thiocyanat als schwer lösliches CuSCN ausgefällt wird. Cu(I)-Ionen entstehen dabei durch Reduktion von Cu(II) mit SO_2.

$$2\,SCN^- + 2\,Cu^{2+} + SO_3^{2-} + 3\,H_2O \rightarrow 2\,CuSCN\downarrow + SO_4^{2-} + 2\,H_3O^+$$

(2) Oxidation zu elementarem Chlor: Chlorid-Ionen können in salpetersaurer Lösung mit Kaliumpermanganat ($KMnO_4$) oder Braunstein (MnO_2) zu elementarem Chlor oxidiert werden. Dieses oxidiert anschließend zugesetztes Iodid zu Iod und färbt somit Kaliumiodid-Stärke-Papier *blau* [vgl. **MC-Frage Nr. 149**].

$$2\,Cl^- + MnO_2 + 4\,H_3O^+ \rightarrow Mn^{2+} + Cl_2 + 6\,H_2O$$

$Cl_2 + 2\,I^- \rightarrow I_2 + 2\,Cl^- \rightarrow$ Iod-Stärke-Reaktion

(3) Chromylchlorid-Reaktion: Cl^--Ionen reagieren in schwefelsaurem Milieu mit Kaliumdichromat ($K_2Cr_2O_7$) zu flüchtigem, *rotbraunem* Chromylchlorid (CrO_2Cl_2), dem Säurechlorid der Chromsäure [$H_2CrO_4 = CrO_2(OH)_2$]. Chromylchlorid kann in der Hitze in eine NaOH-Lösung übergetrieben werden und hydrolysiert darin zu *gelbem* Chromat (CrO_4^{2-}) [vgl. **MC-Fragen Nr. 150–152, 154, 155, 170, 251, 822**].

$$4\,Cl^- + Cr_2O_7^{2-} + 6\,H_3O^+ \rightarrow 2\,CrO_2Cl_2\uparrow + 9\,H_2O$$

$$CrO_2Cl_2 + 4\,HO^- \rightarrow 2\,Cl^- + CrO_4^{2-} + 2\,H_2O$$

Chromylchlorid oxidiert als Chrom(VI)-Verbindung *Diphenylcarbazid* zu *Diphenylcarbazon* und wird dabei zu dreiwertigem Chrom reduziert. Chrom(III) reagiert anschließend mit Diphenylcarbazon zu einem *rotvioletten* Farbkomplex *(Ph. Eur.)* [vgl. **MC-Fragen Nr. 150, 152, 154, 155, 256, 257**].

$$O{=}C(NH{-}NH{-}C_6H_5)_2 \xrightarrow[-Cr^{III}]{+Cr^{VI}} O{=}C(NH{-}NH{-}C_6H_5)(N{=}N{-}C_6H_5)$$

Diphenylcarbazid **Diphenylcarbazon**

$$\xrightarrow{+Cr^{III}} \left[\,^{-}O{-}C\begin{matrix} /\!/ N{-}N(C_6H_5){-} \\ \backslash\, N{=}N^{+}(C_6H_5){-} \end{matrix}\;{}^{+}Cr(H_2O)_4\right]^{+}$$

Normalerweise wird der Test so ausgeführt, dass man ein mit Diphenylcarbazid-Lösung getränktes Filterpapier über die Reagenzglasöffnung hält. Der Papierstreifen darf dabei nicht in Kontakt mit der $K_2Cr_2O_7$-Lösung kommen.

Schwer lösliche Chloride wie AgCl und Hg_2Cl_2 gehen die Chromylchlorid-Reaktion *nicht* ein. Ionen wie F^- [Bildung von Chromylfluorid (CrO_2F_2)], Br^- [Oxidation von Diphenylcarbazid durch gebildetes Brom], I^- sowie NO^-_2 und NO^-_3 [Bildung von Nitrosylchlorid (NOCl)] stören den Nachweis. Die Chromylchlorid-Reaktion ist daher *nicht* spezifisch für den Nachweis von Chlorid-Ionen [vgl. **MC-Frage Nr. 153**].

(4) Grenzprüfung auf Chlorid: Zur Grenzprüfung auf Chlorid-Ionen nach *Arzneibuch* werden 15 mL der vorgeschriebenen Probelösung mit verd. HNO_3 versetzt. Die Mischung wird auf einmal in ein Reagenzglas gegossen, in dem sich eine $AgNO_3$-Lösung befindet. Eine Referenzlösung mit 5 ppm Chlorid wird in analoger Weise behandelt. Die Lösungen werden 5 Minuten vor Licht geschützt aufbewahrt und gegen einen dunklen Hintergrund betrachtet. Die zu prüfende Lösung darf bei horizontaler Durchsicht durch *Silberchlorid* (AgCl) nicht stärker getrübt sein als die Referenzlösung.

Da sich Silberhalogenide am Licht verfärben, ist eine direkte Lichteinwirkung zu vermeiden und die vorgeschriebene Reaktionszeit exakt einzuhalten. Bei der Prüfung werden neben Chlorid auch Bromid, Iodid, Cyanid und Thiocyanat erfasst.

2.2.3.3 Bromid (Br^-)

Mit Ausnahme der Salze *Silberbromid* (AgBr), *Quecksilber(I)-bromid* (Hg_2Br_2), *Thallium*(I)*-bromid* (TlBr) und *Bleibromid* ($PbBr_2$) sind alle anderen Bromide in Wasser leicht löslich [vgl. **MC-Frage Nr. 840**].

Der den Salzen zugrunde liegende *Bromwasserstoff* (HBr) ist in wässriger Lösung eine starke Säure ($pK_s = -9$).

Zur Identifizierung von Bromid-Ionen können folgende Reaktionen herangezogen werden:

(1) Fällung als Silberbromid: Aus einer bromidhaltigen Lösung fällt bei Zugabe von $AgNO_3$ ein *gelblicher* Niederschlag von AgBr aus, der in verd. HNO_3 unlöslich und in verdünnter Ammoniak-Lösung schwer löslich ist *(Ph. Eur.)*. Dagegen bilden sich aus AgBr in *konzentrierter* Ammoniak-, Kaliumcyanid- oder Natriumthiosulfat-Lösung lösliche Silberkomplexe. Beim Behandeln von AgBr mit $(NH_4)_2S$ in der Wärme entsteht Ag_2S [vgl. **MC-Fragen Nr. 203, 204, 773, 840**].

$$Br^- + Ag^+ \rightarrow AgBr\downarrow \xrightarrow{+2\ CN^-} [Ag(CN)_2]^- + Br^-$$

Silberbromid ist auch unlöslich in kalter, gesättigter Ammoniumcarbonat-Lösung. Dagegen kann das Br^--Anion aus Silberbromid (AgBr) durch Kochen mit konzentrierten Alkalicarbonat- oder Alkalihydroxid-Lösungen in Lösung gebracht werden [vgl. **MC-Fragen Nr. 128, 163**].

Der *Aufschluss* von AgBr gelingt durch Schmelzen mit Soda/Pottasche sowie durch Behandeln mit Zink in schwefelsaurer Lösung [vgl. **MC-Fragen Nr. 76, 78, 80, 164**].

(2) Oxidation zu elementarem Brom: Säuert man eine Bromid-Lösung mit HCl oder H_2SO_4 an, unterschichtet sie mit Chloroform bzw. Tetrachlorkohlenstoff und gibt anschließend tropfenweise *Chlorwasser* hinzu, so wird Bromid zu Brom oxidiert und die organische Phase färbt sich *braun*. Bei weiterer Reagenzzugabe schlägt die Farbe unter Bildung von Bromchlorid (BrCl) nach *weingelb* um. Chlor kann in bequemer Weise aus **Chloramin T** (*N*-Chlor-*p*-toluensulfonamid-Natrium) erzeugt werden [vgl. **MC-Fragen Nr. 156, 157, 855**].

$$H_3C{-}C_6H_4{-}SO_2{-}N^-(Cl)\,Na^+ \xrightarrow[-Na^+]{+2\,H^+;\,Cl^-} H_3C{-}C_6H_4{-}SO_2{-}NH_2 + Cl_2$$

Chloramin T **_p_-Toluensulfonamid**

$$2\,Br^- + Cl_2 \rightarrow Br_2 + 2\,Cl^-$$

$$Br_2 + Cl_2 \rightarrow 2\,BrCl$$

Weitere Oxidationsmittel, die Bromid in Brom umwandeln, sind: Kaliumbromat ($KBrO_3$), Wasserstoffperoxid (H_2O_2), Mangan(IV)-oxid (MnO_2), Kaliumpermanganat ($KMnO_4$), Kaliumchromat (K_2CrO_4), Kaliumdichromat ($K_2Cr_2O_7$), Blei(IV)-oxid (PbO_2) und konzentrierte Schwefelsäure (H_2SO_4). Es entweichen *braune* Brom-Dämpfe (Bromid bildet also nicht wie Chlorid mit sechswertigen Chromverbindungen eine flüchtige Chromylverbindung!). Die mit den genannten Oxidationsmitteln ablaufenden Redoxprozesse können wie folgt formuliert werden [vgl. **MC-Fragen Nr. 50, 109–111, 156–158, 163, 165, 840**]:

$5\,Br^- + BrO_3^- + 6\,H_3O^+ \rightarrow 3\,Br_2 + 9\,H_2O$
$2\,Br^- + H_2O_2 + 2\,H_3O^+ \rightarrow Br_2 + 4\,H_2O$
$2\,Br^- + MnO_2 + 4\,H_3O^+ \rightarrow Br_2 + Mn^{2+} + 6\,H_2O$
$10\,Br^- + 2\,MnO_4^- + 16\,H_3O^+ \rightarrow 5\,Br_2 + 2\,Mn^{2+} + 24\,H_2O$
$6\,Br^- + 2\,CrO_4^{2-} + 16\,H_3O^+ \rightarrow 3\,Br_2 + 2\,Cr^{3+} + 24\,H_2O$
$6\,Br^- + Cr_2O_7^{2-} + 14\,H_3O^+ \rightarrow 3\,Br_2 + 2\,Cr^{3+} + 21\,H_2O$
$2\,Br^- + PbO_2 + 4\,H_3O^+ \rightarrow Br_2 + Pb^{2+} + 6\,H_2O$
$2\,Br^- + H_2SO_4 + 2\,H_3O^+ \rightarrow Br_2 + SO_2\uparrow + 4\,H_2O$

(3) Eosin-Probe: Durch Oxidation von Bromid mit $K_2Cr_2O_7/H_2SO_4$ entsteht elementares Brom, das gelbes **Fluorescein** in *rotes* **Eosin** (Tetrabromfluorescein) zu überführen vermag. Die rote Farbe tritt deutlicher hervor, wenn man das mit Fluorescein getränkte Filterpapier anschließend über Ammoniak hält. Es bildet sich dabei u. a. das Dianion des 2',4',5',7'-Tetrabromfluoresceins [vgl. **MC-Fragen Nr. 160, 861**].

HO, O, O, COOH — Br_2 → — Br, Br, HO, O, O, Br, Br, COOH

Fluorescein **Eosin**

(4) Nachweis mit Schiff-Reagenz: Blei(IV)-oxid (PbO_2) oxidiert Bromid in essigsaurer Lösung zu elementarem Brom, welches den aus Schiff-Reagenz (Fuchsin-Schweflige Säure) freigesetzten Triphenylmethanfarbstoff **Fuchsin** (Rosanilin) in ortho-Stellung zu den aromatischen Aminogruppen elektrophil bromiert. Fuchsin ist ein Gemisch homologer Rosanilinium-Salze (R = H, CH_3), sodass bei der Reaktion mit den Brom-Dämpfen *violette Pentabromrosanilinium-* (R = CH_3) und *Hexabromrosanilinium-Salze* (R = Br) gebildet werden. Im Allgemeinen wird zur Durchführung der Nachweisreaktion ein Stück Filterpapier mit dem Schiffs Reagenz getränkt (*Ph. Eur.*) [vgl. **MC-Fragen Nr. 159, 161–163, 795, 817**].

NH_2, H_2N, C, R, $^+NH_2Cl^-$ — Br_2 → — NH_2, Br, Br, Br, H_2N, C, R, Br, Br, $^+NH_2Cl^-$

R = H; CH_3 R = CH_3; Br

Rosanilin-HCl

(5) Bromierung von Phenol: Oxidiert man Bromid-Ionen zu Brom und gibt anschließend einige Tropfen Phenol-Lösung hinzu, so bildet sich eine *weiße* Fällung von **2,4,6-Tribromphenol** (siehe Ehlers, **Analytik II,** ▸ Kap. 7.2.5.4 „*Bromometrie*").

2.2.3.4 Iodid (I^-)

Von den Iodiden sind *Silberiodid* (AgI), *Bleiiodid* (PbI_2), *Quecksilber(II)-iodid* (HgI_2), *Kupfer(I)-iodid* (CuI), *Thallium(I)-iodid* (TlI) und *Palladium(II)-iodid* (PdI_2) noch schwerer löslich als die betreffenden Bromide. Alle übrigen Iodide sind in Wasser löslich.

Die den Iodiden zu Grunde liegende *Iodwasserstoffsäure* (HI) ist die stärkste Elementwasserstoffsäure ($pK_s = -10$).

Die schwer löslichen Iodide setzen sich bei der Herstellung des Sodaauszuges kaum um; sie können aber relativ leicht beim Erhitzen der Analysensubstanz mit konzentrierter Schwefelsäure aufgrund der entstehenden *violetten* Iod-Dämpfe erkannt werden (siehe ▸ Kap. 1.2.8.1). Dabei wird Schwefelsäure zu Schwefeldioxid (SO_2) und partiell auch zu Schwefelwasserstoff (H_2S) reduziert [vgl. **MC-Fragen Nr. 50, 55**].

$$2\,I^- + H_2SO_4 + 2\,H_3O^+ \rightarrow I_2\uparrow + SO_2\uparrow + 4\,H_2O$$
$$8\,I^- + H_2SO_4 + 8\,H_3O^+ \rightarrow 4\,I_2\uparrow + H_2S\uparrow + 12\,H_2O$$

Iodid-Ionen lassen sich nachweisen durch [vgl. **MC-Fragen Nr. 166–169**]:

(1) Fällung als Silberiodid: Beim Versetzen einer iodidhaltigen Probelösung mit $AgNO_3$ fällt *blassgelbes* AgI aus. AgI ist schwer löslich in konzentriertem Ammoniak und verdünnter Salpetersäure, löst sich aber unter Komplexbildung in Cyanid- und konzentrierten Thiosulfat-Lösungen. Beim Erhitzen mit $(NH_4)_2S_x$ bildet sich schwarzes Silbersulfid (Ag_2S) (*Ph. Eur.*) [vgl. **MC-Fragen Nr. 125–127, 166, 433**].

$$Ag^+ + I^- \rightarrow AgI\downarrow \xrightarrow{+2\,S_2O_3^{2-}} [Ag(S_2O_3)_2]^{3-} + I^-$$

Die Fällung von schwer löslichen Iodiden wie PbI_2 oder HgI_2 besitzt keine praktische Bedeutung, jedoch sind gravimetrische Bestimmungen als PdI_2 beschrieben.

Silberiodid (AgI) kann in schwefelsaurer Lösung mit Zink (Zn) zu Iodid (I^-) und metallischem *Silber* (Ag) reduziert weren. Als weiteres Reaktionsprodukt entsteht in der sauren Lösung *Wasserstoff* (H_2) [vgl. **MC-Frage Nr. 98**].

$$2\,AgI + Zn \rightarrow 2\,\mathbf{Ag}\downarrow + Zn^{2+} + 2I^-$$
$$Zn + 2\,H_3O^+ \rightarrow Zn^{2+} + 2\,H_2O + \mathbf{H_2}\uparrow$$

(2) Oxidation zu Iod: Iodid-Ionen werden in verdünnt mineralsaurer Lösung von Kaliumdichromat ($K_2Cr_2O_7$) zu elementarem Iod oxidiert, das sich in Chloroform ($CHCl_3$) mit *violetter* bis *violettroter* Farbe löst *(Ph. Eur.)* [vgl. **MC-Frage Nr. 169**].

$$6\,I^- + Cr_2O_7^{2-} + 14\,H_3O^+ \rightarrow 3\,I_2 + 2\,Cr^{3+} + 21\,H_2O$$

Versetzt man dagegen eine mit verdünnter Salpetersäure angesäuerte Iodid-Lösung mit *Chlorwasser* und unterschichtet mit Chloroform ($CHCl_3$) oder Tetrachlorkohlenstoff (CCl_4), so oxidiert Chlor (Cl_2) auf Grund seines positiveren Normalpotentials (stärkere Oxidationskraft) Iodid-Ionen zu elementarem Iod (I_2) und die organische Phase färbt sich *violett* (siehe auch ▸Kap. 2.2.3.7, Ziffer 3). Bei weiterer Reagenzienzugabe tritt Entfärbung ein, weil Iod durch überschüssiges Chlor zu farblosem Iodat (IO_3^-) bzw. zu farblosem Iodtrichlorid (ICl_3) oxidiert wird [vgl. **MC-Fragen Nr. 168, 173**].

$$2\,I^- + Cl_2 \rightarrow I_2 + 2\,Cl^-$$
$$I_2 + 5\,Cl_2 + 18\,H_2O \rightarrow 2\,IO_3^- + 10\,Cl^- + 12\,H_3O^+$$
$$I_2 + 3\,Cl_2 \rightarrow 2\,ICl_3$$

Anzumerken ist, dass sich elementares Iod in organischen Lösungsmitteln mit unterschiedlicher Farbe löst. Beispielsweise sind Iod-Lösungen in Schwefelkohlenstoff (CS_2), Chloroform ($CHCl_3$), Tetrachlorkohlenstoff (CCl_4) *violett*, in Alkoholen, Ethern oder Ketonen *braun* und in Benzen (Benzol) *braunrot* gefärbt. Diese Farbabweichungen von der blauschwarzen Eigenfarbe des Iods beruhen auf der Wechselwirkung von Lösungsmittelmolekülen mit der Elektronenhülle des Iods.

Außer Chrom(VI)-Verbindungen und Chlorwasser oxidieren auch zahlreiche andere Oxidationsmittel (z. B.: NO_2^-, Cu^{2+}, Fe^{3+}, $[Fe(CN)_6]^{3-}$, H_2O_2, MnO_2, MnO_4^-, PbO_2, BrO_3^-, IO_3^-) Iodid zu elementarem Iod. Die Oxidation von Iodid mit dreiwertigem Eisen ist eine typische Gleichgewichtsreaktion, wobei für den quantitativen Ablauf der Reaktion ein hoher Fe^{3+}-Überschuss erforderlich ist [siehe auch ▸Kap. 2.2.1.6 und ▸Kap. 2.2.3.10 sowie **MC-Fragen Nr. 104, 106–108, 110, 117–121, 166, 167, 171–173**].

$$2\,Fe^{3+} + 2\,I^- \rightleftharpoons 2\,Fe^{2+} + I_2$$

Die Komproportionierung von Iodat (IO_3^-) mit Iodid dient in der quantitativen Analytik zur in situ Herstellung von elementarem Iod [siehe Ehlers, **Analytik II**, ▸Kap. 7.2.3.6 „*Iodatometrie*“ und **MC-Fragen Nr. 166, 882**].

$$IO_3^- + 5\,I^- + 6\,H_3O^+ \rightarrow 3\,I_2 + 9\,H_2O$$

2.2.3.5 Cyanid (CN^-)

Cyanwasserstoff (HCN), auch *Blausäure* genannt, ist eine flüchtige, schwache Säure ($pK_s = 9{,}4$). Die Säure hat einen schwachen Geruch nach *bitteren Mandeln* und ist extrem giftig – deshalb **im Abzug arbeiten!** Die Salze der Blausäure heißen *Cyanide*. Von den Cyaniden sind die *Alkali-* und *Erdalkalicyanide* sowie *Quecksilber(II)-* $[Hg(CN)_2]$ und *Gold(III)-cyanid* $[Au(CN)_3]$ in Wasser leicht löslich; alle anderen Cyanide lösen sich dagegen nur schwer in Wasser [vgl. **MC-Fragen Nr. 182, 186**].

Das Cyanid-Ion gleicht in mancherlei Hinsicht den Halogenid-Ionen und wird deshalb auch als **Pseudohalogenid** bezeichnet. Das Cyanid-Ion bildet mit zahlreichen Schwermetall-Ionen (Cu^+, Fe^{2+}, Fe^{3+} u.a.) äußerst stabile *Komplexe* (siehe ▸Kap. 2.2.3.28).

Mit Ausnahme von *Silbercyanid* (AgCN) gehen alle Cyanide bei der Herstellung des Sodaauszuges in Lösung. Da sich jedoch in Gegenwart von Schwermetall-Ionen stabile, lösliche Komplexe bilden können, ist eine negative Reaktion auf Cyanid im Sodaauszug noch kein hinreichender Beweis für seine Abwesenheit. Man prüfe deshalb auch stets in der Ursubstanz auf Cyanid.

Zur Identifizierung von Cyaniden können folgende Reaktionen herangezogen werden [vgl. **MC-Fragen Nr. 181–187, 259**]:

(1) Verhalten gegenüber Schwefelsäure: Aus einfachen Cyaniden und leicht zerstörbaren Cyanokomplexen wird beim Versetzen mit verdünnter Schwefelsäure oder beim Verreiben mit $KHSO_4$ *Cyanwasserstoff* (HCN) in Freiheit gesetzt, der durch seinen Geruch nach *bitteren Mandeln* identifiziert werden kann. Alle Cyanide – auch die stabilsten – werden durch konzentrierte Schwefelsäure zersetzt, wobei neben HCN auch Kohlenmonoxid (CO) und Ammoniumsulfat entstehen [vgl. **MC-Fragen Nr. 51, 68, 186**].

$$6\,CN^- + 6\,H_3O^+ \xrightarrow{-6\,H_2O} 6\,HCN \xrightarrow{+3\,H_2SO_4/\,6\,H_2O} 3\,(NH_4)_2SO_4 + 6\,CO\uparrow$$

Zur *Zerstörung von Cyaniden* eignet sich deren Umsetzung mit *Natriumhypochlorit* (NaOCl) oder *Chlorkalk* (Ca(OCl)Cl) in stark *alkalischer* Lösung. Hierbei wird Cyanid oberhalb von pH=11 zunächst zu *Cyanat* (OCN^-) und dann weiter zu *Carbonat* (CO_3^{2-}) oxidiert. Im Gegensatz zu Cyaniden sind **Cyanate** *ungiftig*.

$$CN^- + ClO^- \rightarrow OCN^- + Cl^-$$
$$2\,OCN^- + 3\,ClO^- + 2\,HO^- \rightarrow N_2\uparrow + 2\,CO_3^{2-} + 3\,Cl^- + H_2O$$

(2) Fällung schwer löslicher Cyanide: Kupfer(II)-Ionen fällen aus cyanidhaltigen Lösungen zunächst *gelbes* $Cu(CN)_2$, das leicht in Dicyan [$(CN)_2$] und *weißes Kupfer(I)-cyanid* (CuCN) zerfällt. Letzteres ergibt mit überschüssigem Cyanid den *farblosen* $[Cu(CN)_4]^{3-}$-Komplex [vgl. **MC-Frage Nr. 186**].

$$4\,CN^- + 2\,Cu^{2+} \rightarrow 2\,Cu(CN)_2\downarrow \rightarrow 2\,CuCN\downarrow + (CN)_2\uparrow$$
$$CuCN + 3\,CN^- \rightarrow [Cu(CN)_4]^{3-}$$

Mit Silber-Ionen bilden Cyanide einen *weißen* Niederschlag von *Silbercyanid* (AgCN), der im Sauren schwer löslich ist, sich jedoch in Ammoniak- oder Thiosulfat-Lösung sowie bei Cyanid-Überschuss wieder löst. AgCN fällt also erst dann aus, wenn ein Überschuss an Ag^+-Ionen zugegen ist [vgl. **MC-Fragen Nr. 124, 126, 181, 183, 185–187, 889**].

$$Ag^+ + 2\,CN^- \rightarrow [Ag(CN)_2]^- \xrightarrow{+\,Ag^+} 2\,AgCN\downarrow$$

Die Reaktion versagt bei *Quecksilber(II)-cyanid* [$Hg(CN)_2$], da dieses in Wasser zwar löslich ist, jedoch praktisch *undissoziiert* vorliegt. Setzt man aber Cl^--Ionen hinzu und säuert mit Oxalsäure an, so wandelt sich $Hg(CN)_2$ in Quecksilber(II)-chlorid ($HgCl_2$) um und Cyanid kann nachgewiesen werden [vgl. **MC-Frage Nr. 184**].

$$[Hg(CN)_2]_{undiss} + 2\,Cl^- \rightarrow [HgCl_2]_{undiss} + 2\,CN^- \xrightarrow{+\,H^+} 2\,HCN\uparrow$$

Cyanid-Ionen ergeben mit Co(II)-Ionen in neutraler Lösung eine Fällung von *rotbraunem* $Co(CN)_2$, das sich mit überschüssigem Cyanid zum löslichen, *gelben* bis *olivgrünen* Pentacyanocobaltat(II) umsetzt. Dieser Komplex wird leicht durch Luft oder H_2O_2 zum *gelben* Hexacyanocobaltat(III) oxidiert [vgl. **MC-Fragen Nr. 182–184**].

$$Co^{2+} + 2\,CN^- \rightarrow Co(CN)_2\downarrow \xrightarrow{+3\,CN^-} [Co(CN)_5]^{3-}$$
$$2\,[Co(CN)_5]^{3-} + 2\,CN^- + H_2O_2 \rightarrow 2\,[Co(CN)_6]^{3-} + 2\,HO^-$$

(3) Berliner-Blau-Reaktion: In alkalischer Lösung bilden Cyanid-Ionen mit Eisen(II)-Salzen komplexe Hexacyanoferrate(II), die im Sauren mit Fe(III)-Ionen **Berliner Blau** ergeben. Die Zugabe von Fe(III) ist nicht unbedingt erforderlich, da im Allgemeinen genügend Fe(II) durch Luftsauerstoff zu Fe(III) oxidiert wird [siehe auch ▸ Kap. 2.2.3.28 und **MC-Fragen Nr. 181–187**].

$$6\,CN^- + Fe(OH)_2 \xrightarrow{-2\,HO^-} [Fe(CN)_6]^{4-} \xrightarrow{+\,K^+,\,+\,Fe^{3+}} K[Fe^{III}Fe^{II}(CN)_6]$$

Berliner Blau

(4) Umwandlung in Thiocyanat: Cyanid-Ionen können mit Ammoniumpolysulfid in Thiocyanat (SCN^-) umgewandelt werden, das sich anschließend als *blutrotes* Eisen(III)-thiocyanat [$Fe(SCN)_3$] identifizieren lässt [vgl. **MC-Fragen Nr. 181–187, 259**].

$$CN^- + S_x^{2-} \rightarrow SCN^- + S_{x-1}^{2-}$$
$$3\,SCN^- + Fe^{3+} \rightarrow Fe(SCN)_3$$

2.2.3.6 Thiocyanat (Rhodanid) (SCN^-)

Thiocyanate (Rhodanide) sind aus Cyaniden durch Umsetzung mit Schwefel oder Polysulfiden darstellbar. Die meisten Thiocyanate sind – im Gegensatz zur freien Thiocyansäure (HSCN) – in wässriger Lösung beständig. Thiocyanate sind relativ ungiftig.

Als **Pseudohalogenid** bildet Thiocyanat mit Ag(I)-, Hg(I)-, Hg(II)-, Cu(I)-, Au(I)-, Tl(I)- und Pb(II)-Ionen in Wasser schwer lösliche Salze. Die anderen Thiocyanate lösen sich dagegen leicht in Wasser. Außer *Silberthiocyanat* (AgSCN) werden alle schwer löslichen Thiocyanate bei der Herstellung des Sodaauszuges in lösliche Alkalithiocyanate umgewandelt.

Thiocyanat bildet mit zahlreichen Schwermetall-Ionen stabile Komplexe wie z. B. $[Hg(SCN)_4]^{2-}$, $[Co(SCN)_4]^{2-}$, $[Ag(SCN)_2]^-$ und ist als Ligand auch im Anion des *Reinecke-Salzes* $[Cr(SCN)_4(NH_3)_2]^-$ enthalten.

Die den Thiocyanaten zugrundeliegende, thermisch instabile und mit Wasser mischbare *Thiocyansäure* (*Rhodanwasserstoffsäure*) (HSCN) [$pK_S = -1{,}85$] ist – im Vergleich zum schwach sauren Cyanwasserstoff (HCN) [$pK_S = 9{,}4$] – eine starke Säure.

Analytisch auswertbare Reaktionen des Thiocyanat-Ions sind [vgl. **MC-Frage Nr. 189**]:

(1) Bildung schwer löslicher Salze: Tropft man gelöstes $AgNO_3$ in eine thiocyanathaltige Probelösung, dann fällt an der Eintropfstelle zunächst *weißes Silberthiocyanat* (AgSCN) aus, das beim Umschütteln als komplexes $[Ag(SCN)_2]^-$-Ion wieder in Lösung geht. Bei weiterer Zugabe von $AgNO_3$ entsteht erneut ein Niederschlag von AgSCN, der in HNO_3 schwer löslich ist, sich jedoch in Ammoniak unter Komplexbildung löst. Bei der thermischen Zersetzung von Silberthiocyanat bildet sich Silbersulfid (Ag_2S) [vgl. **MC-Fragen Nr. 122, 124–126, 128, 189, 891**].

$$Ag^+ + SCN^- \rightarrow AgSCN\downarrow \xrightarrow{+\ SCN^-} [Ag(SCN)_2]^- \xrightarrow{+\ Ag^+} 2\ AgSCN\downarrow$$

Anzumerken ist, dass AgSCN kein Thiocyanat an den Sodaauszug (SA) abgibt und daher zum Thiocyanat-Nachweis aus dem unlöslichen Rückstand des Sodaauszuges mit Ammoniak in Lösung gebracht werden muss.

Versetzt man eine Thiocyanat-Probelösung mit Kupfersulfat ($CuSO_4$) und Schwefliger Säure (aus Na_2SO_3/H_2SO_4), so fällt ein *weißer* Niederschlag von *Kupfer(I)-thiocyanat* (CuSCN) aus. Die Reaktion wird häufig zur Abtrennung von Thiocyanat genutzt [vgl. **MC-Frage Nr. 891**].

$$2\ Cu^{2+} + SO_3^{2-} + 2\ SCN^- + 3\ H_2O \rightarrow 2\ CuSCN\downarrow + SO_4^{2-} + 2\ H_3O^+$$

(2) Bildung gefärbter Salze oder Komplexe: Thiocyanat bildet mit Co(II)-Ionen in neutraler Lösung lösliches, *blaues Cobalt(II)-thiocyanat* $[Co(SCN)_2]$, während in saurem Medium die blaue, komplexe Säure $H_2[Co(SCN)_4]$ entsteht. Beide Substanzen sind mit Amylalkohol (Pentan-1-ol) oder Diethylether extrahierbar [vgl. **MC-Frage Nr. 891**].

$$Co^{2+} + 2\ SCN^- \rightarrow Co(SCN)_2 \xrightarrow{+\ 2\ HSCN} H_2[Co(SCN)_4]$$

Mit Eisen(III)-Ionen – *nicht* jedoch mit Fe(II) – bildet sich in schwach *salzsaurer* Lösung *rotes*, mit Ether extrahierbares *Eisen(III)-thiocyanat* $[Fe(SCN)_3]$.

$$Fe^{3+} + 3\ SCN^- \rightarrow Fe(SCN)_3$$

Diese sehr empfindliche Reaktion wird durch Co(II)-Ionen aufgrund der Bildung der o. a. blauen Verbindungen und durch Hg(II)-Ionen infolge Bildung von praktisch undissoziiertem *Quecksilber*(II)*-thiocyanat* $[Hg(SCN)_2]$ oder des komlexen $[Hg(SCN)_4]^{2-}$-Ions gestört.

Den störenden Einfluss von F^-, PO_4^{3-}, AsO_4^{3-}, H_3BO_3, CN^-, Tartrat und Oxalat, die mit Fe(III)-Ionen Komplexe wie z. B. Hexafluoroferrat(III), $[FeF_6]^{3-}$, bilden, kann man durch einen erhöhten Mineralsäurezusatz oder durch einen Überschuss an Fe(III) ausschalten.

Auch Hexacyanoferrate(II), $[Fe(CN)_6]^{4-}$, stören durch Bildung von Berliner Blau. Cyanoferrate werden deshalb vor der Fe(III)-Zugabe mit Cadmiumsulfat ($CdSO_4$) aus salpetersaurer Lösung gefällt oder man extrahiert $Fe(SCN)_3$ aus dem Eisen(III)-cyanoferrat-Gemisch mit Ether.

Darüber hinaus kann der Thiocyanat-Nachweis durch Reduktionsmittel wie Iodid gestört werden, die Fe(III) zu Fe(II) reduzieren. Die möglichen Beeinflussungen des Thiocyanat-Nachweises sind nochmals im nachfolgenden Schema zusammengefasst [vgl. **MC-Fragen Nr. 189–191, 371–379, 617–621, 891**].

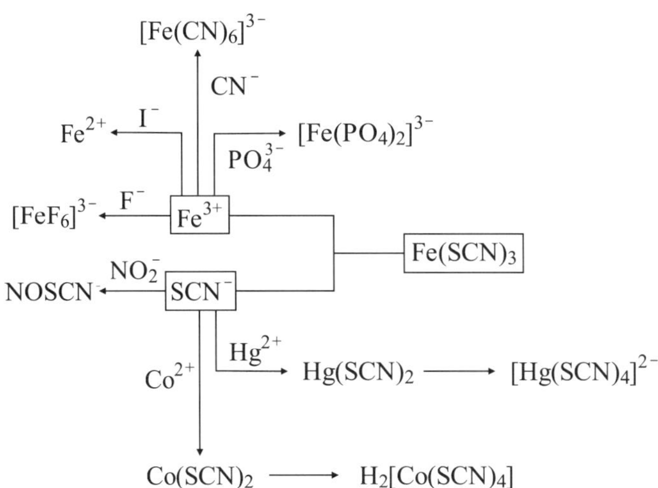

(3) Iod-Azid-Reaktion: Zum Nachweis von SCN^--Ionen mit Azid (N_3^-) in Gegenwart von Iod siehe ▸Kap. 2.2.1.9 [vgl. **MC-Fragen Nr. 135–137, 189, 211**].

2.2.3.7 Gemische von Halogeniden und Pseudohalogeniden

(1) Nachweis von Bromid (Br^-) und Iodid (I^-) neben Chlorid und den Pseudohalogeniden

- *Zur Vorprobe auf* **Bromid** *und* **Iodid** *erhitzt man die Analysensubstanz mit konz. H_2SO_4. Bei Anwesenheit von Bromid entstehen braune, bei Iodid violette Dämpfe.*

Eine braune Farbe ist für Bromide *nicht* spezifisch, da auch Stickstoffdioxid (NO_2), aus Nitriten oder Nitraten stammend, eine ähnliche Färbung verursacht. Zudem können die violetten Iod-Dämpfe die braunen Brom-Dämpfe überdecken und dadurch ihr Erkennen erschweren [siehe auch ▸Kap. 1.2.8.1 und **MC-Fragen Nr. 50, 158, 163**].

- **Iodid** *und* **Bromid** *sind in schwefelsaurer Lösung nebeneinander nachweisbar weil die elementaren Halogene Brom und Iod aus ihren Salzen durch Chlor nacheinander freigesetzt werden und nach deren Extraktion in eine Schwefelkohlenstoff-, Chloroform- oder Tetrachlorkohlenstoff-Phase unterschiedliche Färbungen der organischen Phase auftreten.*

Dieser Nachweis ist möglich, da die Normalpotentiale (E°) der Halogene in der Reihe [$E^o(Cl_2/Cl^-)$: +1,36 V > $E^o(Br_2/Br^-)$: +1,09 V > $E^o(I_2/I^-)$: +0,54 V] abnehmen. Demzufolge ist Chlor das stärkste und Iod das schwächste Oxidationsmittel der genannten Halogene (siehe auch ◻Tab. 2.2).

Daher vermögen Chlorwasser oder eine salzsaure Chloramin T-Lösung die beiden anderen Halogene aus ihren Salzen freizusetzen, wobei Iod aufgrund seines niedrigeren Redoxpotentials zuerst gebildet wird. Eine *Violettfärbung* der organischen Phase zeigt das Vorhandensein von Iodid an. *Cyanid* stört, da es unter diesen Bedingungen mit Iod zu farblosem *Iodcyan* (ICN) reagiert. Deshalb vertreibt man es am besten *vor* der Oxidation als *Blausäure* durch Aufkochen der sauren Probelösung.

$2\,I^- + Cl_2 \rightarrow 2\,Cl^- + I_2$ (violett)

$HCN\uparrow \xleftarrow{+\,H^+} CN^- + I_2 \rightarrow I^- + ICN$ (farblos)

Durch weitere Zugabe von Chlorwasser verschwindet die violette Färbung, da Iod zu *farblosem* Iodat (IO_3^-) bzw. zu *farblosem* Iodtrichlorid (ICl_3) oxidiert wird.

$I_2 + 5\,Cl_2 + 18\,H_2O \rightarrow 2\,IO_3^- + 10\,Cl^- + 12\,H_3O^+$ (farblos)

$I_2 + 3\,Cl_2 \rightarrow 2\,ICl_3$ (farblos)

Bei weiterem Reagenzüberschuss schlägt die Farbe der organischen Phase bei Anwesenheit von Bromid nach *braun* (Brom) und schließlich nach *weingelb* (Brommonochlorid) um.

$2\,Br^- + Cl_2 \rightarrow 2\,Cl^- + Br_2$ (braun)

$Br_2 + Cl_2 \rightarrow 2\,BrCl$ (weingelb)

Das nachfolgende Schema gibt nochmals einen Überblick über die beschriebene Nachweismethode von Iodid neben Bromid [vgl. **MC-Fragen Nr. 168, 173, 177**].

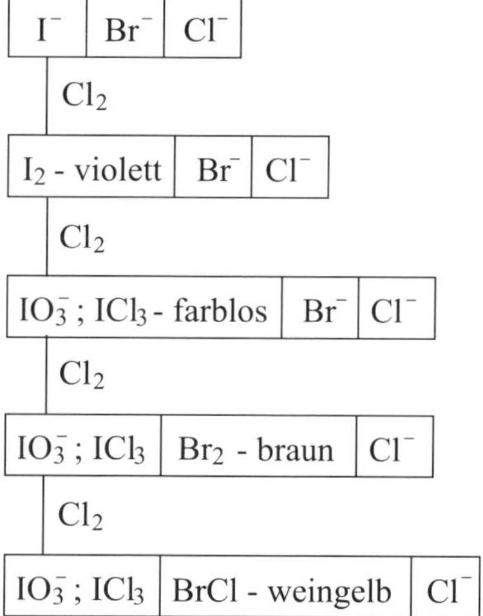

- **Iodid-Ionen** *werden aus einer salpetersauren Probe des Sodaauszuges gemeinsam mit Bromid und Chlorid als schwer lösliche Silbersalze gefällt. Silberiodid (AgI) wird danach durch seine Schwerlöslichkeit in konzentriertem Ammoniak (NH_3) von den anderen Silberhalogeniden abgetrennt.*

Beim tropfenweise Versetzen halogenidhaltiger Lösungen mit einer wässrigen Silbernitrat-Lösung fällt infolge abnehmender Löslichkeitsprodukte zunächst *Silberiodid*

(AgI) [$pK_L = 16$], dann *Silberbromid* (AgBr) [$pK_L = 12{,}4$] und schließlich *Silberchlorid* (AgCl) [$pK_L = 9{,}96$] aus. AgI unterscheidet sich von AgBr und AgCl durch seine Schwerlöslichkeit in konzentrierter Ammoniak-Lösung [siehe auch ◻Tab. 2.1 und Ziffer (2)]. Nur Silberhexacyanoferrat(II), $Ag_4[Fe(CN)_6]$, ist ebenfalls in konzentrierter Ammoniak-Lösung schwer löslich. Man behandelt anschließend die abfiltrierte AgI-Fällung mit Zn/H_2SO_4. Dabei geht Iodid in Lösung und kann wie oben beschrieben identifiziert werden.

KCN- oder Thiosulfat-Lösungen sind zum fraktionierten Lösen der Silberhalogenide ungeeignet, da sie alle drei Silberhalogenide lösen. Alle Silberhalogenide lassen sich reduktiv mit Zink in Schwefelsäure aufschließen (siehe ▸Kap. 1.5.2). Das nachfolgende Schema fasst das skizzierte Trennverfahren nochmals zusammen [vgl. **MC-Frage Nr. 170**].

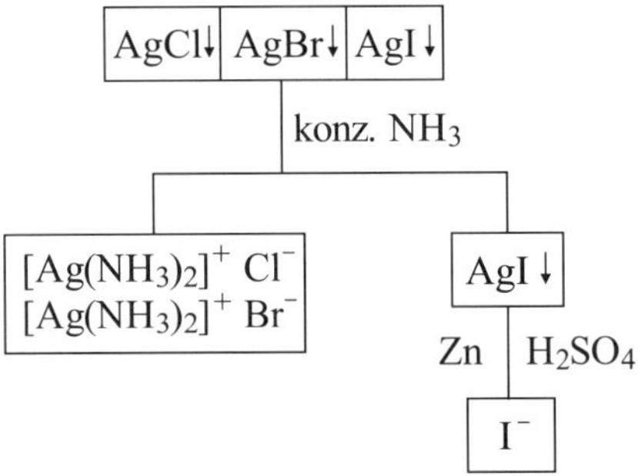

(2) Nachweis von Chlorid (Cl^-) neben Bromid, Iodid und den Pseudohalogeniden

Zum Nachweis von **Chlorid** neben anderen Halogeniden und Pseudohalogeniden stehen mehrere Methoden zur Verfügung.

- *Zu dem mit HNO_3 angesäuerten Sodaauszug tropft man AgNO3-Lösung hinzu und fällt die Silberhalogenide gemeinsam aus. Der entstehende Niederschlag wird abfiltriert und in der Kälte mit einer konzentrierten Ammoniumcarbonat-Lösung geschüttelt.*

Die gemeinsame Fällung der Silberhalogenide (AgCl, AgBr, AgI) mit Silbernitrat-Lösung ist aus (salpeter)saurer Lösung selektiver als im neutralen oder alkalischen Milieu, weil im Neutralen oder Alkalischen auch noch andere Niederschläge schwer löslicher Silbersalze auftreten können.

Wie die nachfolgende ◻Tab. 2.1 dokumentiert, ist beim Behandeln der gemeinsamen Silberhalogenid-Fällung mit kalter, konzentrierter Ammoniumcarbonat-Lösung praktisch nur *Silberchlorid* (AgCl) löslich, während AgBr und AgI infolge ihres kleineren Löslichkeitsproduktes darin schwer löslich sind [siehe auch Ehlers, **Analytik II**, ▸Kap. 5.1.2.2].

Dem Filtrat des Ammoniumcarbonat-Extraktes werden Br^--Ionen zugesetzt. Ein – aufgrund der geringeren Löslichkeit von AgBr im Vergleich zu AgCl – gebildeter Niederschlag von *Silberbromid* (AgBr) zeigt **Chlorid** an. Aus dem gleichen Grund fällt bei Zugabe von Iodid-Ionen *gelbes Silberiodid* (AgI) aus. Die aus der Dissozia-

Tab. 2.1 Silberhalogenide und ihre Löslichkeit

Salz	Konz. $(NH_4)_2CO_3$	Konz. NH_3	Konz. KCN	Konz. $Na_2S_2O_3$	Verd. HNO_3
AgCl	Löslich	Löslich	Löslich	Löslich	Schwer löslich
AgBr	Schwer löslich	Löslich	Löslich	Löslich	Schwer löslich
AgI	Schwer löslich	Schwer löslich	Löslich	Löslich	Schwer löslich

tion des Diamminsilber(I)-chlorid-Komplexes, $[Ag(NH_3)_2]Cl$, resultierende Konzentration an freien Ag^+-Ionen reicht in kalter, wässriger Ammoniumcarbonat-Lösung nur aus, das Löslichkeitsprodukt von AgI bzw. AgBr zu überschreiten, sodass AgI auf Zusatz von KI und AgBr auf Zusatz von KBr ausfallen. Säuert man lediglich an, so bildet sich ein Niederschlag von AgCl. Das nachfolgende Schema fasst diesen Sachverhalt nochmals zusammen [vgl. **MC-Fragen Nr. 170, 174–176, 270**].

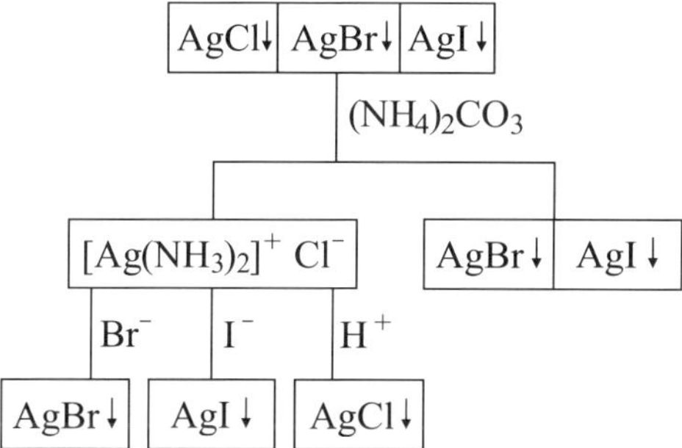

Die den Chlorid-Nachweis störenden Cyanide und Thiocyanate werden durch kurzes Aufkochen der salpetersauren Lösung vertrieben (als HCN, HSCN). Hexacyanoferrate (II)/(III) bilden gleichfalls schwer lösliche Silbersalze und werden vorher als Cadmiumsalze gefällt und abgetrennt. Eine weitere Variante der Abtrennung dieser störenden Ionen besteht darin, sie *vor* dem Chlorid-Nachweis durch Zusatz von $CuSO_4$ *und* Schwefliger Säure als CuCN, CuSCN oder $Cu_2[Fe(CN)_6]$ zu fällen.

- *Zum Nachweis von* **Chlorid** *neben Bromid und Iodid wird die gemeinsame Silbersalz-Fällung mit $K_3[Fe(CN)_6]$ versetzt und danach sehr verdünnte (3 %ige) Ammoniak-Lösung hinzugegeben.*

Bei Anwesenheit von Cl^--Ionen überzieht sich der Niederschlag mit einer *braunen* Schicht von $Ag_3[Fe(CN)_6]$, da unter diesen Bedingungen nur AgCl in NH_3 löslich ist [vgl. **MC-Frage Nr. 170**].

$AgCl + 2\,NH_3 \rightarrow [Ag(NH_3)_2]^+ + Cl^-$
$3\,[Ag(NH_3)_2]^+ + [Fe(CN)_6]^{3-} \rightarrow 6\,NH_3\uparrow + Ag_3[Fe(CN)_6]\downarrow$

Eine weitere Nachweismöglichkeit von Chlorid neben den anderen Halogeniden und Pseudohalogeniden ist die Bildung von flüchtigem *Chromylchlorid* (CrO_2Cl_2) mit anschließendem Nachweis als *gelbes Chromat* (CrO_4^{2-}).

- *Hierzu wird die Analysensubstanz mit Kaliumdichromat/konzentrierter Schwefelsäure behandelt. Bromide und Iodide werden zu den betreffenden Elementen oxidiert, während* **Chlorid** *in flüchtiges CrO_2Cl_2 umgewandelt wird. Die gebildeten Produkte werden anschließend in NaOH-Lösung übergetrieben. Brom und Iod disproportionieren zu farblosen Produkten, Chromylchlorid hydrolysiert zu gelbem Chromat.*

$Br_2 + 2\,HO^- \rightarrow BrO^- + Br^- + H_2O$
$3\,I_2 + 6\,HO^- \rightarrow IO_3^- + 5\,I^- + 3\,H_2O$
$CrO_2Cl_2 + 4\,HO^- \rightarrow CrO_4^{2-} + 2\,Cl^- + 2\,H_2O$

Die bei diesem Nachweis ablaufenden Teilprozesse sind nochmals im nachfolgenden Schema dargestellt [vgl. **MC-Fragen Nr. 151, 154, 155, 158, 170**].

Cl^-	Br^-	I^-

$Cr_2O_7^{2-}/H^+$

$CrO_2Cl_2\uparrow$	$Br_2\uparrow$	$I_2\uparrow$

HO^-

CrO_4^{2-} – gelb	Br^-; BrO^-; I^-; IO_3^- – farblos

Die Reaktion versagt bei Chloriden wie Silberchlorid (AgCl), Quecksilber(I)-chlorid (Hg_2Cl_2) und Quecksilber(II)-chlorid ($HgCl_2$), in Gegenwart von Nitrat (NO_3^-) und Nitrit (NO_2^-) sowie in Anwesenheit von Reduktionsmitteln. Auch in Gegenwart von Fluorid verläuft der Chlorid-Nachweis nicht eindeutig, da F^--Ionen unter diesen Bedingungen das gleichfalls flüchtige *Chromylfluorid* (CrO_2F_2) bilden [vgl. **MC-Frage Nr. 153**].

- *In* **essigsaurer** *Lösung können die stärkeren Reduktionsmittel Br^- und I^- selektiv vom schwächeren Reduktionsmittel Chlorid abgetrennt werden.*

Zum Beispiel oxidiert $KMnO_4$ unter diesen Bedingungen Bromid zu Brom und Iodid zu Iod, während Chlorid nicht angegriffen wird. Man vertreibt die gebildeten Halogene durch Aufkochen der Analysenlösung und weist anschließend im Filtrat Cl^--Ionen als AgCl nach [vgl. **MC-Fragen Nr. 170, 270**].

$10\,X^- + 2\,MnO_4^- + 16\,H_3O^+$ (essigsauer) $\rightarrow 5\,X_2\uparrow + 2\,Mn^{2+} + 24\,H_2O$
($X^- = Br^-, I^-; X^- \neq Cl^-$)

(3) Nachweis von Halogenen (X_2) und Halogeniden (X^-) mit Oxidationsmitteln
In ◘ Tab. 2.2 sind die **Normalpotentiale** der Halogene und einiger anderer korrespondierender Redoxpaare aufgelistet. Diese Normalpotentiale (E°) charakterisieren die

Tab. 2.2 Normalpotentiale der Halogene und ausgewählter Redoxpaare

Redoxpaar	E° (Volt)	Redoxpaar	E° (Volt)
F_2/F^-	**+ 2,866**	**Br_2/Br^-**	**+ 1,087**
H_2O_2/H_2O	+ 1,776	NO_2^-/NO (HOAc)	+ 0,983
$PbO_2/PbSO_4$	+ 1,691	Hg^{2+}/Hg_2^{2+}	+ 0,920
MnO_4^-/MnO_2	+ 1,679	Fe^{3+}/Fe^{2+}	+ 0,771
MnO_4^-/Mn^{2+}	+ 1,507	H_2O_2/O_2	+ 0,695
PbO_2/Pb^{2+} (HNO_3)	+ 1,455	$HgCl_2/Hg_2Cl_2$	+ 0,630
Cl_2/Cl^-	**+ 1,358**	**I_2/I^-**	**+ 0,536**
$Cr_2O_7^{2-}/Cr^{3+}$ (H_2SO_4)	+ 1,232	$[Fe(CN)_6]^{3-}/$ $[Fe(CN)_6]^{4-}$	+ 0,358
MnO_2/Mn^{2+} (H_2SO_4)	+ 1,224		
$Cu^{2+}/[Cu(CN)_4]^{3-}$	+ 1,103	Cu^{2+}/Cu^+	+ 0,153
		$S_2O_3^{2-}/S_4O_6^{2-}$	+ 0,008

oxidierende bzw. reduzierende Wirkung des betreffenden korrespondierenden Redoxpaares.

Je negativer das Normalpotential (E°) ist, desto stärker reduzierend wirkt die reduzierte Form eines korrespondierenden Redoxpaares; je positiver der E°-Wert ist, desto stärker oxidierend wirkt die oxidierte Form eines korrespondierenden Redoxpaares.

Man erkennt, dass die Normalpotentiale des Redoxpaares „Halogen/Halogenid" vom Fluor zum Iod hin abnehmen. Fluor ist somit in der Reihe der Halogene das stärkste, Iod das schwächste Oxidationsmittel, während das Iodid-Ion von allen Halogeniden am stärksten reduzierend wirkt.

Für den Ablauf einer Redoxreaktion der allgemeinen Form

$$Red^1 + Ox^2 \rightleftharpoons Ox^1 + Red^2$$

gilt folgende Aussage:

Ein oxidierbares Teilchen (Red^1) kann nur von einem Oxidationsmittel (Ox^2) oxidiert werden, wenn dessen Potential positiver ist als das Redoxpotential des korrespondierenden Redoxpaares (Red^1/Ox^1).

Man muss sich aber stets bewusst sein, dass das Redoxpotential eines korrespondierenden Redoxpaares von verschiedenen Faktoren abhängt, wie dem pH-Wert, der Bildung schwer löslicher Niederschläge oder der Bildung stabiler Komplexe. Trotzdem lassen sich aus der Kenntnis der oben aufgelisteten Normalpotentiale eine Reihe von Aussagen ableiten [vgl. **MC-Fragen Nr. 170–173, 270**]:

- Chlor oxidiert Bromid und Iodid zu den Elementen, die sich in verschiedenen organischen Lösungsmitteln mit charakteristischer Farbe lösen. Hierauf beruht der Nachweis von Br^- und I^- neben Cl^- mit Chlorwasser oder Chloramin T-Lösung.

$$Cl_2 + 2\,X^- \rightarrow X_2 + 2\,Cl^- \; (X = Br, I)$$

Qualitative Analytik

- Die oxidierende Wirkung von Permanganat (MnO_4^-) und Braunstein (MnO_2) ist stark pH-abhängig. Für eine Lösung, die z. B. MnO_4^- und Mn^{2+} im Verhältnis 100:1 enthält, beträgt bei pH = 0 das Redoxpotential E = 1,524 Volt, bei pH = 3 (etwa 0,1 M-HOAc) aber nur noch E = 1,236 Volt.

Deshalb kann man mit Permanganat bei pH = 0 Chlorid zu Chlor (E° = 1,358 V) oxidieren; bei pH = 3 jedoch ist diese Oxidation *nicht* mehr möglich. Hingegen lässt sich Bromid in essigsaurer Lösung (pH = 2–3) noch glatt in Brom (E°=1,087 V) umwandeln. Die Oxidation von Iodid zu Iod ist mit Permanganat sogar noch im neutralen Medium bei pH=7 durchführbar. Analoge Betrachtungen lassen sich auch für MnO_2 anstellen [vgl. **MC-Fragen Nr. 61, 106–111**].

$2\ MnO_4^- + 10\ X^- + 16\ H_3O^+ \rightarrow 5\ X_2 + 2\ Mn^{2+} + 24\ H_2O$ (X = Cl, Br, I)
$MnO_2 + 2\ X^- + 4\ H_3O^+ \rightarrow X_2 + Mn^{2+} + 6\ H_2O$

- Das Normalpotential des Redoxpaares Fe^{3+}/Fe^{2+} beträgt 0,771 Volt, sodass Fe(III)-Ionen Iodid noch zu Iod oxidieren können, nicht mehr aber Bromid oder Chlorid. Aus diesem Grund stören von den Halogeniden nur Iodide den Thiocyanat-Nachweis mit $FeCl_3$.

  $2\ Fe^{3+} + 2\ I^- \rightarrow 2\ Fe^{2+} + I_2$

- Dichromat in schwefelsaurer Lösung oxidert Bromide und Iodide zu elementarem Brom (Br_2) bzw. zu Iod (I_2), während Chlorid in Chromylchlorid (CrO_2Cl_2) übergeführt wird. Bei der Umsetzung von *festem* Kaliumdichromat ($K_2Cr_2O_7$) mit konzentrierter Salzsäure entsteht hingegen Chlor [vgl. **MC-Frage Nr. 251**].

  $6\ X^- + Cr_2O_7^{2-} + 14\ H_3O^+ \rightarrow 3\ X_2\uparrow + 2\ Cr^{3+} + 21\ H_2O$ (X = Br, I)
  $4\ Cl^- + Cr_2O_7^{2-} + 6\ H_3O^+ \rightarrow 2\ CrO_2Cl_2\uparrow + 9\ H_2O$
  $6\ Cl^- + Cr_2O_7^{2-} + 14\ H_3O^+ \rightarrow 3\ Cl_2\uparrow + 2\ Cr^{3+} + 21\ H_2O$ (in konz. HCl)

- Das Normalpotential des Redoxpaares NO_2^-/NO (E° = 0,983 V) indiziert, dass Nitrit-Ionen in essigsaurer Lösung *nur* Iodid zu Iod oxidieren können. Die Oxidation mit Nitrit kann deshalb analytisch zur *selektiven* Bestimmung von Iodid neben Bromid und Chlorid genutzt werden [vgl. **MC-Frage Nr. 171**].

  $2\ I^- + 2\ NO_2^- + 4\ H_3O^+ \rightarrow I_2 + 2\ NO\uparrow + 6\ H_2O$

- Reines Wasserstoffperoxid oder eine konzentrierte Lösung von H_2O_2 sind starke Oxidationsmittel. Gegenüber Substanzen mit positiverem Potential vermögen sie aber auch reduzierend zu wirken. Darüber hinaus ist das Redoxpotential pH-abhängig, sodass H_2O_2 in stark sauren Lösungen Bromid zu Brom, in schwach sauren (essigsauren) Lösungen nur noch Iodid zu Iod oxidieren kann [vgl. **MC-Frage Nr. 172**].

  $H_2O_2 + 2\ X^- + 2\ H_3O^+ \rightarrow X_2 + 4\ H_2O$ (X = Br, I)

- Am Beispiel der Reduktion von Cu(II)- zu Cu(I)-Verbindungen erkennt man den *Einfluss der Löslichkeit* auf das Redoxpotential. Die sehr geringe Löslichkeit von *Kupfer(I)-iodid* (CuI), d. h. die extrem kleine Konzentration an freien Cu^+-Ionen, bewirkt, dass das Redoxpotential von Cu(II)/Cu(I) positiver wird als 0,536 Volt, sodass Iodid durch Cu(II) zu Iod oxidiert werden kann. In analoger Weise reagiert auch Cu(II) mit Cyaniden unter Bildung von Dicyan $(CN)_2$ [vgl. **MC-Frage Nr. 838**].

$$2\,Cu^{2+} + 4\,I^- \rightarrow 2\,CuI\downarrow + I_2$$
$$2\,Cu^{2+} + 4\,CN^- \rightarrow 2\,CuCN\downarrow + (CN)_2\uparrow$$

Zusammenfassung: Neben Chlor (Cl_2) setzen auch konzentrierte Schwefelsäure (H_2SO_4), Kaliumdichromat ($K_2Cr_2O_7$), Kaliumpermanganat ($KMnO_4$), Mangan(IV)-oxid (MnO_2) und Bleidioxid (PbO_2) in sauren Lösungen aus Bromiden und Iodiden die elementaren Halogene frei. Schwächere Oxidationsmittel wie Bromwasser, Eisen(III)-Ionen, Alkalinitrite und Wasserstoffperoxid (in Essigsäure) oxidieren in schwach saurer Lösung nur noch Iodid zu Iod.

(4) Nachweis von Pseudohalogeniden nebeneinander

Allgemein anwendbar ist der Nachweis von **Cyanid** (CN^-) durch Freisetzen von nach bitteren Mandeln riechendem Cyanwasserstoff [*Blausäure*] (HCN) aus der Ursubstanz nach Behandeln mit Natriumhydrogencarbonat ($NaHCO_3$) oder Essigsäure (2 $mol\cdot L^{-1}$) und anschließender Bildung von *Silbercyanid* (AgCN) im Gärröhrchen. Hexacyanoferrate stören hierbei *nicht*, da sie unter diesen Bedingungen keine Blausäure bilden. Bei Abwesenheit von Hexacyanoferraten und Thiocyanaten kann Cyanid als Berliner Blau oder als Thiocyanat aus dem Sodaauszug nachgewiesen werden.

Der Nachweis von **Thiocyanat** (SCN^-) kann mittels der Iod-Azid-Reaktion erfolgen oder man gibt zum schwach angesäuerten Sodaauszug Fe(III)-Ionen hinzu unter Bildung von *rotem* Eisen(III)-thiocyanat $[Fe(SCN)_3]$. Sind $[Fe(CN)_6]^{4-}$-Ionen zugegen, so muss man mit einem Fe(III)-Überschuss arbeiten und danach das gebildete *Berliner Blau* $Fe_4[Fe(CN)_6]_3$ abfiltrieren oder alternativ dazu $Fe(SCN)_3$ aus dem Reaktionsmilieu mit Ether extrahieren.

Auch Fluorid, Phosphat, Oxalat und Tartrat stören, da sie mit Fe(III) stabile Komplexe bilden. Iodid stört, da es durch Fe(III) zu Iod oxidiert wird, dessen braune Farbe die Identifizierung von $Fe(SCN)_3$ im Ether/Amylalkohol-Gemisch erschwert.

Man beseitigt diese Störung, indem man aus schwach salpetersaurer Lösung AgI und AgSCN gemeinsam fällt. AgSCN löst sich z. T. in konzentrierter NH_3-Lösung. Dem ammoniakalischen Filtrat werden dann $(NH_4)_2S$ oder Thioacetamid zugesetzt. Es fällt schwarzes *Silbersulfid* (Ag_2S) aus. Zu beachten ist, dass *Silberthiocyanat* (AgSCN) *kein* SCN^- an den Sodaauszug abgibt und mit konzentriertem Ammoniak in Lösung gebracht werden muss.

2.2.3.8 Chlorat (ClO_3^-)

Sämtliche Chlorate sind in Wasser leicht löslich, sodass für das ClO_3^--Ion *keine* spezifischen Fällungsreaktionen existieren. Für die Analytik von Chlorat-Ionen ist in erster Linie ihr Oxidationsverhalten von Bedeutung [vgl. **MC-Fragen Nr. 123, 178**].

(1) Reduktion: Chlorat wird durch Reduktionsmittel wie I^-, SO_3^{2-}, NO_2^-, Fe^{2+}, Sn^{2+}, H_{nasc} oder unedle Metalle (wie Zn, Fe) zu Chlorid reduziert. Hierbei laufen folgende Reaktionen ab:

$$ClO_3^- + 3\,NO_2^- \rightarrow Cl^- + 3\,NO_3^-$$
$$ClO_3^- + 3\,Zn + 6\,H_3O^+ \rightarrow Cl^- + 3\,Zn^{2+} + 9\,H_2O$$
$$ClO_3^- + 3\,SO_3^{2-} \rightarrow Cl^- + 3\,SO_4^{2-}$$
$$ClO_3^- + 6\,I^- + 6\,H_3O^+ \rightarrow Cl^- + 3\,I_2 + 9\,H_2O$$

In stark phosphorsaurer Lösung vermag Chlorat Mn(II) zu Mn(III) zu oxidieren unter Bildung des *violetten* komplexen Anions $[Mn(PO_4)_2]^{3-}$.

$$ClO_3^- + 6\,Mn^{2+} + 12\,PO_4^{3-} + 6\,H_3O^+ \rightarrow 6\,[Mn(PO_4)_2]^{3-} + Cl^- + 9\,H_2O$$

(2) Komproportionierung mit Chlorid: In konzentrierter Salzsäure-Lösung komproportioniert Chlorat mit Chlorid zu elementarem Chlor.

$$ClO_3^- + 5\,Cl^- + 6\,H_3O^+ \rightarrow 3\,Cl_2 + 9\,H_2O$$

2.2.3.9 Bromat (BrO_3^-)

Bromate bilden nur wenige schwer lösliche Salze [$AgBrO_3$, $Ba(BrO_3)_2$]. Weißes *Silberbromat* ($AgBrO_3$) ist in warmem Wasser, in NH_3-Lösung (2 mol·L^{-1}) sowie in kalter, gesättigter Ammoniumcarbonat-Lösung löslich [vgl. **MC-Fragen Nr. 122, 125, 127**].

Viele Bromide enthalten Bromat aufgrund ihres Herstellungsprozesses, sodass das Arzneibuch häufig bromidhaltige Wirkstoffe auf Verunreinigungen durch Bromat prüfen lässt. Analytisch nutzt man vor allem das Oxidationsvermögen von Bromat [vgl. **MC-Fragen Nr. 117, 179, 180**].

(1) Komproportionierung mit Bromid: Mit Bromid komproportioniert Bromat in saurer Lösung zu elementarem Brom. Diese Reaktion bildet die Grundlage der bromatometrischen Bestimmungen von Phenolen und Anilin-Derivaten (siehe Ehlers, **Analytik II**, ▸ Kap. 7.2.5.4).

$$BrO_3^- + 5\,Br^- + 6\,H_3O^+ \rightarrow 3\,Br_2 + 9\,H_2O$$

(2) Reduktion: Durch Iodid oder Nitrit wird Bromat über die Stufe des elementaren Broms hinaus bis zum Bromid reduziert, das als Silberbromid (AgBr) gefällt werden kann.

$$BrO_3^- + 6\,I^- + 6\,H_3O^+ \rightarrow 3\,I_2 + Br^- + 9\,H_2O$$
$$BrO_3^- + 3\,NO_2^- \rightarrow Br^- + 3\,NO_3^-$$

Auch andere Reduktionsmittel wie H_2S, H_2SO_3 (bzw. Sulfite) oder Zn/H_2SO_4 (H_{nasc}) reduzieren Bromat zu Bromid.

(3) Bildung komplexer Salze: Bromate ergeben mit $MnSO_4/H_2SO_4$ eine *Rotfärbung*, die auf der Bildung von komplexem Mn(III)-sulfat beruht.

(4) Violettfärbung mit Fuchsin-Schwefliger Säure: Mit *Fuchsin-Schwefliger Säure* ergibt Bromat eine charakteristische *Violettfärbung*. Hierbei wird Bromat durch vorhandenes Sulfit zu Brom reduziert, das anschließend den Triphenylmethanfarbstoff elektrophil substituiert (siehe Bromid-Nachweis mit Schiff-Reagenz, ▸Kap. 2.2.3.3, Ziffer 4).

2.2.3.10 Iodat (IO_3^-)

Da Iodide häufig aus Iodaten hergestellt werden, lassen die Arzneibücher im Allgemeinen iodidhaltige Wirkstoffe auf eine mögliche Verunreinigung durch Iodat prüfen. Wie Bromat bildet auch Iodat ein schwer lösliches Silber- ($AgIO_3$) und Bariumsalz [$Ba(IO_3)_2$]. Das *weiße Silberiodat* ($AgIO_3$) ist in verdünnter Salpetersäure unlöslich, geht jedoch unter Bildung des Diamminsilber-Komplexes, $[Ag(NH_3)_2]^+$, auf Zusatz von Ammoniak in Lösung [vgl. **MC-Fragen Nr. 123, 127, 128**].

Alle Iodate sind starke Oxidationsmittel, zu deren Nachweis folgende Reaktionen genutzt werden:

(1) Reduktion: Durch schwache Reduktionsmittel (I^-, NO_2^-) werden Iodate zu elementarem Iod, durch starke Reduktionsmittel (Zn, SO_3^{2-}) bis zur Stufe des Iodids reduziert [vgl. **MC-Fragen Nr. 119, 120**].

$$IO_3^- + 5\,I^- + 6\,H_3O^+ \rightarrow 3\,I_2 + 9\,H_2O$$
$$2\,IO_3^- + 5\,NO_2^- + 2\,H_3O^+ \rightarrow I_2 + 5\,NO_3^- + 3\,H_2O$$
$$IO_3^- + 3\,SO_3^{2-} \rightarrow I^- + 3\,SO_4^{2-}$$
$$IO_3^- + 3\,Zn + 6\,H_3O^+ \rightarrow I^- + 3\,Zn^{2+} + 9\,H_2O$$

Die Komproportionierung von Iodat (IO_3^-) mit Iodid (I^-) dient in der quantitativen Analytik zur *in situ*-Herstellung von elementarem Iod (I_2) [siehe Ehlers, **Analytik II**, ▸Kap. 7.2.3.6 *„Iodatometrie“* und **MC-Fragen Nr. 119, 120, 882**].

Im Gegensatz zu Chlorat und Bromat wird Iodat auch von Hypophosphorige Säure (Phosphinsäure) reduziert, wobei sich freies Iod bildet, das durch die *Iod-Stärke-Reaktion* nachgewiesen werden kann.

$$4\,HIO_3 + 5\,H_3PO_2 \rightarrow 2\,I_2 + 5\,H_3PO_4 + 2\,H_2O$$

2.2.3.11 Chromat (CrO_4^{2-}), Dichromat ($Cr_2O_7^{2-}$)

Chromate und Dichromate sind neben Chrom(VI)-oxid (CrO_3) die wichtigsten Chrom(VI)-Verbindungen. Analytisch auswertbare Reaktionen dieser Verbindungen sind [vgl. **MC-Fragen Nr. 454, 458**]:

(1) Chromat-Dichromat-Gleichgewicht: Zwischen Chromat und Dichromat besteht ein pH-abhängiges Gleichgewicht. Säuert man eine Chromat-Lösung an, so beobachtet man einen Farbwechsel von *gelb* nach *orange* und es bildet sich das zweikernige Dichromat. Die Reaktion ist umkehrbar, sodass Dichromate bei höheren pH-Werten (im Alkalischen) wieder in Chromate übergehen [vgl. **MC-Fragen Nr. 65, 251, 315**].

$$\text{(gelb) } 2\,CrO_4^{2-} + 2\,H_3O^+ \rightleftharpoons Cr_2O_7^{2-} + 3\,H_2O \text{ (orangegelb)}$$

Bei Zugabe von konzentrierter Schwefelsäure zu Dichromat-Lösungen schreitet die Kondensation weiter fort. Über *Trichromsäure* ($H_2Cr_3O_{10}$) und *Tetrachromsäure*

Qualitative Analytik

($H_2Cr_4O_{13}$) usw. bildet sich schließlich *rotes* Chrom(VI)-oxid (CrO_3) (= *Chromsäureanhydrid*). Di-, Tri- und Tetrachromsäure sind Beispiele für **Isopolysäuren.**

$$Cr_2O_7^{2-} + 2\,H_3O^+ \leftrightarrows 2\,CrO_3 + 3\,H_2O$$

(2) Bildung schwer löslicher Chromate: Während im Allgemeinen Dichromate in Wasser löslich sind, bildet das CrO_4^{2-}-Ion in neutraler bzw. essigsaurer, acetatgepufferter Lösung mit Ba(II) (*gelb*), Sr(II) (*gelb*), Pb(II) (*gelb*), Hg(I) (*tieforange*) und Ag(I) (*braunrot*) schwer lösliche Chromate [vgl. **MC-Fragen Nr. 127, 129, 130, 133, 251, 255, 304, 315**].

$$Me^{2+} + CrO_4^{2-} \rightarrow MeCrO_4\downarrow \text{ (Me = Ba, Sr, Pb)}$$
$$2\,Me^{+} + CrO_4^{2-} \rightarrow Me_2CrO_4\downarrow \text{ (Me = Hg, Ag)}$$

Wegen des in wässriger Lösung bestehenden Chromat-Dichromat-Gleichgewichts fallen auch aus neutralen Dichromat-Lösungen die entsprechenden Chromate aus. Die Fällung ist aber nur dann vollständig, wenn die frei werdenden Protonen abgefangen werden. Man arbeitet daher am besten in einer Acetat-Pufferlösung.

$$2\,Me^{2+} + Cr_2O_7^{2-} + 3\,H_2O \rightarrow 2\,MeCrO_4\downarrow + (2\,H_3O^+)$$

(3) Oxidationen mit Dichromat: Dichromate wirken in saurer, besonders schwefelsaurer Lösung als starke Oxidationsmittel und werden zu Cr(III)-Salzen reduziert. Hierdurch schlägt die Farbe der Lösung von *orange* nach *grün* um. Beispiele solcher Redoxreaktion sind:

$$Cr_2O_7^{2-} + 3\,H_2S + 8\,H_3O^+ \rightarrow 2\,Cr^{3+} + 3\,S\downarrow + 15\,H_2O$$
$$Cr_2O_7^{2-} + 3\,H_2SO_3 + 2\,H_3O^+ \rightarrow 2\,Cr^{3+} + 3\,SO_4^{2-} + 6\,H_2O$$
$$Cr_2O_7^{2-} + 6\,I^- + 14\,H_3O^+ \rightarrow 2\,Cr^{3+} + 3\,I_2 + 21\,H_2O$$
$$Cr_2O_7^{2-} + 3\,CH_3CH_2OH + 8\,H_3O^+ \rightarrow 2\,Cr^{3+} + 3\,CH_3CH{=}O + 15\,H_2O$$
$$Cr_2O_7^{2-} + 6\,Fe^{2+} + 14\,H_3O^+ \rightarrow 2\,Cr^{3+} + 6\,Fe^{3+} + 21\,H_2O$$

Wegen der Schwefel-Abscheidung bei der Umsetzung mit Schwefelwasserstoff muss Dichromat (oder Chromat) vor dem H_2S-Trennungsgang durch *Verkochen mit Ethanol*, der zu Acetaldehyd (Geruch!) oxidiert wird, aus dem Analysengang entfernt werden [vgl. **MC-Fragen Nr. 57, 119, 120, 254**].

(4) Nachweis als Chromperoxid: Die Reaktion ist für Cr(VI)-Verbindungen *spezifisch!* Dichromat bildet in saurer Lösung (HNO_3, H_2SO_4) in der Kälte mit Wasserstoffperoxid (H_2O_2) ein *blaues*, instabiles **Chromperoxid** [$CrO_5 = CrO(O_2)_2$], das mit Ether oder Amylalkohol aus der wässrigen Lösung ausgeschüttelt werden kann. Dabei entsteht ein beständigeres Addukt der allgemeinen Formel [$CrO_5 \cdot R$] (mit R = Ether, Amylalkohol, Keton, Ester oder Pyridin). Auch im Chromperoxid besitzt das Chrom-Atom wie im Dichromat die Oxidationszahl **+6**. Nach einiger Zeit schlägt die *blaue* Farbe nach *grün* um unter Bildung von Cr(III)-Salzen und Freisetzung von molekularem Sauerstoff [vgl. **MC-Fragen Nr. 251–253, 452**].

$$Cr_2O_7^{2-} + 4\,H_2O_2 + 2\,H_3O^+ \longrightarrow 2\ \left[\text{Cr}(O_2)_2(=O)\right]\ (CrO_5) + 7\,H_2O$$

$$4\,CrO_5 + 12\,H_3O^+ \longrightarrow 4\,Cr^{3+} + 18\,H_2O + 7\,O_2\uparrow$$

(5) Zum Nachweis von Cr(VI)-Verbindungen als *Chromylchlorid* und dem reduzierend wirkenden *Diphenylcarbazid* siehe ▸Kap. 2.2.3.2. Hierbei wird Diphenylcarbazid durch Chromylchlorid zu *Diphenylcarbazon* oxidiert, das anschließend mit Cr(III)-Ionen einen *rotvioletten* Chelatkomplex bildet [vgl. **MC-Fragen Nr. 151–155, 251, 256, 257**].

Weitere Reaktionen von Chrom(III)-Verbindungen werden im ▸Kap. 2.3.2.15 vorgestellt.

2.2.3.12 Permanganat (MnO_4^-)

Permanganate sind starke Oxidationsmittel. Dabei werden in *alkalischer* Lösung drei Elektronen aufgenommen unter Bildung von $MnO(OH)_2$ [MnO_2], in *saurer* Lösung werden fünf Elektronen aufgenommen unter Bildung von Mn^{2+}-Ionen. Die Entfärbung einer schwefelsauren Permanganat-Lösung ist eine wichtige *Vorprobe zum Erkennen von Reduktionsmitteln* (*oxidierbare Substanzen*) wie Wasserstoffperoxid, Sulfit, Thiosulfat, Sulfid, Thiocyanat, Oxalat, Tartrat, Nitrit, Ethanol, Bromid, Iodid, Fe(II)-Salze u. a. [siehe auch ▸Kap. 2.2.1.8 und ▸Kap. 3.6.2 sowie **MC-Fragen Nr. 61, 104, 106–111, 258, 270, 574**].

(1) Entfernung aus dem Analysengang: Wegen der Oxidation von Schwefelwasserstoff oder Sulfiden zu elementarem Schwefel, die bis zur Stufe des Sulfats weiterlaufen kann, müssen Mn(VII)-Verbindungen vor Beginn der Kationentrennung aus dem Analysengang entfernt werden. Dies gelingt am besten durch *Verkochen mit Ethanol.*

$$2\,MnO_4^- + 5\,S^{2-} + 16\,H_3O^+ \rightarrow 2\,Mn^{2+} + 5\,S\downarrow + 24\,H_2O$$
$$8\,MnO_4^- + 5\,H_2S + 14\,H_3O^+ \rightarrow 8\,Mn^{2+} + 5\,SO_4^{2-} + 26\,H_2O$$
$$2\,MnO_4^- + 5\,CH_3CH_2OH + 6\,H_3O^+ \rightarrow 2\,Mn^{2+} + 5\,CH_3CH{=}O + 14\,H_2O$$

Reduziert man hingegen Permanganat in *alkalischer* Lösung mit **Ethanol,** so bildet sich aus dem Alkohol – neben wenig Acetaldehyd (Geruch!) – vor allem Essigsäure bzw. Acetat. Die während der Reaktion auftretende *grüne* Farbe wird vom intermediär gebildeten Manganat(VI) verursacht, aus dem beim Erhitzen schließlich das im alkalischen Milieu stabile Mangan(IV)-oxid [Braunstein] (MnO_2) als *dunkelbrauner* Niederschlag entsteht (*Ph.Eur.*).

$$4\,MnO_4^- + 3\,CH_3CH_2OH \rightarrow 4\,MnO_2\downarrow + 3\,CH_3COO^- + 4\,H_2O + HO^-$$

Das Arzneibuch nutzt diese Reaktion als Identitätsprüfung in der Monographie „**Kaliumpermanganat**“ ($KMnO_4$).

Qualitative Analytik

(2) Oxidation von Oxalat: Die Oxidation von Oxalat durch Permanganat zu Kohlendioxid dient häufig zur Einstellung von $KMnO_4$-Maßlösungen. Die Reaktion verläuft zunächst sehr langsam, sie wird jedoch durch die gebildeten Mn(II)-Ionen *autokatalytisch* beschleunigt [vgl. **MC-Fragen Nr. 106–108, 258, 270**].

$$2\,MnO_4^- + 5\,C_2O_4^{2-} + 16\,H_3O^+ \rightarrow 2\,Mn^{2+} + 10\,CO_2\uparrow + 24\,H_2O$$

(3) Reduktion zu Braunstein: In alkalischer Lösung werden Mangan(VII)-Verbindungen zu Mn(IV)-oxid (Braunstein, MnO_2) bzw. zu seinem Hydrat $MnO(OH)_2$ reduziert.

$$2\,MnO_4^- + 3\,SO_3^{2-} + H_2O \rightarrow 2\,MnO_2\downarrow + 3\,SO_4^{2-} + 2\,HO^-$$

(4) Komproportionierung: In neutraler bis schwach alkalischer Lösung komproportioniert (synproportioniert) Permanganat mit Mn(II) zu Mn(IV) [vgl. **MC-Frage Nr. 258**].

$$2\,MnO_4^- + 3\,Mn^{2+} + 4\,HO^- + 3\,H_2O \rightarrow 5\,MnO(OH)_2$$

Weitere Eigenschaften von Manganverbindungen werden im ▸Kap. 2.3.2.13 beschrieben.

2.2.3.13 Sulfat (SO_4^{2-})

Die den Sulfaten zu Grunde liegende *Schwefelsäure* (H_2SO_4) ist eine starke Säure ($pK_{s1} = -3$; $pK_{s2} = +1{,}92$). Sie besitzt, besonders in der Hitze, stark wasserentziehende Eigenschaften. Heiße konzentrierte Schwefelsäure wirkt gleichzeitig schwach oxidierend.

Zur Herstellung verdünnter Schwefelsäure-Lösungen gießt man stets mit großer Vorsicht (Schutzbrille!) konzentrierte Schwefelsäure **in Wasser, nie umgekehrt!** Darüber hinaus darf man aufgrund einer extrem starken Wärmeentwicklung (Verdünnungswärme plus Neutralisationswärme) nie konzentrierte Schwefelsäure mit Laugen versetzen.

Abgesehen von den basischen *Sulfaten* des Bi(III), Cr(III) und Hg(II) sowie von $BaSO_4$, $SrSO_4$, $CaSO_4$ und $PbSO_4$ sind alle anderen Sulfate in Wasser leicht löslich. Während die basischen Sulfate nach Zugabe einer Säure in Lösung gehen, löst sich *Bariumsulfat* ($BaSO_4$) in konzentrierter Salzsäure (HCl) nur spurenweise und *Strontiumsulfat* ($SrSO_4$) geht merklich erst beim Kochen in konzentrierter Salzsäure in Lösung. Dagegen werden *Bleisulfat* ($PbSO_4$) und *Calciumsulfat* ($CaSO_4$) unter diesen Bedingungen vollständig gelöst [vgl. **MC-Fragen Nr. 401, 412**].

Alle Sulfate – selbst die schwer löslichen – setzen sich jedoch bei längerem Erhitzen mit Soda-Lösung um, sodass Sulfat fast immer im Sodaauszug auftritt und nachgewiesen werden kann. Erdalkalisulfate werden im Allgemeinen mit einem Gemisch aus Soda und Pottasche aufgeschlossen [siehe ▸Kap. 1.4 und ▸Kap. 1.5.2 sowie **MC-Fragen Nr. 74, 76, 77, 82, 92, 95**].

Zur Identifizierung von Sulfaten wird vor allem die *Fällung schwer löslicher Salze* genutzt.

(1) Fällung als Bariumsulfat: Beim Versetzen einer verd., salzsauren Sulfat-Probelösung mit $BaCl_2$ fällt ein *weißer* Niederschlag von $BaSO_4$ aus *(Ph. Eur.)*.

$$Ba^{2+} + SO_4^{2-} \rightarrow BaSO_4\downarrow$$

Man muss aber *vorher* stets mit HCl ansäuern, da viele andere Bariumsalze [$BaCO_3$, $Ba_3(PO_4)_2$, $BaSO_3$] in Wasser gleichfalls schwer löslich sind, jedoch in stark saurem Milieu wieder in Lösung gehen. In salzsaurer Lösung bilden Ba(II)-Ionen auch mit Fluorid (F^-) und Siliciumhexafluorid (SiF_6^{2-}) schwer lösliche Verbindungen, wobei sich BaF_2 und $Ba[SiF_6]$ in heißer konzentrierter Salzsäure lösen. Eine Entscheidung zwischen $BaSO_4$ und $Ba[SiF_6]$ ist häufig erst durch Betrachten des kristallinen Niederschlags unter einem Mikroskop möglich.

Um den bei der Fällung mit $BaCl_2$ erhaltenen Niederschlag als $BaSO_4$ näher zu charakterisieren, lässt das *Arzneibuch* zusätzlich noch folgende Prüfungen durchführen [vgl. **MC-Fragen Nr. 131, 133, 192–197, 837, 851, 895**]:

- Die $BaSO_4$-Suspension muss auf Zusatz von Iod-Lösung gelb bleiben. *Sulfit* (als $BaSO_3$) und *Dithionit* (als BaS_2O_4) würden durch Reduktion von Iod zu Iodid zu einer Entfärbung führen.
- Durch nachfolgende tropfenweise Zugabe einer Zinn(II)-Chlorid-Lösung muss sich die Suspension entfärben. Andernfalls liegt *Bariumiodat* [$Ba(IO_3)_2$] vor, das Iodid erneut zu Iod oxidieren würde.
- Beim anschließenden Erhitzen zum Sieden darf kein gefärbter Niederschlag auftreten. *Bariumselenat* ($BaSeO_4$) würde zu rotem Selen (Se) und *Bariumwolframat* ($BaWO_4$) zu Wolframblau reduziert werden.

(2) Weitere schwer lösliche Salze: In anderen Arzneibüchern nutzt man die Fällung als schwer lösliches *Bleisulfat* ($PbSO_4$) zur Identitätsprüfung. Darüber hinaus kristallisiert aus essigsaurer Lösung beim Versetzen mit Benzidinacetat schwer lösliches *Benzidinsulfat* aus.

$$Pb^{2+} + SO_4^{2-} \rightarrow PbSO_4\downarrow$$

$$^{+}H_3N\text{-}C_6H_4\text{-}C_6H_4\text{-}NH_3^+ + SO_4^{2-} \rightarrow (H_3N\text{-}C_6H_4\text{-}C_6H_4\text{-}NH_3)^{2+}SO_4^{2-}\downarrow$$

Benzidinsulfat

(3) Grenzprüfung auf Sulfat: Eine Sulfat-Lösung mit 10 ppm Sulfat wird mit einer $BaCl_2$-Lösung versetzt, geschüttelt und 1 Minute stehen gelassen. Anschließend fügt man die zu prüfende Lösung und Essigsäure hinzu. Der Referenzlösung wird an Stelle der Untersuchungslösung das gleiche Volumen einer 10 ppm-Sulfat-Lösung hinzugefügt. Nach 5 Minuten darf die zu prüfende Lösung nicht stärker getrübt sein als die Vergleichslösung.

Bei der Bestimmung der Grenzkonzentration an zulässigem Sulfat hängt der Trübungsgrad der $BaSO_4$-Fällung von der *Anzahl* und der *Größe* der sich bildenden Teilchen ab. Beide Parameter werden in hohem Maße beeinflusst von der Anwesenheit von Impfkristallen, Fremdelektrolyten und äußeren Faktoren wie Temperatur, pH-Wert, Reihenfolge und Geschwindigkeit der Reagenzienzugabe.

Die vor der Zugabe der Prüflösung aus $K_2SO_4/BaCl_2$ erzeugten vielen kleinen $BaSO_4$-*Impfkristalle* sollen die Bildung von $BaSO_4$-Teilchen gleicher Größe induzieren und dadurch die Reproduzierbarkeit des Trübungsvergleichs erhöhen [vgl. **MC-Frage Nr. 198**].

2.2.3.14 Sulfit (SO_3^{2-})

Alle vierwertigen Schwefelverbindungen wie *Schwefeldioxid* (SO_2) oder *Sulfite* (Me_2SO_3) sind starke Reduktionsmittel. Die den Sulfiten zu Grunde liegende zweiwertige *Schwefelige Säure* (H_2SO_3) [pK_{S1} = 1,81; pK_{S2} = 6,99] ist instabil und in freier Form nicht isolierbar. In saurer Lösung zerfällt die Säure spontan in ihr Anhydrid (SO_2) und Wasser.

Alkalisulfite wie *Natriumsulfit* (Na_2SO_3) oder *Kaliumsulfit* (K_2SO_3) sind wasserlöslich. Solche wässrigen Alkalisulfit-Lösungen reagieren schwach *alkalisch*. Dies ist auf den relativ hohen pK_S-Wert der zweiten Protolysestufe zurückzuführen. Daher liegen Alkalisulfite in wässriger Lösung weitgehend als *Hydrogensulfite* ($MeHSO_3$) vor (*Ph. Eur.*).

Die folgenden Reaktionen von Sulfiten eignen sich zu deren Nachweis [vgl. **MC-Fragen Nr. 199–202, 261, 266**]:

(1) Bildung von Schwefeldioxid: Beim Versetzen von Sulfit-Lösungen mit starken Säuren (HCl, H_2SO_4, Oxalsäure) oder beim Verreiben der festen Analysensubstanz mit Kaliumhydrogensulfat ($KHSO_4$) wird Schwefeldioxid (SO_2) freigesetzt, das an seinem charakteristischen *stechenden Geruch* erkannt werden kann. Die Reaktion wird durch Substanzen wie Acetat gestört, die unter diesen Bedingungen gleichfalls stechend riechende, flüchtige Substanzen wie Essigsäure entwickeln [vgl. **MC-Fragen Nr. 29, 49, 50, 53, 68, 69, 202, 880**].

$$SO_3^{2-} + 2\,HSO_4^- \rightarrow SO_2\uparrow + 2\,SO_4^{2-} + H_2O$$

(2) Nachweis als Sulfat: Sulfite sind starke Reduktionsmittel, die von Substanzen wie Chromat, Permanganat, Quecksilber(I)- und Eisen(III)-Salzen, Cu(II)-Verbindungen, Iod, Iodat, Bromat oder Wasserstoffperoxid leicht zu Sulfat oxidiert werden, das anschließend als $BaSO_4$ gefällt werden kann. Hierbei laufen folgende Reaktionen ab [vgl. **MC-Fragen Nr. 57, 107, 109–112, 192, 193, 195, 199–202, 258, 266**]:

$$SO_3^{2-} + Hg_2^{2+} + 3\,H_2O \rightarrow SO_4^{2-} + 2\,H_3O^+ + 2\,Hg\downarrow \text{ (schwarz)}$$
$$3\,SO_3^{2-} + BrO_3^- \rightarrow 3\,SO_4^{2-} + Br^-$$
$$3\,SO_3^{2-} + IO_3^- \rightarrow 3\,SO_4^{2-} + I^-$$
$$SO_3^{2-} + I_2 + 3\,H_2O \rightarrow SO_4^{2-} + 2\,I^- + 2\,H_3O^+$$
$$5\,SO_3^{2-} + 2\,MnO_4^- + 6\,H_3O^+ \rightarrow 5\,SO_4^{2-} + 2\,Mn^{2+} + 9\,H_2O$$
$$SO_3^{2-} + H_2O_2 \rightarrow H_2O + SO_3^{2-} \rightarrow \mathbf{BaSO_4}\downarrow$$

Das Arzneibuch nutzt vor allem die Oxidation von Sulfit mit Iod-Lösung und die anschließende Fällung als $BaSO_4$ zur Identitätsprüfung. In den beiden Monographien des Europäischen Arzneibuchs über „**Wasserfreies Natriumsulfit**" und „**Natriumsulfit-Heptahydrat**" ist auch eine iodometrische Gehaltsbestimmung vorgesehen (siehe Ehlers, **Analytik II**, ▸ Kap. 7.2.3.4).

Andere Pharmakopöen weisen Sulfit durch Entfärben einer sauren Permanganat-Lösung nach bzw. fällen Sulfit-Ionen als *Bleisulfit* ($PbSO_3$), das anschließend durch Kochen mit verdünnter Salpetersäure in *Bleisulfat* ($PbSO_4$) umgewandelt wird.

(3) Reduktion von Sulfit: Stärkere Reduktionsmittel, wie Zn/HCl oder $SnCl_2$, reduzieren Sulfit in stark saurer Lösung bis zur Stufe des Sulfids, das als Schwefelwasserstoff (H_2S) entweicht [vgl. **MC-Fragen Nr. 200–202**].

$$SO_3^{2-} + 3\,Zn + 8\,H_3O^+ \rightarrow H_2S\uparrow + 3\,Zn^{2+} + 11\,H_2O$$

Leitet man jedoch H_2S durch eine salzsaure Probelösung oder fügt Thioacetamid hinzu, so erfolgt Komproportionierung unter Abscheidung von elementarem Schwefel.

$$SO_3^{2-} + 2\,S^{2-} + 6\,H_3O^+ \rightarrow 9\,H_2O + 3\,S\downarrow \text{ (gelb)}$$

(4) Bildung schwer löslicher Sulfite: Aus neutraler bis schwach saurer Lösung fällt mit $AgNO_3$ ein *weißer* Niederschlag von *Silbersulfit* (Ag_2SO_3) aus, der in Ammoniak oder einem Überschuss von Sulfit wieder löslich ist. Das komplexe Silbersulfit zerfällt beim Erhitzen, wobei Ag^+-Ionen durch Sulfit zu elementarem Silber reduziert werden [vgl. **MC-Fragen Nr. 57, 201**].

$$2\,Ag^+ + SO_3^{2-} \rightarrow Ag_2SO_3 \xrightarrow{+\,SO_3^{2-}} 2\,[AgSO_3]^- \xrightarrow{\Delta} 2\,Ag\downarrow + SO_4^{2-} + SO_2\uparrow$$

$$Ag_2SO_3 + 4\,NH_3 \rightarrow 2\,[Ag(NH_3)_2]^+ + SO_3^{2-}$$

Aus neutralen Probelösungen fallen mit $BaCl_2$ oder $SrCl_2$ *weiße* Niederschläge aus von *Bariumsulfit* ($BaSO_3$) oder *Strontiumsulfit* ($SrSO_3$), die in Säuren *leicht* löslich sind [vgl. **MC-Fragen Nr. 129, 130, 132, 133, 199, 201**].

$$Me^{2+} + SO_3^{2-} \rightarrow MeSO_3\downarrow \text{ [Me = Ba, Sr]}$$

(5) Bildung gefärbter Komplexe: Sulfit-Ionen bilden mit Natriumpentacyanonitrosylferrat (II) $Na_2[Fe(CN)_5NO]$ eine *rot gefärbte* Verbindung. In Gegenwart von frisch gefälltem $Zn_2[Fe(CN)_6]$ – hergestellt aus $ZnSO_4$ und $K_4[Fe(CN)_6]$ – und überschüssigen Zn(II)-Ionen ist die Reaktion wesentlich empfindlicher, weil sich der Niederschlag von blassrot nach *rot* verfärbt [vgl. **MC-Fragen Nr. 200–202, 261**].

$$2\,Zn^{2+} + SO_3^{2-} + [Fe(CN)_5NO]^{2-} \rightarrow Zn_2[Fe(CN)_5NO(SO_3)]$$

(6) Entfärben von Triphenylmethanfarbstoffen: Neutrale bis schwach saure Sulfit-Lösungen entfärben – infolge Zerstörung der chinoiden Molekülstruktur – eine Lösung von Triphenylmethanfarbstoffen wie z. B. *Malachitgrün* oder *Fuchsin*. Durch anschließende Zugabe von *Aldehyden* (Formaldehyd, Acetaldehyd u. a.) treten wieder gefärbte Produkte auf [siehe auch ▸ Kap. 3.6.3.11 *„Probe nach Deniges“* und **MC-Frage Nr. 199**].

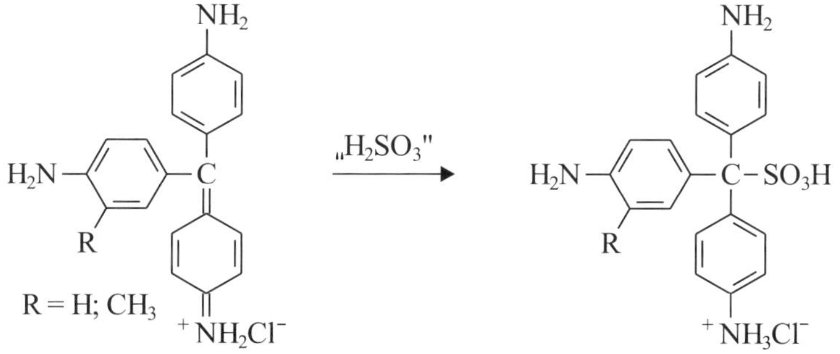

NH_2 … H_2N … C … R … $R = H; CH_3$ … $^+NH_2Cl^-$ — „H_2SO_3" → NH_2 … H_2N … $C-SO_3H$ … R … $^+NH_3Cl^-$

Fuchsin **Fuchsin-Schweflige Säure**

2.2.3.15 Thiosulfat ($S_2O_3^{2-}$)

Für die Analytik von Thiosulfaten, dessen wichtigster Vertreter *Natriumthiosulfat* ($Na_2S_2O_3$) ist, sind folgende Reaktionen von Bedeutung [vgl. **MC-Fragen Nr. 203–207**]:

(1) Verhalten gegenüber starken Säuren: Thiosulfate werden durch starke Säuren (HCl, H_2SO_4) in die freie, unbeständige **Thioschwefelsäure** ($H_2S_2O_3$) übergeführt, die langsam in kolloidal ausfallenden Schwefel und Schwefeldioxid (SO_2) zerfällt, das durch seinen stechenden Geruch leicht wahrzunehmen ist. Das freigesetzte SO_2 reduziert Iodat zu Iod und färbt somit Kaliumiodat-Stärke-Papier *(Ph. Eur.)* [vgl. **MC-Fragen Nr. 29, 49, 54, 66, 203–205, 880**].

$$S_2O_3^{2-} + 2\,H^+ \rightarrow (H_2S_2O_3) \rightarrow S\downarrow + SO_2\uparrow + H_2O$$
$$2\,IO_3^- + 5\,SO_2 + 12\,H_2O \rightarrow I_2\uparrow + 5\,SO_4^{2-} + 8\,H_3O^+$$

(2) Verhalten gegenüber Oxidationsmitteln: Iod-Lösung wird durch Thiosulfat-Ionen in *schwach saurem* oder *neutralem* Milieu entfärbt. Dabei bildet sich das *farblose* **Tetrathionat** ($S_4O_6^{2-}$) *(Ph. Eur.)*. Diese Reaktion bildet die Grundlage iodometrischer Bestimmungen [siehe Ehlers, **Analytik II,** ▸Kap. 7.2.3 und **MC-Fragen Nr. 111, 112, 114, 115, 203–207**].

$$2\,S_2O_3^{2-} + I_2 \rightarrow 2\,I^- + S_4O_6^{2-}$$

In *alkalischer* Lösung erfolgt hingegen eine Oxidation bis zur Stufe des **Sulfats** (SO_4^{2-}).

$$S_2O_3^{2-} + 4\,I_2 + 10\,HO^- \rightarrow 2\,SO_4^{2-} + 8\,I^- + 5\,H_2O$$

Chlor und Brom oxidieren Thiosulfat bereits im *neutralen* Medium zu Sulfat, das anschließend z. B. als schwer lösliches *Strontiumsulfat* ($SrSO_4$) nachgewiesen werden kann [vgl. **MC-Fragen Nr. 203–207**].

$$S_2O_3^{2-} + 4\,Cl_2\,(Br_2) + 15\,H_2O \rightarrow 2\,SO_4^{2-} + 8\,Cl^-\,(Br^-) + 10\,H_3O^+$$

(3) Iod-Azid-Reaktion: Zum Nachweis von Thiosulfat-Ionen mithilfe der Iod-Azid-Reaktion siehe ▸Kap. 2.2.1.9 [vgl. **MC-Fragen Nr. 135–137, 206, 211**].

(4) Bildung schwer löslicher und komplexer Thiosulfate: Thiosulfat-Ionen ergeben mit Silbernitrat im neutralen oder essigsauren Medium einen *weißen* Niederschlag von *Silberthiosulfat* ($Ag_2S_2O_3$), der sich im Überschuss von Thiosulfat als Dithiosulfatoargentat(I), $[Ag(S_2O_3)_2]^{3-}$, löst. Zur Fällung ist deshalb ein Überschuss an Silber-Ionen notwendig (*Ph. Eur.*) [vgl. **MC-Fragen Nr. 205, 206, 463, 890**].

$$2\,Ag^+ + S_2O_3^{2-} \rightarrow Ag_2S_2O_3 \xrightarrow{+3\,S_2O_3^{2-}} 2\,[Ag(S_2O_3)_2]^{3-}$$

Dieser Komplex entsteht auch aus *schwer löslichen Silberhalogeniden* (AgCl, AgBr, AgI) beim Behandeln mit konzentrierten Thiosulfat-Lösungen sowie beim Entwickeln photographischer Schichten während des Herauslösens von unbelichtetem *Silberbromid* (AgBr) [vgl. **MC-Fragen Nr. 203, 204**].

$$AgBr + 2\,S_2O_3^{2-} \rightarrow [Ag(S_2O_3)_2]^{3-} + Br^-$$

Silberthiosulfat ist ebenso wie andere Schwermetallthiosulfate (As, Sb) thermisch unbeständig und zerfällt beim Erhitzen zu *schwarzem* **Silbersulfid** (Ag_2S).

$$Ag_2S_2O_3 + H_2O \xrightarrow{\Delta} Ag_2S\downarrow + H_2SO_4$$

Mit Eisen(III)-Ionen bildet sich zunächst ein *violetter* Fe(III)-thiosulfat-Komplex, der sich leicht in Fe(II) und Tetrathionat umwandelt.

$$2\ S_2O_3^{2-} + 2\ Fe^{3+} \rightarrow 2\ [Fe(S_2O_3)]^+ \rightarrow 2\ Fe^{2+} + S_4O_6^{2-}$$

(5) Bildung von Thiocyanat: Beim Erhitzen einer Thiosulfat-Lösung mit Alkalicyaniden bilden sich Sulfit- und Thiocyanat-Ionen; letztere ergeben mit $FeCl_3$ *rotes* Eisen(III)-thiocyanat [$Fe(SCN)_3$]. Sulfide, Polysulfide und Thiocyanat stören den Nachweis [vgl. **MC-Fragen Nr. 203, 204**].

$$S_2O_3^{2-} + CN^- \rightarrow SO_3^{2-} + SCN^- \rightarrow Fe(SCN)_3$$

2.2.3.16 Sulfid (S^{2-})

Schwefelwasserstoff (H_2S) ist ein farbloses, **giftiges** Gas von widerlichem Geruch. Es ist schlecht in Wasser löslich (ca. 0,1 mol/L bei 25 °C). Schwefelwasserstoff ist leicht zu Schwefel oxidierbar. H_2S ist eine schwache Säure ($pK_{s1} = 6{,}92$; $pK_{s2} = 12{,}92$) und bildet zwei Reihen von Salzen, *Hydrogensulfide* (MeSH) und *Sulfide* (Me_2S).

Viele Schwermetallsulfide sind schwer löslich in Wasser; teilweise bereits in saurer, zum Teil auch erst in alkalischer Lösung. Diese unterschiedliche, pH-abhängige Löslichkeit von Metallsulfiden nutzt man im *Kationentrennungsgang* (siehe ▸Kap. 2.3.1). In Wasser löslich sind nur die Sulfide der Alkalielemente und Ammoniumsulfid. Erdalkalisulfide hydrolysieren leicht zu Hydrogensulfiden, die ebenfalls in Wasser leicht löslich sind [vgl. **MC-Frage Nr. 208**].

Farblose Ammoniumsulfid- und Alkalisulfid-Lösung lösen elementaren Schwefel unter Bildung von *Polysulfiden* wie $(NH_4)_2S_x$. In Abhängigkeit vom Schwefelgehalt tritt dabei eine *gelbe* bis *rote* Farbe auf. Für die Analytik von Sulfid-Ionen sind folgende Reaktionen von Bedeutung [vgl. **MC-Fragen Nr. 208–211**]:

(1) Verhalten gegenüber Säuren: Durch Hydrolyse wasserlöslicher Sulfide oder beim Behandeln von schwer löslichen Sulfiden mit Säuren (HCl, H_2SO_4) entsteht *Schwefelwasserstoff* (H_2S), der an seinem charakteristischen Geruch erkannt bzw. durch ein in den Gasraum gehaltenes, mit Pb(II)-acetat getränktes Filterpapier infolge Bildung von *schwarzem Bleisulfid* (PbS) identifiziert werden kann [vgl. **MC-Fragen Nr. 62, 68, 69, 208**].

$$S^{2-} + (2\ H^+) \rightarrow H_2S\uparrow + Pb^{2+} \rightarrow PbS\downarrow + (2\ H^+)$$

Manche Sulfide wie *Quecksilber(II)-sulfid* (HgS) sind in den oben genannten Säuren unlöslich. Sie entwickeln erst dann H_2S, wenn man gleichzeitig elementares Zink hinzufügt [vgl. **MC-Fragen Nr. 209, 210**].

$$HgS + Zn + 2\ H_3O^+ \rightarrow H_2S\uparrow + Hg\downarrow + Zn^{2+} + 2\ H_2O$$

Darüber hinaus können Sulfide durch oxidierende Säuren, wie konz. HNO_3, in Sulfate umgewandelt werden, sodass zum Beispiel *Bleisulfat* ($PbSO_4$) ausfallen kann [siehe auch ▸ Kap. 1.2.8.2 und **MC-Fragen Nr. 63, 64**].

(2) Bildung schwer löslicher Sulfide: Neben der Bildung von *Bleisulfid* (PbS) nutzt man auch die Fällung von *schwarzem Silbersulfid* (Ag_2S) oder *weißem Zinksulfid* (ZnS) zum Nachweis von Sulfid-Ionen aus [vgl. **MC-Fragen Nr. 122, 124, 128, 208**].

Da lösliche Sulfide in neutraler und besonders in saurer Lösung manchen *Anionennachweis* beeinträchtigen, muss das S^{2-}-Ion aus dem Sodaauszug *vor* dem Ansäuern entfernt werden. Dies geschieht vorteilhaft mit Cadmium(II)-acetat-Lösung. Zunächst fällt *gelbes Cadmiumsulfid* (CdS) aus und erst nach erfolgter quantitativer Sulfid-Fällung bildet sich *weißes Cadmiumcarbonat* ($CdCO_3$). Die Fällung von $CdCO_3$ zeigt somit das Ende der Sulfid-Abtrennung an.

(3) Reduktionsreaktionen mit Schwefelwasserstoff: Aus Sulfiden freigesetztes H_2S wird durch Oxidationsmittel, z. B. durch Luftsauerstoff, zu elementarem Schwefel oxidiert. Unter hinreichender Sauerstoffzufuhr verbrennt H_2S mit bläulicher Flamme zu Schwefeldioxid [vgl. **MC-Fragen Nr. 29, 49**].

$$2\,H_2S + 3\,O_2 \rightarrow 2\,SO_2\uparrow + 2\,H_2O$$

Die *Entfärbung von Iod-Lösung* ist ein weiterer Hinweis auf das Vorliegen von Sulfiden [vgl. **MC-Fragen Nr. 112, 209**].

$$H_2S + I_2 \rightarrow 2\,HI + S\downarrow$$

Darüber hinaus reduziert Schwefelwasserstoff Fe(III) zu Fe(II), und Sb(V) bzw. As(V) gehen in die betreffenden dreiwertigen Verbindungen über.

Durch starke Oxidationsmittel wie Permanganat kann der in schwefelsaurer Lösung gebildete Schwefelwasserstoff auch bis zur Stufe des Sulfats oxidiert werden. Daher müssen Stoffe wie *Permanganat* oder *Chromat* vor der H_2S-Gruppenfällung aus dem Analysengang entfernt werden. Dies geschieht zum Beispiel durch Zusatz von Ethanol [vgl. **MC-Fragen Nr. 109–112**].

$$8\,MnO_4^- + 5\,H_2S + 14\,H_3O^+ \rightarrow 8\,Mn^{2+} + 5\,SO_4^{2-} + 26\,H_2O$$

(4) Iod-Azid-Reaktion: Reine Lösungen von Natriumazid (NaN_3) und Iod sind nebeneinander beständig. Sie werden aber durch den Zusatz von Sulfiden katalytisch zerlegt, wodurch eine spontane Stickstoff-Entwicklung ausgelöst wird [siehe auch ▸ Kap. 2.2.1.9 und **MC-Fragen Nr. 135–137, 208, 210, 211**].

$$S^{2-} + I_2 \xrightarrow{-2\,I^-} S \xrightarrow{-2\,N_3^-} S^{2-} + 3\,N_2\uparrow$$

Die Reaktion wird auch von Thiosulfat- und Thiocyanat-Ionen sowie organischen Sulfhydrylverbindungen (Sulfanylverbindungen) induziert, die Schwefel in der Oxidationsstufe **„–2"** enthalten. Die Anwesenheit anderer schwefelhaltiger Ionen (SO_3^{2-}, SO_4^{2-}) stört hingegen nicht.

(5) Bildung gefärbter Komplexe und Verbindungen: Lösliche Sulfide reagieren in Soda-alkalischer Lösung mit Natriumpentacyanonitrosylferrat(II), $Na_2[Fe(CN)_5NO]$, unter Bildung einer *blauviolett* gefärbten Verbindung. Die Färbung ist relativ unbeständig [vgl. **MC-Fragen Nr. 208, 209**].

$S^{2-} + [Fe(CN)_5NO]^{2-} \rightarrow [Fe(CN)_5NOS]^{4-}$ (violett)

In stark alkalischer Lösung verhindern HO^--Ionen die Reaktion durch Bildung des beständigeren Natriumpentacyanonitroferrat(II).

$[Fe(CN)_5NO]^{2-} + 2\,HO^- \rightarrow [Fe(CN)_5NO_2]^{4-} + H_2O$

Mit ***N,N*-Dimethyl-1,4-phenylendiamin** bilden Sulfid-Ionen (oder H_2S) in saurer Lösung (HCl, H_2SO_4) **Methylenblau.**

$H_3C-N(CH_3)-C_6H_4-NH_2 \times HCl \xrightarrow[H_2S]{(FeCl_3)}$ Methylenblau (Cl^-)

Methylenblau

2.2.3.17 **Gemische schwefelhaltiger Ionen nebeneinander**

Je nachdem, ob lösliche oder in nichtoxidierenden Säuren schwer lösliche Sulfide vorliegen, ist der Nachweis von Sulfid in unterschiedlicher Weise zu führen.

Lösliche Sulfide werden mit verdünnter Salzsäure versetzt und der dabei freiwerdende gasförmige Schwefelwasserstoff wird anschließend mit Pb(II)-acetat getränktem Filterpapier als *schwarzes Bleisulfid* (PbS) nachgewiesen. Zu konzentrierte Salzsäure oder zu starkes Erhitzen sind zu vermeiden, weil infolge entweichender HCl-Dämpfe aus Pb(II) $PbCl_2$ entstehen kann und dadurch die Bildung von PbS ausbleibt. Unter diesen Bedingungen wird auch HI aus Iodiden freigesetzt, was zur Bildung von PbI_2 führt und Sulfide vortäuschen kann.

Für den Nachweis von **Sulfid** (S^{2-}) aus dem Sodaauszug stehen die Fällung mit $AgNO_3$-Lösung, die blauviolette Farbreaktion mit $Na_2[Fe(CN)_5NO]$ oder die Iod-Azid-Reaktion zur Verfügung. Mit dem Nachweis durch Natriumpentacyanonitrosylferrat(II)-Lösung werden auch Thiosalze bzw. Thiooxosalze des Arsens und Antimons erfasst. Die Iod-Azid-Reaktion ist gleichfalls positiv bei Vorliegen von Thiosulfat und Thiocyanat [vgl. **MC-Fragen Nr. 135–137, 211**].

Ist auf **schwer lösliche Sulfide** zu prüfen, so wird die Analysensubstanz oder der Rückstand des Sodaauszuges mit Zn/HCl behandelt. Der Nachweis des dabei entweichenden H_2S erfolgt wie oben beschrieben. Man kann den Rückstand des Sodaauszuges auch mit Salpetersäure kochen und das gebildete Sulfat mit $BaCl_2$-Lösung identifizieren.

Zur Prüfung auf **Sulfit** (SO_3^{2-})**, Sulfat** (SO_4^{2-})und **Thiosulfat** ($S_2O_3^{2-}$) im Sodaauszug müssen vor deren Nachweis Sulfid-Ionen (S^{2-}) mit Cadmiumacetat-Lösung quantitativ als *Cadmiumsulfid* (CdS) abgetrennt werden. Sulfid-Ionen stören u. a. dadurch, dass sie mit Sulfit zu elementarem Schwefel komproportionieren.

$SO_3^{2-} + 2\,S^{2-} + 6\,H_3O^+ \rightarrow 3\,S\downarrow + 9\,H_2O$

Auf SO_3^{2-}-, SO_4^{2-}- und $S_2O_3^{2-}$-Ionen wird im Filtrat der CdS-Fällung geprüft, wobei Sulfit und Sulfat gemeinsam als schwer lösliche Sr(II)-Salze gefällt werden. Im Filtrat der Strontiumsalz-Fällung wird anschließend auf Thiosulfat geprüft. Das nachfolgende Schema fasst das beschriebene Trennverfahren nochmals zusammen.

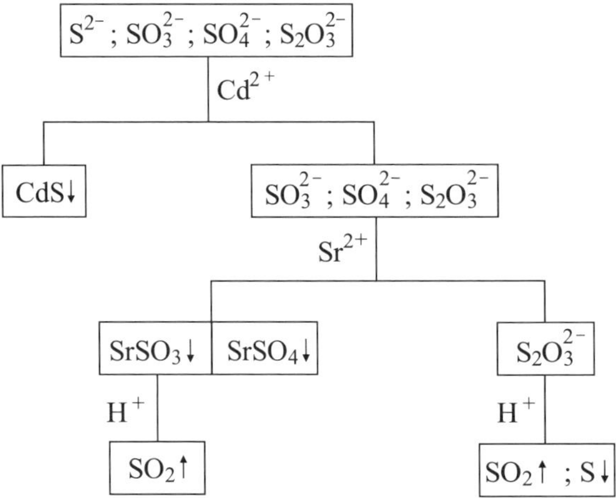

Zum Nachweis von **Sulfit** (SO_3^{2-}) behandelt man einen Teil des Strontiumsalz-Niederschlags mit verd. H_2SO_4 oder verreibt den Niederschlag mit $KHSO_4$. Es tritt ein charakteristischer Geruch nach Schwefeldioxid (SO_2) auf. Das entstehende Gas kann in einem Gärröhrchen aufgefangen und anschließend durch Reduktion von Iod oder $KMnO_4$-Lösung, durch die Reaktion mit Fuchsin oder durch Umsetzung mit $ZnSO_4$/$K_4[Fe(CN)_6]$/$Na_2[Fe(CN)_5NO]$ nachgewiesen werden.

Auf **Sulfat** (SO_4^{2-}) wird in einer gesonderten, mit HCl (2 mol·L^{-1}) angesäuerten Probe des Sodaauszuges mit $BaCl_2$-Lösung geprüft. Sulfit stört unter diesen Bedingungen *nicht*, weil in verdünnter Salzsäure Ba^{2+}-Ionen *nur* mit Sulfat, nicht aber mit Sulfit einen *weißen* Niederschlag von $BaSO_4$ bilden.

Thiosulfat ($S_2O_3^{2-}$) erkennt man daran, dass aus dem angesäuerten Filtrat der Strontiumsalz-Fällung Schwefeldioxid entweicht und sich allmählich elementarer Schwefel abscheidet. Diese gleichzeitige *Abscheidung von Schwefel* ermöglicht auch das Erkennen von Thiosulfat neben Sulfit. Aus neutralen Lösungen kann Thiosulfat mit $AgNO_3$-Lösung als schwer lösliches *Silberthiosulfat* ($Ag_2S_2O_3$) oder mithilfe der Iod-Azid-Reaktion identifiziert werden.

2.2.3.18 Nitrat (NO_3^-)

Salpetersäure (HNO_3) und ihre Salze sind beständige Verbindungen. HNO_3 (pK_s = –1,32) ist eine sehr starke Säure. Darüber hinaus wirken konzentrierte Salpetersäure und Nitrate – besonders bei höheren Temperaturen – oxidierend (siehe auch ▸ Kap. 1.2.8.2). Alle Nitrate sind *wasserlöslich*; als Nachweise entfallen daher Fällungsreaktionen [vgl. **MC-Frage Nr. 105**].

Bei einer Vollanalyse wird Nitrat im Sodaauszug nachgewiesen. Nur in Gegenwart von Quecksilber- oder Bismutsalzen bilden sich bei der Herstellung des Sodaauszuges schwerer lösliche, basische Nitrate wie z. B. *Bismutoxidnitrat* ($BiONO_3$). Diese Salze verbleiben im Rückstand des Sodaauszuges.

Zur Identifizierung von Nitraten können folgende Eigenschaften und Reaktionen beitragen:

(1) Thermolyse von Nitraten: Schwermetallnitrate wie *Bismutoxidnitrat* ($BiONO_3$) zersetzen sich beim Erhitzen und bilden Oxide, Sauerstoff und *braunes* Stickstoffdioxid (NO_2).

$$4\ BiONO_3 \rightarrow 2\ Bi_2O_3 + O_2\uparrow + 4\ NO_2\uparrow$$

Alkali- und Erdalkalinitrate zerfallen unter diesen Bedingungen in Nitrite und O_2.

$$2\ NaNO_3 \rightarrow 2\ NaNO_2 + O_2\uparrow$$

(2) Reduktion mit Metallen: Beim Erhitzen von Nitraten in schwefelsaurer Lösung mit metallischem Kupfer entstehen *rötlich-braune* Dämpfe von Stickstoffdioxid [vgl. **MC-Frage Nr. 221**].

$$2\ NO_3^- + Cu + 4\ H_3O^+ \rightarrow 2\ NO_2\uparrow + Cu^{2+} + 6\ H_2O$$

Bei Verwendung von unedlen Metallen wie *Zink* als Reduktionsmittel ist die Produktbildung in hohem Maße von der Konzentration der Salpetersäure-Lösung abhängig. Mit konzentrierter Salpetersäure bilden sich *braune* Dämpfe von Stickstoffdioxid (NO_2).

$$4\ HNO_3 + Zn \rightarrow Zn(NO_3)_2 + 2\ NO_2\uparrow + 2\ H_2O$$

In einem Gemisch aus konzentrierter Salpetersäure und Wasser im Verhältnis 1:2 entstehen nahezu *farblose* Dämpfe von Stickstoffmonoxid (NO), die sich an der Luft unter Bildung von NO_2 *braun* färben.

$$8\ HNO_3 + 3\ Zn \rightarrow 3\ Zn(NO_3)_2 + 2\ NO\uparrow + 4\ H_2O$$
$$NO + 1/2\ O_2(\text{Luft}) \rightarrow NO_2\uparrow$$

Dagegen bildet sich in stark verdünnter HNO_3 Wasserstoff (H_2) als farbloses, brennbares Gas.

$$2\ HNO_3 + Zn \rightarrow Zn(NO_3)_2 + H_2\uparrow$$

(3) Reduktion zu Ammoniak: Für die Reduktion von Nitraten in *alkalischer Lösung* eignen sich besonders Metalle oder Legierungen, die im Alkalischen Wasserstoff bilden. Hierzu zählen *Devardasche Legierung* (50% Cu, 45% Al, 5% Zn), Al-Grieß oder Zn-Staub [vgl. **MC-Fragen Nr. 58–60, 212, 853, 892**].

$$3\ NO_3^- + 8\ Al + 5\ HO^- + 18\ H_2O \rightarrow 3\ NH_3\uparrow + 8\ [Al(OH)_4]^-$$
$$NO_3^- + 4\ Zn + 7\ HO^- + 6\ H_2O \rightarrow NH_3\uparrow + 4\ [Zn(OH)_4]^{2-}$$

Durch den Laugenüberschuss entsteht aus den Metallen lösliches Hydroxozinkat, $[Zn(OH)_4]^{2-}$ bzw. Hydroxoaluminat, $[Al(OH)_4]^-$. Nitrit-Ionen (NO_2^-) stören. Ammonium-Ionen (NH_4^+) müssen zuvor durch Kochen mit NaOH-Lösung entfernt werden.

(4) Ringprobe: Man löst in einer schwefelsauren Nitrat-Lösung etwas Eisen(II)-sulfat ($FeSO_4$) und unterschichtet vorsichtig mit konzentrierter Schwefelsäure. Nitrat wird durch Fe(II) zu Stickstoffmonoxid (NO) reduziert, das an der Grenzfläche Wasser/Säure mit überschüssigem $FeSO_4$ *braunes* bis *amethystfarbenes* Pentaaquanitrosylferrat(II)-sulfat, $[Fe(H_2O)_5NO]SO_4$, bildet [vgl. **MC-Fragen Nr. 212, 213, 368, 892**].

$$2\,HNO_3 + 6\,FeSO_4 + 3\,H_2SO_4 \rightarrow 3\,Fe_2(SO_4)_3 + 4\,H_2O + 2\,\mathbf{NO}$$
$$\mathbf{NO} + [Fe(H_2O)_6]^{2+} \rightarrow [Fe(H_2O)_5NO]^{2+} + H_2O$$

Die Ringprobe wird gestört durch Nitrit-Ionen (NO_2^-), die deshalb vorher mit Amidosulfonsäure ($H_2N\text{-}SO_3H$) aus der Analysenprobe entfernt werden müssen (siehe ▸ Kap. 2.2.3.19, Ziffer 7). Die Reaktion versagt gleichfalls bei Anwesenheit von Oxidationsmitteln wie Dichromat, die Fe(II) zu Fe(III) oxidieren bzw. bei Anwesenheit von Reduktionsmitteln wie Iodid, die Nitrat reduzieren. Phosphorsäure stört den Nachweis *nicht*, da die Säure nur mit Fe(III)-Ionen stabile Phosphatkomplexe bildet.

(5) Farbreaktion mit Lunge-Reagenz: Nitrat kann mit Zink in essigsaurer Lösung zu Nitrit reduziert und dieses anschließend mit **Lunge-Reagenz** als *roter* Azofarbstoff nachgewiesen werden (siehe ▸ Kap. 2.2.3.19, Ziffer 5). Nitrit-Ionen stören und müssen zuvor entfernt werden [vgl. **MC-Fragen Nr. 212, 229, 823, 862, 892**].

$$NO_3^- + Zn + 2\,H_3O^+ \rightarrow NO_2^- + Zn^{2+} + 3\,H_2O$$

(6) Farbreaktion mit Diphenylamin: Man löst Diphenylamin in konz. H_2SO_4/HCl und fügt tropfenweise eine Nitrat-Lösung hinzu. Es tritt eine *tiefblaue* Färbung von **Diphenylbenzidinviolett** *(Diphenylaminblau)* auf [vgl. **MC-Fragen Nr. 212, 230, 772, 775**].

2 **Diphenylamin** $\xrightarrow{Ox.}$ **Tetraphenylhydrazin**

$\xrightarrow[Uml.]{H^+}$ **Diphenylbenzidin** $\xrightarrow{Ox.}$

Diphenylbenzidin-violett (Diphenylaminblau)

In saurer Lösung sind Nitrat-Ionen starke Oxidationsmittel, die farbloses Diphenylamin zu Tetraphenylhydrazin oxidieren. Dieses lagert sich in saurem Milieu in Diphenylbenzidin um, das anschließend zum Diphenylbenzidinviolett oxidiert wird. In noch unklarer Weise erhöhen Chlorid-Ionen stark die Empflindlichkeit dieser Nachweisreaktion.

(7) Reaktion nach Pesez (siehe ▸ Kap. 3.6.3.13): In konzentrierter Schwefelsäure bildet sich aus Nitraten Salpetersäure (HNO_3), die im Gemisch mit H_2SO_4 als Nitriersäure **Nitrobenzol** [Nitrobenzen] („**a**") in einer S_EAr-Reaktion in **1,3-Dinitrobenzol** [*m*-Dinitrobenzen] („**b**") umwandelt. Als elektrophiles, den Aromaten angreifendes Agens fungiert das aus Nitrat (bzw. Salpetersäure) entstehende *Nitryl-Kation* [Nitronium-Ion] (NO_2^+) [siehe Ehlers, **Chemie II**, ▸ Kap. 3.6.4.2).

Nach Zusatz von *Aceton* als CH-acide, nucleophile Komponente wird anschließend 1,3-Dinitrobenzol in *stark alkalischer* Lösung als *tiefviolettes Janovsky-Produkt* [Meisenheimer-Komplex] („**c**") oder in Gegenwart von überschüssigem Nitrobenzol durch nachfolgende Oxidation als *Zimmermann-Produkt* („**d**") und („**e**") nachgewiesen (*Ph. Eur.*) [vgl. **MC-Fragen Nr. 214–220, 230, 841, 853, 883, 892**].

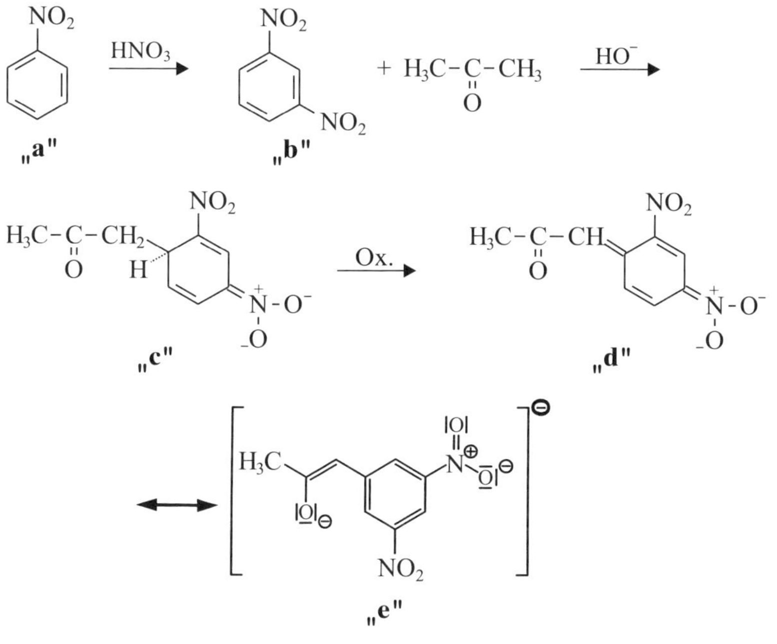

Die Reaktion nach Pesez entspricht von ihrem Ablauf her der *Janovsky-Zimmermann-Reaktion* zum Nachweis aktiver Methyl- oder Methylengruppen. Die Farbreaktion ist spezifischer als viele andere Nitrat-Nachweise. Die Reaktion wird von Nitrit *nicht* gestört. An Stelle des giftigen Nitrobenzens lassen sich auch 2- oder 4-Nitroalkylaromaten als Reagenzien einsetzen.

2.2.3.19 Nitrit (NO_2^-)

Salpetrige Säure (HNO_2) ist in reinem Zustand nicht stabil. Sie geht unter Abspaltung von Wasser leicht in ihr Anhydrid *Distickstofftrioxid* (N_2O_3) über, das weiter in Stickstoffmonoxid (NO) und Stickstoffdioxid (NO_2) zerfällt. Ihre wässrigen Lösungen sind selbst in großer Verdünnung und bei niedrigen Temperaturen nur kurze Zeit haltbar.

Salpetrige Säure (pK_s = 3,29) und ihre Salze besitzen sowohl oxidierende als auch reduzierende Eigenschaften [vgl. **MC-Fragen Nr. 222, 223**].

Alle *Nitrite* – außer *Silbernitrit* ($AgNO_2$) – sind in Wasser leicht löslich. Daher existieren für Nitrite keine charakteristischen Fällungsreaktionen. Nitrite geben die folgenden Reaktionen, die zu ihrer Identifizierung beitragen können:

(1) Zerfall von Salpetriger Säure: Versetzt man eine Nitrit-Lösung mit Essigsäure oder einer Mineralsäure (HCl, H_2SO_4), so entsteht die undissozierte HNO_2, die unter Disproportionierung in ein Gemisch von *braunem* Stickstoffdioxid (NO_2) und *farblosem* Stickstoffmonoxid (NO) zerfällt. Beim Arbeiten an der Luft erhält man nur NO_2, da NO mit Sauerstoff spontan zu NO_2 reagiert [vgl. **MC-Fragen Nr. 48, 50, 54–56, 223, 230**].

$$2\ HNO_2 \rightarrow H_2O + N_2O_3 \rightarrow NO\uparrow + NO_2\uparrow$$
$$2\ NO + O_2(Luft) \rightarrow 2\ NO_2$$

Während Nitrite in Gegenwart von Luftsauerstoff braune NO_2-Dämpfe bereits beim Erwärmen in verd. H_2SO_4 bilden, ergeben Nitrate schwach braune nitrose Dämpfe erst in konz. H_2SO_4.

(2) Reduktion von Nitriten: Nitrite oxidieren in saurer Lösung Iodid-Ionen zu elementarem Iod. Bromide lassen sich dagegen *nicht* durch Nitrit oxidieren. Die Reaktion ist sehr empfindlich, jedoch wenig spezifisch für NO_2^--Ionen, da andere Oxidationsmittel ebenfalls Iodide in Iod umwandeln [vgl. **MC-Fragen Nr. 118, 120, 121, 222, 224, 267**].

$$2\ HNO_2 + 2\ HI \rightarrow 2\ H_2O + 2\ NO\uparrow + I_2 \rightarrow \textit{Iod-Stärke-Reaktion}$$

Wie Nitrate so werden auch Nitrite in *alkalischer* Lösung durch Devardasche Legierung, Al-Grieß oder Zn-Staub bis zur Stufe von *Ammoniak* (NH_3) reduziert, das anschließend mit Neßler-Reagenz nachgewiesen werden kann [siehe auch ▸ Kap. 2.3.2.24 und **MC-Fragen Nr. 229, 230**].

$$NO_2^- + 2\ Al + HO^- + 5\ H_2O \rightarrow NH_3\uparrow + 2\ [Al(OH)_4]^-$$
$$NO_2^- + 3\ Zn + 5\ HO^- + 5\ H_2O \rightarrow NH_3\uparrow + 3\ [Zn(OH)_4]^{2-}$$

(3) Oxidation von Nitriten: Schwefelsaure $KMnO_4$-Lösungen werden durch Nitrit entfärbt, das dabei zu Nitrat oxidiert wird. Dies ist neben dem zuvor erwähnten Behandeln mit verd. H_2SO_4 (Ziffer 1) eine weitere Unterscheidungsmöglichkeit zwischen Nitriten und Nitraten [vgl. **MC-Fragen Nr. 222, 223, 225, 229, 270**].

$$2\ MnO_4^- + 5\ NO_2^- + 6\ H_3O^+ \rightarrow 2\ Mn^{2+} + 5\ NO_3^- + 9\ H_2O$$

(4) Ringprobe: Eisen(II)-sulfat bildet mit Nitrit ein *braunes* bis *amethystfarbenes* Pentaaquanitrosylferrat(II)-Kation. Im Unterschied zu Nitrat bildet sich die Nitrosoeisen(II)-Verbindung aber schon in *schwach saurer* Lösung. Bei exakter Einhaltung eines schwach sauren pH-Werts stören deshalb NO_3^--Ionen *nicht*. Nach neueren IR-spektroskopischen Untersuchungen scheint das NO im Komplex als „NO^+" vorzuliegen [vgl. **MC-Fragen Nr. 222, 224, 892**].

$NO_2^- + Fe^{2+} + 2\,H_3O^+ \rightarrow NO + Fe^{3+} + 3\,H_2O$
$[Fe(H_2O)_6]^{2+} + NO \rightarrow [Fe(H_2O)_5NO]^{2+} + H_2O$

(5) Diazotierung und Azokupplung: Primäre Amine lassen sich mit Salpetriger Säure in Diazoniumsalze ($R\text{-}N{\equiv}N^+X^-$) überführen (siehe auch ▸ Kap. 3.6.3.14, Ziffer 6a und 12). Aliphatische Diazoniumsalze sind instabil; sie hydrolysieren leicht unter N_2-Abspaltung zu Alkoholen und Alkenen. Demgegenüber sind *aromatische Diazoniumsalze* ($Ar\text{-}N{\equiv}N^+X^-$) zumindest bei tiefen Temperaturen so stabil, dass sie als elektrophile Reagenzien mit *aromatischen Aminen* oder *Phenolen* zu charakteristisch gefärbten *Azofarbstoffen* kuppeln können [vgl. **MC-Fragen Nr. 212, 224, 226–228, 230, 260, 687–690**].

Säuert man z. B. eine Nitrit enthaltende Lösung mit Eisessig an und gibt nacheinander *Sulfanilsäure* und *1-Naphthylamin* **(Lunge-Reagenz)** hinzu, so kuppelt das aus Sulfanilsäure und HNO_2 gebildete Aryldiazoniumkation elektrophil mit Naphthylamin zu einem *roten* Azofarbstoff.

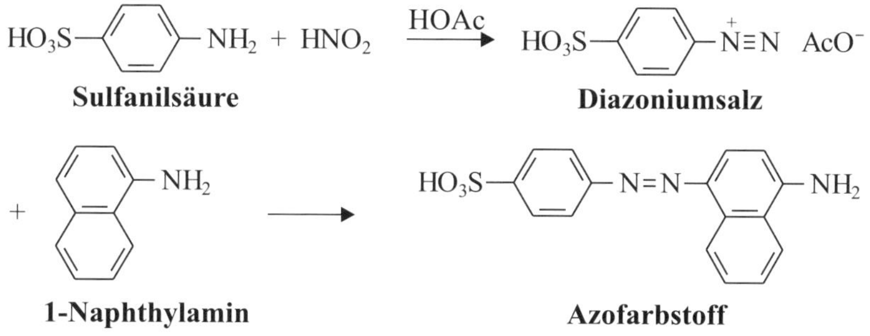

$HO_3S\text{-}C_6H_4\text{-}NH_2 + HNO_2 \xrightarrow{HOAc} HO_3S\text{-}C_6H_4\text{-}\overset{+}{N}{\equiv}N\ \ AcO^-$

Sulfanilsäure **Diazoniumsalz**

$+\ C_{10}H_7\text{-}NH_2 \longrightarrow HO_3S\text{-}C_6H_4\text{-}N{=}N\text{-}C_{10}H_6\text{-}NH_2$

1-Naphthylamin **Azofarbstoff**

Da 1-Naphthylamin toxisch ist, sollte man zum Nachweis besser 1-Amino-naphthalin-4-sulfonsäure verwenden, die mit Salpetriger Säure wie folgt zu einem Azofarbstoff reagiert:

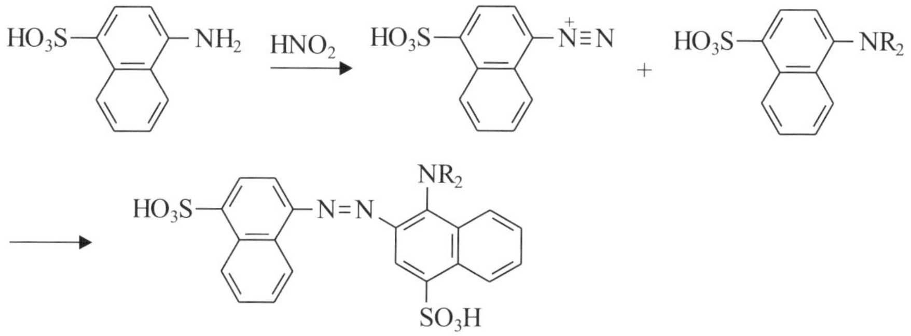

$HO_3S\text{-}C_{10}H_6\text{-}NH_2 \xrightarrow{HNO_2} HO_3S\text{-}C_{10}H_6\text{-}\overset{+}{N}{\equiv}N\ +\ HO_3S\text{-}C_{10}H_6\text{-}NR_2$

$\longrightarrow HO_3S\text{-}C_{10}H_6\text{-}N{=}N\text{-}C_{10}H_5(NR_2)(SO_3H)$

Beim Diazotieren von *o-Aminobenzalphenylhydrazon* **(Nitrin)** tritt in saurer Lösung eine intensiv *rotviolette* Färbung auf, die jedoch in kurzer Zeit nach *gelb* umschlägt.

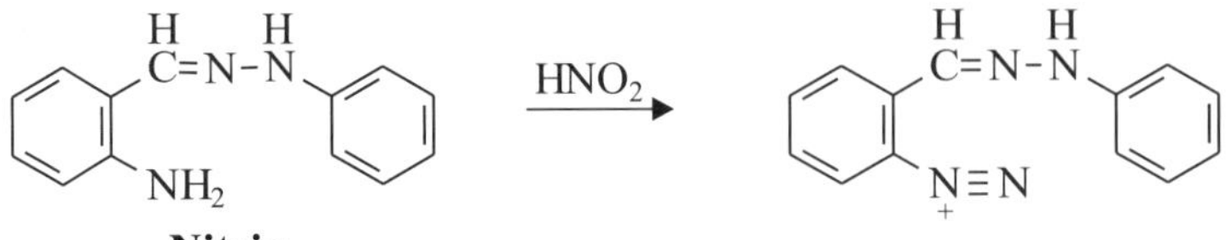

Nitrin

An Stelle aromatischer Amine wie 1-Naphthylamin kann man auch Phenole wie *2-Naphthol* als Kupplungskomponente verwenden. Die Kupplung mit β-Naphthol führt in alkalischer Lösung zu einem intensiv *rot* gefärbten Azofarbstoff (*Ph. Eur.*) [siehe auch ▸ Kap. 3.6.3.14, Ziffer 10a].

Die beschriebene Diazotierungs-Kupplungs-Reaktion ist auch zum Nachweis von Nitrit in Gegenwart von Nitrat-Ionen geeignet, weil Nitrit-Ionen *direkt* eine Diazotierungsreaktion eingehen, während Nitrat zuvor erst zu Nitrit reduziert werden muss [vgl. **MC-Fragen Nr. 227–230, 823, 862**].

(6) Bildung von Nitrosophenazon: Bei der Umsetzung von *Phenazon* (**Antipyrin** = 1-Phenyl-2,3-dimethyl-pyrazolin-5-on) mit Salpetriger Säure bildet sich das *grün* gefärbte *4-Nitrosophenazon* [vgl. **MC-Frage Nr. 224**].

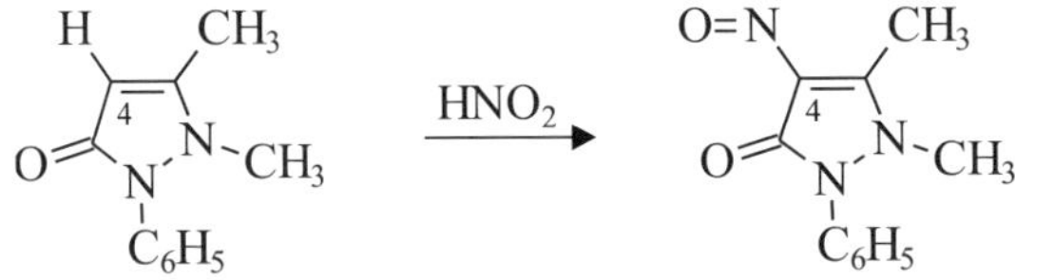

Phenazon $\xrightarrow{HNO_2}$ **4-Nitrosophenazon**

Die Bildung des grünen, schwer löslichen 4-Nitrosophenazon wird umgekehrt auch zur *Identitätsprüfung von Phenazon* herangezogen (*Ph. Eur.*).

(7) Zerstörung von Nitrit: Reaktionen zur Entfernung von Nitriten aus dem Analysengang sind wichtig, da Nitrate nur dann sicher nachgewiesen werden können, wenn Nitrit abwesend ist. Ohne störende Nebenreaktionen gelingt die Entfernung von Nitrit in saurem Milieu mit *Amidosulfonsäure* (Sulfaminsäure). Hierbei entsteht aus Salpetriger Säure unter Synproportionierung elementarer Stickstoff [vgl. **MC-Fragen Nr. 222, 231–234, 892**].

$$HNO_2 + H_2N\text{-}SO_3H \rightarrow N_2\uparrow + H_2SO_4 + H_2O$$

Auch Stickstoffwasserstoffsäure (HN_3) oder ihrer Salze (Azide) sind hierfür geeignet. Dabei entsteht neben Stickstoff noch Distickstoffmonoxid (N_2O) [vgl. **MC-Frage Nr. 232**].

$$N_3^- + 2\,H_3O^+ + NO_2^- \rightarrow N_2\uparrow + N_2O\uparrow + 3\,H_2O$$

Darüber hinaus können Nitrite mit überschüssigem *Harnstoff* [$O{=}C(NH_2)_2$] in der Kälte bei schwachem Ansäuern des Sodaauszuges oder aus der neutralen Lösung der Analysensubstanz quantitativ entfernt werden [vgl. **MC-Fragen Nr. 223, 229, 231–233**].

$$2\,HNO_2 + CO(NH_2)_2 \rightarrow CO_2\uparrow + 2\,N_2\uparrow + 3\,H_2O$$

Eine weitere Möglichkeit zur Entfernung von Nitrit besteht im Versetzen der Analysenlösung mit Ammoniak unter Bildung von *Ammoniumnitrit* (NH_4NO_2), das beim Erwärmen in Stickstoff und Wasser zerfällt [vgl. **MC-Frage Nr. 232**].

$$HNO_2 + NH_3 \rightarrow NH_4NO_2 \xrightarrow{\Delta} N_2\uparrow + 2\,H_2O$$

2.2.3.20 Gemische von Nitrat und Nitrit nebeneinander

Als **Vorprobe auf Nitrit** dient das Erhitzen der Analysensubstanz mit *verdünnter* Schwefelsäure, wobei nach Freisetzung der Salpetrigen Säure (HNO_2) aus ihren Salzen unter Disproportionierung ein Gemisch von *farblosem* NO und *braunem* NO_2 entsteht. Beim Arbeiten an der Luft erhält man stets NO_2, da NO spontan durch Luftsauerstoff zu NO_2 oxidiert wird.

$$2\,HNO_2 \rightarrow H_2O + NO\uparrow + NO_2\uparrow$$
$$2\,NO + O_2 \rightarrow 2\,NO_2\uparrow$$

Nitrate ergeben erst mit konz. H_2SO_4 schwach braune Dämpfe. Bei dieser Vorprobe bilden sich braune Dämpfe auch durch Oxidation von Bromiden zu elementarem Brom.

Zum **Nachweis von Nitrit** (NO_2^-) wird der Sodaauszug mit verd. H_2SO_4 angesäuert. Nach Zugabe von $FeSO_4$ entsteht eine braune Farbe *(Ringprobe)*. Die Bildung eines roten Azofarbstoffes mit *Lunge-Reagenz* ist ein weiterer empfindlicher Nitrit-Nachweis.

Nitrit-Ionen stören den Nitrat-Nachweis und müssen deshalb mit Amidosulfonsäure oder Harnstoff aus dem Analysengang entfernt werden. In beiden Fällen wird Nitrit in elementaren Stickstoff übergeführt. Dabei ist ein Überschuss an Amidosulfonsäure zu vermeiden, da sonst einige andere Nachweise versagen.

Zum **Nachweis von Nitrat** (NO_3^-) kann die Ringprobe sowie die Reduktion zu Ammoniak (mit Zn/HO^-) herangezogen werden. Diese Reduktion ist nur bei Abwesenheit anderer N-haltiger Substanzen eindeutig. NH_4^+-Ionen müssen zuvor durch Kochen mit NaOH-Lösung beseitigt werden. Nitrat kann man auch mit Zink in essigsaurer Lösung zu Nitrit reduzieren und dann mit dem Lunge-Reagenz nachweisen. Liegen schwer lösliche basische Hg(II)- oder Bi(III)-nitrate wie z. B. $BiONO_3$ vor, so findet sich das Nitrat-Ion *nicht* im Sodaauszug. In diesem Fall wird im Rückstand des Sodaauszuges auf Nitrat geprüft.

2.2.3.21 Phosphat (Orthophosphat) (PO_4^{3-})

Orthophosphorsäure (H_3PO_4), in Kurzform nur *Phosphorsäure* genannt, ist eine dreibasige ($pK_{s1} = 2{,}16$; $pK_{s2} = 7{,}21$; $pK_{s3} = 12{,}32$), *nicht* flüchtige Säure. H_3PO_4 bildet drei Reihen von Salzen:

- Primäre Phosphate (Dihydrogenphosphate) [MeH_2PO_4]
- Sekundäre Phosphate (Monohydrogenphosphate) [Me_2HPO_4]
- Tertiäre Phosphate [Me_3PO_4].

In Wasser sind – mit Ausnahme von *Lithiumphosphat* (Li_3PO_4) – nur die Alkaliphosphate (Me_3PO_4), Ammoniumdihydrogenphosphat [$(NH_4)H_2PO_4$] sowie die primären Erdalkaliphosphate (MeH_2PO_4) leicht löslich [vgl. **MC-Frage Nr. 69**].

Im Allgemeinen werden die Farb- und Fällungsreaktionen von primären, sekundären und tertiären Phosphaten gleichermaßen gegeben, sodass zu ihrer Unterscheidung vor allem die *Bestimmung des pH-Wertes* der wässrigen Lösung dient. Primäre Phosphate reagieren in wässriger Lösung sauer, sekundäre und tertiäre Phosphate ergeben eine alkalische Reaktion. Zum Beispiel besitzt eine 1%ige wässrige Lösung von *Natriumdihydrogenphosphat* (NaH_2PO_4) einen pH-Wert von etwa 4,5 und die 1%ige Lösung von *Natriumhydrogenphosphat* (Na_2HPO_4) hat einen pH-Wert von 9,1 [vgl. **MC-Frage Nr. 852**].

Folgende Eigenschaften können zur Identifizierung des Phosphat-Ions herangezogen werden [vgl. **MC-Fragen Nr. 129, 130, 132, 134, 235–237, 263, 265, 466, 469, 710, 824, 863**]:

(1) Verhalten beim Erhitzen: Durch Erhitzen primärer Phosphate wie NaH_2PO_4 entstehen *Polyphosphate* $(NaPO_3)_x$, während sekundäre Phosphate wie Na_2HPO_4 zu *Diphosphaten* (Pyrophosphate) ($Na_4P_2O_7$) kondensieren.

$$x\,NaH_2PO_4 \rightarrow (NaPO_3)_x + x\,H_2O$$
$$2\,Na_2HPO_4 \rightarrow Na_4P_2O_7 + H_2O$$

(2) Bildung schwer löslicher Niederschläge: Versetzt man die neutrale Lösung (pH = 7) eines Phosphats mit Silbernitrat-Lösung, so entsteht ein *gelber* Niederschlag von *Silberphosphat* (Ag_3PO_4), dessen Farbe sich beim Erhitzen zum Sieden nicht verändert, und der sich in Essigsäure und Salpetersäure wieder auflöst. Primäres Silberphosphat ist auch löslich in Ammoniak unter Bildung von Diamminsilber-Ionen (*Ph. Eur.*) [vgl. **MC-Fragen Nr. 235–237, 466, 824, 863**].

$$3\,Ag^+ + PO_4^{3-} \rightarrow Ag_3PO_4\downarrow \xrightarrow{(NH_3)} [Ag(NH_3)_2]^+$$

In neutraler Lösung bildet sich mit $BaCl_2$ ein *weißer* Niederschlag von sekundärem *Bariumphosphat* ($BaHPO_4$), während bei der Fällung aus ammoniakalischer Lösung vorwiegend tertiäres $Ba_3(PO_4)_2$ entsteht. Sr(II) verhält sich ähnlich, dagegen werden Ca^{2+}-Ionen als basisches Calciumphosphat oder *Hydroxylapatit*, $Ca_5(PO_4)_3(OH)$, gefällt [vgl. **MC-Fragen Nr. 129, 130, 132, 134**].

In einer ammoniakalischen, NH_4Cl-haltigen Lösung eines Mg(II)-Salzes fällt mit Phosphat – auch aus verdünnten Lösungen – *weißes Magnesiumammoniumphosphat* ($MgNH_4PO_4$) aus, das in verdünnten Säuren wieder löslich ist [vgl. **MC-Fragen Nr. 235, 236, 265**].

$$HPO_4^{2-} + NH_4^+ + Mg^{2+} + HO^- \rightarrow MgNH_4PO_4\downarrow + H_2O$$

Aufgrund der angeführten Fällungsreaktionen muss Phosphat beim Kationentrennungsgang *vor* der Ammoniumsulfid-Gruppenfällung abgetrennt werden, weil sonst die Erdalkali-Ionen zusammen mit den Ionen der $(NH_4)_2S$-Gruppe als Phosphate ausfallen würden (siehe auch ▸ Kap. 2.3.1.7). Für die *Abtrennung von Phosphat* eignet sich vor allem die Fällung mit Fe(III)- und Zr(IV)-Salzen.

Mit $FeCl_3$ bildet Phosphat einen *weißen* Niederschlag von tertiärem *Eisenphosphat* ($FePO_4$), der durch mitgefällte basische Fe(III)-Salze auch *rostfarben* sein kann. $FePO_4$ ist in Essigsäure löslich, sofern die Acidität der Lösung durch Acetat nicht abgestumpft wird. Erdalkaliphosphate fallen unter diesen Bedingungen nicht aus [vgl. **MC-Frage Nr. 236**].

$$Fe^{3+} + PO_4^{3-} \rightarrow FePO_4\downarrow$$

Selbst aus stark salzsaurer Lösung fällt mit Zirkoniumoxidchlorid ($ZrOCl_2$) ein *weißer,* flockiger Niederschlag von tertiärem *Zirkonphosphat*, $Zr_3(PO_4)_4$ aus. Diese Reaktion kann ebenfalls zur Abtrennung von Phosphat *vor* der Ammoniumsulfid-Gruppe genutzt werden [vgl. **MC-Fragen Nr. 235, 236, 309, 310, 312**].

$$4\,H_3PO_4 + 3\,ZrOCl_2 \rightarrow Zr_3(PO_4)_4\downarrow + 6\,HCl + 3\,H_2O$$

(3) Bildung von Heteropolyanionen: Aus einer salpetersauren Phosphat-Lösung fällt bei Zusatz von Ammoniummolybdat schwer lösliches *gelbes Ammoniumdodekamolybdatophosphat* aus, das in Ammoniak löslich ist [vgl. **MC-Fragen Nr. 235–237, 263, 469**].

$$H_2PO_4^- + 12\,MoO_4^{2-} + 3\,NH_4^+ + 22\,H_3O^+ \rightarrow (NH_4)_3[P(Mo_3O_{10})_4]\downarrow + 34\,H_2O$$

Ammoniumdodekamolybdatophosphat ist das Salz einer Heteropolysäure. Arsenate und Silicate bilden ähnliche Heteropolyanionen und stören.

Versetzt man eine Phosphat-Lösung mit einer Ammoniummolybdat/Ammoniumvanadat-Lösung [$(NH_4)_2MoO_4/(NH_4)_3VO_4$], so entsteht in neutraler bis salpetersaurer Lösung ein *gelb* gefärbter Niederschlag von *Divanadatodekamolybdatophosphat*, $[PV_2Mo_{10}O_{40}]^{5-}$, dem Anion einer gemischten Heteropolysäure *(Ph. Eur.)*. Arsenat und Silicat reagieren analog und stören den Nachweis [vgl. **MC-Frage Nr. 863**].

(4) Grenzprüfung auf Phosphat: Die Phosphat-Probelösung wird, falls erforderlich, neutralisiert, mit *Molybdänschwefelsäure-Reagenz* (Ammoniummolybdat/Schwefelsäure) versetzt und geschüttelt. Anschließend fügt man eine Zinn(II)-chlorid-Lösung ($SnCl_2$) hinzu. Eine Referenzlösung mit 5 ppm Phosphat wird in gleicher Weise behandelt. Nach 10 Minuten darf die Prüflösung nicht stärker *blau* gefärbt sein als die Vergleichslösung.

In saurer Lösung ergeben Phosphate und Molybdate *Phosphormolybdänsäure* $H_3[PMo_{12}O_{40}]$. Die Heteropolysäure lässt sich durch verschiedene Reduktionsmittel wie $SnCl_2$ zu einer *blau* gefärbten Verbindung, dem sogenannten *Molybdänblau,* reduzieren. Dem Phosphor kommt dabei lediglich die Funktion eines Redoxkatalysators zu. Die Reduktion zu Molybdänsäure ist in hohem Maße pH-abhängig. Nach jüngsten Befunden handelt es sich beim Molybdänblau wahrscheinlich um eine *Cluster-Verbindung* der Zusammensetzung $[(MoO_3)_{154}\,(H_2O)_{70}H_x)^{y-}]$ mit variablem Protonierungs- und Reduktionsgrad.

2.2.3.22 Arsenat (AsO_4^{3-}), Arsenit (AsO_3^{3-})

Arsenate zeigen in ihrem chemischen Verhalten eine große Ähnlichkeit mit Phosphaten und sind mit diesen *isomorph*; das heißt, Arsenate und Phosphate bilden Mischkristalle und reagieren häufig in gleicher Weise.

Folgende Nachweisreaktionen können zur Identifizierung von Arsenat- bzw. Arsenit-Ionen genutzt werden:

(1) Fällung schwer löslicher Salze: Aus Arsenat-Lösungen wird mit Schwefelwasserstoff ein *gelber* Niederschlag von *Arsen(V)-sulfid* (As_2S_5) gefällt, der je nach Reaktionsbedingungen auch As_2S_3 und Schwefel enthält, und der mit der Fällung der H_2S-Gruppe aus dem Trennungsgang abgetrennt wird, sodass an dieser Stelle des Kationentrennungsganges Arsenat z. B. *nicht* als Magnesiumammoniumarsenat nachgewiesen werden kann. Arsenit-Ionen bilden mit Schwefelwasserstoff *gelbes Arsen*(III)-sulfid (As_2S_3), das in konz. HCl schwer löslich ist [vgl. **MC-Fragen Nr. 28, 446**].

$$2\,AsO_4^{3-} + 5\,H_2S + 6\,H_3O^+ \rightarrow As_2S_5\downarrow + 14\,H_2O$$
$$2\,AsO_3^{3-} + 3\,H_2S + 6\,H_3O^+ \rightarrow As_2S_3\downarrow + 12\,H_2O$$

Mit Ag^+-Ionen bildet Arsenat in neutraler Lösung einen *braunen* Niederschlag von *Silberarsenat* (Ag_3AsO_4), während mit Phosphat eine gelbe Fällung entsteht [vgl. **MC-Fragen Nr. 238–240, 346**].

$$AsO_4^{3-} + 3\,Ag^+ \rightarrow Ag_3AsO_4\downarrow \text{ (braun)}$$

Versetzt man dagegen eine Arsenit-Lösung mit Silbernitrat, so entsteht ein *gelber* Niederschlag von *Silberarsenit* (Ag_3AsO_3) [vgl. **MC-Frage Nr. 239**].

$$3\,Ag^+ + AsO_3^{3-} \rightarrow Ag_3AsO_3\downarrow \text{ (gelb)}$$

In ammoniakalischer, NH_4Cl-haltiger Lösung wird Arsenat mit Mg^{2+}-Ionen als schwer lösliches, *weißes Magnesiumammoniumarsenat* ($MgNH_4AsO_4$) gefällt [vgl. **MC-Fragen Nr. 238–240, 264, 346**].

$$Mg^{2+} + NH_4^+ + HAsO_4^{2-} + HO^- \rightarrow MgNH_4AsO_4\downarrow + H_2O$$

(2) Bildung von Heteropolyanionen: Arsenat (AsO_4^{3-}) ergibt in salpetersaurer Lösung nach Zugabe einer Ammoniummolybdat-Lösung einen *gelben* Niederschlag von *Ammoniumdodekamolybdatoarsenat*, $(NH_4)_3[As(Mo_3O_{10})_4]$. Ammoniak-Lösung zerlegt dieses Heteropolysalz wieder in Ammoniumarsenat und Ammoniummolybdat [vgl. **MC-Fragen Nr. 238, 262**].

(3) Reduktion von Arsenverbindungen: In stark saurer Lösung vermag Arsenat Iodid-Ionen zu Iod zu oxidieren, wobei es selbst zu Arsenit reduziert wird. Die Reaktion ist umkehrbar, sodass in schwach saurem Medium Arsenit-Ionen eine Iod-Lösung entfärben [vgl. **MC-Fragen Nr. 113, 116, 119, 121, 238, 240**].

$$AsO_4^{3-} + 2\,I^- + 2\,H_3O^+ \rightleftharpoons AsO_3^{3-} + I_2 + 3\,H_2O$$

Wird die Lösung einer Arsenverbindung, eines Arsenits (Me_3AsO_3) oder eines Arsenats (Me_3AsO_4) mit *Hypophosphit* ($H_2PO_2^-$) erhitzt, so entsteht ein *brauner* Niederschlag von metallischem Arsen. Phosphinsäure [Hypophosphorige Säure] (H_3PO_2)

wird dabei zu Phosphonsäure [Phosphorige Säure] (H_3PO_3) oxidiert [*Reaktion nach Thiele*] (*Ph. Eur.*). Die Reduktion von fünfwertigen Arsenverbindungen gelingt oft erst nach Zusatz von Kaliumiodid-Lösung [vgl. **MC-Fragen Nr. 344, 345, 348–350, 352, 355, 492, 827, 867, 879**].

$$2\,AsCl_3 + 3\,H_3PO_2 + 3\,H_2O \rightarrow 2\,As\downarrow + 3\,H_3PO_3 + 6\,HCl$$

Für die Reduktion von Arsenaten (AsO_4^{3-}) *und* Arseniten (AsO_3^{3-}) zum Metall eignet sich auch Zinn(II)-chlorid ($SnCl_2$) in konz. HCl (*Bettendorfsche Probe*). Zinn und Antimon ergeben diese Reaktion *nicht* [vgl. **MC-Fragen Nr. 239–241, 346–349, 486**].

$$2\,AsO_3^{3-} + 3\,Sn^{2+} + 18\,Cl^- + 12\,H_3O^+ \rightarrow 2\,As\downarrow + 3\,[SnCl_6]^{2-} + 18\,H_2O$$
$$2\,AsO_4^{3-} + 5\,Sn^{2+} + 30\,Cl^- + 16\,H_3O^+ \rightarrow 2\,As\downarrow + 5\,[SnCl_6]^{2-} + 24\,H_2O$$

Die Reduktion von Arsenverbindungen mit naszierendem Wasserstoff (aus Zn/HCl) führt dagegen zur Bildung von Arsenwasserstoff [*Arsin, Monoarsan*] (AsH_3) [siehe auch ▸ Kap. 1.2.6 „*Marsh-Probe*" und **MC-Fragen Nr. 25, 26, 34, 60**].

Weitere Reaktionen von Arsenverbindungen werden im ▸ Kap. 2.3.2.7 vorgestellt.

(4) Grenzprüfung auf Arsen: Die Grenzprüfung auf Arsenverbindungen (Arsenite, Arsenate) erfolgt gemäß *Ph. Eur.* nach zwei unterschiedlichen Methoden [vgl. **MC-Fragen Nr. 344, 345, 349–356, 492, 827, 867, 879**]:

Methode A (nach H. Smith)

Apparatur: Die in ◦ Abb. 2.2 gezeigte Apparatur besteht aus einem 100 ml Erlenmeyer-Kolben mit Schliffstopfen, durch den ein etwa 200 mm langes Glasrohr mit

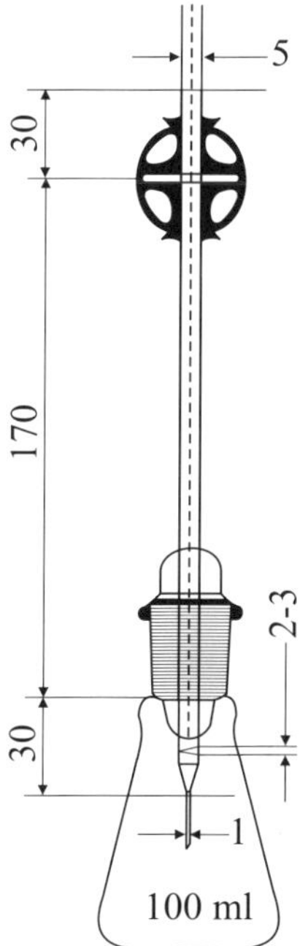

◦ **Abb. 2.2 Apparatur zur Grenzprüfung auf Arsen nach Methode A (Längenangaben in mm)**

5 mm innerem Durchmesser reicht. Dessen unteres Ende ist zu einer Kapillare (innerer Durchmesser 1,0 mm) ausgezogen. 15 mm oberhalb der Kapillarspitze befindet sich eine seitliche 2–3 mm große Öffnung. Die seitliche Öffnung muss mindestens 3 mm von der Unterkante des Glasstopfens entfernt sein. Am oberen Ende des plangeschliffenen Glasrohres wird mithilfe zweier Zugfedern ein zweites, etwa 30 mm langes Glasrohr befestigt.

Durchführung: Das untere Glasrohr wird mit Blei(II)-acetat-Watte beschickt. Zwischen die Planschliffe wird ein Quecksilber(II)-bromid-Papier ($HgBr_2$) gelegt. Die in der jeweiligen Monographie vorgeschriebene Substanzmenge wird in Wasser gelöst bzw. bei Verwendung des entsprechenden Volumens einer Probelösung wird mit Wasser verdünnt. Man gibt nacheinander 36%ige HCl-Lösung, $SnCl_2$-Lösung und KI-Lösung hinzu und lässt 15 Minuten stehen. Anschließend fügt man aktiviertes Zink hinzu und erwärmt die verschlossene Apparatur in einem Wasserbad derart, dass eine gleichmäßige Gasentwicklung gewährleistet ist. Nach mindestens 2 Stunden darf der auf dem mit $HgBr_2$-getränktem Papier entstandene Fleck nicht stärker *orange* bis *braun* gefärbt sein als der einer Referenzlösung mit **1 ppm** Arsen.

Bestimmung: Naszierender Wasserstoff – aus Zn/HCl dargestellt – reduziert Arsenverbindungen zu *Arsin* (Arsenwasserstoff, AsH_3).

$$As^{3+} + 3\,Zn + 3\,H_3O^+ \rightarrow AsH_3\uparrow + 3\,Zn^{2+} + 3\,H_2O$$

Arsin, das mit dem H_2-Strom zum $HgBr_2$-Papier gelangt, reagiert dort in einer Reihe von Reduktionsschritten zu *orange* bis *braun* gefärbten *Quecksilberarseniden*. Die Färbung verblasst allmählich unter Lichteinwirkung.

$$AsH_3 + HgBr_2 \xrightarrow{-HBr} AsH_2(HgBr) + HgBr_2 \xrightarrow{-HBr} AsH(HgBr)_2 +$$

$$HgBr_2 \xrightarrow{-HBr} As(HgBr)_3 + AsH_3 \xrightarrow{-HBr} As_2Hg_3$$

Der aus Iodid-Ionen und HCl gebildete Iodwasserstoff (HI) reduziert zuvor Arsen(V) zu Arsen(III) [vgl. **MC-Fragen Nr. 238, 356, 867, 879**].

$$AsO_4^{3-} + 2\,HI \leftrightharpoons AsO_3^{3-} + I_2 + H_2O$$

Zinn(II)-chlorid ($SnCl_2$) fördert sowohl die Wasserstoffentwicklung als auch die Reduktion von As(III) zu Arsin. Schwefelwasserstoff (H_2S) und Phosphin (PH_3) verursachen mit $HgBr_2$ ähnliche Färbungen und stören. Die Störung wird durch das Dazwischenschalten von Pb(II)-acetat-Watte beseitigt (Entfernen von H_2S als PbS).

Methode B (nach J. Thiele)

Durchführung: Die in der betreffenden Monographie vorgeschriebene Substanzmenge wird in einem Reagenzglas nacheinander mit 36%iger HCl-Lösung, Kaliumiodid und *Hypophosphit-Reagenz* versetzt und unter gelegentlichem Umschütteln 15 Minuten auf dem Wasserbad erwärmt. Die zu prüfende Lösung darf nicht stärker gefärbt sein als eine Referenzlösung, die **10 ppm** Arsen enthält.

Bestimmung: Die aus Hypophosphit ($H_2PO_2^-$) und HCl in Freiheit gesetzte *Phosphinsäure* (H_3PO_2) reduziert Arsenverbindungen zu elementarem *Arsen*, das durch die Dunkelfärbung der Lösung oder durch die Abscheidung eines braunen Niederschlags zu erkennen ist. Notwendig für das Gelingen der Reaktion ist ein Überschuss an Salzsäure, durch den wahrscheinlich Arsenverbindungen vor der Reduktion mit H_3PO_2 in Chloride, insbesondere $AsCl_3$, umgewandelt werden.

$$2\,AsCl_3 + 3\,H_3PO_2 + 3\,H_2O \rightarrow 2\,As\downarrow + 3\,H_3PO_3 + 6\,HCl$$

Auch hier wird durch die Zugabe von Iodid-Ionen zunächst As(V) zu As(III) reduziert. Der KI-Zusatz entfällt bei Anwesenheit von Sulfat, weil Iodid die Reduktion von Sulfat zu Schwefel oder Sulfid (S^{2-}) katalysiert. Die Thiele-Methode ist weniger empfindlich als die Prüfung nach Smith, dafür aber wesentlich einfacher durchzuführen.

2.2.3.23 Gemische von Arsenat und Arsenit

Arsenit ergibt mit $AgNO_3$-Lösung in neutralem Medium einen *gelben* Niederschlag von *Silberarsenit* (Ag_3AsO_3), während Arsenat unter diesen Bedingungen *braunes Silberarsenat* (Ag_3AsO_4) bildet. Beide Fällungen sind in Säuren und NH_3 löslich.

$$AsO_3^{3-} + 3\,Ag^+ \rightarrow Ag_3AsO_3\downarrow \text{ (gelb)}$$
$$AsO_4^{3-} + 3\,Ag^+ \rightarrow Ag_3AsO_4\downarrow \text{ (braun)}$$

Aus Arsenat-Lösungen fällt $MgCl_2$-Lösung in Gegenwart von NH_3/NH_4Cl kristallines *Magnesiumammoniumarsenat* ($MgNH_4AsO_4 \cdot 6\,H_2O$) aus und mit Ammoniummolybdat bildet sich *gelbes Ammoniumdodekamolybdatoarsenat*. Arsenit gibt diese Reaktionen *nicht*.

Dagegen lassen sich Arsenite mit Iod, HNO_3 oder H_2O_2/HO^- zu Arsenaten oxidieren. Die Oxidation von Arsenit mit Iod ist pH-abhängig. In *stark saurer* Lösung reduzieren Iodid-Ionen Arsenat wieder zu Arsenit.

$$AsO_3^{3-} + I_2 + 3\,H_2O \leftrightharpoons AsO_4^{3-} + 2\,I^- + 2\,H_3O^+$$

Auch mit Schwefelwasserstoff oder Schwefliger Säure wird Arsenat zu Arsenit reduziert. Setzt man hingegen Arsenat oder Arsenit in salzsaurem Medium mit Zinn(II)-chlorid ($SnCl_2$) um, so bildet sich elementares Arsen (*Bettendorfsche Probe*). Darüber hinaus wird dreiwertiges Arsen mit Zn/H_2SO_4 oder Al/NaOH bis zur Stufe des Arsins (AsH_3) reduziert.

2.2.3.24 Gemische von Phosphat, Arsenat und Silicat

Da sich einzelne Phosphate sehr stark in ihren Löslichkeiten unterscheiden, muss der **Phosphat-Nachweis** an verschiedenen Stellen des Analysenganges erfolgen. *Lösliche Phosphate* können sowohl im salzsauren Auszug der Analysensubstanz als auch im Sodaauszug nachgewiesen werden. Bei *schwer löslichen Phosphaten* prüft man auch im Rückstand des Sodaauszuges bzw. im salzsäureunlöslichen Rückstand auf Phosphat.

Bei Anwesenheit von Orthosilicat (SiO_4^{4-}) und Arsenat (AsO_4^{3-}) erfolgt die Identifizierung von Phosphat erst nach Abrauchen der löslichen Kieselsäure mit HCl und deren Überführung in salzsäureunlösliches SiO_2. Nach quantitativer Fällung von

Arsenat als As_2S_3 wird im Filtrat der Schwefelwasserstoff-Gruppenfällung auf Phosphat geprüft. Das nachfolgende Schema beschreibt nochmals das angesprochene Trennverfahren.

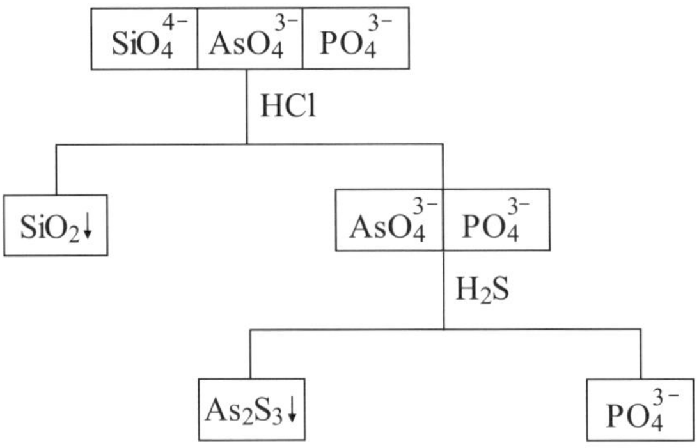

2.2.3.25 Silicat (SiO_3^{2-}), Orthosilicat (SiO_4^{4-})

Orthokieselsäure (H_4SiO_4) ist eine schwache Säure ($pK_s = 9{,}51$). Die Säure neigt, insbesondere in saurer Lösung, zur Kondensation unter Bildung von *Polysilicaten* unterschiedlicher Struktur. Endprodukt der Kondensation ist *Siliciumdioxid* (SiO_2). In den Silicaten ist jedes Si-Atom tetraedrisch von vier O-Atomen umgeben, wobei die Sauerstoffatome auch eine Brücke zwischen zwei Si-Atomen bilden können. Die Vielfalt der Silicate wird noch dadurch erhöht, dass sie auch andere Elemente, insbesondere Aluminium, enthalten können *(Alumosilicate)*. Silicate dienen zur Herstellung von Gebrauchsgütern wie *Porzellan* oder *Glas*.

Mit Ausnahme der reinen *Alkalisilicate* und des *Bariumsilicats* sind alle übrigen Silicate in Wasser schwer löslich. Durch starke Säuren werden sie teilweise zersetzt. Allgemein nimmt die Löslichkeit mit steigendem Kondensationsgrad ab. Für die Analytik von Silicaten sind folgende Reaktionen von Bedeutung:

(1) Bildung von Kieselsäure-Gallerte: Versetzt man eine konzentrierte Silicat-Lösung mit einer anorganischen Säure wie HCl, so bildet sich gallertartige, wasserhaltige Kieselsäure [$(SiO_2)(H_2O)_x$].

Es bleibt aber stets eine nicht unbedeutende Menge an Kieselsäure kolloidal in Lösung. Durch zweimaliges Eindampfen zur Trockne (Abrauchen) mit konz. HCl wird auch die noch kolloidal gelöste Kieselsäure ausgefällt. Die Kondensation schreitet dabei bis zum in Wasser und Säuren *unlöslichen Siliciumdioxid* (SiO_2) fort [vgl. **MC-Fragen Nr. 63, 67, 247**].

Silicate können auf diese Weise von anderen Ionen abgetrennt werden. Die quantitative Abscheidung der Kieselsäure ist erforderlich, da sie sonst im Trennungsgang in der Ammoniumsulfid-Gruppe an Stelle von $Al(OH)_3$ auftritt und den Al-Nachweis stört.

Auch Ammoniumsalze wie NH_4Cl fällen aus Alkalisilicat-Lösungen gallertartige Kieselsäure aus, weil durch die Zugabe von NH_4^+-Ionen die Hydroxid-Ionenkonzentration stark verringert wird [vgl. **MC-Frage Nr. 247**].

(2) Aufschluss von Silicaten: Für den Aufschluss von Silicaten stehen mehrere Methoden zur Verfügung [vgl. **MC-Fragen Nr. 76, 78, 81, 84, 87, 94, 96, 247**]:

- *Salzsäure-Aufschluss:* Da aber in der qualitativen Analyse meistens nicht bekannt ist, ob ein durch HCl zersetzbares Silicat vorliegt, wählt man am besten gleich eine der beiden nachfolgend genannten Aufschlussverfahren.
- *Flusssäure-Aufschluss,* siehe Wassertropfenprobe.
- *Alkalicarbonat-Aufschluss* (siehe ▸Kap. 1.5.2).

$$SiO_2 + 2\,Na_2CO_3 \rightarrow Na_4SiO_4 + 2\,CO_2\uparrow$$

Hierzu wird die Substanz mit wasserfreiem Soda (Na_2CO_3) verschmolzen; der Schmelzkuchen wird in Wasser gelöst und mit HCl-Lösung versetzt. In der Soda-Schmelze bildet sich wasserlösliches Silicat, das auf Säurezusatz als gallertartiger Niederschlag von $SiO_2(H_2O)_x$ ausfällt.

(3) Wassertropfenprobe: *Die vorgeschriebene Menge Substanz wird in einem Blei- oder Platintiegel mit Natriumfluorid (NaF) und Schwefelsäure versetzt und mit einem Cu-Draht zu einem Brei verrührt. Der Tiegel wird mit einer durchsichtigen Kunststoffplatte bedeckt, an deren Unterseite ein Tropfen Wasser hängt. Bei schwachem Erwärmen bildet sich innerhalb kurzer Zeit um den Wassertropfen ein weißer Ring.*

Aus NaF und H_2SO_4 entsteht Flusssäure (HF), die Silicate oder Siliciumdioxid (SiO_2) angreift unter Bildung von *gasförmigen Siliciumtetrafluorid* (SiF_4). SiF_4 wird von dem Wassertropfen aufgenommen und hydrolysiert zu gallertartiger, *weißer Kieselsäure* und HF (*Ph.Eur.*) [vgl. **MC-Fragen Nr. 143, 247–250, 842**].

$$2\,NaF + H_2SO_4 \rightarrow Na_2SO_4 + 2\,HF$$
$$4\,HF + SiO_2 \rightarrow SiF_4\uparrow + 2\,H_2O$$
$$SiF_4 + (x+2)\,H_2O \rightarrow SiO_2(H_2O)_x\downarrow + 4\,HF$$

Ein Überschuss an NaF ist zu vermeiden, da sich mit überschüssigem Fluorwasserstoff anstelle von SiF_4 die *nicht flüchtige*, stabile *Hexafluorokieselsäure* (H_2SiF_6) bildet.

$$SiF_4 + 2\,HF \rightarrow H_2SiF_6$$
$$3\,SiF_4 + n\,H_2O \rightarrow SiO_2(H_2O)_{n-2} + 2\,H_2SiF_6$$

In Gegenwart von Borverbindungen reagiert HF unter Bildung von Bortrifluorid (BF_3) bzw. des sehr stabilen $[BF_4]^-$-Komplexes. Borsäure und Borate sollten daher vor der Prüfung auf Silicat als Borsäuretrimethylester aus dem Analysengang entfernt werden.

Die Verwendung von Glas- oder Porzellantiegeln würde als silicathaltige Werkstoffe zu falsch positiven Ergebnissen führen.

(4) Bildung von Molybdatokieselsäure: Lösliche Silicate bilden mit Molybdänsäure eine *gelb* gefärbte Heteropolysäure. Phosphat und Arsenat stören; die Störung von Phosphat lässt sich ausschließen, indem man den Niederschlag von Ammoniumdodekamolybdatophosphat *vorher* abfiltriert [vgl. **MC-Frage Nr. 247**].

$$H_4SiO_4 + 12\,MoO_2^{2+} + 36\,H_2O \rightarrow H_4[Si(Mo_3O_{10})_4] + 24\,H_3O^+$$

Qualitative Analytik

2.2.3.26 Carbonat (CO_3^{2-}), Hydrogencarbonat (HCO_3^-)

„Kohlensäure" bildet zwei Reihen von Salzen: (saure) *Hydrogencarbonate* ($MeHCO_3$) und (neutrale) *Carbonate* (Me_2CO_3). Von den neutralen Salzen sind nur die *Alkalicarbonate* und *Ammoniumcarbonat* in Wasser leicht löslich. Alle anderen Carbonate sind dagegen schwer löslich. Sie lösen sich jedoch wie z. B. *Calciumcarbonat* ($CaCO_3$) in kohlendioxidhaltigem Wasser unter Bildung der betreffenden Hydrogencarbonate [vgl. **MC-Frage Nr. 244**].

$$CaCO_3 + CO_2 + H_2O \rightleftharpoons Ca(HCO_3)_2$$

Der **Carbonat-Nachweis** (bzw. der Nachweis von Hydrogencarbonaten) wird prinzipiell mit der Ursubstanz durch Zersetzen mit verdünnten Säuren (Salzsäure, Schwefelsäure, Essigsäure) ausgeführt. Hierbei bildet sich farb- und geruchloses *Kohlendioxid* (CO_2), das beim Einleiten in eine $Ba(OH)_2$- *(Barytwasser)* oder $Ca(OH)_2$-Lösung *(Kalkwasser)* einen *weißen* Niederschlag von *Bariumcarbonat* ($BaCO_3$) bzw. *Calciumcarbonat* ($CaCO_3$) ergibt, der sich in verdünnter Salzsäure löst (*Ph.Eur.*). Die räumliche Trennung der Bildung von CO_2 in der Analysenlösung und der Fällung als schwer lösliches Carbonat erhöht die Selektivität des Nachweises [vgl. **MC-Fragen Nr. 50–53, 68–70, 129, 130, 134, 242–245, 839**].

$$CO_3^{2-} \xrightarrow{(H^+)} HCO_3^- \xrightarrow{(H^+)} (H_2CO_3) \rightarrow H_2O + CO_2\uparrow$$

$$CO_2 + Ca(OH)_2 \rightarrow CaCO_3\downarrow + H_2O$$

Einige Arzneibücher lassen Carbonat auch in Form des schwer löslichen, *weißen Silbercarbonats* (Ag_2CO_3) identifizieren. Ag_2CO_3 zersetzt sich beim Erwärmen unter Bildung von *braunem Silberoxid* (Ag_2O).

$$2\,Ag^+ + CO_3^{2-} \rightarrow Ag_2CO_3\downarrow \xrightarrow{\Delta} Ag_2O\downarrow + CO_2\uparrow$$

Der Nachweis von CO_2 kann noch empfindlicher (selektiver) gestaltet werden, wenn man das Gas in eine *Phenolphthalein-Lösung* einleitet, die durch einen *geringen* Gehalt an Carbonat gerade rot gefärbt ist. Durch die Bildung von Hydrogencarbonat wird der pH-Wert der Lösung erniedrigt und der Indikator entfärbt.

$$CO_2 + CO_3^{2-} + H_2O \rightleftharpoons 2\,HCO_3^-$$

Der CO_3^{2-}-Nachweis wird durch *Sulfit* (SO_3^{2-}) und *Thiosulfat* ($S_2O_3^{2-}$) gestört, weil das beim Behandeln mit Säuren gebildete *Schwefeldioxid* (SO_2) in Barytwasser schwer lösliches *Bariumsulfit* ($BaSO_3$) ergibt. In $Ca(OH)_2$- oder $Sr(OH)_2$-Lösungen bilden sich analoge Fällungen. Man muss deshalb die Analysensubstanz *vor* der Prüfung auf Carbonat einige Zeit mit H_2O_2 behandeln und die genannten Schwefelverbindungen in nicht flüchtiges Sulfat überführen [vgl. **MC-Fragen Nr. 242, 244, 246**].

$$SO_3^{2-} + H_2O_2 \rightarrow SO_4^{2-} + H_2O$$

Auch $KMnO_4$ kann zur Oxidation von Sulfit und Thiosulfat verwendet werden. Jedoch müssen in diesem Fall Oxalate und Tartrate abwesend sein, da sie durch $KMnO_4$ zu CO_2 oxidiert werden [vgl. **MC-Frage Nr. 243**].

Fluorid-Ionen stören ebenfalls den Carbonat-Nachweis infolge Bildung von flüchtiger HF, die zu schwer löslichen Fluoriden (BaF_2, CaF_2) führt. Durch Zugabe eines Zirkon(IV)-Salzes kann Fluorid vorher als $[ZrF_6]^{2-}$-Komplex gebunden und dadurch die Störung beseitigt werden [vgl. **MC-Frage Nr. 242**].

2.2.3.27 Borat (BO_3^{3-}), Tetraborat ($B_4O_7^{2-}$)

Orthoborsäure ($H_3BO_3 \equiv B(OH)_3$) ist eine schwache *Lewis-Säure* ($pK_s = 9{,}25$) und neigt zur Selbstkondensation unter Bildung von Polyboraten. Die Säure ist in heißem Wasser leicht und in kaltem Wasser schwer löslich und kann deshalb aus Wasser umkristallisiert werden. Beim Erhitzen von Borsäure auf Temperaturen oberhalb 70 °C spaltet die Säure ein Mol Wasser ab und geht in *Metaborsäure* (HBO_2) über. Bei weiterem Erhitzen entsteht über die nicht isolierbare *Tetraborsäure* ($H_2B_4O_7$) schließlich *Bortrioxid* (B_2O_3).

$$HBO_2 \xleftarrow{-H_2O} B(OH)_3 + 2\,H_2O \rightleftharpoons H_3O^+ + [B(OH)_4]^-$$

Die Salze der Borsäure leiten sich meistens von der in freier Form nicht bekannten Tetraborsäure ab und haben die elementare Zusammensetzung $Me_2B_4O_7$. Das wichtigste Salz der Tetraborsäure ist *Natriumtetraborat* [*Borax*] ($Na_2B_4O_7 \cdot 10\,H_2O$).

Nur *Alkaliborate* sind wasserlöslich, die anderen Borate lösen sich dagegen leicht in Säuren. Borsäure und ihre Salze können im Sodaauszug nachgewiesen werden, da sich alle Borate – mit Ausnahme von Borosilicaten – beim Kochen mit Na_2CO_3-Lösungen in lösliche Alkaliborate umwandeln. Borosilicate müssen aus der Ursubstanz nachgewiesen werden. Analytisch bedeutsam für Borsäure und Borate sind folgende Reaktionen:

(1) Bildung schwer löslicher Borate: Mit $AgNO_3$-Lösung erfolgt Fällung von *weißem*, in Säuren und Ammoniak leicht löslichem *Silbermetaborat* ($AgBO_2$). Durch die bei der Fällung freigesetzten Protonen verläuft die Reaktion allerdings nicht quantitativ. In der Hitze hydrolysiert $AgBO_2$ zu *braunem* Silberoxid (Ag_2O).

$$B_4O_7^{2-} + 4\,Ag^+ + 3\,H_2O \rightleftharpoons 4\,AgBO_2\downarrow + 2\,H_3O^+$$

$$2\,AgBO_2 + 3\,H_2O \xrightarrow{\Delta} 2\,H_3BO_3 + Ag_2O\downarrow$$

Erdalkali-Ionen (Ba^{2+}, Ca^{2+}) fällen aus alkalischen Lösungen Metaborate mit langkettigen Anionen. Die *Erdalkaliborate* sind in ganz schwachen Säuren und in NH_4Cl-Lösung löslich. Auch einige andere im Alkalischen schwerer lösliche Metaborate werden schon von schwachen Säuren wie Essigsäure wieder aufgelöst.

$$B_4O_7^{2-} + 2\,Ba^{2+} + 2\,HO^- \rightleftharpoons 2\,Ba(BO_2)_2\downarrow + H_2O$$

(2) Nachweis durch Flammenfärbung: Aus Boraten mit Schwefelsäure freigesetzte Borsäure färbt die äußerste Zone einer Bunsenflamme *grün*. Bei manchen Borosilicaten versagt der Nachweis. In diesem Fall verreibt man die Probe mit CaF_2/H_2SO_4. Infolge Bildung von flüchtigem *Bortrifluorid* (BF_3) tritt in der nichtleuchtenden Bunsenflamme eine Grünfärbung auf.

$$2\,H_3BO_3 + 3\,CaF_2 + 3\,H_2SO_4 \longrightarrow 2\,BF_3\uparrow + 3\,CaSO_4 + 6\,H_2O$$

(3) Bildung von Borsäuretrimethylester: Unter der wasserentziehenden Wirkung von konzentrierter Schwefelsäure reagiert Borsäure mit Methanol zu flüchtigem *Borsäuretrimethylester,* $B(OCH_3)_3$ (Kp = 68,7 °C), der mit *grüner* Flamme brennt *(Ph. Eur.)* [vgl. **MC-Fragen Nr. 5–8, 11, 269**].

$$H_3BO_3 + 3\ CH_3OH \rightarrow B(OCH_3)_3\uparrow + 3\ H_2O$$

(4) Bildung von Alkoxyborsäuren: Man neutralisiert eine Borat-Probelösung nur soweit, dass sie durch einige Tropfen *Phenolphthalein-Lösung* gerade noch rot gefärbt wird. Gibt man dann einige Tropfen Glycerol, Mannitol oder Sorbitol hinzu, so bilden sich komplexe Alkoxyborsäuren von der Acidität der Essigsäure. Durch die bei der Chelatbildung freigesetzten Protonen wird der pH-Wert verringert und dadurch der Indikator entfärbt *(Ph. Eur.)*.

Die Reaktion ist auch zur quantitativen Bestimmung von Borsäure oder Natriumtetraborat geeignet [siehe Ehlers, **Analytik II**, ▸ Kap. 6.2.4.5]. Periodat (IO_4^-) stört und muss zuvor entfernt werden.

$$2\ \begin{matrix} | \\ -C-OH \\ | \\ -C-OH \\ | \end{matrix} + B(OH)_3 \longrightarrow \left[\begin{matrix} | & & | \\ -C-O & & O-C- \\ | & B & | \\ -C-O & & O-C- \\ | & & | \end{matrix} \right]^- + 2\ H_2O + H_3O^+$$

2.2.3.28 Komplexe Cyanide, insbesondere Hexacyanoferrate $[Fe(CN)_6]^{3-/4-}$

Cyanid-Ionen geben mit zahlreichen Kationen (Fe^{2+}, Fe^{3+}, Mn^{2+}, Cr^{3+}, Co^{3+}, Ni^{2+}, Zn^{2+}, Cd^{2+}, Cu^+, Ag^+ u. a.) überaus beständige komplexe Anionen der allgemeinen Zusammensetzung: $[Me^{I}(CN)_2]^-$, $[Me^{I}(CN)_4]^{3-}$, $[Me^{II}(CN)_4]^{2-}$, $[Me^{II}(CN)_6]^{4-}$ und $[Me^{III}(CN)_6]^{3-}$. Von den komplexen Cyaniden sind besonders zu nennen: *Kaliumhexacyanoferrat*(II), $K_4[Fe(CN)_6]$, das **gelbe Blutlaugensalz,** und *Kaliumhexacyanoferrat*(III), $K_3[Fe(CN)_6]$, das **rote Blutlaugensalz.**

Kaliumhexacyanoferrat(III) ist ein mild wirkendes Oxidationsmittel, das z.B. Iodid-Ionen in elementares Iod umwandelt [vgl. **MC-Frage Nr. 117**].

$$2\ [Fe(CN)_6]^{3-} + 2\ I^- \rightarrow 2\ [Fe(CN)_6]^{4-} + I_2$$

Fast alle **Hexacyanoferrate(II)** von zweiwertigen Kationen (Ca^{2+}, Cu^{2+}, Zn^{2+}, Mn^{2+}, Fe^{2+} u. a.) sind schwer löslich und vielfach charakteristisch gefärbt [vgl. **MC-Fragen Nr. 188, 709**].

Zirkoniumhexacyanoferrat(II), $Zr[Fe(CN)_6]$ und *Thoriumhexacyanoferrat*(II), $Th[Fe(CN)_6]$, sind selbst in Säuren schwer löslich, während die betreffenden **Hexacyanoferrate(III)** wasserlöslich sind. Dieser Unterschied in der Löslichkeit erlaubt eine Trennung von $[Fe(CN)_6]^{4-}$ und $[Fe(CN)_6]^{3-}$. Eine weitere Unterscheidungsmöglichkeit beruht in der guten Löslichkeit von *Silberhexacyanoferrat*(III), $Ag_3[Fe(CN)_6]$, in Ammoniak, während *Silberhexacyanoferrat*(II), $Ag_4[(Fe(CN)_6]$, darin unlöslich ist [vgl. **MC-Fragen Nr. 122, 123, 125, 127, 187**].

Alle Cyanoferrate(II) – lösliche wie schwer lösliche – können durch Kochen mit Quecksilber(II)-oxid (HgO) unter Bildung von undissoziiertem Quecksilber(II)-cyanid, $Hg(CN)_2$, zerstört werden. Heiße konzentrierte Schwefelsäure zersetzt Hexacyanoferrate unter Freisetzung von Kohlenmonoxid (CO).

Der Nachweis der Hexacyanoferrate erfolgt im Sodaauszug. Zu beachten ist, dass sich einige schwer lösliche Hexacyanoferrate des Cu(II), Fe(II), Fe(III) u. a. beim Kochen mit Soda-Lösung nur begrenzt in lösliche Alkalihexacyanoferrate umwandeln. Hexacyanoferrate können nachgewiesen durch:

(1) Bildung von schwer löslichen Salzen: Versetzt man eine neutrale bis schwach saure Probelösung mit $AgNO_3$, so fällt ein *weißer* Niederschlag aus von $Ag_4[Fe(CN)_6]$ bzw. ein *orangeroter* Niederschlag von $Ag_3[Fe(CN)_6]$. Beide Verbindungen sind schwer löslich in verdünnter Salpetersäure, lösen sich jedoch in Alkalicyanid- oder Alkalithiosulfat-Lösungen. In Ammoniak ist nur $Ag_3[Fe(CN)_6]$ löslich. Durch Oxidation mit konz. HNO_3 kann $Ag_4[Fe(CN)_6]$ in $Ag_3[Fe(CN)_6]$ umgewandelt werden.

Aus neutralen oder salpetersauren Lösungen fällt beim Versetzen mit Cu(II)-Ionen *rotbraunes* $Cu_2[Fe(CN)_6]$ oder (schmutzig) *grünes* $Cu_3[Fe(CN)_6]_2$ aus. Beide Niederschläge lösen sich in Ammoniak-Lösung (2 $mol{\cdot}L^{-1}$) [vgl. **MC-Frage Nr. 188**].

Hexacyanoferrate stören häufig die anderen Anionennachweise und müssen deshalb quantitativ aus dem Analysengang abgetrennt werden. Hierfür eignet sich am besten die Fällung als *Cadmiumhexacyanoferrat*. In neutraler bis schwach essigsaurer Lösung fällt *weißes* Cadmiumhexacyanoferrat(II) oder *hellgelbes* Cadmiumhexacyanoferrat(III) aus. Beide Substanzen lösen sich in Ammoniak-Lösung (2 $mol{\cdot}L^{-1}$).

$$\text{(weiß) } Cd_2[Fe(CN)_6]\downarrow \leftarrow Cd^{2+} \rightarrow Cd_3[Fe(CN)_6]_2\downarrow \text{ (gelb)}$$

(2) Bildung von Berliner Blau/Turnbulls Blau: Versetzt man eine saure $[Fe(CN)_6]^{4-}$ -Lösung mit Fe(III), so bildet sich **Berliner Blau.** Gibt man zu einer Probelösung von $[Fe(CN)_6]^{3-}$-Ionen ein Eisen(II)-Salz ($FeSO_4$) hinzu, so entsteht **Turnbulls Blau.** Beide Reaktionsprodukte sind jedoch aufgrund des nachfolgenden Gleichgewichts weitgehend *identisch* [vgl. **MC-Fragen Nr. 187, 188**].

$$Fe^{2+} + [Fe(CN)_6]^{3-} \leftrightharpoons [Fe(CN)_6]^{4-} + Fe^{3+}$$

Bei einem Stoffmengenverhältnis Fe(II) bzw. Fe(III) zu $[Fe(CN)_6]^{3-}$ bzw. $[Fe(CN)_6]^{4-}$ von 1:1 bilden sich kolloidal gelöste Produkte der allgemeinen Zusammensetzung $K[Fe^{III}Fe^{II}(CN)_6]$; überwiegen die Eisen-Ionen, so entstehen unlösliche Verbindungen wie $Fe_4[Fe(CN)_6]_3$. Die exakte Struktur des Berliner Blau (Turnbulls Blau) ist jedoch nach wie vor noch Gegenstand einer kontrovers geführten Diskussion.

2.2.4 Reihenfolge der Anionen-Nachweise

Analytik und Nachweise anorganischer Anionen wurden in den voranstehenden Abschnitten ausführlich diskutiert. Die Eigenschaften von *Anionen organischer Säuren* wie **Acetat, Benzoat, Citrat, Lactat, Maleat** oder **Tartrat** werden im ▸ Kap. 3.6.3.17 vorgestellt.

Zusammenfassend ist bezüglich der Anionen-Analytik auszuführen, dass die Reihenfolge ihres Nachweises beliebig ist. Da man aber bei den Einzelnachweisen eine

◘ Tab. 2.3 Reihenfolge der Anionen-Nachweise

Anion	Nachweis aus	Anion	Nachweis aus
Fluorid	Ursubstanz	Iodid	Sodaauszug
Tartrat	Ursubstanz/ Sodaauszug	Bromid	Sodaauszug
Borat	Ursubstanz	Chlorid	Sodaauszug
Cyanid	Ursubstanz	Chlorat	Sodaauszug
Oxalat	Sodaauszug	Bromat	Sodaauszug
Hexacyanoferrat(II)/(III)	Sodaauszug	Iodat	Sodaauszug
Thiocyanat	Sodaauszug	Nitrit	Sodaauszug
Sulfid	Ursubstanz	Nitrat	Sodaauszug
Silicat	[1])	Carbonat	Ursubstanz
Thiosulfat	Sodaauszug	Acetat	Ursubstanz
Sulfit	Sodaauszug	Phosphat	[2])
Sulfat	Sodaauszug		

[1]) salzsäureunlöslicher Rückstand
[2]) nach der H_2S-Gruppenfällung

Vielzahl von Störmöglichkeiten beachten muss, empfiehlt sich eine bestimmte Abfolge der Nachweise einzuhalten, wie dies ◘ Tab. 2.3 ausweist.

2.3 Analyse von Kationen

2.3.1 Trennungsgänge

Die verschiedenen in der Literatur beschriebenen Kationentrennungsgänge gehen mit Ausnahme der Erdalkali- und Alkalielemente nicht parallel mit der Stellung des betreffenden Elements im Periodensystem der Elemente (PSE); sie richten sich vielmehr nach der Löslichkeit der Chloride, Sulfide, Hydroxide und Carbonate im sauren und alkalischen pH-Bereich. Der in diesem Buch hauptsächlich vorgestellte Trennungsgang beruht auf der *unterschiedlichen Löslichkeit von Metallsulfiden* im sauren und alkalischen Medium. Im Verlaufe der Kationen-Analyse werden dabei nacheinander folgende Gruppen abgetrennt:

(1) Salzsäure-Gruppe: Sie umfasst die Elemente, die in Wasser und Säuren *schwer lösliche Chloride* bilden. Hierzu zählen: **Ag, Pb, Hg(I)**.

(2) Schwefelwasserstoff-Gruppe: Zu dieser Gruppe gehören Elemente, die in *saurer Lösung schwer lösliche Sulfide* bilden. Man teilt diese Elemente weiter ein in die:

(a) Kupfer-Gruppe: Bi, Cd, Cu, Hg(II), Pb, Tl(III)

(b) Arsen-Zinn-Gruppe: As, Sb, Sn

Die Sulfide der Kupfer-Gruppe sind in Ammoniumpolysulfid-Lösung schwer löslich; demgegenüber lösen sich die Sulfide der Arsen-Zinn-Gruppe beim Behandeln mit Ammoniumpolysulfid unter Bildung von Thiosalzen.

Tab. 2.4 Löslichkeitsprodukte ausgewählter Metallsulfide ($pK_L = -\log K_L$)

Sulfid	pK_L-Wert	Sulfid	pK_L-Wert	Sulfid	pK_L-Wert
Ag_2S	49	As_2S_3	28,6	α-CoS[1]	21,3
Hg_2S	47	As_2S_5	39,7	β-CoS[1]	26,7
HgS	52	Sb_2S_3	27,8	α-NiS[1]	20,5
PbS	28	SnS	28	β-NiS[1]	26,0
Bi_2S_3	72	SnS_2	26	FeS	18,4
Cu_2S	46,7			MnS	15
CuS	44			ZnS	24
CdS	27				

[1] Bei den α-Formen handelt es sich um die frisch gefällten Sulfide der betreffenden Elemente; als β-Formen bezeichnet man die in Salzsäure ($c=2\ mol \cdot L^{-1}$) nicht mehr löslichen Sulfide des Cobalts und Nickels.

(3) Ammoniumsulfid-Gruppe: Sie umfasst Elemente, die in *ammoniakalischer Lösung schwer lösliche Sulfide* oder *schwer lösliche Hydroxide* bilden. Dabei werden die zweiwertigen Elemente als Sulfide gefällt: **Co, Mn, Ni, Zn,** während die dreiwertigen Elemente als schwer lösliche Hydroxide abgetrennt werden: **Al, Cr, Fe**.
(4) Ammoniumcarbonat-Gruppe: Hierzu zählen Elemente, die durch die vorstehend genannten Reagenzien nicht ausgefällt werden, die jedoch in *ammoniakalischer Lösung* mit $(NH_4)_2CO_3$ *schwer lösliche Carbonate* bilden: **Ba, Ca, Sr**.
(5) Lösliche Gruppe: Zu dieser Gruppe gehören Elemente, die – unter bestimmten Bedingungen – mit allen voranstehenden Fällungsreagenzien *keine* schwer löslichen Niederschläge bilden: **Cs, K, Li, Mg, Na** und **NH_4^+**-Ionen.

2.3.1.1 Fällung schwer löslicher Sulfide

(1) Schwefelwasserstoff als Fällungsreagenz: Gasförmiger Schwefelwasserstoff (H_2S) reagiert mit vielen Metallionen unter Bildung von Sulfiden, die sich in ihren Löslichkeiten stark unterscheiden. Auf dieser pH-abhängigen, unterschiedlichen Löslichkeit beruht der in diesem Kapitel skizzierte Kationentrennungsgang. Tab. 2.4 informiert über die *Löslichkeitsprodukte* (K_L) einiger analytisch wichtiger Metallsulfide. Je größer hierbei der pK_L-Wert ist, desto schwerer löslich ist die betreffende Verbindung [vgl. **MC-Frage Nr. 105**].

Die *Löslichkeit von Schwefelwassserstoff in Wasser* ist gering ($6{,}72\ g \cdot L^{-1}$ bei 0 °C und 1000 hPa). In wässriger Lösung reagiert Schwefelwasserstoff als schwache zweiwertige Säure ($pK_{s1} = 7{,}00$; $pK_{s2} = 12{,}92$). Demzufolge ist das *Hydrogensulfid-Ion* (HS^-) eine schwache, das *Sulfid-Ion* (S^{2-}) eine starke Base.

In wässriger Lösung existieren für Schwefelwasserstoff folgende Dissoziationsgleichgewichte:

$$H_2S + H_2O \leftrightharpoons H_3O^+ + HS^- \qquad K_{s1} = [HS^-] \cdot [H_3O^+]/[H_2S]$$

$$pK_{s1} = -\log K_{s1} = 7{,}00$$

$$HS^- + H_2O \leftrightharpoons H_3O^+ + S^{2-} \qquad K_{s2} = [S^{2-}] \cdot [H_3O^+]/[HS^-]$$

$$pK_{s2} = -\log K_{s2} = 12{,}92$$

Daraus folgt für die Gesamtdissoziationskonstante des Schwefelwasserstoffs:

$H_2S + 2\,H_2O \leftrightharpoons S^{2-} + 2\,H_3O^+$
$K_{s(gesamt)} = [S^{2-}]\cdot[H_3O^+]^2/[H_2S] = K_{s1} \cdot K_{s2}$
$[S^{2-}] = K_{s(gesamt)} \cdot [H_2S]/[H_3O^+]^2$

Je nach dem **pH-Wert** der Lösung ist also die Dissoziation des Schwefelwasserstoffs mehr oder weniger stark zugunsten der Sulfid-Ionen verschoben. Mit steigender Hyroxonium-Ionenkonzentration (fallendem pH-Wert) nimmt die Sulfid-Ionenkonzentration ab.

Für die Fällung eines zweiwertigen Metallsulfids ergibt sich dessen Löslichkeitsprodukt (K_L) zu:

$Me^{2+} + S^{2-} \rightarrow MeS\downarrow$ $\quad K_L = [Me^{2+}]\cdot[S^{2-}]$
$pK_L = -\log K_L$

In *saurer* Lösung (pH < 7) ist die Konzentration an Sulfid-Ionen $[S^{2-}]$ so gering, dass nur bei den Sulfiden der Elemente der H_2S-Gruppe das Löslichkeitsprodukt überschritten wird und diese ausfallen. In ammoniakalischer Lösung (pH = 8–10) ist die Sulfid-Ionenkonzentration erheblich höher, sodass dann die Sulfide mit größerem Löslichkeitsprodukt (Ammoniumsulfid-Gruppe) gefällt werden. Eine Reihe von Kationen bildet dagegen in wässriger Lösung keine schwer löslichen Sulfide (Ammoniumcarbonat-Gruppe und lösliche Gruppe) [siehe auch Ehlers, **Analytik II,** ▸ Kap. 5.1.2 „Löslichkeit, Löslichkeitsprodukt" und **MC-Fragen Nr. 277–282, 290–295, 339**].

(2) Thioacetamid als Fällungsreagenz: Thioacetamid (Fp = 113–114 °C) ist eine farblose, nahezu geruchlose Substanz. Sie zerfällt in wässriger Lösung in Schwefelwasserstoff und Ammoniumacetat.

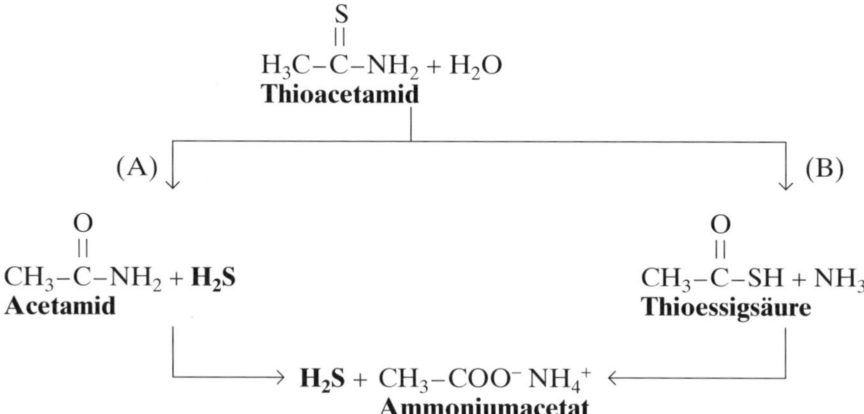

Thioacetamid hydrolysiert bei einem pH-Wert um den Neutralpunkt (pH ~ 7) nur äußerst langsam; auch in saurer Lösung (pH ~ 1; 80 °C) ist nach 45 Minuten erst die

Hälfte des Thioacetamids umgesetzt. In alkalischer Lösung verläuft dagegen die Hydrolyse etwa 8–10-mal schneller als im sauren Milieu.

Für die Hydrolyse sind zwei Reaktionswege denkbar. Untersuchungen haben ergeben, dass in saurer Lösung die Hydrolyse zu etwa 80% über den Weg (A) und nur zu etwa 20% über den Weg (B) erfolgt; in alkalischer Lösung ist dieses Verhältnis gerade umgekehrt.

Es zeigt sich aber auch, dass in ammoniakalischer Lösung die Bildung von Metallsulfiden in *homogener Lösung* mit Thioacetamid schneller abläuft, als H_2S durch Hydrolyse von Thioacetamid freigesetzt wird. Offenbar entstehen aus der intermediär gebildeten Thioessigsäure und Schwermetallkationen Salze oder Komplexe, die diese Hydrolyse beschleunigen.

2.3.1.2 Salzsäure-Gruppe

Zur Salzsäure-Gruppe gehören die Elemente, die in Wasser schwer lösliche Chloride bilden; es sind dies: **Silber** (als Ag^+), **Quecksilber** (als Hg_2^{2+}) und teilweise **Blei** (als Pb^{2+}).

Aus praktischen Gründen trennt man diese Kationen vor der Durchführung der H_2S-Gruppe ab. Zum einen ist es günstiger, H_2S in eine salzsaure statt in eine salpetersaure Lösung einzuleiten, weil sonst zu viel H_2S zu elementarem Schwefel oxidiert wird. Zum anderen disproportioniert Hg(I) in Gegenwart von H_2S zu Hg(0) und Hg(II). Da sich metallisches Quecksilber in Salpetersäure löst, würden daraus Störungen in der Kupfer-Gruppe resultieren. Hg(II) und das restliche Pb(II) werden dagegen als Sulfide in der H_2S-Gruppe gefällt [vgl. **MC-Frage Nr. 295**].

Für die Abtrennung der HCl-Gruppe muss eine salpetersaure Lösung vorliegen. Bei Zugabe von Salzsäure fallen folgende Chloride als *weiße* Niederschläge aus:

Silberchlorid (AgCl), Quecksilber(I)-chlorid (Hg_2Cl_2) und teilweise Blei(II)-chlorid ($PbCl_2$).

Ein zu starker Überschuss an HCl kann zur Bildung von löslichem $[AgCl_2]^-$ führen, sodass Ag(I) in die H_2S-Gruppe gelangen kann und sich beim Quecksilber wiederfindet.

$$Ag^+ + Cl^- \rightarrow AgCl\downarrow \xrightarrow{HCl_C} [AgCl_2]^- + (H^+)$$

Der Chlorid-Niederschlag wird abfiltriert und mit *kaltem* Wasser gewaschen. Anschließend wird der Niederschlag in Wasser suspendiert, die Suspension zum Sieden erhitzt und sofort zentrifugiert. Das in der Hitze gelöste $\mathbf{PbCl_2}$ kristallisiert beim Erkalten des Zentrifugats erneut aus und kann näher charakterisiert werden.

Der verbleibende Rückstand wird zum Herauslösen von restlichem $PbCl_2$ mehrmals mit heißem Wasser gewaschen. Ein Teil des Niederschlags wird in der Kälte mit halbkonzentriertem Ammoniak behandelt. Eine durch Disproportionierung entstehende Schwarzfärbung von metallischem Quecksilber und Quecksilberamidochlorid ($HgNH_2Cl$) zeigt **Hg** an. AgCl geht hierbei als Diamminsilber-Komplex, $[Ag(NH_3)_2]^+Cl^-$, in Lösung. Man zentrifugiert die ammoniakalische Lösung und säuert das Filtrat mit HCl an; bei Anwesenheit von Silber fällt erneut **AgCl** aus.

Qualitative Analytik

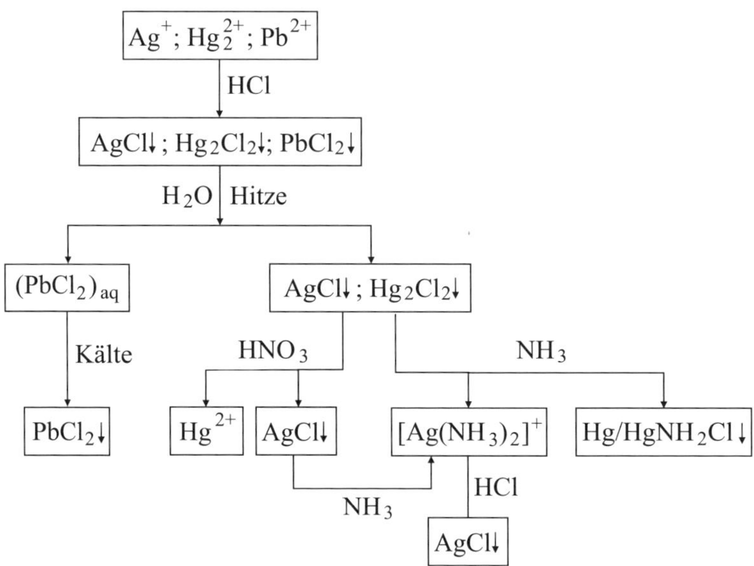

Die skizzierte Trennung versagt, wenn wenig Ag(I) neben viel Hg(I) vorhanden ist. Deshalb wird ein zweiter Teil des Rückstandes mit Salpetersäure behandelt, um Hg(I) zu Hg(II) zu oxidieren. Das farblose *Quecksilber(II)-chlorid* **($HgCl_2$)** ist im Gegensatz zu Hg_2Cl_2 bzw. AgCl in Wasser löslich. Der nach Verdünnen mit Wasser resultierende Niederschlag von AgCl wird mit Ammoniak versetzt und wie oben beschrieben analysiert. Das voranstehende Schema fasst die erwähnten Trennoperationen der HCl-Gruppe nochmals zusammen [vgl. **MC-Fragen Nr. 271, 272**].

Nach Abtrennung der Chloride muss im Filtrat die Salpetersäure abgeraucht werden, um anschließend die Schwefelwasserstoff-Gruppe durchführen zu können. Dieses Abrauchen hat jedoch oft den Verlust flüchtiger Verbindungen des Quecksilbers, Arsens oder des Antimons zur Folge.

Silber und Quecksilber(I) sind nur selten in der Analyse vorhanden, Chlorid hingegen häufig. Aus diesem Grund kann man fast nie die Salzsäure-Gruppe lehrbuchmäßig abtrennen. Deshalb werden im Allgemeinen die oben genannten Chlorid-Niederschläge den unlöslichen Rückständen zugeschlagen und bei deren Aufarbeitung identifiziert.

2.3.1.3 Schwefelwasserstoff-Gruppe

Zur Fällung der Sulfide von **Quecksilber** (als Hg^{2+}), **Blei** (als Pb^{2+}), **Bismut** (als Bi^{3+}), **Kupfer** (als Cu^+, Cu^{2+}), **Cadmium** (als Cd^{2+}), **Arsen** (als As^{3+}, As^{5+}), **Antimon** (als Sb^{3+}, Sb^{5+}) und **Zinn** (als Sn^{2+}, Sn^{4+}) wird in eine salzsaure Analysenlösung ($c = 1\ mol \cdot L^{-1}$) Schwefelwasserstoff eingeleitet und zur quantitativen Abscheidung von *Cadmiumsulfid* (CdS) allmählich mit Wasser verdünnt. Durch das Verdünnen mit Wasser sollte jedoch ein pH-Wert von 5 *nicht* überschritten werden, da dann bereits *Zinksulfid* (ZnS) ausfallen kann [vgl. **MC-Frage Nr. 280**].

Alternativ hierzu kann man die salzsaure Lösung auch mit festem Thioacetamid versetzen und in einem verschlossenen Gefäß 15–20 Minuten auf dem Wasserbad erwärmen. Anschließend zentrifugiert man die Sulfid-Fällung ab.

Aus der Reihenfolge des Auftretens verschieden gefärbter Sulfide kann man erste Hinweise auf die Zusammensetzung der Probe erhalten. In der Reihenfolge ihrer Ausfällung bilden sich [vgl. **MC-Fragen Nr. 277–280**]:

As_2S_3, As_2S_5 (*gelb*), SnS_2 (*hellgelb*), Sb_2S_3, Sb_2S_5 (*orange*), SnS (*braun*), HgS (*schwarz*), PbS (*schwarz*), CuS, Cu_2S (*schwarz*), Bi_2S_3 (*braun*) und CdS (*gelb*).

Es sei jedoch davor gewarnt, mehr als nur einen Hinweis in den auftretenden gefärbten Niederschlägen zu sehen. Es treten häufig Überschneidungen in der Reihenfolge des Ausfällens und somit Mischfarben auf. Bei Verwendung von Thioacetamid fällt zudem Kupfer zunächst als grünlich-weißes $[Cu(CH_3CSNH_2)_4]Cl$ aus.

Das Zentrifugat des Sulfid-Niederschlags wird auf Vollständigkeit der Fällung geprüft. Zu diesem Zweck gibt man zu einigen Tropfen des Zentrifugats etwas $CdCl_2$-Lösung hinzu. Bildet sich sofort ein Niederschlag von gelbem CdS, dann war die Fällung der H_2S-Gruppe vollständig.

Das Zentrifugat wird für die Ammoniumsulfid-Gruppe aufbewahrt. Der Sulfid-Niederschlag wird anschließend mehrmals mit (gelber) Ammoniumpolysulfid-Lösung digeriert. Es lösen sich die Sulfide des Arsens, des Antimons und ziemlich langsam auch die des Zinns (*Arsen-Zinn-Gruppe*), während **HgS, PbS, Bi_2S_3, CuS** und **CdS** (*Kupfer-Gruppe*) als unlöslicher Rückstand verbleiben. Allerdings kann *Kupfer*(II)-*sulfid* (CuS) etwas in Lösung gehen und findet sich dann beim Arsen wieder [vgl. **MC-Frage Nr. 283**]:

Bei Vorliegen von *Arsen*(III)-*sulfid* (As_2S_3) und *Antimon*(III)-*sulfid* (Sb_2S_3) erfolgt beim Behandeln mit Ammoniumpolysulfid-Lösung gleichzeitig auch eine Oxidation des Metallions durch den anwesenden Schwefel unter Bildung von Thioarsenat(V) (AsS_4^{3-}) bzw. Thioantimonat(V) (SbS_4^{3-}), so dass insgesamt folgende *Löseprozesse* ablaufen:

$$Me_2S_3 + 3\,S^{2-} + 2\,S \rightarrow 2\,MeS_4^{3-} \quad [Me: As, Sb]$$
$$Me_2S_5 + 3\,S^{2-} \rightarrow 2\,MeS_4^{3-}$$

Auch *Zinn(II)-sulfid* (SnS) wird von gelbem Ammoniumpolysulfid unter gleichzeitiger Oxidation des Metallions zu Thiostannat(IV) (SnS_3^{2-}) gelöst.

$$SnS + S_2^{2-} \rightarrow SnS_3^{2-} \rightarrow S^{2-} + SnS_2$$

Das nachfolgende Schema fasst die bisher beschriebenen Trennschritte der Schwefelwasserstoff-Gruppe nochmals zusammen [vgl. **MC-Fragen Nr. 273–275, 281–283**]:

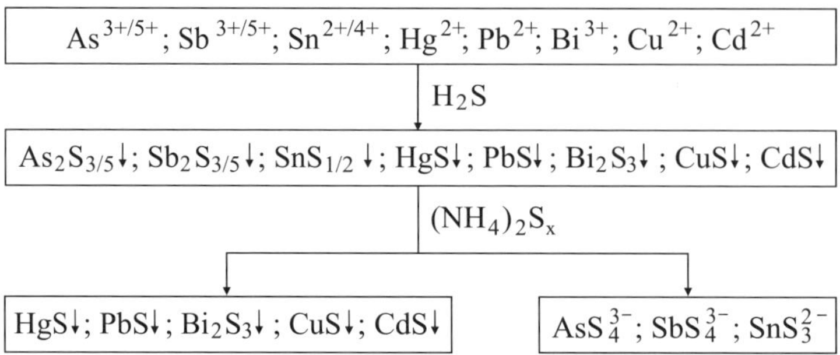

Kupfer-Gruppe: Die in (gelber) Ammoniumpolysulfid-Lösung nicht gelösten Sulfide behandelt man anschließend mit 20%iger Salpetersäure. Dabei lösen sich mit Ausnahme von *Quecksilber(II)-sulfid* (HgS) alle anderen Sulfide dieser Gruppe unter gleichzeitiger Abscheidung von elementarem Schwefel.

Der Rückstand, bestehend aus **HgS,** S oder sehr selten auch $Hg_2S(NO_3)_2$, wird in Königswasser gelöst. Nach Verdünnen mit Wasser führt man die entsprechenden Quecksilber(II)-Nachweise durch [vgl. **MC-Frage Nr. 276**].

Das salpetersaure Filtrat, das Pb(II), Bi(III), Cu(II) und Cd(II) enthalten kann, wird mit Schwefelsäure bis zur SO_3-Entwicklung abgeraucht. Durch das Abrauchen werden alle anderen Anionen entfernt, die eine Fällung von *Bleisulfat* **($PbSO_4$)** beeinflussen könnten. Nach dem Abdampfen wird mit Wasser verdünnt; es fällt $PbSO_4$ aus, das abgetrennt und nach Lösen in ammoniakalischer Tartrat-Lösung oder konzentrierter Ammoniumacetat-Lösung näher charakterisiert werden kann [vgl. **MC-Frage Nr. 276**].

Das schwefelsaure Filtrat, in dem Bi(III), Cu(II) und Cd(II) enthalten sein können, wird mit überschüssigem konzentrierten Ammoniak bis zur deutlich alkalischen Reaktion versetzt. Dabei fällt *Bismut(III)-hydroxid* [**$Bi(OH)_3$**] als *weißer*, flockiger Niederschlag aus, der abgetrennt wird. Die gallertartige Fällung kann als Bismut(III)-oxid-Hydrat ($Bi_2O_3 \cdot nH_2O$) aufgefasst werden [vgl. **MC-Frage Nr. 275**].

Eine *tiefblaue* Färbung der Lösung durch Bildung von komplexen $[Cu(NH_3)_4]^{2+}$-Ionen gilt als Kupfer-Nachweis, da die möglicherweise gleichfalls gebildeten Komplexe $[Cd(NH_3)_4]^{2+}$ oder $[Cd(NH_3)_6]^{2+}$ farblos sind und deshalb nicht stören.

Zum ammoniakalischen Filtrat setzt man anschließend KCN-Lösung hinzu. Dabei wandelt sich in einer Redoxreaktion unter Bildung von Dicyan $[(CN)_2]$ der blaue Kupfer(II)-tetraammin-Komplex in den sehr stabilen farblosen Kupfer(I)-tetracyano-Komplex **$[Cu(CN)_4]^{3-}$** um. Parallel dazu werden die Cd-Amminkomplexe unter Ligandensubstitution zu farblosem **$[Cd(CN)_4]^{2-}$** umgewandelt [vgl. **MC-Fragen Nr. 45, 186**].

Leitet man anschließend in die Lösung H_2S ein, so fällt *gelbes Cadmiumsulfid* **(CdS)** aus. Demgegenüber ist der $[Cu(CN)_4]^{3-}$-Komplex so wenig in Einzelionen dissoziiert, dass die Konzentration an hydratisierten Cu^+-Ionen nicht ausreicht, um das Löslichkeitsprodukt von *Kupfer*(I)*-sulfid* (Cu_2S) zu überschreiten [vgl. **MC-Fragen Nr. 283–285**].

$$2\,[Cu(NH_3)_4]^{2+} + 10\,CN^- \rightarrow 2\,[Cu(CN)_4]^{3-} + (CN)_2\uparrow + 8\,NH_3$$
$$[Cd(NH_3)_4]^{2+} + 4\,CN^- \rightarrow [Cd(CN)_4]^{2-} + 4\,NH_3$$

$$[Cu(CN)_4]^{3-} \rightleftharpoons 4\,CN^- + Cu^+ \xrightarrow[]{+H_2S} \!\!\!\!\!\!/\; Cu_2S$$

$$[Cd(CN)_4]^{2-} \rightleftharpoons 4\,CN^- + Cd^{2+} \xrightarrow{+H_2S} CdS\downarrow$$

Als Alternative zur beschriebenen *Kupfer-Cadmium-Trennung* bietet sich auch an, die Lösung der Amminkomplexe mit Natriumdithionat ($Na_2S_2O_4$) als Reduktionsmittel zu versetzen. Dabei fällt metallisches Kupfer aus und kann abgetrennt werden. Das farblose Filtrat wird anschließend zum Cd-Nachweis verwendet.

$$2\,Cu^{2+} + 2\,S_2O_4^{2-} \xrightarrow{\Delta} 2\,Cu\downarrow + 4\,SO_2\uparrow$$

Das unten abgebildete Fließschema zeigt nochmals in zusammengefasster Form die beschriebenen Trennoperationen der Kupfer-Gruppe.

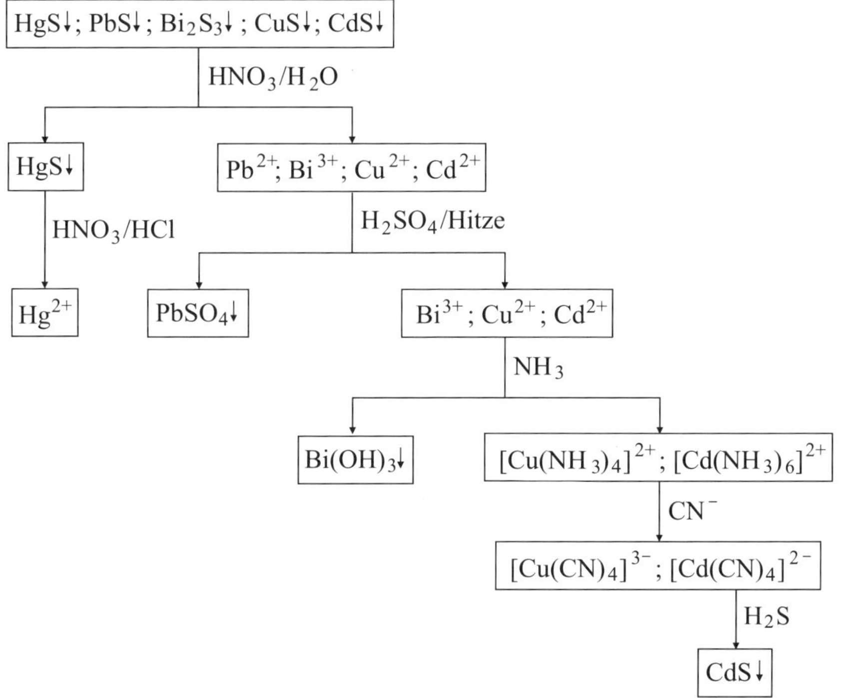

Arsen-Zinn-Gruppe: Das nach der Abtrennung der Sulfide der Kupfer-Gruppe anfallende Filtrat enthält die Ionen $\mathbf{AsS_4^{3-}}$**,** $\mathbf{SbS_4^{3-}}$ und $\mathbf{SnS_3^{2-}}$. Das Filtrat wird mit HCl-Lösung (2 mol·L^{-1}) angesäuert; es fallen As_2S_5 *(gelb)*, Sb_2S_5 (*orange*) und SnS_2 (*gelb*) zusammen mit viel Schwefel aus. Der Sulfid-Niederschlag wird abfiltriert, das Filtrat wird verworfen [vgl. **MC-Fragen Nr. 273–275]**.

Aus dem abfiltrierten Sulfidgemisch kann *Arsen(V)-sulfid* (**As_2S_5**) auf einem der beiden folgenden Wege selektiv abgetrennt werden:

(a) Man kocht den Sulfid-Niederschlag mit konzentrierter Salzsäure-Lösung; Sb_2S_5 und SnS_2 gehen als $[SbCl_6]^-$ bzw. $[SnCl_6]^{2-}$ in Lösung, während As_2S_5 – mit Schwefel vermischt – ungelöst zurückbleibt und anschließend mit NH_3 (2 mol·L^{-1}) und einigen Tropfen H_2O_2 als Arsenat (**AsO_4^{3-}**) in Lösung gebracht werden kann.
(b) Umgekehrt kann man zunächst selektiv As_2S_5 mit konzentrierter Ammoniumcarbonat-Lösung aus dem Sulfidgemisch herauslösen; es bilden sich AsS_4^{3-}, AsO_4^{3-} und $AsOS_3^{3-}$-Ionen, aus denen in der Siedehitze beim Behandeln mit H_2O_2 einheitlich Arsenat entsteht. Der zuvor abgetrennte Rückstand, bestehend aus **Sb_2S_5** und **SnS_2**, wird anschließend in konzentrierter Salzsäure gelöst.

Man erhält also nach beiden Methoden zwei Lösungen; die eine enthält AsO_4^{3-}-Ionen, die andere die komplexen Chloride $SbCl_6^-$ und $SnCl_6^{2-}$. Nach dem Abdampfen des HCl-Überschusses können Antimon und Zinn nebeneinander oder getrennt nachgewiesen werden.

(a) Zum Antimon-Nachweis wird die Lösung mit Ammoniumoxalat versetzt und mit Wasser verdünnt; danach wird Thioacetamid hinzugefügt oder H_2S-Gas eingeleitet. Dabei liegt Zinn als stabiler Zinnoxalato-Komplex **$[Sn(C_2O_4)_3]^{2-}$** vor, sodass das Löslichkeitsprodukt von SnS_2 nicht überschritten wird und dieses *nicht* ausfällt. Dagegen bildet sich ein Niederschlag von *Antimon(V)-sulfid* (**Sb_2S_5**), der abgetrennt wird.

(b) Man bringt in die schwach salzsaure Lösung einen Eisennagel. Nach einiger Zeit hat sich *Antimon* **(Sb)** als schwarzer Überzug oder in Form schwarzer Flocken elementar niedergeschlagen.

In den jeweils vom Antimon befreiten Filtraten wird auf *Zinn* geprüft. Die beschriebenen Trennoperationen der Arsen-Zinn-Gruppe sind im nachfolgenden Schema nochmals zusammengestellt.

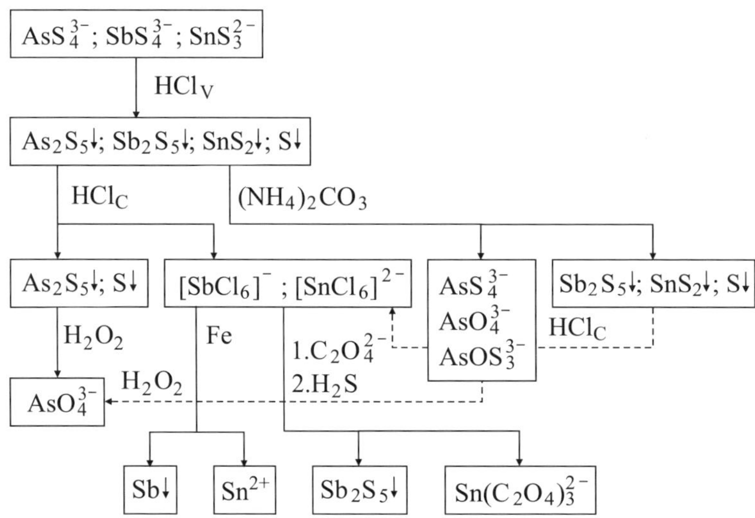

2.3.1.4 Ammoniumsulfid/Urotropin-Gruppe

Zu dieser analytischen Gruppe gehören, von wenigen Ausnahmen abgesehen, diejenigen Elemente, die in *ammoniakalischer Lösung* (pH etwa 8) *schwer lösliche Hydroxide* oder *Sulfide* bilden. Für die Trennung der Elemente **Nickel** (als Ni^{2+}), **Cobalt** (als Co^{2+}), **Eisen** (als Fe^{2+}), **Mangan** (als Mn^{2+}), **Aluminium** (als Al^{3+}), **Chrom** (als Cr^{3+}) und **Zink** (als Zn^{2+}) existieren zwei Möglichkeiten:

- **Gemeinsame Fällung** der Elemente mit Ammoniak und farblosem Ammoniumsulfid.
- **Hydrolysentrennung,** d. h. die Fällung der Elemente in zwei getrennten Gruppen. Zunächst erfolgt eine Fällung der Hydroxide mit Urotropin (Hexamethylentetramin) oder einem entsprechenden anderen Reagenz aus schwach saurer Lösung und danach erst werden die Sulfide mit Ammoniumsulfid [$(NH_4)_2S$] aus ammoniakalischer Lösung gefällt.

Beide Wege lassen sich miteinander kombinieren.

Sind nur die häufigeren Elemente (Fe, Cr, Al, Zn, Mn, Co und Ni) anwesend, so kann man die Trennung mithilfe der ersten Variante durchführen. Die Methode besitzt jedoch Nachteile. So ist diese Trennmethode ungeeignet für den *Nachweis geringer Mengen* einiger Elemente neben einem großen Überschuss anderer Elemente. Darüber hinaus muss man *Phosphat-Ionen vorher abtrennen*, um Störungen im Ablauf der Trennung zu vermeiden.

Sind neben den häufigeren Elementen noch seltenere (Be, U, V, u. a.) in der Analysenlösung anwesend, so empfiehlt sich auf jeden Fall der Hydrolysentrennungsgang. Vorteil der Hydrolysentrennung ist, dass geringe Mengen einer Substanz neben größeren Mengen eines anderen Elements nachweisbar sind. Ferner ist bei *Anwesenheit von Phosphat* keine Änderung des Trennungsganges erforderlich. Ein gewisser Nachteil der Hydrolysentrennung besteht darin, dass man bei einem definierten pH-Wert arbeiten muss.

Als Fällungsmittel für die Hydrolysentrennung haben sich *Ammoniumacetat, Natriumacetat* und *Urotropin* bewährt. Die Verwendung beider Acetate ist aber nicht möglich, wenn *Chrom* zugegen ist, da dieses dann bei der Hydrolysenfällung als komplexes Acetat in Lösung verbleiben kann.

Am zuverlässigsten und vollständigsten gelingt die hydrolytische Fällung mit **Urotropin** (*Methenamin, Hexamethylentetramin, 1,3,5,7-Tetraazaadamantan*) [$C_6H_{12}N_4$], das in saurer Lösung in Umkehrung seiner Bildung zu Formaldehyd ($H_2C{=}O$) und Ammonium-Ionen (NH_4^+) gespalten wird; als Aminal ist Methenamin im alkalischen Milieu stabil [vgl. **MC-Frage Nr. 764**].

$$C_6H_{12}N_4 + 6\ H_2O \rightleftharpoons 6\ H_2C{=}O + 4\ NH_3$$

$$4\ NH_3 + 4\ H_3O^+ \longrightarrow 4\ NH_4^+ + 4\ H_2O$$

Methenamin

Das Gleichgewicht der Methenamin-Hydrolyse zu Formaldehyd und Ammoniak wird in saurer Lösung durch die Bildung von Ammonium-Ionen nach rechts verschoben.

Infolge des Verbrauchs von Protonen (Herabsetzung der H^+-Ionenkonzentration) erhöht sich der pH-Wert der Lösung und es stellt sich ein gepufferter, für die Hydrolysenfällung optimaler pH-Bereich von 5–6 ein.

Für die Durchführung beider Fällungsvarianten müssen Chrom als Cr(III) und Mangan als Mn(II) vorliegen. Falls *gelbes* Chromat (CrO_4^{2-}) oder *violettes* Permanganat (MnO_4^-) zugegen sind, müssen sie zuvor mit *Ethanol* (CH_3-CH_2OH) reduziert werden, der zu *Acetaldehyd* (CH_3-CH=O) oxidiert wird. Das überschüssige Ethanol wird anschließend verkocht [vgl. **MC-Frage Nr. 254**].

$$2\ MnO_4^- + 5\ CH_3CH_2OH + 6\ H_3O^+ \rightarrow 2\ Mn^{2+} + 5\ CH_3CH{=}O\uparrow + 14\ H_2O$$
$$Cr_2O_7^{2-} + 3\ CH_3CH_2OH + 8\ H_3O^+ \rightarrow 2\ Cr^{3+} + 3\ CH_3CH{=}O\uparrow + 15\ H_2O$$

In der salzsauren oder schwefelsauren Lösung prüft man anschließend auf *Phosphat.* Ist Phosphat zugegen, so muss auch auf Eisen(III)-Ionen geprüft werden. Bei Abwesenheit von Fe(III) setzt man der Analysenlösung eine der PO_4^{3-}-Menge entsprechende Stoffmenge an $FeCl_3$ hinzu und führt anschließend die Urotropintrennung durch, wobei neben $Fe(OH)_3$ auch das schwer lösliche $FePO_4$ ausfällt. Die Urotropintrennung setzt voraus, dass anwesendes Fe(II) zuvor, z. B. mit verd. HNO_3, zu Fe(III) oxidiert wird. Bei Abwesenheit von Phosphat kann die „gemeinsame Fällung“ mit Ammoniumsulfid durchgeführt werden.

Gemeinsame Fällung mit Ammoniumsulfid: Zur Vertreibung von überschüssigem H_2S wird das Filtrat der Schwefelwasserstoff-Gruppe kurz aufgekocht. Anschließend gibt man, um Mg(II) als Diamminkomplex in Lösung zu halten, festes NH_4Cl hinzu und versetzt mit NH_3-Lösung bis zur deutlich alkalischen Reaktion. Dabei treten Niederschläge auf von $Mn(OH)_2$, $Fe(OH)_3$, $Al(OH)_3$ und $Cr(OH)_3$, während die übrigen Kationen dieser Gruppe als Amminkomplexe gelöst bleiben. Danach gibt man einen kleinen Überschuss an *farbloser* Ammoniumsulfid-Lösung hinzu bzw. leitet H_2S ein oder versetzt mit Thioacetamid. Es fallen die Sulfide der gelösten Kationen aus, verbunden mit der Umwandlung einiger Hydroxide in schwer lösliche Sulfide. Der auftretende Niederschlag kann bestehen aus [vgl. **MC-Fragen Nr. 290, 292–295**]:

CoS/Co_2S_3 (*schwarz*), NiS/Ni_2S_3 (*schwarz*), FeS (*schwarz*), MnS (*fleischfarben/rosa*), ZnS (*weiß*), $Al(OH)_3$ (*weiß*) und $Cr(OH)_3$ (*schmutzig grün*). In Lösung verbleiben die Ionen der Erdalkali- und Alkalielemente.

Sind in der Analysenlösung Ni(II) und Co(II) zugegen, so bilden sich unter Ausschluss von Luftsauerstoff NiS bzw. CoS. Beim Fällen unter Luftzutritt oder in Gegenwart von überschüssigem Ammoniumsulfid entstehen jedoch basische Sulfide wie **Co(OH)S** und **Ni(OH)S**, die leicht in die dreiwertigen Sulfide Ni_2S_3 und Co_2S_3 übergehen.

Auf die Verwendung von *farblosem* Ammoniumsulfid sollte unbedingt geachtet werden, da mit gelbem $(NH_4)_2S_x$ häufig *kolloidales Nickelsulfid* (NiS) entsteht, das sich nur schlecht abtrennen lässt. Weil die Ausflockung von NiS durch Zugabe von Ammoniumacetat manchmal misslingt, empfiehlt sich, das Sulfid durch Ansäuern und Kochen mit konzentrierter Salzsäure zu zersetzen und anschließend erneut zu fällen.

Darüber hinaus sollte die Ammoniumsulfid-Lösung stets frisch hergestellt werden. Ältere Lösungen können durch partielle Oxidation Sulfat-Ionen enthalten, sodass Erdalkalisulfate, insbesondere $BaSO_4$ und $SrSO_4$ mitgefällt werden. Ferner darf die eingesetzte Ammoniak-Lösung nicht carbonathaltig sein, weil dann die Erdalkalielemente als Carbonate in die Ammoniumsulfid-Gruppe gelangen können.

Die Ammoniumsulfid-Gruppenfällung wird abgetrennt und der Niederschlag solange mit HCl (2 mol·L^{-1}) behandelt, bis die H_2S-Entwicklung beendet ist. Ungelöst bleiben **NiS/Ni_2S_3** und **CoS/Co_2S_3**. Das Filtrat enthält Fe(II)-, Mn(II)-, Al(III)-, Cr(III)- und Zn(II)-Ionen.

Den schwarzen Sulfid-Niederschlag löst man in warmer Essigsäure (2 mol·L^{-1}) unter Zusatz von 30%igem H_2O_2 und trennt den dabei ausfallenden Schwefel ab. In der resultierenden Lösung wird nebeneinander auf *Cobalt* und *Nickel* geprüft. Das alternative Lösen der Co- und Ni-Sulfide mit Königswasser hat Nachteile.

Das salzsaure – Fe(II), Mn(II), Al(III), Cr(III), Zn(II) enthaltende – Filtrat wird zur Vertreibung von überschüssigem H_2S kurz aufgekocht. Durch Zugabe von HNO_3 wird anschließend zweiwertiges zu dreiwertigem Eisen oxidiert. Diese Oxidation wird ausgeführt, weil die Löslichkeitsprodukte drei- und höherwertiger Metallhydroxide in der Regel kleiner sind und dadurch die Hydroxid-Abscheidung quantitativer verläuft [vgl. **MC-Frage Nr. 298**].

$$3\,Fe^{2+} + NO_3^- + 4\,H_3O^+ \rightarrow 3\,Fe^{3+} + NO\uparrow + 6\,H_2O$$

Die neutralisierte Analysenlösung gießt man anschließend in ein Gemisch von H_2O_2/NaOH. Dadurch wird Cr(III) zu Cr(VI) und Mn(II) zu Mn(IV) oxidiert und es fallen aus: **$Fe(OH)_3$** (*rotbraun*) sowie **$MnO(OH)_2$** (*braunschwarz*). In Lösung verbleiben farbloses Aluminat **$[Al(OH)_4]^-$**, farbloses Zinkat **$[Zn(OH)_4]^{2-}$** sowie *gelbes* Chromat **(CrO_4^{2-})** [vgl. **MC-Fragen Nr. 286–289, 296, 297**].

$$Mn^{2+} + 2\,HO^- \rightarrow Mn(OH)_2 \xrightarrow{H_2O_2} MnO(OH)_2\downarrow + H_2O$$

$$Fe^{3+} + 3\,HO^- \rightarrow Fe(OH)_3\downarrow$$

$$2\,Cr^{3+} + 3\,H_2O_2 + 10\,HO^- \rightarrow 2\,CrO_4^{2-} + 8\,H_2O$$

Der Hydroxid-Niederschlag wird abfiltriert und in verdünnter Salz- oder Schwefelsäure gelöst. In der resultierenden Lösung können *Eisen* und *Mangan* nebeneinander identifiziert werden.

Das stark alkalische Filtrat, in dem sich Al(III), Zn(II) und Cr(VI) befinden, wird zur Zerstörung von überschüssigem H_2O_2 gekocht und mit festem NH_4Cl versetzt. Durch den Zusatz von Ammonium-Ionen wird die Konzentration an Hydroxid-Ionen so stark verringert, dass das Löslichkeitsprodukt von *Aluminiumhydroxid* **$[Al(OH)_3]$** überschritten wird und dieses ausfällt, während Zink als $[Zn(NH_3)_6]^{2+}$-Komplex und Chromat (CrO_4^{2-}) gelöst bleiben [vgl. **MC-Fragen Nr. 286, 288, 289, 298, 299**].

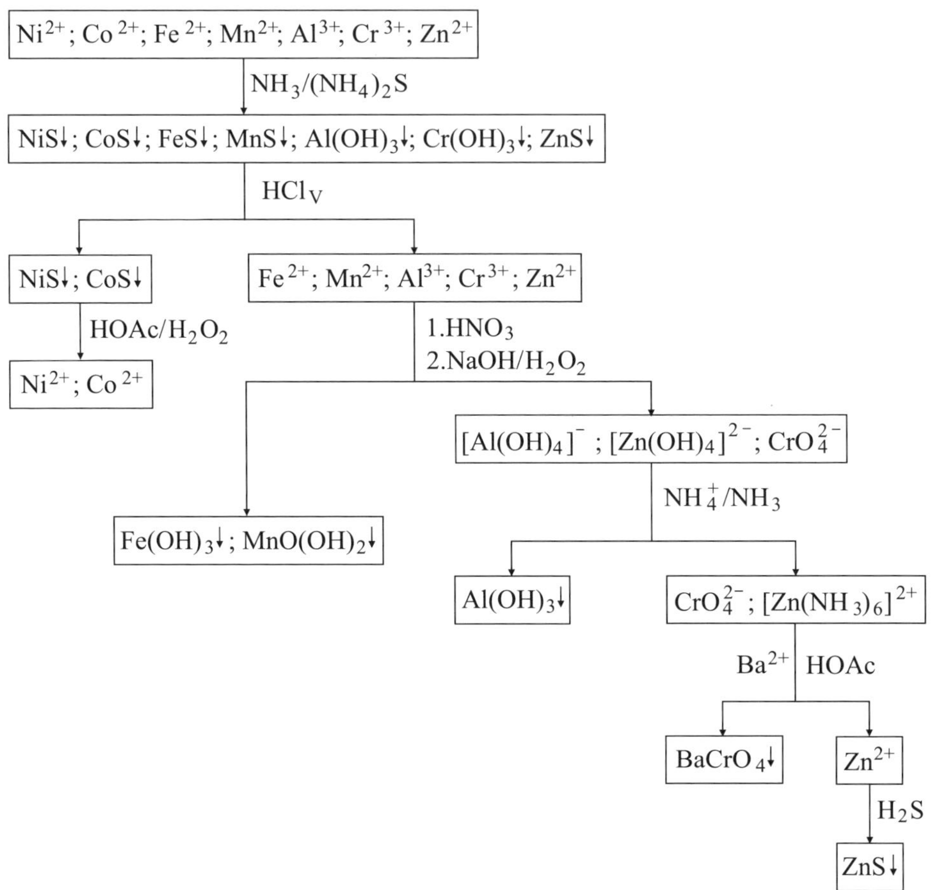

Das Zentrifugat der $Al(OH)_3$-Abtrennung zeigt bei Anwesenheit von *Chromat* eine *gelbe* Farbe, was von keinem anderen Ion vorgetäuscht werden kann. Man säuert die Lösung mit HOAc an und versetzt mit $BaCl_2$-Lösung; es fällt *gelbes Bariumchromat* (**$BaCrO_4$**) aus [vgl. **MC-Fragen Nr. 287–289**].

Im essigsauren Filtrat der $BaCrO_4$-Fällung befindet sich noch Zn(II), das z. B. durch Einleiten von H_2S als *farbloses Zinksulfid* (**ZnS**) nachgewiesen werden kann. Die Durchführung der Ammoniumsulfid-Gruppenfällung ist im voranstehenden Schema skizziert [vgl. **MC-Fragen Nr. 286–289, 292, 296–298**].

Urotropin-Trennung: Die salz- oder schwefelsaure Lösung wird solange mit Ammoniumcarbonat-Lösung versetzt, bis sich der an der Eintropfstelle bildende Niederschlag durch Umschütteln nicht mehr auflöst. Mit wenig verdünnter Salzsäure bringt man ihn in Lösung, setzt gegebenenfalls NH_4Cl hinzu und erhitzt zum Sieden. Zur heißen Lösung lässt man eine 10%ige Urotropin-Lösung hinzutropfen und filtriert. Der abgetrennte Niederschlag kann bestehen aus [vgl. **MC-Fragen Nr. 298, 299**]:

$Al(OH)_3$ (*weiß*), $Fe(OH)_3$ (*rotbraun*), $FePO_4$ (*weiß*), $Cr(OH)_3$ (*grün*) und $Be(OH)_2$ (*weiß*). Als Amminkomplexe bleiben gelöst: Co(II), Ni(II), Mn(II) und Zn(II). In Lösung verbleiben auch die Erdalkali- und Alkalielemente sowie restliche Spuren an Be(II).

Der Hydroxid-Niederschlag wird in warmer konzentrierter Salzsäure gelöst; nach Verdünnen mit Wasser wird *Eisen(III)-chlorid* **($FeCl_3$)** mit Ether extrahiert.

Die wässrige Phase wird eingedampft und dann mit $NaOH/H_2O_2$ behandelt. Dabei fallen die restlichen Mengen an Fe(III) als **$Fe(OH)_3$** aus, während sich

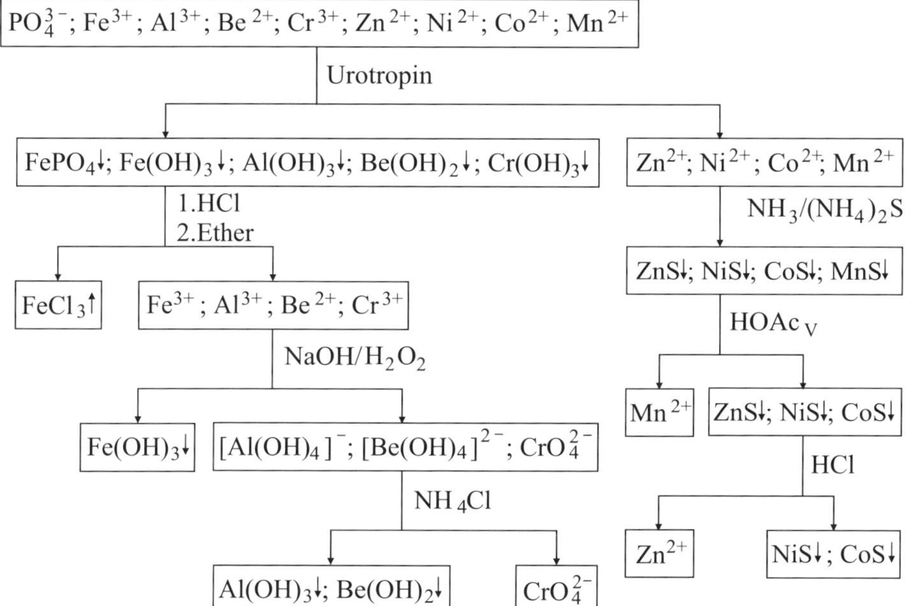

$[Al(OH)_4]^-$, $[Be(OH)_4]^{2-}$ und **CrO_4^{2-}** gelöst im Filtrat befinden. Durch Zusatz von festem Ammoniumchlorid (NH_4Cl) werden *Aluminiumhydroxid* **[$Al(OH)_3$]** und *Berylliumhydroxid* **[$Be(OH)_2$]** gefällt und können nebeneinander nachgewiesen werden. Durch die *Chromat-Ionen* (CrO_4^{2-}) ist die verbleibende Lösung *gelb* gefärbt.

Das Zentrifugat der Urotropin-Fällung wird eingeengt, schwach ammoniakalisch gemacht und mit farblosem $(NH_4)_2S$ versetzt. Es fallen **CoS, NiS, MnS** und **ZnS** aus, während die Erdalkali- und Alkali-Ionen in Lösung bleiben.

Der Sulfid-Niederschlag wird in verd. HOAc bis zum Aufhören der H_2S-Entwicklung gerührt. MnS geht in Lösung, während ZnS, CoS/Co_2S_3 und NiS/Ni_2S_3 den Rückstand bilden. Der Rückstand wird abfiltriert und mit kalter HCl-Lösung (0,5 $mol \cdot L^{-1}$) behandelt. *Zinksulfid* (ZnS) wird gelöst, während die Cobalt- und Nickelsulfide zurückbleiben [vgl. **MC-Frage Nr. 292**].

Im voranstehenden Schema ist der beschriebene Hydrolysentrennungsgang nochmals graphisch dargestellt.

2.3.1.5 Ammoniumcarbonat-Gruppe

Das Filtrat der $(NH_4)_2S$-Gruppe enthält die Kationen der $(NH_4)_2CO_3$-Gruppe und die der „löslichen Gruppe". Zur Ammoniumcarbonat-Gruppe zählen die Elemente **Calcium** (als Ca^{2+}). **Strontium** (als Sr^{2+}) und **Barium** (als Ba^{2+}). Zur „löslichen Gruppe" zählen **Magnesium** (als Mg^{2+}), **Kalium** (als K^+), **Lithium** (als Li^+) und **Natrium** (als Na^+).

Alle genannten Kationen sind farblos. Zur Entfernung von Sulfid-Ionen säuert man mit Salzsäure an und kocht die Lösung bis zur vollständigen Vertreibung des gebildeten Schwefelwasserstoffs.

Darüber hinaus enthält die Analysenlösung größere Mengen an Ammoniumsalzen, die die Fällung der Erdalkalicarbonate beeinträchtigen können. Beispielsweise ist die Ausfällung von *Calciumcarbonat* ($CaCO_3$) unvollständig oder wird verhindert, weil in der Lösung eines Carbonats die CO_3^{2-}-Konzentration umso stärker herabgesetzt ist, je höher die NH_4^+-Konzentration dieser Lösung ist.

$$CO_3^{2-} + NH_4^+ \rightleftharpoons HCO_3^- + NH_3$$

Zur Vertreibung von Ammoniumsalzen wird die salzsaure Lösung bis zur Trockne eingedampft; danach versetzt man mit HNO_3 oder Königswasser und engt erneut zur Trockne ein. Verbleibt kein Rückstand, so sind keine Erdalkali- und keine Alkali-Ionen vorhanden.

Ein Rückstand wird in verdünnter Salzsäure gelöst. In aliquoten Teilen der resultierenden Lösung prüft man mit H_2SO_4 bzw. NH_3/Ammoniumoxalat auf die Anwesenheit von Ba(II), Sr(II) und Ca(II). Ist eine der beiden Fällungsreaktionen positiv, so muss die nachfolgend beschriebene Trennung durchgeführt werden; verlaufen beide Fällungsreaktionen negativ, so wird direkt auf Mg(II) und die Alkali-Ionen geprüft.

Die salzsaure Analysenlösung wird mit NH_3 (2 mol·L^{-1}) ammoniakalisch gemacht. Die daraus resultierende Bildung hinreichender Mengen an NH_4Cl verhindert die Mitfällung von *Magnesiumcarbonat* ($MgCO_3$) und *Lithiumcarbonat* (Li_2CO_3). Anschließend gibt man festes Ammoniumcarbonat [$(NH_4)_2CO_3$] hinzu und kocht kurz auf. Die ausfallenden *weißen Erdalkalicarbonate* (**$BaCO_3$**, **$SrCO_3$**, **$CaCO_3$**) werden abgetrennt [vgl. **MC-Fragen Nr. 300, 301**].

Das Zentrifugat wird für den Nachweis von Mg(II) und der Alkali-Ionen aufgehoben. Das nachfolgende Schema fasst die beschriebenen Trennoperationen nochmals zusammen.

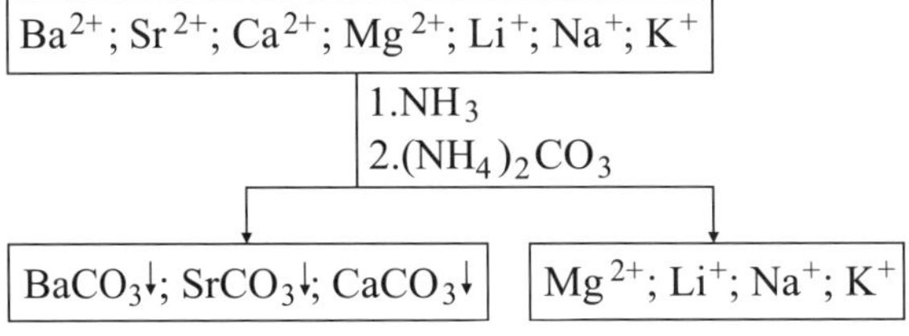

Ein Teil des Carbonat-Niederschlags wird in Salzsäure gelöst und spektralanalytisch untersucht. Der Hauptteil der Fällung wird zur Trennung von Ba(II), Sr(II) und Ca(II) verwendet, wofür mehrere Alternativen existieren.

Chromat-Sulfat-Verfahren: Man löst die Carbonate in Essigsäure (HOAc) (2 mol·L^{-1}), puffert mit Natriumacetat (NaOAc) und versetzt in der Wärme mit einer $K_2Cr_2O_7$-Lösung. Es fällt *Bariumchromat* **($BaCrO_4$)** aus, das abgetrennt wird. Die vollständige Fällung von Ba(II), die für den Strontium-Nachweis unerläßlich ist, erkennt man daran, dass das Zentrifugat durch überschüssiges Chromat gelb gefärbt ist und auf weiteren Zusatz von Natriumacetat (NaOAc) kein $BaCrO_4$ mehr ausfällt.

Das Filtrat der $BaCrO_4$-Fällung wird anschließend in der Wärme mit Na_2CO_3-Lösung versetzt. Es fallen $SrCO_3$ und $CaCO_3$ aus. Der isolierte Niederschlag wird in HCl (2 mol·L^{-1}) gelöst; danach wird halbkonzentrierte H_2SO_4 oder festes Ammoniumsulfat hinzugegeben. Es entsteht ein Niederschlag von *Strontiumsulfat* **($SrSO_4$)**.

Das resultierende Filtrat wird schwach ammoniakalisch gestellt und auf *Calcium* hin untersucht. Das nachfolgende Diagramm fasst nochmals die beschriebenen Trennoperationen des Chromat-Sulfat-Verfahrens zusammen [vgl. **MC-Fragen Nr. 300, 303, 304**].

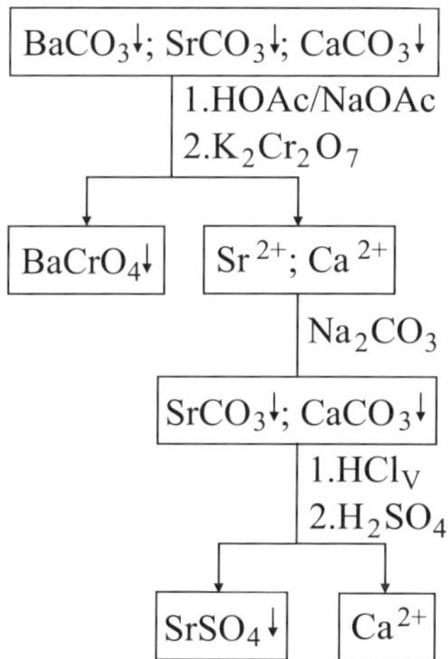

Das Prinzip des Chromat-Sulfat-Verfahrens besteht also darin, dass in essigsaurer, acetatgepufferter Lösung die Chromat-Konzentration zur Fällung des schwerer löslichen $BaCrO_4$ ausreichend hoch, für die Fällung von $SrCrO_4$ jedoch zu gering ist. In salzsaurer Lösung fällt dagegen kein $BaCrO_4$ aus, weil in diesem Milieu die Chromat-Ionen so weitgehend in Dichromat umgewandelt wurden, dass die Chromat-Konzentration zur Fällung von Bariumchromat nicht mehr ausreicht [vgl. **MC-Fragen Nr. 303, 304, 414**].

Ethanol-Ether-Verfahren: Bei diesem Verfahren wird die unterschiedliche Löslichkeit der *Erdalkalichloride* und *Erdalkalinitrate* in Ethanol oder einem Ethanol/Diethylether-Gemisch (1:1) zur Trennung ausgenutzt.

Element	Nitrat	Chlorid
Calcium	Löslich	Löslich
Strontium	Unlöslich	Löslich
Barium	Unlöslich	Unlöslich

Der Carbonat-Niederschlag wird in Salpetersäure (HNO_3) (2 mol·L^{-1}) gelöst und die Lösung zur Trockne eingedampft. Dabei darf die als Rückstand erhaltene Masse nicht über 200 °C erhitzt werden, da sonst eine thermische Zersetzung der Erdalkalinitrate zu Oxiden eintritt.

$MeNO_3 \rightarrow MeO + NO_2\uparrow$

Das erkaltete Gemisch wird zerkleinert und zweimal mit Ethanol oder einem Ethanol-Ether-Gemisch ausgewaschen, um *Calciumnitrat* [$Ca(NO_3)_2$] herauszulösen, während die Nitrate von Strontium und Barium ungelöst bleiben und abgetrennt werden [$\mathbf{Ba(NO_3)_2}$, $\mathbf{Sr(NO_3)_2}$]. Das ethanolische Filtrat wird vom Lösungsmittel befreit, der erhaltene Rückstand in Wasser gelöst und in der Lösung auf *Calcium* geprüft.

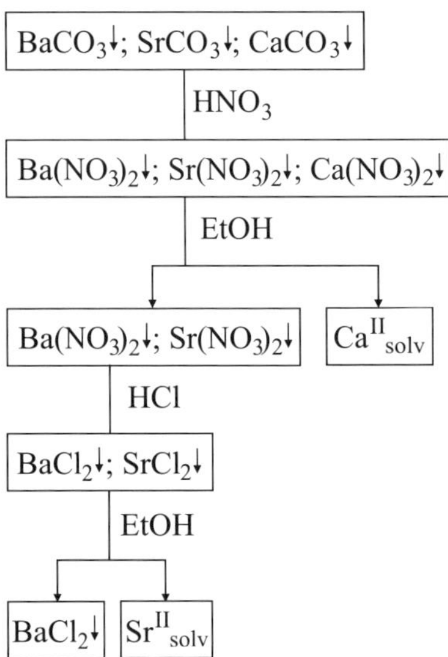

Der in Ethanol unlösliche Rückstand wird in Salzsäure (2 mol·L^{-1}) gelöst und die Lösung zur Trockne eingeengt. Dadurch werden $Sr(NO_3)_2$ und $Ba(NO_3)_2$ in die betreffenden Chloride übergeführt. Anschließend werden die feingepulverten Chloride mindestens zweimal mit Ethanol ausgewaschen, um *Strontiumchlorid* ($SrCl_2$) weitgehend quantitativ herauszulösen.

Man zentrifugiert vom ungelösten Bariumchlorid ($\mathbf{BaCl_2}$) ab und identifiziert Barium z. B. als Bariumsulfat ($BaSO_4$) oder Bariumchromat ($BaCrO_4$). Die vereinigten ethanolischen Filtrate werden auf dem Wasserbad zur Trockne eingedampft und auf *Strontium* hin untersucht. Die voranstehende Graphik fasst die Trennoperationen des Ethanol-Ether-Verfahrens nochmals zusammen.

Pentanol-Verfahren: Dieses Verfahren beruht auf der Löslichkeit von *Calciumchlorid* ($CaCl_2$) in Pentanol, während $SrCl_2$ und $BaCl_2$ darin unlöslich sind.

Hierzu wird der Niederschlag der Erdalkalicarbonate in Salzsäure (2 mol·L^{-1}) gelöst und zur Trockne eingedampft. Danach werden die pulverisierten Chloride mit Pentanol verrieben; es löst sich nur $CaCl_2$.

Der in Pentanol unlösliche Rückstand – bestehend aus $\mathbf{SrCl_2}$ und $\mathbf{BaCl_2}$ – wird in Essigsäure (2 mol·L^{-1}) gelöst, mit Natriumacetat gepuffert und mit Dichromat-Lösung versetzt. Es fällt $\mathbf{BaCrO_4}$ aus; im Filtrat kann auf Strontium geprüft werden. Das nachfolgende Diagramm zeigt nochmals das vorgestellte Trennverfahren.

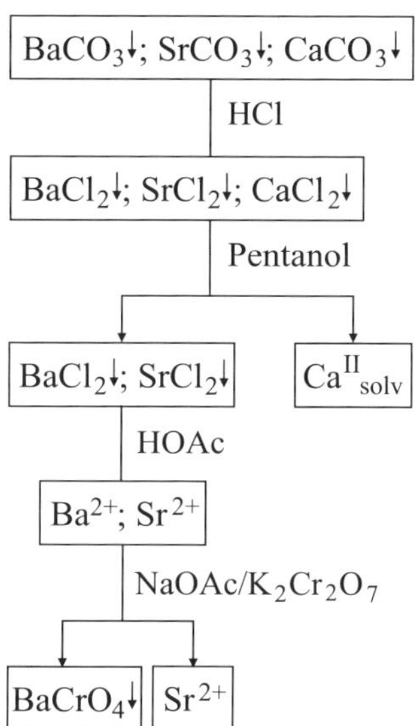

Sulfat-Verfahren: Durch Zugabe von H_2SO_4 (2 mol·L^{-1}) zur *salzsauren Analysenlösung* werden $\mathbf{BaSO_4}$ und $\mathbf{SrSO_4}$ gefällt. Dabei kann auch $PbSO_4$ ausfallen, das jedoch infolge Übersättigung oder Komplexbildung oft in Lösung bleibt.

Die Fällung der Sulfate wird mit konzentrierter Ammoniumacetat-Lösung ausgewaschen, in der dann Blei mit $K_2Cr_2O_7$-Lösung als *gelbes Bleichromat* ($PbCrO_4$) nachgewiesen werden kann. Will man die Abtrennung von $PbSO_4$ vermeiden, dann führt man die Sulfat-Fällung erst nach der H_2S-Gruppe durch.

Bariumsulfat ($BaSO_4$) und *Strontiumsulfat* ($SrSO_4$) werden basisch aufgeschlossen und mit einem der in den voranstehenden Abschnitten beschriebenen Verfahren weiter aufgetrennt. Calcium gelangt nach der Abtrennung der beiden Sulfate *allein* in die $(NH_4)_2CO_3$-Gruppe und kann dort nachgewiesen werden.

2.3.1.6 Lösliche Gruppe

Die Identifizierung von Na^+-, K^+-, Li^+- und Mg^{2+}-Ionen erfolgt im Zentrifugat der Ammoniumcarbonat-Gruppe. Bei Analysensubstanzen, die nur die Kationen der „Löslichen Gruppe" enthalten, kann der Säureauszug verwendet werden. Ammonium-Ionen (NH_4^+) werden aus der Ursubstanz nachgewiesen.

Ist NH_4^+ zugegen, so entfernt man es durch Abrauchen der festen Substanz über offener Flamme, bis keine weißen Nebel mehr entweichen und der Geruch nach NH_3 verschwunden ist. Bei diesem Verfahrensschritt darf man aber nicht so hoch erhitzen, dass die Substanz glüht, da sonst *Kaliumsalze* verdampfen können.

Der nach dem Entfernen von Ammonium-Ionen verbleibende salzartige Rückstand enthält Mg(II) und die Ionen der 1. Hauptgruppe des PSE. In Gegenwart von Li^+ wird der Nachweis von Mg(II) gestört. Man trennt deshalb Magnesium als schwer lösliches Hydroxid [**$Mg(OH)_2$**] ab, während LiOH wasserlöslich ist [vgl. **MC-Frage Nr. 308**].

Im Filtrat befinden sich die Alkali-Ionen, die *nebeneinander* nachgewiesen werden. Bei Abwesenheit von Li^+-Ionen löst man den nach dem Abrauchen der Ammoniumsalze erhaltenen salzartigen Rückstand in verdünnter Essigsäure und weist die Elemente Mg, Na und K nebeneinander nach.

2.3.1.7 Störungen des Kationentrennungsganges durch Anionen und ihre Beseitigung

Eine Reihe von Anionen stören verschiedene Kationennachweise und müssen deshalb vor oder während der Durchführung des Kationentrennungsganges selektiv entfernt werden.

Fluorid: Die Störung durch Fluorid führt zu einer Fällung von Erdalkalifluoriden bereits in der $(NH_4)_2S$-Gruppe. Weiterhin bildet Fluorid mit einigen Kationen der Ammoniumsulfid-Gruppe stabile, lösliche Komplexe (z. B. $[FeF_6]^{3-}$, $[AlF_6]^{3-}$) und verhindert bzw. beeinträchtigt deren Nachweis.

Darüber hinaus werden in saurer Lösung durch den gebildeten Fluorwasserstoff (HF) Glas- und Porzellan-Geräte angegriffen und dadurch verschiedene Kationen wie Na^+, Ca^{2+} und Al^{3+} gelöst und in den normalen Analysengang verschleppt.

Zur Entfernung von Fluorid wird die Analysensubstanz mit konzentrierter Schwefelsäure abgeraucht. Fluorid verflüchtigt sich als *Fluorwasserstoff* (HF).

Cyanid: CN^--Ionen bilden mit vielen Schwermetall-Ionen äußerst stabile Komplexe und verhindern dadurch deren Fällung als Sulfide. Cyanid kann durch Kochen der salzsauren Analysenlösung als *Cyanwasserstoff* (HCN) vertrieben werden.

Thiocyanat: Auch Thiocyanat (Rhodanid) ist ein geeigneter Ligand für die Bildung von Metallkomplexen, wenn diese meistens auch weniger beständig sind als die analogen Komplexe mit Cyanid-Ionen. Thiocyanat verflüchtigt sich als *Thiocyansäure* (HSCN) beim Erhitzen der salzsauren Analysenlösung. Zuverlässiger ist jedoch die oxidative Zerstörung mit konzentrierter Schwefelsäure/Ammoniumperoxodisulfat $[(NH_4)_2S_2O_8]$.

Hexacyanoferrat: Beide Hexacyanoferrate bilden mit zahlreichen zweiwertigen Kationen schwer lösliche Verbindungen. Beispielsweise würden auf diese Weise Erdalkalihexacyanoferrate in die $(NH_4)_2S$-Gruppe gelangen.

Zur Zerstörung von Hexacyanoferraten wird die Analysensubstanz in konz. H_2SO_4 unter Zusatz von Ammoniumperoxodisulfat erhitzt. Dadurch werden zunächst Hexacyanoferrate(II) zu Hexacyanoferraten(III) oxidiert, die leichter unter Freisetzung von Cyanwasserstoff (HCN) zerfallen. HCN wird anschließend weitgehend in CO_2 umgewandelt.

Borat: Bei Anwesenheit von Borsäure oder Boraten können Erdalkaliborate in die Ammoniumsulfid-Gruppenfällung gelangen und damit ihrer vorschriftsmäßigen Identifizierung entzogen werden. Zur Entfernung von Boraten behandelt man die Ursubstanz mit Methanol/konzentrierter Schwefelsäure und vertreibt in der Hitze den sich bildenden *Borsäuretrimethylester* [$B(OCH_3)_3$], der mit grüner Flamme brennt.

Silicat: Silicate und Kieselsäure können im Trennungsgang der $(NH_4)_2S$-Gruppe *Aluminiumhydroxid* [$Al(OH)_3$] vortäuschen. Silicate werden aufgeschlossen und anschließend durch Abrauchen mit konzentrierter Salzsäure als schwer lösliches SiO_2 entfernt.

Phosphat: Phosphat-Ionen stören den normalen Gang der Analyse durch Bildung schwer löslicher Phosphate der Elemente der Ammoniumcarbonat-Gruppe (Mg, Ca, Sr, Ba und Li) in neutraler oder ammoniakalischer Lösung. Magnesium kann dabei als $MgNH_4PO_4$ ausfallen [vgl. **MC-Fragen Nr. 309, 312**].

Der Phosphat-Nachweis ist – um Störungen durch Arsenat auszuschließen – erst nach der H_2S-Gruppe durchzuführen. An dieser Stelle, in stark salzsaurer Lösung, kann Phosphat mit einer Lösung von Zirkonylchlorid als *Zirkonphosphat* [$Zr_3(PO_4)_4$] gefällt werden. Der Überschuss des Fällungsmittels fällt als wasserhaltiges ZrO_2 in Form *farbloser* Flocken mit der $(NH_4)_2S$-Gruppenfällung aus und gerät zu $Fe(OH)_3$ und $MnO(OH)_2$ ohne jedoch deren Nachweise zu stören. Allerdings ist die starke Fluoreszenz von Zr(IV) mit Morin beim Al-Nachweis mit diesem Reagenz zu beachten [vgl. **MC-Fragen Nr. 235, 236, 310**].

Eine weitere Möglichkeit zur Phosphat-Abtrennung im Kationentrennungsgang ist die Fällung als Eisen(III)-phosphat. Sofern nicht Fe(III) in der Analysensubstanz vorhanden ist, muss man bei der Anwendung des Urotropin-Verfahrens soviel $FeCl_3$ hinzugeben, dass PO_4^{3-}-Ionen *quantitativ* in $FePO_4$ übergeführt werden. Auch bei der gemeinsamen Fällung der Elemente der Ammoniumsulfid-Gruppe kann Phosphat als Eisen(III)-phosphat ($FePO_4$) entfernt werden [vgl. **MC-Fragen Nr. 236, 310**].

Daneben bietet sich die Abscheidung von Phosphat mit *Zinnsäure* [Zinndioxidhydrat] ($H_2[Sn(OH)_6 = SnO_2 \cdot 4\ H_2O$) an. Zinndioxidhydrat, das sich bei der Oxidation von Zinn mit HNO_3 bildet, besitzt die Fähigkeit, PO_4^{3-}-Ionen zu absorbieren [vgl. **MC-Frage Nr. 63**].

Acetat: Acetat ist nur in großen Mengen für den Kationentrennungsgang störend, da es die Fällung von Chrom(III)-hydroxid verhindert. Acetat gelangt auch durch die Fällung mit Thioacetamid und dessen vollständige Hydrolyse in den Analysengang. Daher sollte man bei Verwendung von Thioacetamid das Filtrat der H_2S-Gruppe eindampfen. Dabei entweicht der überwiegende Teil des Acetats als Essigsäure (CH_3COOH).

Oxalat: $C_2O_4^{2-}$-Ionen stören durch Fällung von *Erdalkalioxalaten* in der Ammoniumsulfid-Gruppe, wodurch Ba(II), Sr(II) und Ca(II) nicht in die Ammoniumcarbonat-Gruppe gelangen. Weiterhin bildet Oxalat mit Zinn(IV) komplexes $[Sn(C_2O_4)_3]^{2-}$; dadurch kann die Fällung von SnS_2 ausbleiben [vgl. **MC-Fragen Nr. 311, 313**].

Zur Entfernung von Oxalat wird die Analysensubstanz mit konz. H_2SO_4/$(NH_4)_2S_2O_8$ behandelt und Oxalat zu CO_2 oxidiert. Als Alternative kann man nach Verkochen des überschüssigen Schwefelwasserstoffs auch das Zentrifugat der H_2S-Gruppe mit 30%igem H_2O_2 versetzen. Durch anschließendes Kochen der Lösung wird Oxalat in CO_2 umgewandelt; gleichzeitig wird während des Kochens der Überschuss an H_2O_2 zerstört.

$$C_2O_4^{2-} + H_2O_2 + 2\,H_3O^+ \rightarrow 2\,CO_2\uparrow + 4\,H_2O$$
$$C_2O_4^{2-} + S_2O_8^{2-} \rightarrow 2\,CO_2\uparrow + 2\,SO_4^{2-}$$

Tartrat: Da Tartrat-Ionen mit vielen Schwermetallen stabile, lösliche Komplexe bilden, muss Tartrat vor der Durchführung des Kationentrennungsganges beseitigt werden. Durch Komplexbildung mit Tartrat wird z. B. die Fällung von $Al(OH)_3$ und $Cr(OH)_3$ in der Ammoniumsulfid-Gruppe verhindert. Zudem können schwer lösliche Kalium- und Erdalkalitartrate in die $(NH_4)_2S$-Gruppe gelangen. Auch die Fällung mancher Sulfide wie z. B. PbS wird durch Tartrat beeinträchtigt [vgl. **MC-Frage Nr. 314**].

Zur Zerstörung von Tartrat erhitzt man die Analysensubstanz mit konz. H_2SO_4 unter Zusatz von Ammoniumperoxodisulfat.

Abrauchen mit konzentrierter Schwefelsäure: Zur Beseitigung von den Kationentrennungsgang störenden Anionen wird die Analysensubstanz häufig mit konz. H_2SO_4 abgeraucht. Auch dieser Vorgang beeinflusst den Nachweis einzelner Kationen. Dabei bilden sich Erdalkalisulfate und Bleisulfat. Auch lösliche Chrom(III)-Salze können in schwer lösliches Chrom(III)-sulfat übergeführt werden.

Für die oxidative Zerstörung der Hexacyanoferrate, Oxalate und Tartrate muss der Schwefelsäure Ammoniumperoxodisulfat [$(NH_4)_2S_2O_8$] zugesetzt werden. Danach liegen z. B. Zinn(IV)-Verbindungen als unlöslicher *Zinnstein* (SnO_2) vor.

2.3.2 Nachweis pharmazeutisch relevanter Kationen

2.3.2.1 Silber

Als Edelmetall löst sich Silber nur in oxidierenden Säuren (HNO_3, H_2SO_4) und bildet vorwiegend Salze in der Oxidationsstufe **+1** [vgl. **MC-Frage Nr. 62**].

$$3\,Ag + 4\,H_3O^+ + NO_3^- \rightarrow 3\,Ag^+ + NO\uparrow + 6\,H_2O$$
$$2\,Ag + 4\,H_3O^+ + SO_4^{2-} \rightarrow 2\,Ag^+ + SO_2\uparrow + 6\,H_2O$$

Mit Ausnahme des wasserlöslichen *Silberfluorids* (AgF) sind die Ag(I)-Salze der übrigen Halogenide (AgCl, AgBr, AgI) und Pseudohalogenide (AgCN, AgSCN) sowie *Silbersulfid* (Ag_2S) in Wasser und Säuren schwer löslich. Gut wasserlöslich sind hingegen Ag-Salze wie das Nitrat ($AgNO_3$), das Chlorat ($AgClO_3$) oder das Perchlorat ($AgClO_4$), während das Sulfat (Ag_2SO_4), das Acetat ($AgOOCCH_3$) oder das Nitrit ($AgNO_2$) nur mäßig in Wasser löslich sind [vgl. **MC-Frage Nr. 178**].

Die Fällung schwer löslicher Silbersalze als Gruppennachweis für bestimmte Anionen wurde bereits in ▸ Kap. 2.2.1.3 beschrieben [vgl. **MC-Fragen Nr. 122–128, 270**].

Zum Aufschluss schwer löslicher Silbersalze, insbesondere von Silberhalogeniden, mithilfe einer Soda-Pottasche-Schmelze siehe ▸ Kap. 1.5.2. Darüber hinaus können Silberhalogenide auch mit Zinkpulver in verdünnter Schwefelsäure aufgeschlossen werden [vgl. **MC-Fragen Nr. 76, 78–80, 90, 91, 98, 315**].

Das hydratisierte Ag^+-Kation ist *farblos*. Allerdings sind manche schwer löslichen Silbersalze mit farblosen, aber leicht polarisierbaren Anionen (z. B. AgBr, AgI, Ag_3PO_4) infolge der Deformation der Elektronenhülle des betreffenden großen

Anions farbig. Bei Silbersalzen mit farbigem Anion tritt häufig eine Farbvertiefung auf; z. B. bei Silberchromat (Ag_2CrO_4), das rotbraun gefärbt ist.

Sehr ausgeprägt ist bei Ag(I)-Verbindungen die Neigung zur Bildung von Komplexen, meistens mit der Koordinationszahl zwei. Mit Ausnahme des in stark salzsaurer Lösung entstehenden $[AgCl_2]^-$-Ions sind die übrigen *Silberkomplexe* nur im Alkalischen oder Neutralen beständig.

Silbersalze zeigen folgende Eigenschaften, die zu ihrer Identifizierung herangezogen werden:

(1) Verhalten gegenüber Ammoniak und Laugen: Mit Natriumhydroxid-Lösung bildet sich ein *brauner* Niederschlag von *Silberoxid* (Ag_2O), der in Säuren sowie unter Komplexbildung in Ammoniumcarbonat-, Ammoniak-, Kaliumcyanid- und Natriumthiosulfat-Lösungen löslich ist. Dagegen ist Ag_2O schwer löslich in einem Überschuss von NaOH-Lösung [vgl. **MC-Frage Nr. 316**].

$$2\,Ag^+ + 2\,HO^- \rightarrow (2\,AgOH) \rightarrow Ag_2O\downarrow + H_2O$$

Mit Ammoniak bildet sich in wässriger Lösung zunächst ebenfalls ein Niederschlag von Ag_2O, der sich aber mit überschüssigem Reagenz unter Bildung des Diammin-Komplexes wieder auflöst [vgl. **MC-Fragen Nr. 42, 47, 461**].

$$Ag_2O + 2\,NH_3 + H_2O \rightarrow 2\,[Ag(NH_3)_2]^+ + 2\,HO^-$$

(2) Bildung von Komplexen: Auch die unterschiedliche Löslichkeit von Ag(I)-Verbindungen zusammen mit der unterschiedlichen Stabilität von Silberkomplexen kann für analytische Zwecke genutzt werden. In ▫Tab. 2.5 sind die Löslichkeitsprodukte (pK_L-Werte) einiger schwer löslicher Ag(I)-Verbindungen zusammen mit den Dissoziationskonstanten (pK_D-Werte) ausgewählter Silberkomplexe aufgelistet. Je kleiner das Löslichkeitsprodukt (K_L) der Verbindung ist, desto größer ist der pK_L-Wert ($pK_L = -\log K_L$) und desto schwerer löslich ist die Verbindung. Für den pK_D-Wert des betreffenden Komplexes gilt: Je größer der pK_D-Wert ist, desto stabiler ist der Komplex und desto weniger ist der Komplex in seine Komponenten dissoziiert.

Aus diesen Zahlenwerten lassen sich somit folgende Aussagen ableiten:

- Versetzt man eine neutrale Silbersalz-Lösung tropfenweise mit Lösungen von NH_3, SCN^-, $S_2O_3^{2-}$ oder CN^-, so fallen Ag_2O, AgSCN, $Ag_2S_2O_3$ und AgCN aus. Die gebildeten Niederschläge lösen sich jedoch im Überschuss des betreffenden Fällungsmittels wieder auf unter Bildung der farblosen, komplexen Ionen $[Ag(NH_3)_2]^+$, $[Ag(SCN)_2]^-$, $[Ag(S_2O_3)_2]^{3-}$ und $[Ag(CN)_2]^-$ [vgl. **MC-Fragen Nr. 45, 148, 461, 463**].
- Durch die Komplexbildung wird die Konzentration an freien Ag^+-Ionen soweit herabgesetzt, dass das Löslichkeitsprodukt bestimmter Salze nicht mehr überschritten wird, diese also in Gegenwart der Komplexbildner *nicht* ausfallen bzw. wieder aufgelöst werden.

Beispielsweise entsteht bei Zugabe von überschüssigem Kaliumcyanid (KCN) zu einer wässrigen Suspension von *Silberchlorid* (AgCl), *Silberbromid* (AgBr) oder *Silberiodid* (AgI) eine *klare* Lösung, weil die Stabilitätskonstante (K_D) des Dicyanosilber-Komplexes – bei einem Überschuss an KCN – eine kleinere Konzentration an

▫ Tab. 2.5 Löslichkeitsexponenten (pK_L) und Dissoziationsexponenten (pK_D) ausgewählter Silberverbindungen

Substanz	Farbe	pK_L-Wert	Komplex	pK_D-Wert
Ag_2O	Braun	7,7	$[AgCl_2]^-$	5,4
AgCl	Weiß	10,0	$[Ag(NH_3)_2]^+$	7,1
AgCN	Weiß	11,4	$[Ag(SCN)_2]^-$	7,9
Ag_2CrO_4	Rotbraun	11,7	$[Ag(S_2O_3)_2]^{3-}$	13,6
AgBr	Gelblich	12,4	$[Ag(CN)_2]^-$	21,0
AgI	Gelb	16,0		
Ag_2S	Schwarz	49,0		

Silber-Ionen bedingt, als sie in einer gesättigten AgCl-, AgBr- oder AgI-Lösung vorliegt.

$$AgI + 2\,CN^- \rightarrow [Ag(CN)_2]^- + I^-$$

- Aus den in ▫Tab. 2.5 aufgelisteten Werten folgt auch, dass man z. B. *Silberchlorid* (AgCl) durch seine Löslichkeit in Ammoniumcarbonat- bzw. Ammoniak-Lösung von *Silberiodid* (AgI) unterscheiden kann. Weiterhin wird verständlich, warum sich aus AgCl beim Versetzen mit einer $(NH_4)_2S_x$-Lösung schwarzes *Silbersulfid* (Ag_2S) bildet. Darüber hinaus wird das schwer lösliche Ag_2S durch Zusatz von S^{2-}-Ionen aus allen Komplexen des Silbers gefällt [vgl. **MC-Fragen Nr. 315, 433**].

(3) Bildung schwer löslicher Salze: Silber-Ionen bilden mit Salzsäure einen *weißen* Niederschlag von *Silberchlorid* (AgCl), der sich in NH_3 löst. Beim Ansäuern der ammoniakalischen Lösung mit verd. HNO_3 fällt AgCl wieder aus *(Ph. Eur.)* [vgl. **MC-Fragen Nr. 65, 147, 315**].

$$AgCl + 2\,NH_3 \rightarrow [Ag(NH_3)_2]^+ + Cl^-$$

Mit *Ausnahme* des Fluorids sind alle übrigen Silberhalogenide in Wasser schwer löslich. Die Löslichkeit nimmt mit steigender Ordnungszahl des Halogens vom Chlor zum Iod hin ab und die Farbe der Niederschläge vertieft sich von *weiß* nach *gelb* (siehe ▫Tab. 2.5).

Ammoniumcarbonat löst nur AgCl; Ammoniak löst AgCl und partiell auch AgBr, während Thiosulfat- und Cyanid-Lösungen *alle* Silberhalogenide unter Bildung der entsprechenden Komplexe auflösen. Diese unterschiedliche Tendenz zur Komplexbildung dient zur Trennung der Silberhalogenide (AgCl, AgBr, AgI). Neben den genannten Reagenzien ist AgCl auch in konzentrierter Salzsäure löslich unter Bildung des Dichloro-Komplexes $[AgCl_2]^-$ [vgl. **MC-Fragen Nr. 170, 174–176**].

Aus neutraler Lösung fällt mit Na_2HPO_4 *gelbes Silberphosphat* (Ag_3PO_4) und mit Chromat-Ionen bildet sich *rotbraunes Silberchromat* (Ag_2CrO_4); beide Niederschläge sind löslich in Säuren und Ammoniak [vgl. **MC-Fragen Nr. 237, 255, 466, 824**].

Die Fällung von *gelbem Silberarsenit* (Ag_3AsO_3) bzw. *braunem Silberarsenat* (Ag_3AsO_4) in neutralem Medium kann zur Unterscheidung der unterschiedlichen Oxidationsstufen des Arsens herangezogen werden. Die Fällung von *weißem Silbercy-*

anid (AgCN) oder *farblosem Silberthiocyanat* (AgSCN) besitzt keine analytische Bedeutung [vgl. **MC-Fragen Nr. 181, 183, 185–187, 189, 238–240**].

Versetzt man eine Silbersalz-Lösung mit Thioacetamid bzw. gibt man eine $(NH_4)_2S_x$-Lösung hinzu oder leitet man in die Probelösung Schwefelwasserstoff ein, so fällt *schwarzes Silbersulfid* (Ag_2S) aus. Ag_2S ist das schwerstlösliche Silbersalz [vgl. **MC-Frage Nr. 315**].

(4) Verhalten gegenüber Reduktionsmitteln: Eine wässrige Lösung von **Formaldehyd** (Formalin-Lösung) reduziert in Gegenwart von Ammoniak Silber-Ionen zu metallischem Silber, das sich an der Gefäßwand als Metallspiegel abscheidet.

$$2\,[Ag(NH_3)_2]^+ + H_2C{=}O + H_2O \rightarrow 2\,Ag\downarrow + HCOO^- + 3\,NH_4^+ + NH_3$$

Diese Reaktion wird als **Tollens-Probe** auch zum Nachweis anderer Aldehyde, reduzierender Zucker und zur Identifizierung von Weinsäure bzw. Tartraten genutzt [siehe auch ▸ Kap. 3.6.2.11 und **MC-Frage Nr. 315**].

Darüber hinaus können Silber-Ionen auch durch Schweflige Säure bzw. Sulfite in stark saurer Lösung, Fe(II)-Ionen oder unedle Metalle (Fe, Sn, Zn) zu elementarem Silber reduziert werden. Anzumerken ist, dass in neutralem bis schwach saurem Medium Sulfit-Ionen (SO_3^{2-}) mit Ag^+-Ionen *weißes Silbersulfit* (Ag_2SO_3) ergeben, das sich im Überschuss des Fällungsreagenzes wieder auflöst [vgl. **MC-Fragen Nr. 57**].

$$2\,Ag^+ + H_2SO_3 + 5\,H_2O \rightarrow 2\,Ag\downarrow + SO_4^{2-} + 4\,H_3O^+$$
$$2\,Ag^+ + SO_3^{2-} \rightarrow Ag_2SO_3\downarrow + SO_3^{2-} \rightarrow [Ag(SO_3)_2]^{3-}$$

2.3.2.2 Quecksilber

Quecksilber ist edler als Wasserstoff und löst sich daher nur in oxidierenden Säuren wie HNO_3 oder H_2SO_4.

$$3\,Hg + 2\,NO_3^- + 8\,H_3O^+ \rightarrow 3\,Hg^{2+} + 2\,NO\uparrow + 12\,H_2O$$

In seinen Verbindungen tritt Quecksilber in den Oxidationsstufen **+1** und **+2** auf. Die meisten *Quecksilber(I)-Salze* sind schwer löslich. *Ausnahmen* sind das Nitrat, das Chlorat sowie das Perchlorat, die sich in Wasser lösen. Die Lösungen dieser Salze reagieren infolge Hydrolyse sauer. Die Neigung zur Komplexbildung ist gering. Hg(I) kommt nur in Form von Doppelmolekülen (Hg_2^{2+}) vor wie z. B. im *Kalomel* (Hg_2Cl_2). Auch in wässriger Lösung tritt das dimere Hg_2^{2+}-Ion auf. Es disproportioniert leicht gemäß folgender Gleichung:

$$^+Hg\text{-}Hg^+ \leftrightharpoons Hg + Hg^{2+}$$

Viele *Quecksilber(II)-Salze* sind wasserlöslich. Das Nitrat und das Perchlorat sind in wässrigen Lösungen stark dissoziiert, bilden jedoch oft beim Verdünnen schwer lösliche Salze. Die Halogenide ($HgCl_2$, $HgBr_2$) und Pseudohalogenide [$Hg(CN)_2$, $Hg(SCN)_2$] sind zwar auch wasserlöslich, aber in wässriger Lösung nur wenig dissoziiert. Die Folge davon ist, dass manche Reaktionen von Hg(II)-Salzen anomal verlaufen. So lässt sich beispielsweise in *Quecksilber(II)-iodid* (HgI_2) mit Ag^+-Ionen kein Iodid nachweisen und aus einer wässrigen $Hg(CN)_2$-Lösung fällt mit NaOH-Lösung kein *Quecksilberoxid* (HgO) aus. Das Hg(II)-Ion neigt zur Bildung von Komplexen

Qualitative Analytik

mit hohem kovalenten Bindungsanteil wie z.B. im *Tetraiodomercurat*(II)-Ion $[HgI_4]^{2-}$. Die Wasserlöslichkeit von *Quecksilber*(II)-*chlorid* [*Sublimat*] ($HgCl_2$) dient auch zur Abtrennung von schwer löslichem Silberchlorid (AgCl). Alle löslichen Quecksilberverbindungen sind sehr *giftig*! [vgl. **MC-Fragen Nr. 65, 272**].

Quecksilber(II)-*sulfat* ($HgSO_4$), ein *weißes* Pulver, entsteht beim Behandeln von metallischem Quecksilber mit konz. H_2SO_4. In wässriger Lösung bildet sich daraus durch hydrolytische Zersetzung ein *gelbes*, schwer lösliches basisches Quecksilbersulfat ($HgSO_4 \cdot 2\,HgO$) [vgl. **MC-Fragen Nr. 319, 323**].

Quecksilber(II)-acetat ($Hg(OOCCH_3)_2$) wird als Reagenz bei der Gehaltsbestimmung von Alkaloidhydrochloriden mittels Perchlorsäure-Titration in wasserfreier Essigsäure verwendet [siehe Ehlers, **Analytik II,** ▸Kap. 6.3.4.11 und **MC-Frage Nr. 321**].

- Zur Identifizierung von Hg-Verbindungen sind folgende Reaktionen geeignet, wobei zum *gemeinsamen* Nachweis von Hg(I) und Hg(II) genutzt werden [vgl. **MC-Fragen Nr. 317–320, 323, 324, 464, 476**]:

(1) Amalgambildung: Entsprechend seiner Stellung in der Spannungsreihe scheidet sich metallisches Quecksilber [$E^o(Hg/Hg^{2+}) = +0{,}85$ V] aus Hg-Salzlösungen auf unedleren Metallen wie z. B. einer blanken *Folie aus Kupfer* [$E^o(Cu/Cu^{2+}) = +0{,}17$ V] als *dunkelgrauer* Belag ab, der beim Polieren *silberglänzend* wird. Erhitzt man anschließend die Folie in einem Reagenzglas, so verschwindet der Fleck, weil Quecksilber bei diesen Temperaturen sublimiert *(Ph. Eur.)*. Dieser sehr empfindliche und selektive Hg-Nachweis eignet sich auch als Vorprobe zur Prüfung einer Analysensubstanz auf Quecksilber. Als *Amalgame* bezeichnet man ganz allgemein *Legierungen* des Quecksilbers.

$$Hg^{2+} + Cu \rightarrow Hg\downarrow + Cu^{2+} \mid Hg_2^{2+} + Cu \rightarrow 2\,Hg\downarrow + Cu^{2+}$$

(2) Verhalten gegenüber anderen Reduktionsmitteln: Wird die Lösung eines Hg(II)-Salzes mit einer Zinn(II)-chlorid-Lösung ($SnCl_2$) versetzt, so entsteht zunächst ein *weißer* Niederschlag von *Quecksilber(I)-chlorid* [*Kalomel*] (Hg_2Cl_2). Mit überschüssigem Reagenz läuft die Reduktion weiter unter Bildung eines *tiefgrauen* Niederschlages von elementarem Quecksilber (Hg). Auch unedle Metalle oder eine alkalische Formaldehyd-Lösung können als Reduktionsmittel verwendet werden.

$$2\,HgCl_2 + SnCl_2 \rightarrow Hg_2Cl_2\downarrow + SnCl_4$$
$$Hg_2Cl_2 + SnCl_2 \rightarrow 2\,Hg\downarrow + SnCl_4$$

- Zum **Nachweis von Quecksilber(I)-Verbindungen** können folgende Reaktionen dienen:

(1) Verhalten gegenüber Natriumhydroxid-Lösung: Versetzt man eine Hg(I)-Salzlösung mit Laugen, so entsteht ein *schwarzer* Niederschlag eines Gemischs von Hg und *Quecksilber(II)-oxid* (HgO), der schwer löslich im Reagenzüberschuss, jedoch löslich in HNO_3 ist [vgl. **MC-Fragen Nr. 37, 324, 325**].

$$Hg_2^{2+} + 2\,HO^- \rightarrow Hg\downarrow + HgO\downarrow + H_2O$$

(2) Verhalten gegenüber Ammoniak: Versetzt man eine Lösung von Hg(I)-nitrat mit NH_3, so bildet sich ein *schwarzer* Niederschlag aus metallischem Quecksilber und weißem *Quecksilber(II)-amidonitrat* ($HgNH_2NO_3$) [vgl. **MC-Fragen Nr. 324, 326, 420, 421**].

$$Hg_2^{2+} + NO_3^- + 2\,NH_3 \rightarrow Hg\downarrow + [HgNH_2]NO_3\downarrow + NH_4^+$$

(3) Verhalten gegenüber Halogeniden und Halogenwasserstoffsäuren: Wird die Lösung eines Hg(I)-Salzes mit HCl versetzt, so entsteht einer *weißer* Niederschlag von **Kalomel** („*Schönes Schwarz*") (Hg_2Cl_2), der sich auf Zusatz oder beim Übergießen mit Ammoniak-Lösung *schwarz* färbt. NH_3 bewirkt eine Disproportionierung des Hg(I)-Salzes zu feinverteiltem Hg und *Quecksilber(II)-amidochlorid* ($HgNH_2Cl$) („*unschmelzbares Präzipitat*") [vgl. **MC-Fragen Nr. 319, 321, 324, 443**].

$$Hg_2^{2+} + 2\,Cl^- \rightarrow Hg_2Cl_2\downarrow \xrightarrow{2\,NH_3} Hg\downarrow + [HgNH_2]Cl\downarrow + NH_4^+ + Cl^-$$

Kalomel ist schwer löslich in verdünnten Säuren, löst sich jedoch in Königswasser unter Bildung von Quecksilber(II)-chlorid.

$$Hg_2Cl_2 + „Cl_2" \rightarrow 2\,HgCl_2$$

Mit *Iodid-Ionen* entsteht aus Hg(I)-Lösungen zunächst ein *grünlich-gelber* Niederschlag von *Quecksilber(I)-iodid* (Hg_2I_2), der beim Erwärmen unter Disproportionierung zerfällt und dabei aufgrund des gebildeten Quecksilbers schwarz wird. Im Überschuss von KI löst sich Hg_2I_2 zu komplexem $[HgI_4]^{3-}$, das aber spontan in $[HgI_4]^{2-}$ und elementares Quecksilber umgewandelt wird.

$$Hg_2^{2+} + 2\,I^- \rightarrow Hg_2I_2 \xrightarrow{+6\,I^-} 2\,[HgI_4]^{3-} \rightarrow Hg\downarrow + [HgI_4]^{2-} + 4\,I^-$$

(4) Bildung schwer löslicher Niederschläge: Beim Einleiten von Schwefelwasserstoff in eine Hg(I)-Salzlösung bildet sich ein *schwarzer* Niederschlag aus *Quecksilber(II)-sulfid* (HgS) und elementarem Hg. In Königswasser wird der gesamte Niederschlag, in halbkonzentrierter Salpetersäure dagegen nur das metallische Quecksilber gelöst [vgl. **MC-Frage Nr. 295**].

$$Hg_2^{2+} + S^{2-} \rightarrow HgS\downarrow + Hg\downarrow$$

Quecksilber(I)-Ionen bilden in der Hitze mit einer K_2CrO_4-Lösung *rotes Quecksilber(I)-chromat* (Hg_2CrO_4) [vgl. **MC-Fragen Nr. 255, 324**].

- Folgende Reaktionen können zur **Identifizierung von Quecksilber(II)-Verbindungen** herangezogen werden [vgl. **MC-Fragen Nr. 317–325, 434**]:

(1) Verhalten gegenüber Laugen: Aus Hg(II)-Salzlösungen fällt auf Zusatz von Alkalihydroxiden *gelbes Quecksilber(II)-oxid* (HgO) aus, das schwer löslich im Laugenüberschuss, jedoch löslich in Säuren ist *(Ph. Eur.)*.

$$Hg^{2+} + 2\,HO^- \rightarrow HgO\downarrow + H_2O$$

Enthält die Lösung Chlorid, so fallen basische Quecksilberchloride, wie HgOHCl, von gelber bis schwarzer Farbe aus. Quecksilber(II)-oxid zersetzt sich bei trockenem Erhitzen zu O_2 und metallischem Hg.

(2) Verhalten gegenüber Ammoniak: Quecksilber(II)-Salze können in wässriger Lösung mit Ammoniak schwer lösliche Verbindungen unterschiedlicher Art bilden.

In Gegenwart von viel Ammoniumchlorid entsteht mit Ammoniak das so genannte **„schmelzbare Präzipitat"**, bei dem es sich um einen schwer löslichen Amminkomplex des Hg(II)-Ions handelt.

$HgCl_2 + 2\,NH_3 \rightarrow [Hg(NH_3)_2]Cl_2\downarrow$

Üblicherweise bildet sich in Anwesenheit von Chlorid aus Hg(II) und NH_3 das *weiße* **„unschmelzbare Präzipitat"** (Quecksilberamidochlorid) ($HgNH_2Cl$).

$HgCl_2 + 2\,NH_3 \rightarrow [HgNH_2]Cl + NH_4^+ + Cl^-$

Es besitzt eine gewinkelte Kettenstruktur ($-Hg-NH_2-Hg-NH_2-Hg-NH_2-$), in der die Hg-Bindungen linear und die von den N-Atomen ausgehenden Bindungen tetraedrisch angeordnet sind. Quecksilberamidochlorid löst sich in HNO_3 und zerfällt beim Erhitzen in $HgCl_2$, NH_3 und N_2.

Darüber hinaus kann sich aus Hg(II)-Ionen und Ammoniak auch ein Salz der sogenannten **„Millonsche Base"** bilden. Diese besteht aus einem dreidimensionalen Netzwerk von $[HgN]^+$-Ionen, in dessen Hohlräume Wassermoleküle und die entsprechenden Gegenionen eingelagert sind.

$2\,HgCl_2 + 4\,NH_3 + H_2O \rightarrow [Hg_2N]Cl \cdot H_2O + 3\,NH_4^+ + 3\,Cl^-$

(3) Verhalten gegenüber Iodiden: Wird die Lösung eines Hg(II)-Salzes mit KI-Lösung versetzt, so entsteht ein *roter* Niederschlag von *Quecksilber(II)-iodid* (HgI_2), der sich im Reagenzüberschuss unter Bildung des *hellgelben Tetraiodomercurat*(II), $[HgI_4]^{2-}$, löst.

$Hg^{2+} + 2\,I^- \rightarrow HgI_2\downarrow \xrightarrow{+2\,I^-} [HgI_4]^{2-} \xrightarrow{(NH_3)} [Hg_2N]I\downarrow$

Aus solchen Lösungen fällt mit NaOH *kein* HgO aus. Versetzt man jedoch das Komplexsalz ($K_2[HgI_4]$) mit NH_3-Lösung, so bildet sich ein *roter* Niederschlag von $[Hg_2N]I$. Diese Reaktion ist Grundlage des Ammonium-Nachweises mit **Neßler-Reagenz** (siehe ▸ Kap. 2.3.2.24). Schließlich wandelt sich rotes Quecksilber(II)-iodid beim Erhitzen auf 127 °C in eine gelbe Modifikation um. Solche Farbänderungen infolge einer Temperaturänderung werden auch als *Thermochromie* bezeichnet [vgl. **MC-Fragen Nr. 28, 166, 318, 319, 321, 323, 428**].

Darüber hinaus reagieren Hg(II)-Ionen in saurer Lösung mit Kupfer(I)-iodid (CuI) in Gegenwart von Kaliumiodid (KI) unter Bildung von *rotem* $Cu_2[HgI_4]$. Mit überschüssigem KI zersetzt sich das Komplexsalz wieder unter Ausfällung von *grauweißem Kupfer(I)-iodid* (CuI).

$Hg^{2+} + 2\,CuI + 2\,I^- \rightarrow Cu_2[HgI_4]\downarrow$
$Cu_2[HgI_4] + 2\,KI \rightarrow K_2[HgI_4] + 2\,CuI\downarrow$

(4) Bildung schwer löslicher Verbindungen: *Quecksilber(II)-sulfid* (HgS) existiert in zwei Modifikationen, der metastabilen *schwarzen* und der stabilen *roten* Form. Beim Einleiten von H_2S in eine saure Hg(II)-Salzlösung fällt *schwarzes* HgS aus. Es ist schwer löslich in HCl, verd. HNO_3 und $(NH_4)_2S$-Lösung. HgS löst sich jedoch in Königswasser; unter Bildung von Thiosalzen ist es auch in konzentrierten Alkalisulfid-Lösungen löslich.

$$Hg^{2+} + S^{2-} \rightarrow HgS\downarrow \xrightarrow{+\ \mathbf{S^{2-}}} [HgS_2]^{2-}$$

Mit K_2CrO_4 entsteht in neutralen Lösungen *gelbes Quecksilber(II)-chromat* ($HgCrO_4$), das beim Erhitzen *rot* wird. Mit Co(II)-Ionen in Gegenwart von Thiocyanat bildet sich der *blaue* Niederschlag des komplexen Cobalttetrathiocyanatomercurat(II).

$$Hg^{2+} + Co^{2+} + 4\ SCN^- \rightarrow Co[Hg(SCN)_4]\downarrow$$

In salzsaurer Lösung bilden Hg(II)-Ionen mit **Reinecke-Salz** ($NH_4[Cr(SCN)_4(NH_3)_2]$) einen schwer löslichen *rosaroten* Niederschlag.

$$Hg^{2+} + 2\ [Cr(SCN)_4(NH_3)_2]^- \rightarrow Hg[Cr(SCN)_4(NH_3)_2]_2\downarrow$$

(5) Nachweisreaktionen mit organischen Reagenzien: Hg(II) bildet mit **Diphenylcarbazid** bzw. mit seinem Oxidationsprodukt **Diphenylcarbazon** in neutraler bis schwach saurer Lösung einen *rotvioletten* Chelatkomplex. Chromat und andere Oxidationsmittel stören (siehe auch ▸ Kap. 2.2.3.2, Ziffer 3).

```
      H H                              H H
      N-N-C6H5                         N-N-C6H5
     /                                /
O=C           Ox.              O=C              ⇄
     \        ---->                 \
      N-N-C6H5                         N=N-C6H5
      H H
```

Diphenylcarbazid **Diphenylcarbazon**

```
          H
      N-N-C6H5
     //                              N   N
HO-C          Hg^II        H5C6-N    =C    N-C6H5
     \        ---->             H      O-Hg/2
      N=N-C6H5
```

Schüttelt man eine schwach saure Hg(II)-Probelösung mit einer Lösung von **Dithizon** (Diphenylthiocarbazon), so färbt sich die ursprünglich grüne Chloroform-Phase *orange* durch Bildung von *Quecksilberdithizonat*. (Zum formelmäßigen Ablauf der Reaktion siehe „Blei-Nachweis mit Dithizon" im nachfolgenden Kapitel).

Abschließend sei nochmals darauf hingewiesen, dass eine analytische Unterscheidung zwischen Hg(I)- und Hg(II)-Verbindungen durch Behandeln mit NaOH-, NH_3-, HCl- und K_2CrO_4-Lösung gelingt. Diese Differenzierung ist jedoch nicht möglich mit elementarem Kupfer oder einer $SnCl_2$-Lösung [vgl. **MC-Fragen Nr. 324, 325**].

2.3.2.3 Blei

Trotz seines negativen Normalpotentials löst sich Blei *nicht* in HF, HCl und H_2SO_4, weil sich festhaftende Schutzschichten der betreffenden schwer löslichen Salze (PbF_2, $PbCl_2$, $PbSO_4$) auf der Metalloberfläche ausbilden. Dagegen wird Blei in heißer konzentrierter Schwefelsäure unter Bildung komplexer Säuren wie $H_2[Pb(SO_4)_2]$ gelöst. Das beste Lösungsmittel für Blei ist jedoch HNO_3.

In seinen Verbindungen tritt Blei in den Oxidationsstufen **+2** und **+4** auf. In der vierwertigen Stufe sind nur *Bleidioxid* (PbO_2), *Bleitetraacetat* $[Pb(OOCCH_3)_4]$ sowie einige Komplexsalze beständig. Pb(IV)-Verbindungen sind starke Oxidationsmittel.

Zum analytischen Nachweis von Bleiverbindungen eignen sich folgende Eigenschaften:

(1) Verhalten gegenüber Ammoniak und Laugen: Pb(II)-Ionen bilden mit Alkalihydroxiden einen *weißen* Niederschlag von *Blei(II)-hydroxid* $[Pb(OH)_2]$, der in einem Überschuss von Alkalihydroxiden unter Bildung von Tetrahydroxoplumbat(II) löslich ist.

$$Pb^{2+} + 2\,HO^- \rightarrow Pb(OH)_2\downarrow \xrightarrow{+2\,HO^-} [Pb(OH)_4]^{2-}$$

Auch in Säuren, ammoniakalischer Ammoniumacetat- oder Tartrat-Lösung ist $Pb(OH)_2$ löslich. Mit Tartrat-Ionen bildet Pb(II) dabei einen ähnlichen Chelatkomplex wie Cu(II)-Ionen (siehe ▸Kap. 2.3.2.5). Mit Ammoniak entsteht gleichfalls $Pb(OH)_2$, das schwer löslich im Reagenzüberschuss ist, da Pb(II)-Ionen in wässriger Lösung *keine* Amminkomplexe bilden [vgl. **MC-Fragen Nr. 35, 38–43, 45, 73, 328, 329**].

(2) Bildung schwer löslicher Verbindungen: Mit Chlorid-Ionen entsteht ein *weißer* Niederschlag von *Blei(II)-chlorid* ($PbCl_2$). Blei(II)-chlorid ist in heißem Wasser löslich und kristallisiert beim Abkühlen in für den Nachweis charakteristischen Nadeln oder Prismen aus. Die Löslichkeit von $PbCl_2$ in Wasser beträgt bei 20 °C etwa 1% und bei 100 °C etwa 3% [vgl. **MC-Fragen Nr. 271, 327, 435, 439**].

$$Pb^{2+} + 2\,Cl^- \rightarrow PbCl_2\downarrow$$

Beim Versetzen einer Pb(II)-Salzlösung mit KI fällt *gelbes Blei(II)-iodid* (PbI_2) aus, das bei Iodid-Überschuss in ein lösliches komplexes Anion übergeführt wird. $[PbI_4]^{2-}$-Ionen sind allerdings nur im Überschuss von KI beständig. Wie das Chlorid so löst sich auch PbI_2 in siedendem Wasser und kristallisiert in der Kälte in metallisch glänzenden *gelben* Blättchen wieder aus (*Ph.Eur.*) [vgl. **MC-Fragen Nr. 327, 328, 444**].

$$Pb^{2+} + 2\,I^- \rightarrow PbI_2\downarrow \xrightarrow{+2\,I^-} [PbI_4]^{2-}$$

Mit H_2S oder Thioacetamid entsteht aus nicht allzu stark salzsaurer Lösung *schwarzes Bleisulfid* (PbS), das sich in starken Säuren löst. [Zur Umsetzung von Pb(II) mit Thioacetamid im Rahmen der „Grenzprüfung auf Schwermetalle" siehe ▸Kap. 2.3.3.1 und **MC-Frage Nr. 327**].

$$Pb^{2+} + S^{2-} \rightarrow PbS\downarrow$$

Mit H_2SO_4 oder Sulfat-Ionen bildet sich in wässrigen Lösungen *weißes Bleisulfat* ($PbSO_4$). Die Fällung dieses Salzes wird im Kationentrennungsgang zur Abtrennung von Pb(II)-Salzen von Bi(III), Cu(II) oder Cd(II) genutzt. $PbSO_4$ ist etwas löslich in verdünnter Salpetersäure und löslich in konzentrierter Schwefelsäure unter Bildung der komplexen Säure $H_2[Pb(SO_4)_2]$. Auch NaOH, ammoniakalische Tartrat- oder Ammoniumacetat-Lösung lösen $PbSO_4$ unter Komplexbildung. Diese Reaktionen dienen auch zur Trennung von Bariumsulfat ($BaSO_4$) und $PbSO_4$ [siehe auch ▸ Kap. 1.5.5 und **MC-Fragen Nr. 79, 83, 90, 91, 305–307, 327–330**].

$$Pb^{2+} + SO_4^{2-} \rightarrow PbSO_4\downarrow \xrightarrow{(H_2SO_4)} H_2[Pb(SO_4)_2]$$

$$PbSO_4 + 3\,CH_3COO^- \rightarrow [Pb(OOCCH_3)_3]^- + SO_4^{2-}$$

Blei(II)-sulfat bildet sich auch beim Behandeln von Blei(II)-sulfid mit konzentrierter Salpetersäure [vgl. **MC-Frage Nr. 64**].

$$PbS + 8\,HNO_3 \rightarrow PbSO_4\downarrow + 4\,H_2O + 8\,NO_2\uparrow$$

Pb(II)-Ionen ergeben im essigsauren Medium mit Chromat-Ionen einen *gelben* Niederschlag von *Bleichromat* ($PbCrO_4$), der schwer löslich in Essigsäure und Ammoniak ist, sich jedoch in Alkalihydroxid-Lösungen unter Bildung von Tetrahydroxoplumbat(II) $[Pb(OH)_4]^{2-}$ auflöst (*Ph. Eur.*) [vgl. **MC-Fragen Nr. 255, 328, 329, 331, 501**].

$$Pb^{2+} + CrO_4^{2-} \rightarrow PbCrO_4\downarrow \xrightarrow{+4\,HO^-} [Pb(OH)_4]^{2-} + CrO_4^{2-}$$

$PbCrO_4$ ist auch löslich in heißer HNO_3 sowie ammoniakalischer Tartrat-Lösung. Den Nachweis stören alle Kationen, die in saurer Lösung mit Chromat-Ionen gleichfalls schwer lösliche Chromate bilden. Auch Alkalidichromat-Lösungen fällen Pb(II)-Ionen als $PbCrO_4$. Durch seine Löslichkeit in Alkalihydroxid-Lösung kann Bleichromat vom ebenfalls schwer löslichen $BaCrO_4$ unterschieden werden [vgl. **MC-Fragen Nr. 255, 501**].

$$2\,Pb^{2+} + Cr_2O_7^{2-} + 3\,H_2O \rightarrow 2\,PbCrO_4\downarrow + 2\,H_3O^+$$

Mit Cu(II)-acetat und KNO_2-Lösung ergibt sich ein *schwarzes* Tripelsalz der allgemeinen Zusammensetzung $K_2CuPb(NO_2)_6$.

(3) Nachweis mit Dithizon: Pb(II)-Ionen bilden wie Hg(II) oder Zn(II) in neutraler bzw. alkalischer Lösung mit **Dithizon** (Diphenylthiocarbazon) einen *roten* Chelatkomplex, der sich mit Chloroform extrahieren lässt [vgl. **MC-Fragen Nr. 429, 430, 495**].

```
     H H                              H
     N-N-C6H5                      N-N-C6H5
    /                              //
S=C              <==>        HS-C
    \                              \
     N=N-C6H5                      N=N-C6H5
                 Dithizon

                                   C6H5
                                   |
  Me^II       H5C6-N=N-C-S         N-N
 ------>             ||   \  Me   H  ||
                     N-H.....   \ S-C-N=N-C6H5
                        N
                        |
                        C6H5
```

Me^{II} : Pb^{2+} ; Hg^{2+} ; Zn^{2+}

(4) Bestimmung von Blei in Zuckern: Die Grenzprüfung auf Blei nach Arzneibuch erfolgt durch Atomabsorptionsspektrometrie (AAS, siehe Ehlers, **Analytik II,** ▸ Kap. 11.5).

Hierzu wird die essigsaure Lösung der zu prüfenden Substanz mit Ammoniumpyrrolidinodithiocarbaminat-Reagenz (Ammoniumpyrrolidincarbodithioat) versetzt und mit Isobutylmethylketon extrahiert. Vergleichslösungen mit 0,25, 0,50 und 0,75 ppm Blei werden in analoger Weise hergestellt. Prüf- und Vergleichslösungen werden bei 283,3 nm mittels AAS getestet. Die zu prüfende Substanz darf, sofern in der jeweiligen Arzneibuchmonographie nichts anderes vorgeschrieben wird, nicht mehr als 0,5 ppm Blei enthalten. Blei-Konzentrationen von 1–10 ppm werden durch die Prüfung auf Schwermetall-Ionen erfasst (siehe ▸ Kap. 2.3.3.1, Methode E).

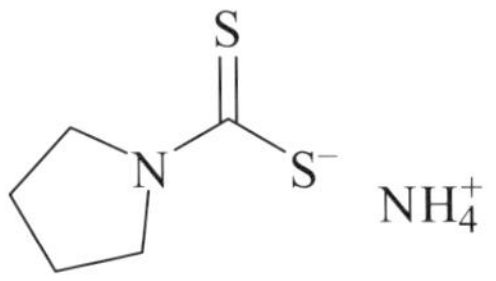

S, N, S^-, NH_4^+

Ammoniumpyrrolidinodithiocarbaminat
(Ammoniumpyrrolidincarbodithioat)

Viele Schwermetall-Ionen bilden mit **N,N-Dialkyldithiocarbaminaten** (DDTC) oder **Pyrrolidinodithiocarbaminat** (PDTC), $R_2N\text{-}CSS^-NH_4^+$, in Wasser schwer lösliche, meistens lichtempfindliche Salze der allgemeinen Zusammensetzung $[Me(DDTC)_2]$, die sich mit organischen Lösungsmitteln extrahieren lassen.

$Pb^{2+} + 2\ R_2N\text{-}CSS^-NH_4^+ \rightarrow Pb(SSC\text{-}NR_2)_2\downarrow + (R = \text{Alkyl})\ 2\ NH_4^+$

In analoger Weise lässt das Arzneibuch auch die **Bestimmung von Nickel in Polyolen** mithilfe der AAS durchführen, jedoch erfolgt die Messung der Absorption bei einer Wellenlänge von 232,0 nm. Die früher zur Grenzprüfung von *„Blei in Zuckern"* verwendete **Dithizon-Methode** wird derzeit nach Arzneibuch **nicht** mehr genutzt [vgl. **MC-Fragen Nr. 429, 430, 495**].

2.3.2.4 Bismut

Die wichtigste und beständigste Oxidationsstufe von Bismut ist **+3**. Bismut(V)-Verbindungen sind demzufolge starke Oxidationsmittel. *Bismuthydroxid* $[Bi(OH)_3]$ bzw. die wasserärmere, gelbliche Form BiO(OH) sind sehr schwache Basen. Deshalb tritt in wässriger Lösung leicht Hydrolyse ein unter Bildung zum Teil schwer löslicher *basischer Salze* der allgemeinen Zusammensetzung BiOX, wie z. B. *Bismutoxidchlorid* (BiOCl) oder *Bismutoxidnitrat* $(BiONO_3)$. Bi^{3+}- und BiO^+-Ionen sind farblos.

$Bi^{3+} + 3\ H_2O + X^- \rightarrow BiOX\downarrow + 2\ H_3O^+\ (X = Cl^-, NO_3^-)$

Analytisch auswertbare Eigenschaften von Bismutverbindungen sind [vgl. **MC-Fragen Nr. 42–44, 273–275, 278, 332–337, 438, 445, 487**]:

(1) Bildung schwer löslicher Salze: Mit NaOH-, NH_3- oder Na_2CO_3-Lösung entsteht aus Bi(III)-Salzen ein *weißer* Niederschlag von *Bismuthydroxid* $[Bi(OH)_3]$ oder basischen Salzen wie BiOX. Beim Kochen wird $Bi(OH)_3$ *gelb*, wahrscheinlich durch Bildung der wasserärmeren Form BiO(OH). Bismut(III)-hydroxid ist im Gegensatz zu $Pb(OH)_2$ *nicht* amphoter.

$$Bi^{3+} + 3\,HO^- \rightarrow Bi(OH)_3\downarrow \xrightarrow{\Delta} BiO(OH) + H_2O$$

Aus nicht zu stark salzsaurer Lösung fällt beim Einleiten von H_2S ein *braunschwarzer* Niederschlag von *Bismut(III)-sulfid* (Bi_2S_3) aus, der in konzentrierten Säuren und heißer, verdünnter Salpetersäure löslich ist, sich jedoch nicht in Ammoniumsulfid-Lösungen auflöst.

Werden salzsaure Lösungen von Bismutsalzen mit Wasser verdünnt, so entstehen schwer lösliche *weiße* bis *gelbliche* basische Salze wechselnder Zusammensetzung, die – im Gegensatz zu den analogen Antimonylverbindungen – in Weinsäure-Lösung unlöslich sind, und die auf Zusatz von Na_2S-Lösung in braunes Bi_2S_3 umgewandelt werden *(Ph. Eur.)*.

Aus schwach schwefel- bis salpetersaurer Lösung von Bi(III)-Salzen fällt mit KI ein *schwarzer* Niederschlag von *Bismut(III)-iodid* (BiI_3), der sich im Überschuss von KI als *orangegelbes* Tetraiodobismutat(III) löst [vgl. **MC-Fragen Nr. 332, 334, 755–759**].

$$Bi^{3+} + 3\,I^- \rightarrow BiI_3\downarrow \xrightarrow{+\,I^-} [BiI_4]^-$$

Kaliumtetraiodobismutat *(Dragendorff-Reagenz)* bildet mit vielen organischen Basen wie Chinolin, Oxin oder Alkaloiden zum Teil schwer lösliche, *orange* bis *rot* gefärbte Verbindungen.

$$R_3N + H^+ + [BiI_4]^- \rightarrow [R_3NH^+ \cdot BiI_4^-]\downarrow$$

8-Hydroxychinolin (*Oxin*) bildet mit zahlreichen zwei- und dreiwertigen Metallionen (z. B. Bi^{3+}) in Wasser schwer lösliche Chelatkomplexe (*Oxinate*), die zur quantitativen Bestimmung des betreffenden Ions herangezogen werden (siehe auch ▸Kap. 2.3.2.17, Ziffer 3).

(2) Reduktion zu elementarem Bismut: Alkalische Trihydroxostannat(II)-Lösungen reduzieren Bi(III) zum Metall, das als schwarzes Pulver ausfällt, während Sn(II) zu Sn(IV) oxidiert wird.

$$2\,Bi(OH)_3 + 3\,[Sn(OH)_3]^- + 3\,HO^- \rightarrow 2\,Bi\downarrow + 3\,[Sn(OH)_6]^{2-}$$

(3) Nachweis mit organischen Reagenzien: Bi(III)-Ionen ergeben in salpetersaurer Lösung mit **Thioharnstoff** eine gelblich-orange Färbung oder einen *orangefarbenen* Niederschlag. Auf Zusatz von Natriumfluorid-Lösung tritt *keine* Entfärbung ein. Der gebildete Komplex enthält Bi(III) und Thioharnstoff im Verhältnis 1:3 *(Ph. Eur.)*.

$$Bi^{3+} + 3\,S{=}C(NH_2)_2 \rightarrow [Bi(S{=}C(NH_2)_2)_3]^{3+}$$

Mit Antimon(III)-Ionen bilden sich unter den gleichen Bedingungen nur *schwach* gelb gefärbte Komplexe. Diese Störung kann durch Zugabe von Fluorid-Ionen beseitigt werden. Cd(II), Hg(II), Cu(II) und Ag(I) stören nur in höheren Konzentrationen und liefern wie Pb(II) mit Thioharnstoff weiße Niederschläge.

Versetzt man eine Bi(III)-Salzlösung mit einer alkoholischen **Diacetyldioxim-Lösung** und fügt Ammoniak bis zur deutlich alkalischen Reaktion hinzu, so entsteht ein *intensiv gelb* gefärbter voluminöser Niederschlag [vgl. **MC-Frage Nr. 508**].

$$2\,Bi^{3+} + \begin{array}{c} H_3C{-}C{=}N{-}OH \\ | \\ H_3C{-}C{=}N{-}OH \end{array} + 8\,H_2O \rightarrow \begin{array}{c} H_3C{-}C{=}N{-}O{-}Bi{=}O \\ | \\ H_3C{-}C{=}N{-}O{-}Bi{=}O \end{array} + 6\,H_3O^+$$

2.3.2.5 Kupfer

Kupfer wird aufgrund seines stark positiven Normalpotentials nur von oxidierenden Säuren (HNO_3, H_2SO_4) gelöst [vgl. **MC-Frage Nr. 64**].

$3\,Cu + 8\,HNO_3 \rightarrow 3\,Cu(NO_3)_2 + 2\,NO\uparrow + 4\,H_2O$
$Cu + 2\,H_2SO_4 \rightarrow CuSO_4 + SO_2\uparrow + 2\,H_2O$

Kupfer tritt in seinen Verbindungen in den Oxidationsstufen **+1** und **+2** auf. Das hydratisierte Cu^+-Ion ist farblos. Mehr oder weniger schwer lösliche Cu(I)-Verbindungen sind – in Analogie zu den Silbersalzen – die Chalkogenide (Cu_2O, Cu_2S), Halogenide (CuI) und Pseudohalogenide (CuSCN). Lösliche Cu(I)-Salze sind leicht oxidierbar.

Die wichtigste Oxidationsstufe des Kupfers ist die zweiwertige. Cu(II)-Salze besitzen im Allgemeinen eine *grüne* oder *blaue* Farbe. In beiden Oxidationsstufen bildet Kupfer zahlreiche Komplexe. Wasserfreies Kupfer(II)-sulfat ($CuSO_4$) ist hygroskopisch. Mit *Hygroskopie* bezeichnet man die Eigenschaft von Stoffen, Feuchtigkeit (Wasser) aus der Umgebung zu binden [vgl. **MC-Fragen Nr. 65, 851**].

Folgende Eigenschaften und Reaktionen des Kupfers können analytisch genutzt werden:

(1) Flammenfärbung: Bringt man *Kupfer(II)-chlorid* ($CuCl_2$) oder eine andere Cu-Verbindung mit $MgCl_2$ vermischt in die nichtleuchtende Bunsenflamme, so wird die Flamme *grün* gefärbt. Diese als **Beilstein-Probe** bekannte Reaktion dient ebenso zum Nachweis von Halogenen in organischen Verbindungen [siehe auch ▸ Kap. 3.5.1.5 und **MC-Fragen Nr. 5–8, 11**].

(2) Verhalten gegenüber Reduktionsmitteln: Taucht man einen Eisennagel oder ein Zinkblech in eine Cu(II)-Probelösung, so scheidet sich elementares Kupfer ab [vgl. **MC-Fragen Nr. 338, 877**].

$Cu^{2+} + Fe \rightarrow Cu\downarrow + Fe^{2+} \mid Cu^{2+} + Zn \rightarrow Cu\downarrow + Zn^{2+}$

Schüttelt oder erhitzt man eine salzsaure Cu(II)-Lösung mit Kupferpulver, so entfärbt sich die Lösung unter Komproportionierung und Bildung von Cu(I)-Verbindungen.

$Cu^{2+} + Cu \rightarrow 2\,Cu^+$

Eine ammoniakalische Cu^{2+}-Lösung wird durch Natriumdithionit ($Na_2S_2O_4$) entfärbt. Beim Erwärmen fällt metallisches Kupfer aus.

$2\,[Cu(NH_3)_4\,]^{2+} + S_2O_4^{2-} \rightarrow 2\,[Cu(NH_3)_4]^+ + 2\,SO_2\uparrow$
$2\,[Cu(NH_3)_4]^+ + S_2O_4^{2-} \rightarrow 2\,Cu\downarrow + 2\,SO_2\uparrow + 8\,NH_3$

In der Siedehitze werden Cu(II)-Salze auch durch Hypophosphit ($H_2PO_2^-$) zu elementarem Kupfer reduziert; bei Raumtemperatur und in Anwesenheit von Chlorid-Ionen bleibt die Reduktion auf der Stufe des Cu(I) stehen.

$Cu^{2+} + H_2PO_2^- + 4\,H_2O \rightarrow Cu\downarrow + HPO_3^{2-} + 3\,H_3O^+$

(3) Verhalten gegenüber Halogeniden/Pseudohalogeniden: Bei Zugabe von Kaliumiodid zu einer Cu(II)-Lösung fällt *weißes Kupfer(I)-iodid* (CuI) aus, das durch das gebildete Iod jedoch braun gefärbt ist.

Die weiße Farbe von CuI erkennt man erst nach Reduktion des Iods mit Schwefliger Säure. Die Titration des ausgeschiedenen Iods mit Natriumthiosulfat-Maßlösung nach Zusatz von Stärke-Lösung kann zur quantitativen Bestimmung von Cu(II)-Salzen herangezogen werden [vgl. **MC-Fragen Nr. 838, 851, 877**].

$2\,Cu^{2+} + 4\,I^- \rightarrow 2\,CuI\downarrow + I_2$
$I_2 + H_2SO_3 + H_2O \rightarrow 2\,HI + H_2SO_4$

Versetzt man eine Cu(II)-Probelösung mit Cyanid-Ionen, so fällt zunächst *gelbes Kupfer(II)-cyanid* [$Cu(CN)_2$] aus, das beim Erwärmen in *weißes Kupfer(I)-cyanid* (CuCN) und Dicyan [$(CN)_2$] zerfällt. Im Überschuss von CN^--Ionen löst sich CuCN unter Bildung des komplexen Anions $[Cu(CN)_4]^{3-}$. Leitet man in eine solche Lösung nun H_2S ein, so fällt *kein* Kupfer(I)-sulfid (Cu_2S) aus, weil der Kupfer(I)-tetracyano-Komplex so beständig und so wenig in Einzelionen dissoziiert ist, dass das Löslichkeitsprodukt von Cu_2S nicht überschritten wird [siehe auch ▸Kap. 2.3.1.3 und **MC-Fragen Nr. 186, 284, 285, 338, 339, 436**].

$2\,Cu^{2+} + 4\,CN^- \rightarrow 2\,Cu(CN)_2\downarrow \xrightarrow{\Delta} 2\,CuCN\downarrow + (CN)_2\uparrow$

$2\,CuCN + 6\,CN^- \rightarrow 2\,[Cu(CN)_4]^{3-} \xrightarrow{(H_2S)} \!\!\!/\!/\; Cu_2S\downarrow$

Auch der *blaue* Cu(II)-tetraammin-Komplex $[Cu(NH_3)_4]^{2+}$ kann durch Cyanid-Ionen entfärbt werden. In ammoniakalischer Lösung entwickelt sich jedoch *kein* Dicyan, weil $(CN)_2$ analog den Halogenen in Gegenwart von HO^--Ionen zu Cyanid und Cyanat disproportioniert.

$2\,[Cu(NH_3)_4]^{2+} + 10\,CN^- + H_2O \rightarrow 2\,[Cu(CN)_4]^{3-} + 2\,NH_4^+ + CN^- + OCN^- + 6\,NH_3$
$(CN)_2 + 2\,HO^- \rightarrow CN^- + OCN^- + H_2O$

Aus sauren Cu(II)-Salzlösungen erfolgt nach Zusatz von Natriumthiocyanat (NaSCN) Bildung von schwer löslichem *schwarzem Kupfer(II)-thiocyanat* [$Cu(SCN)_2$], das langsam – bei Zugabe von Schwefliger Säure schnell – in *weißes Kupfer*(I)*-thiocyanat* (CuSCN) übergeht [vgl. **MC-Fragen Nr. 57, 339**].

$$2\ Cu(SCN)_2 + H_2SO_3 + H_2O \rightarrow 2\ CuSCN\downarrow + H_2SO_4 + 2\ HSCN$$

(4) Verhalten gegenüber Ammoniak und Laugen: Eine Cu^{2+}-Lösung ergibt mit NaOH-Lösung einen *bläulichen* Niederschlag von *Kupfer(II)-hydroxid* [$Cu(OH)_2$], der beim Erhitzen unter Wasserabspaltung in *schwarzes Kupfer(II)-oxid* (CuO) umgewandelt wird [vgl. **MC-Fragen Nr. 42, 44, 440, 877**].

$$Cu^{2+} + 2\ HO^- \rightarrow Cu(OH)_2\downarrow \xrightarrow{\Delta} CuO\downarrow + H_2O$$
$$Cu(OH)_2 + 2\ HO^- \rightarrow [Cu(OH)_4]^{2-}$$

Frisch gefälltes $Cu(OH)_2$ bzw. CuO lösen sich teilweise im Überschuss von NaOH zu zweiwertigem Tetrahydroxocuprat, $[Cu(OH)_4]^{2-}$. Die Fällung von $Cu(OH)_2$ bleibt in Gegenwart organischer Polyhydroxyverbindungen (Citronensäure, Citrat, Weinsäure, Tartrat, Zucker u. a.) aus. Es entstehen *tiefblaue* Lösungen [vgl. **MC-Fragen Nr. 338, 340**].

Mit *Tartrat* und Cu(II)-Ionen bildet sich in alkalischer Lösung das sogenannte **Fehling-Reagenz**, ein anionischer Cu-tartrat-Chelatkomplex, mit dem sich leicht oxidierbare Gruppen wie z. B. Carbonylgruppen in Aldehyden oder Zuckern nachweisen lassen (siehe auch ▸ Kap. 3.6.3.11).

```
Na⁺ ⁻O——C——=O        O=——C——O⁻ Na⁺
        |  H             |
    H——C——O\        /O——C——H
        |     Cu      H  |
    H——C——O/        \O——C——H
        |  H             |
Na⁺ ⁻O——C——=O        O=——C——O⁻ Na⁺
```

Mit Ammoniak-Lösung entsteht aus Cu(II) zunächst ein bläulicher Niederschlag von $Cu(OH)_2$, der sich jedoch im Überschuss des Reagenzes zum *tiefblauen* Tetraamminkomplex löst *(Ph. Eur.)* [vgl. **MC-Fragen Nr. 42, 44, 47, 341, 851**].

$$Cu(OH)_2 + 4\ NH_3 \rightarrow [Cu(NH_3)_4]^{2+} + 2\ HO^-$$

(5) Bildung schwer löslicher Verbindungen: Mit H_2S bildet sich in salzsaurer Lösung ein *schwarzer* Niederschlag von *Kupfer(II)-sulfid* (CuS) oder *Kupfer(I)-sulfid* (Cu_2S), der in konzentrierten Säuren sowie heißer, verd. HNO_3 löslich ist. Auch in gelbem Ammoniumpolysulfid lösen sich die Kupfersulfide unter Bildung von Thiosalzen wieder auf [vgl. **MC-Fragen Nr. 339, 877**].

Beim Versetzen einer salzsauren Cu(II)-Probelösung mit *Thioacetamid-Reagenz* bildet sich ein grünlich-weißer Komplex der Zusammensetzung $[Cu(CH_3CSNH_2)_4]Cl$, der sich in der Siedehitze allmählich in Kupfer(I)-sulfid (Cu_2S) umwandelt.

Mit $K_4[Fe(CN)_6]$-Lösung entsteht eine *braune*, in verdünnten Säuren schwer lösliche Fällung von $Cu_2[Fe(CN)_6]$, die sich jedoch in Ammoniak unter Bildung des *blauen* Tetraamminkomplexes löst [vgl. **MC-Frage Nr. 338**].

$$2\ Cu^{2+} + [Fe(CN)_6]^{4-} \rightarrow Cu_2[Fe(CN)_6] \xrightarrow{(NH_3)} [Cu(NH_3)_4]^{2+}$$

Mit *Reinecke-Salz* bilden Cu^+-Ionen einen schwer löslichen *gelben* Niederschlag.

$$Cu^+ + [Cr(SCN)_4(NH_3)_2]^- \rightarrow Cu[Cr(SCN)_4(NH_3)_2]\downarrow$$

Mit Thiocyanat und Hg(II) ergeben Cu(II)-Ionen in neutraler bis schwach essigsaurer Lösung ein *gelbes* Thiocyanatomercurat(II). Liegen Kupfer- und Zink-Ionen nebeneinander vor, so bilden sich violette bis schwarze Mischkristalle.

$$Cu^{2+} + [Hg(SCN)_4]^{2-} \rightarrow Cu[Hg(SCN)_4]\downarrow$$

Mit Kaliumnitrit (KNO_2) und Blei(II)-acetat bilden Cu(II)-Ionen ein Tripelsalz der allgemeinen Zusammensetzung $K_2CuPb(NO_2)_6$.

(6) Nachweise mit organischen Reagenzien: Im pH-Bereich von pH = 4–11 entsteht aus Cu(II) und Natriumdiethyldithiocarbamat ein *brauner* Chelatkomplex von Kupferdiethyldithiocarbamat, der sich mit Chloroform oder Isobutylmethylketon extrahieren lässt.

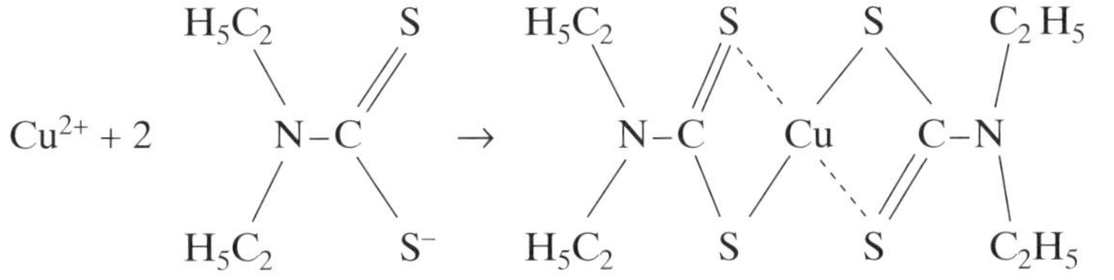

$$Cu^{2+} + 2\ (H_5C_2)_2N{-}C(=S)S^- \rightarrow [(H_5C_2)_2N{-}CS_2]_2Cu$$

Kupfer(II)-diethyldithiocarbamat

Cuproin (2,2'-Dichinolin) bildet in schwach saurer Lösung mit Cu(I) einen *purpurroten*, in Wasser schwer löslichen Chelatkomplex, der jedoch in organischen Lösungsmitteln löslich ist. Da Cuproin praktisch nur mit Cu^+-Ionen reagiert, liegt hier der seltene Fall eines weitgehend *spezifischen Nachweises* vor. Cu^{2+}-Ionen müssen zuvor reduziert werden.

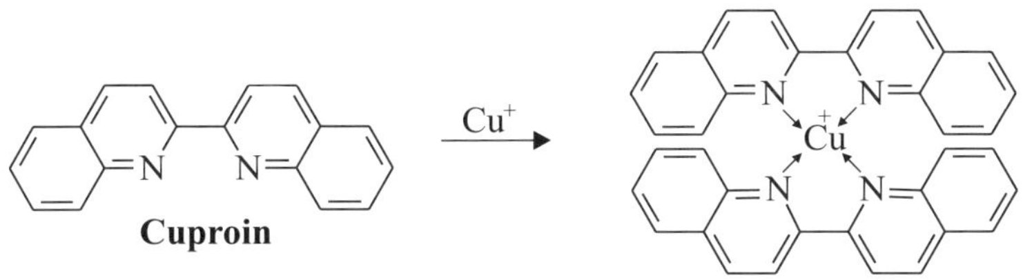

Cuproin $\xrightarrow{Cu^+}$ $[Cu(Cuproin)_2]^+$

2.3.2.6 Cadmium

Cadmium tritt in seinen Verbindungen in der Oxidationsstufe **+2** auf. Das Cd^{2+}-Ion ist farblos. Seine Reaktionen sind denen des Zinks sehr ähnlich. Es bestehen zum Teil nur graduelle Unterschiede. So fällt *Cadmiumsulfid* (CdS) schon aus verdünnter mineralsaurer Lösung aus, während Zinksulfid (ZnS) erst in essigsaurer Lösung gebildet wird. Auch ist *Cadmiumhydroxid* [$Cd(OH)_2$] im Gegensatz zu $Zn(OH)_2$ *nicht* amphoter. Cd(II) bildet leicht Komplexe. Geeignete Reaktionen zum Nachweis von Cd(II)-Ionen sind [vgl. **MC-Fragen Nr. 42–45, 283–285, 342, 343, 437, 442**]:

(1) Verhalten gegenüber Ammoniak und Laugen: Mit Alkalihydroxid-Lösungen bildet sich ein *weißer* Niederschlag von *Cadmiumhydroxid* [$Cd(OH)_2$], der im Überschuss des Fällungsmittels schwer löslich ist. Mit Ammoniak entsteht zunächst auch ein Niederschlag von $Cd(OH)_2$, der sich jedoch mit überschüssigem NH_3 unter Bildung von Amminkomplexen, $[Cd(NH_3)_4]^{2+}$ oder $[Cd(NH_3)_6]^{2+}$, wieder löst. Aus den Amminkomplexen lässt sich mit Schwefelwasserstoff gelbes CdS fällen.

$$Cd^{2+} + 2\,HO^- \rightarrow Cd(OH)_2\downarrow \xrightarrow{6\,NH_3} [Cd(NH_3)_6]^{2+} + 2\,HO^-$$

(2) Bildung schwer löslicher Verbindungen: Beim Einleiten von H_2S in eine schwach mineralsaure Cd(II)-Lösung fällt ein *gelber* Niederschlag von *Cadmiumsulfid* (CdS) aus, der in $(NH_4)_2S_x$-Lösung schwer löslich ist, sich jedoch in halbkonzentrierter Salpetersäure löst.

Mit Cyanid-Ionen bildet sich zunächst ein *weißer* Niederschlag von *Cadmiumcyanid* $[Cd(CN)_2]$, der sich im Überschuss des Fällungsmittels zum farblosen Tetracyanokomplex löst. Der Komplex ist jedoch so stark in Einzelionen dissoziiert, dass mit H_2S *gelbes* Cadmiumsulfid ausfällt.

$$Cd^{2+} + 2\,CN^- \rightarrow Cd(CN)_2\downarrow \xrightarrow{+2\,CN^-} [Cd(CN)_4]^{2-} \xrightarrow{(H_2S)} CdS\downarrow$$

2.3.2.7 Arsen

Die Eigenschaften und gängigen Nachweisreaktionen von Arsenaten (AsO_4^{3-}) und Arseniten (AsO_3^{3-}) wurden bereits in ▸ Kap. 2.2.3.22 vorgestellt. In diesem Abschnitt wurden auch die beiden Arzneibuch-Methoden zur *„Grenzprüfung auf Arsen“* beschrieben [vgl. **MC-Fragen Nr. 492, 827, 867, 879**].

Arsen tritt in seinen Verbindungen vorrangig in den Oxidationsstufen **+3** und **+5** auf. Alle Arsenverbingungen können zum Element (As) reduziert werden. Der endotherme Arsenwasserstoff [*Arsin*] (AsH_3) bildet sich jedoch erst beim Einwirken von naszierendem Wasserstoff auf Arsenverbindungen [vgl. **MC-Fragen Nr. 25, 26, 34, 60**].

Arsen(III)-oxid (As_2O_3 bzw. As_4O_6) ist in Wasser wenig löslich. Die aus dem Oxid herstellbare *Arsenige Säure* (H_3AsO_3) ist amphoter. In alkalischer Lösung entstehen *Arsenite* (Me_3AsO_3). As^{3+}- und AsO_3^{3-}-Ionen sind *farblos*. Das in stark salzsaurer Lösung gebildete *Arsen(III)-chlorid* ($AsCl_3$) ist beim Erhitzen in verd. HCl leicht flüchtig. Auch andere Arsenverbindungen (As, As_2O_3, As_2S_3) sind flüchtig und sublimieren beim Erhitzen im Glührohr [siehe ▸ Kap. 1.2.3 und **MC-Fragen Nr. 28, 68, 69**].

As(III)-Verbindungen lassen sich zur fünfwertigen Stufe oxidieren. Die auf dieser Stufe gebildete *Arsensäure* (H_3AsO_4) ist eine wesentlich stärkere Säure als H_3AsO_3. Das *farblose* Arsenat-Ion (AsO_4^{3-}) ähnelt in seinen Eigenschaften dem Phosphat-Ion (PO_4^{3-}).

Arsenverbindungen liegen im Sodaauszug (im stark alkalischen Milieu) als Oxoanionen (AsO_3^{3-}, AsO_4^{3-}) gelöst vor [vgl. **MC-Fragen Nr. 70, 71**].

Alle Arsenverbindungen sind stark *giftig* und kanzerogen. Deshalb verzichtet man heute auf eine Reihe von Nachweisreaktionen wie beispielsweise die Bildung von *Kakodyloxid* [$(CH_3)_2As\text{-}O\text{-}As(CH_3)_2$] [siehe auch ▸ Kap. 3.6.3.17 und **MC-Frage Nr. 504**].

- Zur Identifizierung von Arsenverbindungen nutzt man im Allgemeinen folgende Eigenschaften [vgl. **MC-Fragen Nr. 113, 116, 119, 121, 238–241, 262, 264, 344–356, 446, 486, 492**]:

(1) Reduktion zu Arsen: Zum **Nachweis nach Thiele** versetzt man eine arsenhaltige, stark salzsaure Probelösung mit *Hypophosphit-Lösung* (Natriumphosphinat-Lösung, NaH_2PO_2). Dabei fällt *braunes* Arsen aus *(Ph. Eur.)*. Eine salzsaure As(V)-Lösung wird langsamer reduziert als As(III)-haltige Lösungen; ein Zusatz von KI wirkt beschleunigend, weil durch Iodid Arsen(V) zu Arsen(III) reduziert wird. Aus der zugesetzten Phosphinsäure [Unterphosphorige Säure] (H_3PO_2) entsteht Phosphonsäure [Phosphorige Säure] (H_3PO_3). Antimonverbindungen reagieren unter diesen Bedingungen *nicht*.

$$2\,As^{3+} + 3\,H_3PO_2 + 9\,H_2O \rightarrow 2\,As\downarrow + 3\,H_3PO_3 + 6\,H_3O^+$$
$$2\,As^{5+} + 5\,H_3PO_2 + 15\,H_2O \rightarrow 2\,As\downarrow + 5\,H_3PO_3 + 10\,H_3O^+$$

Bei der **Bettendorf-Probe** werden Arsenverbindungen unabhängig von ihrer Oxidationsstufe mit *Zinn(II)-chlorid* ($SnCl_2$) in konz. HCl zum Element reduziert. Zinn- und Antimonverbindungen reagieren unter diesen Bedingungen *nicht*, jedoch stören Quecksilber und Edelmetalle.

$$2\,As^{3+} + 3\,Sn^{2+} + 18\,Cl^- \rightarrow 2\,As\downarrow + 3\,[SnCl_6]^{2-}$$

(2) Reduktion zu Arsenwasserstoff: Bei der als Vorprobe auf Arsen- und Antimonverbindungen genutzten **Marsh-Probe** wird die Arsenverbindung mit Zn/HCl bis zum *Arsin* (AsH_3) reduziert. Der nach thermischer Zersetzung des Arsins gebildete Arsen-Spiegel ist – im Gegensatz zum Sb-Metallspiegel – in alkalischer H_2O_2-Lösung leicht löslich (siehe auch ▸ Kap. 1.2.6).

Bei der **Gutzeit-Probe** wird die Arsenverbindung in einem Reagenzglas mit Zn/H_2SO_4 oder Zn/HCl versetzt. Der Hals des Reagenzglases wird mit einem mit Blei(II)-acetat getränkten Wattebausch verschlossen und mit einem mit $AgNO_3$-Lösung benetzten Filterpapier bedeckt. Der entweichende Arsenwasserstoff reagiert mit dem Silbernitrat zu *gelbem* $Ag_3As \cdot 3\,AgNO_3$, das später durch den Zerfall des *Silberarsenids* (Ag_3As) *schwarz* wird. Phosphin (PH_3) und Stibin (SbH_3) geben ähnliche Reaktionen. Blei(II)-acetat dient durch Bildung von Bleisulfid (PbS) zum Abfangen von eventuell gebildetem Schwefelwasserstoff (H_2S).

$$AsH_3 + 6\,AgNO_3 \rightarrow Ag_3As \cdot 3\,AgNO_3 + 3\,HNO_3$$
$$Ag_3As \cdot 3\,AgNO_3 + 3\,H_2O \rightarrow 6\,Ag\downarrow + H_3AsO_3 + 3\,HNO_3$$

Auch in alkalischer Lösung bildet As(III) mit naszierendem Wasserstoff Arsin. Hierzu wird in einem Reagenzglas die As(III)-Verbindung zusammen mit Aluminium-Grieß erhitzt. Zur Absorption von H_2S wird wieder ein mit Blei(II)-acetat befeuchteter Wattebausch in das Reagenzglas eingeschoben. Die Reagenzglasöffnung wird jedoch mit einem Filterpapier abgedeckt, das mit Quecksilber(II)-bromid-Lösung ($HgBr_2$) getränkt ist. Eine *Gelbfärbung* durch *Quecksilberarsenide* [$AsH_2(HgBr)$, $AsH(HgBr)_2$, $As(HgBr)_3$, As_2Hg_3], die allmählich in *braun* übergeht, zeigt Arsin an. Antimonverbindungen reagieren unter diesen Bedingungen *nicht*, jedoch muss As(V) zuvor mit Schwefliger Säure in As(III) umgewandelt werden.

$2\,Al + AsO_4^{3-} + 6\,H_2O \rightarrow AsH_3\uparrow + 2\,[Al(OH)_4]^- + HO^-$
$AsH_3 + HgBr_2 \rightarrow HBr + AsH_2HgBr$ (usw.)

Beim sogenannten **DDTC-Verfahren** werden Arsenverbindungen mittels naszierendem Wasserstoff (Zn/HCl) zu AsH_3 reduziert. Ein $SnCl_2$-Zusatz dient der leichteren Reduktion von As(V) zu As(III) und ein Zusatz von $CuSO_4$ beschleunigt die Wasserstoffentwicklung. Das gebildete Arsin wird anschließend in eine Lösung von überschüssigem *Silber**diethyldithio**carbamat* in Pyridin eingeleitet. Das dabei zum Metall reduzierte *Silber* bleibt – in nicht zu konzentrierten Lösungen – kolloidal mit *rotvioletter* Farbe gelöst. Die Reaktion läuft auch mit Stibin (SbH_3) ab.

$AsH_3 + 6\,(H_5C_2)_2N\text{-}CSS^-Ag^+ \rightarrow 6\,Ag + As(SSC\text{-}N(C_2H_5)_2)_3 + 3\,(H_5C_2)_2N\text{-}CSSH$

- Folgende Reaktionen sind zum Nachweis von **dreiwertigen Arsenverbindungen** geeignet:

(1) Verhalten von As(III) gegenüber Oxidationsmitteln: Oxidationsmittel wie HNO_3 oder eine alkalische H_2O_2-Lösung oxidieren Arsenit (AsO_3^{3-}) zu Arsenat (AsO_4^{3-}).

$AsO_3^{3-} + H_2O_2 \rightarrow AsO_4^{3-} + H_2O$

Auch Iod vermag Arsenit zu Arsenat zu oxidieren, allerdings nicht in saurer sondern in $NaHCO_3$-gepufferter Lösung. Bei Erhöhung der H_3O^+-Ionenkonzentration (Erniedrigung des pH-Wertes) würde das Gleichgewicht nach links verschoben und das gebildete Arsenat würde durch Iodid-Ionen wieder zum Arsenit reduziert werden. Auf der Reduktion von Iod durch Arsenit beruht auch die Verwendung von *Arsen*(III)-*oxid* (As_2O_3) als Urtitersubstanz in der **Iodometrie** [siehe Ehlers, **Analytik II**, ▸Kap. 7.1.4 und **MC-Fragen Nr. 113, 116, 119, 121**].

$AsO_3^{3-} + I_2 + 3\,H_2O \rightleftharpoons AsO_4^{3-} + 2\,I^- + 2\,H_3O^+$
$AsO_3^{3-} + I_2 + 2\,HO^- \rightarrow AsO_4^{3-} + 2\,I^- + H_2O$

(2) Bildung schwer löslicher Verbindungen: Beim Einleiten von Schwefelwasserstoff in eine saure As(III)-Lösung fällt *gelbes Arsen(III)-sulfid* (As_2S_3) aus, das in konz. HCl schwer löslich ist, sich jedoch in heißer konzentrierter Salpetersäure löst. Unter Bildung von *Thioarseniten* [Thioarsenat(III)], (AsS_3^{3-}) ist das Sulfid auch in *farblosen* Ammonium- oder Alkalisulfid-Lösungen löslich.

$As_2S_3 + 3\,S^{2-} \rightarrow 2\,AsS_3^{3-}$

In *gelber* Ammoniumpolysulfid-Lösung erfolgt hingegen eine gleichzeitige Oxidation durch den enthaltenen Schwefel zu Thioarsenat(V) (AsS_4^{3-}).

$As_2S_3 + 2\,S_2^{2-} + S^{2-} \rightarrow 2\,AsS_4^{3-}$

As_2S_3 löst sich ebenso in einer Alkalihydroxid-, Ammoniak- oder warmen Ammoniumcarbonat-Lösung, wobei Thioarsenite (AsS_3^{3-}), Thiooxoarsenite ($AsOS_2^{3-}$, AsO_2S^{3-}) und Arsenite (AsO_3^{3-}) gebildet werden.

$As_2S_3 + 6\ HO^- \rightarrow AsS_3^{3-} + AsO_3^{3-} + 3\ H_2O$
$As_2S_3 + 6\ HO^- \rightarrow AsO_2S^{3-} + AsOS_2^{3-} + 3\ H_2O$

Beim Ansäuern gehen Thioarsenite und Thiooxoarsenite wieder in Arsen(III)-sulfid über, das ausfällt.

$2\ AsS_3^{3-} + 6\ H_3O^+ \rightarrow As_2S_3\downarrow + 3\ H_2S\uparrow + 6\ H_2O$
$2\ AsOS_2^{3-} + 6\ H_3O^+ \rightarrow As_2S_3\downarrow + H_2S\uparrow + 8\ H_2O$

Des Weiteren ist As(III)-sulfid unter Bildung von Arsenat und Sulfat auch löslich in einer ammoniakalischen H_2O_2-Lösung.

$As_2S_3 + 12\ HO^- + 14\ H_2O_2 \rightarrow 2\ AsO_4^{3-} + 3\ SO_4^{2-} + 20\ H_2O$

Aus einer neutralen As(III)-Probelösung wird mit $AgNO_3$ *gelbes Silberarsenit* (Ag_3AsO_3) gefällt. Im Unterschied dazu bildet As(V) einen schokoladenbraunen Niederschlag.

$AsO_3^{3-} + 3\ Ag^+ \rightarrow Ag_3AsO_3\downarrow$

Silberarsenit ist löslich in Säuren und wird von Alkalihydroxid-Lösungen in Silberoxid (Ag_2O) und Arsenit gespalten. Von Ammoniak wird es in komplexes $[Ag(NH_3)_2]^+$ und Arsenit umgewandelt. Beim Kochen einer solchen ammoniakalischen Lösung tritt Reduktion zu Silber und Oxidation zu fünfwertigem Arsen ein.

$2\ [Ag(NH_3)_2]^+ + AsO_3^{3-} + 2\ HO^- \rightarrow 2\ Ag\downarrow + AsO_4^{3-} + 4\ NH_3\uparrow + H_2O$

- Zum Nachweis von **fünfwertigem Arsen** sind folgende Reaktionen geeignet:

(1) Verhalten gegenüber Reduktionsmitteln: Starken Reduktionsmitteln gegenüber verhält sich Arsenat (AsO_4^{3-}) wie Arsenit. So reduziert $SnCl_2$ fünfwertiges Arsen zu metallischem Arsen und mit Zn/HCl läuft die Reduktion weiter bis zur Stufe des Arsins. Hingegen wird As(V) nur bis zur dreiwertigen Stufe reduziert mit Schwefelwasserstoff (H_2S), Schwefliger Säure (H_2SO_3) oder in stark saurer Lösung auch mit Iodwasserstoff (HI).

(2) Bildung schwer löslicher Verbindungen: Beim Einleiten von Schwefelwasserstoff in eine saure As(V)-Lösung fällt je nach den Reaktionsbedingungen *gelbes* Arsen(III)-sulfid (As_2S_3) oder Arsen(V)-sulfid (As_2S_5) aus.

Bei *niedriger H_2S- und hoher HCl-Konzentration* bildet sich primär die *Monothioarsensäure* (H_3AsO_3S), die spontan in Arsenige Säure (H_3AsO_3) und Schwefel zerfällt. H_3AsO_3 reagiert anschließend mit überschüssigem Schwefelwasserstoff zu *Arsen(III)-sulfid* (As_2S_3).

$H_3AsO_4 + H_2S \rightarrow H_3AsO_3S + H_2O$
$H_3AsO_3S \rightarrow H_3AsO_3 + S\downarrow$
$2\ H_3AsO_3 + 3\ H_2S \rightarrow As_2S_3\downarrow + 6\ H_2O$

Bei *hoher H_2S-Konzentration* verläuft die Bildung von Dithioarsensäure ($H_3AsO_2S_2$) schneller ab als der Zerfall der zunächst gebildeten Monothioarsensäure. $H_3AsO_2S_2$

wandelt sich anschließend in Arsensäure (H_3AsO_4) und Tetrathioarsensäure (H_3AsS_4) um, die in *Arsen(V)-sulfid* (As_2S_5) und H_2S zerfällt.

$H_3AsO_3S + H_2S \rightarrow H_3AsO_2S_2 + H_2O$
$2\ H_3AsO_2S_2 \rightarrow H_3AsO_4 + H_3AsS_4$
$2\ H_3AsS_4 \rightarrow As_2S_5\downarrow + 3\ H_2S\uparrow$

As(V)-sulfid ist schwer löslich in konzentrierter Salzsäure, löst sich jedoch in heißer konzentrierter Salpetersäure oder ammoniakalischer Wasserstoffperoxid-Lösung, durch die es in Arsenat und Sulfat umgewandelt wird. In warmer Ammoniumcarbonat-, Ammoniak- oder Natriumhydroxid-Lösung (jeweils $C = 2\ mol \cdot L^{-1}$) ist As_2S_5 löslich unter Bildung von Thioarsenat(V) (AsS_4^{3-}) bzw. von Thiooxoarsenaten(V) ($AsOS_3^{3-}$, $AsO_2S_2^{3-}$, AsO_3S^{3-}).

$As_2S_5 + 6\ HO^- \rightarrow AsS_4^{3-} + AsO_3S^{3-} + 3\ H_2O$
$As_2S_5 + 6\ HO^- \rightarrow AsOS_3^{3-} + AsO_2S_2^{3-} + 3\ H_2O$

Mit Ammoniumsulfid bildet Arsen(V)-sulfid Thioarsenat(V).

$As_2S_5 + 3\ S^{2-} \rightarrow 2\ AsS_4^{3-}$

Beim Ansäuern der schwefelhaltigen Arsenat(V)-Verbindungen fällt erneut As(V)-sulfid aus.

$5\ AsO_3S^{3-} + 15\ H_3O^+ \rightarrow As_2S_5\downarrow + 3\ H_3AsO_4 + 18\ H_2O$

Zur Fällung von Arsen(V)-Verbindungen als *braunes Silberarsenat* (Ag_3AsO_4), farbloses *Magnesiumammoniumarsenat* ($MgNH_4AsO_4$) oder als *gelbes Ammoniummolybdatorarsenat* $(NH_4)_3[As(Mo_3O_{10})_4]$ wird auf ▸ Kap. 2.2.3.22 verwiesen.

2.3.2.8 Antimon

Die Reaktionen des Antimons ähneln denen des Arsens. Auch Antimon tritt hauptsächlich in den Oxidationsstufen **+3** und **+5** auf. Im Antimonwasserstoff (SbH_3) besitzt das Element die Oxidationszahl **–3**.

Antimon(III)-hydroxid $[Sb(OH)_3]$ ist stärker basisch als $As(OH)_3$, reagiert aber noch ausgesprochen amphoter und bildet in alkalischer Lösung $[Sb(OH)_4]^-$-Ionen. In stark salzsaurer Lösung existieren anionische Komplexe wie $[SbCl_4]^-$, $[SbCl_5]^{2-}$ oder $[SbCl_6]^{3-}$. In wässriger Lösung hydrolysieren Sb(III)-Salze leicht; die dabei entstehenden *Antimonylverbindungen* (SbOX) sind häufig schwer löslich. Sb(III)-Ionen sind farblos.

Antimon(V)-Verbindungen bilden in saurer Lösung keine Sb^{5+}-Ionen. In stark salzsaurer Lösung liegen Chlorokomplexe wie $[SbCl_6]^-$ und in alkalischer Lösung Hexahydroxoantimonate $[Sb(OH)_6]^-$ vor. Bei Erhöhung der Hydroxonium-Ionenkonzentration erfolgt Kondensation zu Polyanionen.

- Für den **gemeinsamen Nachweis von Sb(III)- und Sb(V)-Verbindungen** können folgende Eigenschaften und Reaktionen genutzt werden [vgl. **MC-Fragen Nr. 357, 358**]:

(1) Verhalten gegenüber Reduktionsmitteln: Unedle Metalle wie Eisen, Zink oder Zinn scheiden aus nicht zu stark sauren Sb-Salzlösungen metallisches Antimon in Form *schwarzer* Flocken ab.

$2\,Sb^{3+} + 3\,Fe \rightarrow 2\,Sb\downarrow + 3\,Fe^{2+}$

Darüber hinaus ergeben Antimonverbindungen eine positive **Marsh-Probe,** wobei *Stibin* (SbH_3) als Reduktionsprodukt gebildet wird. Zum Unterschied von Arsen löst sich aber der bei der Thermolyse des Antimonwasserstoffs entstandene Metallspiegel nicht oder nur langsam in ammoniakalischer Wasserstoffperoxid- oder Hypochlorit-Lösung auf [vgl. **MC-Fragen Nr. 26, 30, 60**].

- Zum **Nachweis von dreiwertigem Antimon** dienen:

(1) Hydrolyse zu Antimonylverbindungen: Durch Wasser werden Sb^{3+}- zu SbO^{+}-Ionen hydrolysiert und beim Verdünnen einer salzsauren Sb(III)-Lösung fällt ein *weißer* Niederschlag von *Antimonylchlorid* [Antimon(III)-oxidchlorid] (SbOCl) aus. Durch weitere Hydrolyse entsteht schließlich SbO(OH).

$[SbCl_4]^{-} + 3\,H_2O \rightarrow SbOCl\downarrow + 3\,Cl^{-} + 2\,H_3O^{+}$

In Gegenwart von *Weinsäure* oder Tartraten tritt jedoch keine Fällung ein bzw. die ausgefallenen basischen Salze lösen sich wieder auf unter Bildung der komplexen Säure $H_2[Sb_2(C_4H_2O_6)_2(H_2O)_2]$. Das Kaliumantimonyltartrat $K_2[Sb_2(C_4H_2O_6)_2(H_2O)_2]$ wird *Brechweinstein* genannt. Seine wässrige Lösung reagiert schwach sauer. Aus solchen Lösungen kann Antimon(III)-sulfid (Sb_2S_3) mit Natriumsulfid-Lösung (Na_2S) ausgefällt werden (*Ph. Eur.*) [vgl. **MC-Fragen Nr. 358, 359**].

```
⎡O=C—O—Sb—O—C=O⎤2−                      ⎡O=C—O—Sb—O   ⎤2−
⎢   |  /   \   | ⎥                       ⎢   |   /  ↖   ⎥
⎢H—C—O      O—C—H⎥                       ⎢H—C—O     OH2⎥
⎢   |          | ⎥  + 4 H2O  ⇌  2        ⎢   |         ⎥  + 2 H+
⎢H—C—O      O—C—H⎥                       ⎢H—C—OH       ⎥
⎢   |  \   /   | ⎥                       ⎢   |         ⎥
⎣O=C—O—Sb—O—C=O⎦                         ⎣O=C—O        ⎦
```

(2) Verhalten gegenüber Ammoniak und Lauge: Mit Alkalihydroxid-Lösungen entsteht zunächst ein *weißer* Niederschlag von SbO(OH), der sich im Überschuss des Fällungsreagenzes als Tetrahydroxo-Komplex wieder auflöst. Mit Ammoniak wird die gleiche Fällung von SbO(OH) erhalten, die sich jedoch in konzentriertem Ammoniak (NH_3) *nicht* wieder löst.

$[SbCl_4]^{-} + 3\,HO^{-} \rightarrow SbO(OH)\downarrow + 4\,Cl^{-} + H_2O$
$SbO(OH) + H_2O + HO^{-} \rightarrow [Sb(OH)_4]^{-}$

(3) Verhalten gegenüber Schwefelwasserstoff und Sulfiden: Wird die Lösung eines Sb(III)-Salzes nach Ansäuern mit verd. HCl mit H_2S oder einer Na_2S-Lösung versetzt, so entsteht ein *orangefarbener* Niederschlag von *Antimon(III)-sulfid* (Sb_2S_3), der in Umkehrung seiner Bildung in konz. HCl unter H_2S-Entwicklung wieder löslich ist *(Ph. Eur.)*.

$2\,[SbCl_4]^- + 3\,H_2S + 6\,H_2O \rightleftharpoons Sb_2S_3\downarrow + 6\,H_3O^+ + 8\,Cl^-$

Der Sb_2S_3-Niederschlag ist auch löslich in Alkalilaugen unter Bildung von Thioantimonat(III) (SbS_2^-) und Thiooxoantimonat(III) ($SbOS^-$ bzw. SbO_2S^{3-}, $SbOS_2^{3-}$).

$Sb_2S_3 + 2\,HO^- \rightarrow SbOS^- + SbS_2^- + H_2O$
$Sb_2S_3 + 6\,HO^- \rightarrow SbO_2S^{3-} + SbOS_2^{3-} + 3\,H_2O$

Darüber hinaus löst sich Sb(III)-sulfid in *farblosem* Ammoniumsulfid, wobei Thioantimonat(III) (SbS_3^{3-}) gebildet wird.

$Sb_2S_3 + 3\,S^{2-} \rightarrow 2\,SbS_3^{3-}$

In *gelber* Ammoniumpolysulfid-Lösung erfolgt gleichzeitig eine Oxidation zu Thioantimonat(V) (SbS_4^{3-}).

$Sb_2S_3 + 2\,S_2^{2-} + S^{2-} \rightarrow 2\,SbS_4^{3-}$

Im Gegensatz zu As_2S_3 ist Sb_2S_3 *unlöslich* in Ammoniumcarbonat-Lösung und löst sich auch nicht in Salzsäure- und Ammoniak-Lösung (jeweils $C = 2\,mol{\cdot}L^{-1}$). Aus Thioantimonaten und Thiooxoantimonaten fällt beim Ansäuern erneut Sb_2S_3 aus.

$2\,SbS_3^{3-} + 6\,H_3O^+ \rightarrow Sb_2S_3\downarrow + 3\,H_2S\uparrow + 6\,H_2O$

Zur Fällung von Antimon(III)-sulfid nach Arzneibuch wird die Antimonverbindung zunächst mit Kaliumnatriumtartrat-Lösung gelöst und anschließend die Lösung des Antimontartrat-Komplexes mit Natriumsulfid (Na_2S) unter Abscheidung von Sb_2S_3 versetzt [vgl. **MC-Fragen Nr. 357, 359**].

- Zum Nachweis von **fünfwertigem Antimon** können folgende Reaktionen beitragen:

(1) Bildung schwer löslicher Niederschläge: Aus sauren Sb(V)-Lösungen fällt mit Schwefelwasserstoff je nach den Reaktionsbedingungen *orangerotes Antimon(V)-sulfid* (Sb_2S_5) oder nach Reduktion auch Sb_2S_3 und Schwefel aus.

$2\,[SbCl_6]^- + 5\,H_2S + 10\,H_2O \rightarrow Sb_2S_5\downarrow + 10\,H_3O^+ + 12\,Cl^-$

Sb_2S_5 löst sich in Alkalisulfid- bzw. in Ammoniumsulfid- oder Ammoniumpolysulfid-Lösungen unter Bildung von Thioantimonat(V)-Ionen (SbS_4^{3-}).

$Sb_2S_5 + 3\,S^{2-} \rightarrow 2\,SbS_4^{3-}$

Mit Alkalihydroxiden oder konzentrierter Soda-Lösung bildet sich ein Gemisch von löslichen Thioantimonaten(V) und Thiooxoantimonaten(V) ($SbOS_3^{3-}$, $SbO_2S_2^{3-}$, SbO_3S^{3-}).

$Sb_2S_5 + 6\,HO^- \rightarrow SbS_4^{3-} + SbO_3S^{3-} + 3\,H_2O$
$Sb_2S_5 + 6\,HO^- \rightarrow SbOS_3^{3-} + SbO_2S_2^{3-} + 3\,H_2O$

In fluoridhaltigen Lösungen unterbleibt die Sulfidfällung, da sich der verhältnismäßig stabile Hexafluoroantimonat(V)-Komplex $[SbF_6]^-$ bildet. Beim Ansäuern von Thiooxoantimonat-Lösungen fällt Sb_2S_5 wieder aus.

$$2\ SbOS_3^{3-} + 6\ H_3O^+ \rightarrow Sb_2S_5\downarrow + H_2S\uparrow + 8\ H_2O$$

Natrium-Ionen ergeben in schwach alkalischer Lösung mit Hexahydroxoantimonat(V) einen schwer löslichen *weißen* Niederschlag von *Natriumhexahydroxoantimonat(V)* $Na[Sb(OH)_6]$. Die Fällung dieses Salzes wird auch zum Natrium-Nachweis genutzt [vgl. **MC-Fragen Nr. 357, 417, 468, 473**].

$$Na^+ + [Sb(OH)_6]^- \rightarrow Na[Sb(OH)_6]\downarrow$$

(2) Nachweis mit organischen Reagenzien: Eine Antimon(III)-Probelösung versetzt man zur Oxidation zu Sb(V) mit Natriumnitrit ($NaNO_2$) und entfernt anschließend das überschüssige Nitrit durch Zugabe von Amidosulfonsäure. Die salzsaure Sb(V)-Lösung färbt sich bei Zugabe einer roten **Rhodamin-B-Lösung** *violett* und der gebildete Farbstoff – ein Salz mit Hexachloroantimonat(V) als Anion – lässt sich im Gegensatz zum eingesetzten Reagenz mit Toluen extrahieren.

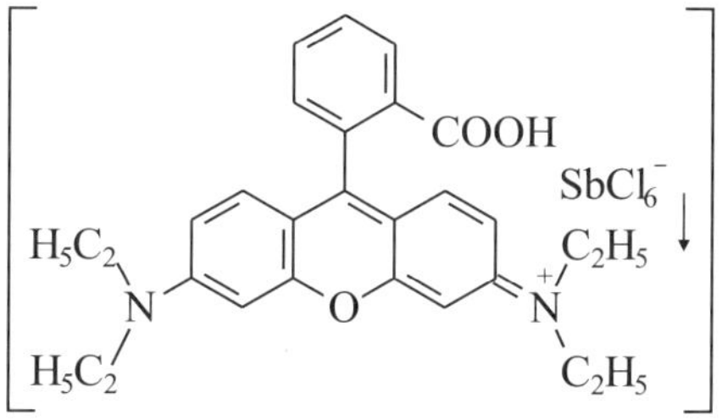

Mit dreiwertigem Antimon bilden **Phenylfluoron** ($R = C_6H_5$) oder **Methylfluoron** ($R = CH_3$) einen schwer löslichen Chelatkomplex. Antimon(V) muss zuvor mit Mg-Pulver zu Sb(III) reduziert werden.

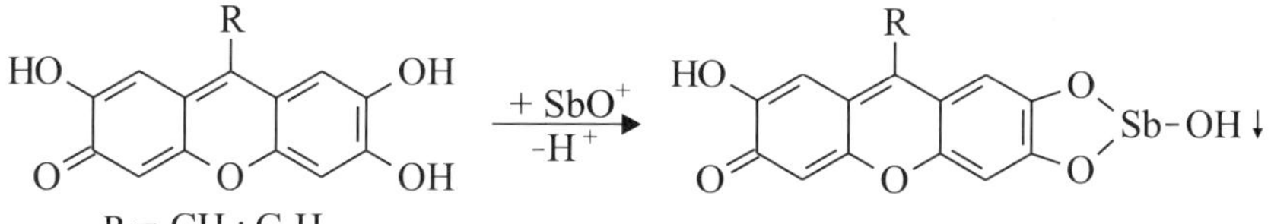

$R = CH_3;\ C_6H_5$

2.3.2.9 **Zinn**

Zinn tritt in seinen Verbindungen hauptsächlich in den Oxidationsstufen **+2** und **+4** auf. Die zweiwertige Stufe ist beständig, kann jedoch leicht in Sn(IV) übergeführt werden. Sn(II)-Salze sind somit ziemlich starke Reduktionsmittel. *Zinn(II)-hydroxid* $[Sn(OH)_2]$ zeigt amphoteres Verhalten.

Zinn(IV) bildet in Lösung überwiegend komplexe Anionen wie $[SnCl_6]^{2-}$ oder $[Sn(OH)_6]^{2-}$. Da auch Zinn(IV)-Verbindungen amphoter sind, erhält man beständige Lösungen nur im stark sauren ($pH < 1$) oder stark alkalischen ($pH > 11{,}6$) pH-Bereich.

Dazwischen bilden sich Niederschläge von Sn(IV)-Oxidhydraten. *Zinndioxidhydrat* [SnO_2H_2O = $SnO(OH)_2$] bildet sich auch beim Behandeln von Zinn(II)-Verbindungen mit konz. HNO_3, wodurch Zinnverbindungen in der Analyse in den unlöslichen Rückstand gelangen können. Der Aufschluss schwer löslicher Zinnverbindungen wie Zinnstein (SnO_2) gelingt mithilfe des Freiberger Aufschlusses [siehe ▸Kap. 1.5.4 und **MC-Fragen Nr. 62, 64, 89**].

- Analytisch auswertbare Eigenschaften für Sn(II)- und Sn(IV)-Verbindungen sind [vgl. **MC-Frage Nr. 360**]:

(1) Leuchtprobe: Die Leuchtprobe eignet sich als recht spezifische Vorprobe auf Zinnverbindungen [siehe ▸Kap. 1.2.5 und **MC-Fragen Nr. 27, 31, 360**].

(2) Redoxverhalten von Zinnverbindungen: Unedle Metalle wie Zink (aber *nicht* Fe!) reduzieren Sn(II)- oder Sn(IV)-Verbindungen zu metallischem Zinn.

$Sn^{4+} + Zn \rightarrow Zn^{2+} + Sn^{2+} \mid Sn^{2+} + Zn \rightarrow Zn^{2+} + Sn$

Zinn(IV) wird in saurer Lösung durch metallisches Eisen nur bis zur zweiwertigen Stufe reduziert (Unterschied zu Antimon, das unter diesen Bedingungen bis zum Metall reduziert wird!).

$Sn^{4+} + Fe \rightarrow Fe^{2+} + Sn^{2+}$
$[SnCl_6]^{2-} + Fe \rightarrow [SnCl_4]^{2-} + Fe^{2+} + 2\ Cl^-$

Umgekehrt lassen sich Sn(II)-Verbindungen mit Hg(II)-Salzen wieder zu Sn(IV) oxidieren. Das intermediär gebildete Hg(I)-Salz wird in saurer Lösung weiter zu metallischem Quecksilber reduziert. Es bildet sich ein *grauschwarzer* Niederschlag (*Ph.Eur.*)

$SnCl_2 + 2\ HgCl_2 \rightarrow Hg_2Cl_2\downarrow + SnCl_4$
$Hg_2Cl_2 + SnCl_2 \rightarrow 2\ Hg\downarrow + SnCl_4$

- Folgende Reaktionen können gezielt zum **Nachweis von zweiwertigem Zinn** genutzt werden:

(1) Verhalten gegenüber Ammoniak und Lauge: Mit Alkalihydroxiden fällt ein *weißer* (bis gelblicher), flockiger Niederschlag von *Zinn(II)-hydroxid* [$Sn(OH)_2$] aus, der in Säuren sowie im Überschuss von Lauge unter Bildung von Hydroxostannaten(II) wie z.B. $[Sn(OH)_3]^-$ oder $[Sn(OH)_4]^{2-}$ löslich ist *(Ph.Eur.)*.

$$Sn^{2+} + 2\ HO^- \rightarrow Sn(OH)_2\downarrow \xrightarrow{+2\ HO^-} [Sn(OH)_4]^{2-} \xrightarrow{+2\ HO^-} [Sn(OH)_6]^{4-}$$

Kocht man die stark alkalische Lösung, so disproportioniert Sn(II) zu Sn(0) und Sn(IV).

$2\ [Sn(OH)_4]^{2-} \rightarrow Sn + [Sn(OH)_6]^{2-} + 2\ HO^-$

Mit Ammoniak entsteht ebenfalls ein weißer Niederschlag von $Sn(OH)_2$, der aber im Überschuss des Fällungsmittels schwer löslich ist, da Zinn unter diesen Bedingungen *keinen* Amminkomplex bildet [vgl. **MC-Fragen Nr. 35–37, 40, 41, 44, 71–73, 360**].

(2) Verhalten gegenüber Schwefelwasserstoff: Sn(II)-Verbindungen ergeben mit H_2S einen *braunen* Niederschlag von *Zinn(II)-sulfid* (SnS), der sich in konzentrierter Salzsäure löst.

$$Sn^{2+} + H_2S + 2\,H_2O \rightarrow SnS\downarrow + 2\,H_3O^+$$
$$SnS + 4\,HCl + 2\,H_2O \rightarrow [SnCl_4]^{2-} + H_2S\uparrow + 2\,H_3O^+$$

Zinn(II)-sulfid ist *unlöslich* in *farblosem* Ammonium- oder Alkalisulfid, da Sn(II) keine Thiosalze bildet. *Gelbes* Ammoniumpolysulfid löst dagegen SnS unter Oxidation zu Thiostannat(IV). Neben $[SnS_3]^{2-}$ ist auch das komplexe Anion $[SnS_4]^{4-}$ beobachtet worden. Beim Ansäuern solcher Lösung fällt *Zinn(IV)-sulfid* (SnS_2) aus [vgl. **MC-Fragen Nr. 360, 447**].

$$SnS + S_2^{2-} \rightarrow [SnS_3]^{2-}$$
$$[SnS_3]^{2-} + 2\,H_3O^+ \rightarrow SnS_2\downarrow + H_2S\uparrow + 2\,H_2O$$

- Zum **Nachweis von vierwertigem Zinn** können folgende Reaktionen herangezogen werden:

(1) Verhalten gegenüber Schwefelwasserstoff: Mit H_2S entsteht ein *gelber* Niederschlag von *Zinn(IV)-sulfid* (SnS_2), der in konz. HCl löslich ist und sich gleichfalls unter Bildung von Thiostannaten(IV) in Ammonium- und Alkalisulfid-Lösungen auflöst [vgl. **MC-Frage Nr. 441**].

$$SnS_2 + 6\,HCl + 2\,H_2O \rightarrow [SnCl_6]^{2-} + 2\,H_2S\uparrow + 2\,H_3O^+$$
$$SnS_2 + S^{2-} \rightarrow [SnS_3]^{2-}$$

In Gegenwart von *Oxalsäure* tritt mit H_2S keine Fällung ein. Es bildet sich ein stabiler Oxalato-Komplex, $[Sn(C_2O_4)_3]^{2-}$, sodass das Löslichkeitsprodukt des SnS_2 nicht überschritten wird. Auf diese Weise gelingt es auch, Zinn und Antimon voneinander zu trennen.

2.3.2.10 Nickel

In seinen Verbindungen tritt Nickel im Allgemeinen in der *zweiwertigen* Stufe auf. Wasserhaltige Ni(II)-Salze sind meistens *grün*, wasserfreie meistens *gelb* gefärbt. Ni(II)-Ionen lassen sich nachweisen durch:

(1) Verhalten gegenüber Ammoniak und Laugen: Auf Zusatz von Alkalihydroxid-Lösungen zu wässrigen Ni(II)-Lösungen fällt das *hellgrüne Nickel(II)-hydroxid* $[Ni(OH)_2]$ aus, das im Überschuss des Fällungsmittels unlöslich ist. Mit Ammoniak lässt sich zunächst auch das Hydroxid fällen, das jedoch im Überschuss an NH_3 als *blaues* Komplexsalz löslich ist. Bei Anwesenheit von Ammoniumsalzen entsteht kein Niederschlag [vgl. **MC-Fragen Nr. 46, 298, 449, 475**].

$$Ni^{2+} + 2\,HO^- \rightarrow Ni(OH)_2\downarrow \xrightarrow{+6\,NH_3} [Ni(NH_3)_6]^{2+} + 2\,HO^-$$

Qualitative Analytik

(2) Bildung schwer löslicher Verbindungen: In saurer Lösung wird mit H_2S kein Niederschlag erhalten. In neutraler oder ammoniakalischer Lösung bildet sich dagegen mit Ammoniumsulfid unter Ausschluss von Luftsauerstoff *schwarzes*, säurelösliches *Nickel(II)-sulfid* (NiS). Demgegenüber entsteht beim Fällen unter Luftzutritt und in Gegenwart von überschüssigem Ammoniumsulfid zunächst das basische Ni(OH)S, das in *Nickel(III)-sulfid* (Ni_2S_3) übergeht. Wird mit Ammoniumpolysulfid-Lösung gefällt, so entsteht direkt Ni_2S_3.

$$2\,NiS + 1/2\,O_2 + H_2O \rightarrow 2\,Ni(OH)S\downarrow \xrightarrow{+\,H_2S} Ni_2S_3\downarrow + 2\,H_2O$$

Ni_2S_3 und Co_2S_3 sind im Gegensatz zu den anderen Sulfiden der Ammoniumsulfid-Gruppe in kalter verd. HCl nicht oder nur in geringem Maße löslich. Sie lösen sich jedoch in konzentrierter Salpetersäure oder essigsaurer Wasserstoffperoxid-Lösung.

$$3\,Ni_2S_3 + 16\,HNO_3 \rightarrow 6\,Ni(NO_3)_2 + 4\,NO\uparrow + 9\,S\downarrow + 8\,H_2O$$
$$Ni_2S_3 + 11\,H_2O_2 \rightarrow 2\,NiSO_4 + 10\,H_2O + H_2SO_4$$

Alkalicyanide fällen aus neutralen Ni(II)-Lösungen *hellgrünes Nickel(II)-cyanid* [$Ni(CN)_2$], das sich im Überschuss des Fällungsmittels als komplexes Anion mit *gelber* Farbe löst.

$$Ni^{2+} + 2\,CN^- \rightarrow Ni(CN)_2\downarrow \xrightarrow{+\,2\,CN^-} [Ni(CN)_4]^{2-}$$

Aus solchen Lösungen wird mit NaOH *kein* $Ni(OH)_2$ gefällt. Dagegen bildet sich – im Unterschied zu Cobalt – mit $NaOH/Br_2$ durch Oxidation *schwarzes Nickel(III)-hydroxid* [$Ni(OH)_3$] und Cyanid geht in Bromcyan (BrCN) über.

$$2\,[Ni(CN)_4]^{2-} + 6\,HO^- + 9\,Br_2 \rightarrow 2\,Ni(OH)_3\downarrow + 10\,Br^- + 8\,Br\text{-}CN$$

(3) Nachweis als Nickeldiacetyldioxim: Ni(II)-Ionen bilden im neutralen, essigsauren und ammoniakalischen Medium mit **Diacetyldioxim** (Dimethylglyoxim) einen schwer löslichen, *roten* Chelatkomplex im Verhältnis 1 : 2. Der Bis(diacetyldioximato) nickel(II)-Komplex ist quadratisch eben gebaut [vgl. **MC-Fragen Nr. 292, 361, 362, 508**].

$$2\;\; H_3C{-}C(=N{-}OH){-}C(=N{-}OH){-}CH_3 \xrightarrow{Ni^{2+}} [Ni(C_4H_7N_2O_2)_2]\downarrow + 2\,H^+$$

Diacetyldioxim

Dieser Komplex eignet sich auch zur gravimetrischen Bestimmung von Nickel sowie zur Co/Ni-Trennung. Größere Mengen an Oxidationsmitteln (Nitrate, H_2O_2) stören. In ammoniakalischer Lösung verursacht Fe(II) eine rote und Co(II) eine braunrote Färbung. Fe(II) wird deshalb vorher zu Fe(III) oxidiert und mit Ammoniak als $Fe(OH)_3$ gefällt. Auch Cu(II) kann durch Bildung einer Violettfärbung den Nickel-Nachweis beeinträchtigen.

2.3.2.11 Cobalt

Cobalt bevorzugt in seinen Verbindungen die Oxidationsstufen **+2** und **+3**. Während in einfachen Salzen die zweiwertige Form vorherrscht, überwiegt in Chelatkomplexen die dreiwertige Oxidationsstufe. Die besondere Beständigkeit von oktaedrischen Co(III)-Komplexen lässt sich mit der Ausbildung einer Krypton-Edelgaskonfiguration für die Komplexe mit dreiwertigem Cobalt begründen. Die wasserhaltigen Co(II)-Salze sind meistens *rosa*, die wasserfreien *blau* gefärbt. Zur Identifizierung von Cobaltverbindungen sind die nachfolgend vorgestellten Reaktionen geeignet. Zur Vorprobe auf Cobaltverbindungen mithilfe der Borax- oder Phosphorsalzperle siehe ▸ Kap. 1.2.2 [vgl. **MC-Frage Nr. 24**].

(1) Verhalten gegenüber Ammoniak und Laugen: Mit Alkalihydroxiden entsteht in der Kälte ein *blauer* Niederschlag eines basischen Salzes wechselnder Zusammensetzung; in der Hitze bildet sich *rosenrotes Cobalt(II)-hydroxid* [$Co(OH)_2$]. Bei Anwesenheit von Oxidationsmitteln (O_2, H_2O_2, Cl_2, Br_2 u. a.) färbt sich der Niederschlag *schwarzbraun*.

$$2\ Co(OH)_2 + Cl_2 + 2\ H_2O \rightarrow 2\ Co(OH)_3\downarrow + 2\ HCl$$
$$2\ Co(OH)_2 + 1/2\ O_2 + H_2O \rightarrow 2\ Co(OH)_3\downarrow$$

In Abwesenheit von Ammoniumsalzen fällt auch nach Zugabe von Ammoniak ein *blauer* Niederschlag aus, der sich an der Luft schnell *rötlich* verfärbt unter Bildung von *Cobalt*(III)*-hydroxid* [$Co(OH)_3$]. In Gegenwart von Ammoniumsalzen bleibt die Fällung aus und es resultiert eine *schmutzig-gelbe* Lösung eines Co(II)-Hexaamminkomplexes, die an der Luft infolge Oxidation zu Co(III) spontan *rot* wird. Für den quantitativen Ablauf der Reaktion empfiehlt es sich, den Co(II)-Amminkomplex mit H_2O_2 zum Co(III)-Komplex zu oxidieren [vgl. **MC-Frage Nr. 298**].

$$2\ Co(OH)_2 + 12\ NH_3 \xrightarrow{-4\ HO^-} 2\ [Co(NH_3)_6]^{2+} \xrightarrow{+\ H_2O_2} + 2\ [Co(NH_3)_6]^{3+} + 2\ HO^-$$

(2) Verhalten gegenüber Schwefelwasserstoff/Ammoniumsulfid: Analog zum Nickel fällt aus saurer Lösung kein Niederschlag aus, während sich in neutraler oder ammoniakalischer Lösung unter Ausschluss von Luftsauerstoff ein *schwarzer* Niederschlag von *Cobalt(II)-sulfid* (CoS) bildet. Beim Fällen unter Luftzutritt und in Gegenwart von überschüssigem $(NH_4)_2S$ entsteht primär das basische Co(OH)S, das sich aber spontan in *Cobalt(III)-sulfid* (Co_2S_3) umwandelt.

$$4\ CoS + 2\ S^{2-} + O_2 + 2\ H_2O \rightarrow 2\ Co_2S_3\downarrow + 4\ HO^-$$

Co(III)-sulfid kann mit konzentrierter Salpetersäure oder essigsaurer Wasserstoffperoxid-Lösung wieder aufgelöst werden, ist aber unlöslich in verdünnter Salzsäure [vgl. **MC-Frage Nr. 363**].

$$Co_2S_3 + 11\ H_2O_2 \rightarrow 2\ Co^{2+} + 3\ SO_4^{2-} + 2\ H_3O^+ + 8\ H_2O$$
$$3\ Co_2S_3 + 4\ NO_3^- + 16\ H_3O^+ \rightarrow 6\ Co^{2+} + 9\ S\downarrow + 4\ NO\uparrow + 24\ H_2O$$

(3) Bildung schwer löslicher oder gefärbter Verbindungen: Mit Cyanid-Ionen erfolgt in neutraler Lösung zunächst eine *rotbraune* Fällung von *Cobalt(II)-cyanid* $[Co(CN)_2]$, die sich im Überschuss des Reagenzes mit brauner Farbe wieder auflöst. Beim Erhitzen an der Luft oder besser nach Zugabe von etwas H_2O_2 tritt Oxidation zu Cobalt(III) ein. Der Cobalt(III)-Cyanokomplex ist *gelb* gefärbt.

$$Co^{2+} + 2\,CN^- \rightarrow Co(CN)_2\downarrow \xrightarrow{4\,CN^-} [Co(CN)_6]^{4-} \xrightarrow{Ox.} [Co(CN)_6]^{3-}$$

Die Eigenschaften der Cyanokomplexe können zur Co/Ni-Trennung herangezogen werden. Aus einer solchen Lösung fällt nämlich – im Gegensatz zu Nickel – durch $NaOH/Br_2$ *kein* Niederschlag aus, weil der Cobalt(III)-Cyanokomplex wesentlich beständiger ist als das $[Ni(CN)_4]^{2-}$-Ion, das in braunschwarzes $Ni(OH)_3$ umgewandelt wird, welches ausfällt [vgl. **MC-Frage Nr. 363**].

$$2\,[Co(CN)_6]^{4-} + Br_2 \rightarrow 2\,[Co(CN)_6]^{3-} + 2\,Br^-$$

Mit Thiocyanat-Ionen bildet sich *Cobalt(II)-thiocyanat* $[Co(SCN)_2]$ und in saurer Lösung entsteht die komplexe Säure $H_2[Co(SCN)_4]$. Beide Substanzen sind in wässriger Lösung oder organischen Lösungsmitteln, z. B. einem Pentanol/Ether-Gemisch, *blau* gefärbt. Die Reaktion mit Thiocyanat eignet sich zum Nachweis von wenig Cobalt neben viel Nickel [vgl. **MC-Frage Nr. 363**].

$$Co^{2+} + 2\,SCN^- \rightarrow Co(SCN)_2 \xrightleftharpoons{+2HSCN} H_2[Co(SCN)_4]$$

Fe^{3+}-Ionen stören, da sie mit SCN^- tiefrote Verbindungen bilden, die sich gleichfalls mit Ether extrahieren lassen und dadurch die blaue Farbe der Cobaltverbindung überdecken. Man beseitigt die Störung von Fe(III) durch Zugabe von Fluorid unter Bildung des sehr stabilen $[FeF_6]^{3-}$-Komplexes.

Cobalt(II)-Ionen bilden in neutraler bis essigsaurer Lösung mit Thiocyanatomercurat(II) einen *tiefblauen* Niederschlag von *Cobalttetrathiocyanatomercurat(II)* $Co[Hg(SCN)_4]$. Die Gegenwart von Zn(II) erleichtert den Nachweis durch Bildung von hellblau gefärbten Mischkristallen. Fe(III) stört durch Bildung von rotem $Fe(SCN)_3$ [vgl. **MC-Frage Nr. 363**].

$$Co^{2+} + [Hg(SCN)_4]^{2-} \rightarrow Co[Hg(SCN)_4]\downarrow$$

Mit konzentrierten Cyanat-Lösungen bildet Co(II) *blaues* Tetracyanatocobaltat(II), $[Co(OCN)_4]^{2-}$.

Darüber hinaus erfolgt in essigsaurer, acetatgepufferter Lösung mit Kaliumnitrit (KNO_2) die Bildung eines *gelben* Niederschlags. Hierbei wird durch die aus KNO_2 freigesetzte Salpetrige Säure Co(II) zu Co(III) oxidiert unter gleichzeitiger Bildung des komplexen Anions $[Co(NO_2)_6]^{3-}$. Dieses fällt als *Kaliumhexanitrocobaltat(III)*, $K_3[Co(NO_2)_6]$ bzw. in Gegenwart von Ammonium-Ionen als Kaliumammoniumsalz aus [vgl. **MC-Fragen Nr. 363, 448**].

$$Co^{2+} + 7\,NO_2^- + 2\,H_3O^+ \rightarrow [Co(NO_2)_6]^{3-} + NO\uparrow + 3\,H_2O \rightarrow K_3[Co(NO_2)_6]\downarrow$$

(4) Nachweis mit organischen Reagenzien: 1-Nitroso-2-naphthol fällt aus neutralen bis essigsauren Co(II)-Lösungen einen schwer löslichen Co(III)-Chelatkomplex aus, wobei ein Teil des Reagenzes Co(II) zu Co(III) oxidiert. 2-Nitroso-1-naphthol und

1-Nitroso-2-naphthol-3,6-disulfonsäure reagieren analog. Durch die beiden Sulfonsäuregruppen sind jedoch Reagenz und Komplex besser wasserlöslich.

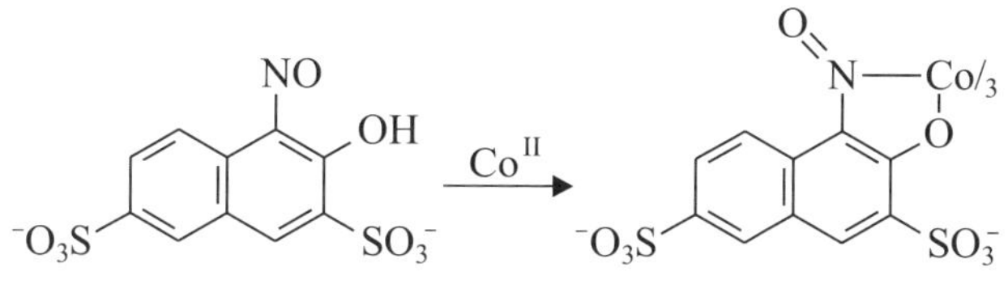

Zum Nachweis von *Barbituraten* mit Cobalt(II)-Salzen siehe ▸Kap. 3.6.4.3 [*Zwikker-Reaktion*] [vgl. **MC-Frage Nr. 761**].

2.3.2.12 Eisen

Die wichtigsten Oxidationsstufen des Eisens sind **+2** und **+3**. Das Fe(II)-Kation hat eine *blassgrünliche* Farbe und geht leicht in Fe(III) über. Besonders ausgeprägt ist dies im alkalischen Milieu.

Das *weiße*, flockige *Eisen*(II)-*hydroxid* [$Fe(OH)_2$] ist aufgrund der Schwerlöslichkeit des sich über grünliche Zwischenstufen bildenden *rotbraunen* $Fe(OH)_3$ ein starkes Reduktionsmittel.

Weniger ausgeprägt ist die Reduktionswirkung von Fe(II) in saurer Lösung, kaum reduzierend wirkt Fe(II) als Zentralatom in Komplexen. $Fe(OH)_2$ ist *nicht* amphoter [vgl. **MC-Fragen Nr. 35, 37, 46, 72**].

Fe(III)-Salze starker Säuren neigen in Wasser zur Hydrolyse; ihre wässrigen Lösungen reagieren daher sauer. Das hydratisierte Fe(III)-Ion $[Fe(H_2O)_6]^{3+}$ ist eine ziemlich starke Kationsäure ($pK_s = 2{,}22$).

$$[Fe(H_2O)_6]^{3+} + H_2O \rightarrow [Fe(OH)(H_2O)_5]^{2+} + H_3O^+$$

Als Folge der Hydrolyse tritt zunächst Gelbfärbung, dann Braunfärbung auf. Die Hydrolyseneigung ist bei Fe(III)-Salzen schwacher Säuren noch deutlicher ausgeprägt.

$$\text{(gelb) } (FeCl_3(H_2O)_3] \rightarrow\rightarrow [Fe(H_2O)_6]^{3+} \rightarrow\rightarrow [Fe(OH)_3(H_2O)_3] \text{ (braun)}$$

Eisen(III)-hydroxid ($Fe(OH)_3$) wird deshalb nicht nur durch NaOH, NH_3 oder andere Basen wie Urotropin gefällt, sondern eine Fällung wird auch beobachtet bei Zugabe von Salzen wie Natriumcarbonat [*Soda*] (Na_2CO_3) oder Natriumacetat (CH_3COONa), die in wässriger Lösung alkalisch reagieren. Fe(III)-Ionen bilden in wässrigem Milieu *keine* Amminkomplexe [vgl. **MC-Fragen Nr. 38, 41, 43, 44, 70, 73, 450, 453**].

Der Aufschluss schwer löslicher Fe(III)-Verbindungen wie *Eisen*(III)-*oxid* (Fe_2O_3) mit Hilfe der Disulfatschmelze wurde im ▸Kap. 1.5.1 beschrieben. Mischoxide wie *Chromeisenstein* ($FeCr_2O_4 = FeOCr_2O_3$) werden mittels Oxidationsschmelze aufgeschlossen [siehe ▸Kap. 1.2.4 und **MC-Fragen Nr. 78, 79, 85, 90, 91**].

■ Zum **Nachweis von zweiwertigem Eisen** sind folgende Reaktionen geeignet:

(1) Verhalten gegenüber Ammoniak und Laugen: Ist das Fe(II)-Salz vollkommen frei von Fe^{3+}-Ionen, so entsteht mit Alkalihydroxid-Lösung ein *weißer* Niederschlag von *Eisen(II)-hydroxid* [$Fe(OH)_2$]; im Allgemeinen ist die Fällung aber durch Fe(III) grünlich gefärbt. Beim Stehenlassen an der Luft bildet sich *braunes Eisen(III)-hydroxid* [$Fe(OH)_3$].

$$4\,Fe(OH)_2 + O_2 + 2\,H_2O \rightarrow 4\,Fe(OH)_3\downarrow$$

Wie bei anderen zweiwertigen Elementen erfolgt mit Ammoniak nur eine Fällung in Abwesenheit von Ammoniumsalzen. Ein Reagenzüberschuss löst aber den Niederschlag unter Bildung des komplexen Ions $[Fe(NH_3)_6]^{2+}$ wieder auf. Auf Zusatz von Alkalicarbonat-Lösung fällt ein *weißer* Niederschlag von $FeCO_3$ aus [vgl. **MC-Fragen Nr. 368, 380**].

(2) Oxidation zu Fe(III): Wie bereits ausgeführt ist das Reduktionsvermögen von Fe(II) in *alkalischer* Lösung besonders groß. Beispielsweise kann $Fe(OH)_2$ Nitrat bis zur Ammoniak-Stufe reduzieren.

$$8\,Fe(OH)_2 + NO_3^- + 6\,H_2O \rightarrow 8\,Fe(OH)_3\downarrow + NH_3\uparrow + HO^-$$

In *saurer* Lösung wird Fe(II) nur durch starke Oxidationsmittel (HNO_3, H_2O_2, $KMnO_4$, Br_2) zu Fe(III) oxidiert. Die dabei ablaufenden Vorgänge können durch folgende Gleichungen beschrieben werden [vgl. **MC-Fragen Nr. 367, 368, 381, 455**]:

$$3\,Fe^{2+} + NO_3^- + 4\,H_3O^+ \rightarrow 3\,Fe^{3+} + NO\uparrow + 6\,H_2O$$
$$2\,Fe^{2+} + Br_2 \rightarrow 2\,Fe^{3+} + 2\,Br^-$$
$$5\,Fe^{2+} + MnO_4^- + 8\,H_3O^+ \rightarrow 5\,Fe^{3+} + Mn^{2+} + 12\,H_2O$$
$$2\,Fe^{2+} + H_2O_2 + 2\,H_3O^+ \rightarrow 2\,Fe^{3+} + 4\,H_2O$$

Schwächere Oxidationsmittel wie Iod vermögen Fe(II) dagegen nur bis zu einem Gleichgewicht zu Fe(III) zu oxidieren.

$$2\,Fe^{2+} + I_2 \rightleftharpoons 2\,Fe^{3+} + 2\,I^-$$

(3) Bildung schwer löslicher Verbindungen: Fe(II)-Ionen ergeben mit H_2S in saurer Lösung keinen Niederschlag; hingegen fällt aus ammoniakalischer Lösung sowie mit $(NH_4)_2S$-Lösung *schwarzes Eisen(II)-sulfid* (FeS) aus, das sich leicht in verdünnten Mineralsäuren löst [vgl. **MC-Fragen Nr. 295, 368**].

Mit Hexacyanoferrat(III), $[Fe(CN)_6]^{3-}$, bilden Fe(II)-Salze einen *tiefblauen* Niederschlag von **Turnbulls Blau**, der in verdünnter Salzsäure schwer löslich ist (*Ph. Eur.*) [siehe ▸ Kap. 2.2.3.28, Ziffer 2 und **MC-Fragen Nr. 367, 380, 381**].

(4) Nachweis mit organischen Reagenzien: In ammoniakalischer, tartrathaltiger Lösung können Fe(II)-Ionen mit **Diacetyldioxim** – auch in Gegenwart von Fe(III) – nachgewiesen werden, weil die zugesetzte Weinsäure die Fällung von $Fe(OH)_2$ bzw. $Fe(OH)_3$ verhindert. Der Nachweis von Fe(II) mit Diacetyldioxim ist somit neben Fe(III) durchführbar und es entsteht ein dem Nickeldiacetyldioxim analog gebauter, intensiv *rot* gefärbter Chelatkomplex [vgl. **MC-Fragen Nr. 367, 508**].

Eine ammoniakalische, Citrat-gepufferte Fe(II)-Salzlösung ergibt mit **Thioglycolsäure** eine *purpurrote* Färbung *(Ph. Eur.)*. Der Citrat-Zusatz verhindert ein Ausfallen von Eisenhydroxiden. Die Reaktion wird zur *Grenzprüfung auf Eisen* genutzt. Ausgang der Farbbildung ist wahrscheinlich das komplexe Anion $[Fe(SCH_2COO)_2(H_2O)_2]^{2-}$, in dem zwei Thioglycolat-Moleküle chelatartig an das Fe(II)-Zentralatom koordiniert sind. Die beiden restlichen Ligandenpositionen im oktaedrischen Fe(II)-Komplex werden von Wassermolekülen besetzt [vgl. **MC-Fragen Nr. 382, 494**].

$$Fe^{2+} + 2\,HS{-}CH_2{-}COO^- + 2\,NH_3 \longrightarrow 2\,NH_4^+ + [Fe(SCH_2COO)_2(OH_2)_2]^{2-}$$

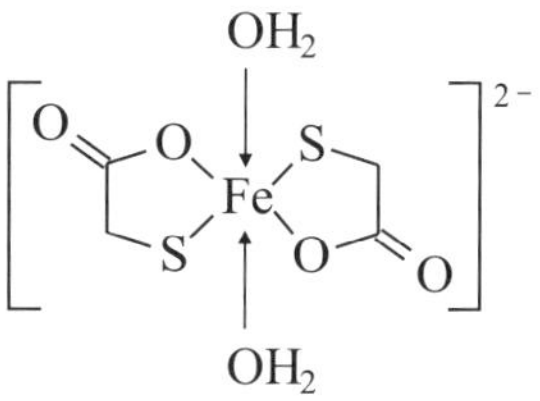

Der Eisen(II)-bisthioglycolat-Komplex ist *farblos* bis *blassgelb* gefärbt. Daraus sollte durch Oxidation des Fe(II)-Komplexes mit Luftsauerstoff eine Rotfärbung entstehen, die von der Oxidation des Fe(II) zum Fe(III)-Zentralatom herrührt. Nach neueren Untersuchungen tritt jedoch die Oxidation zum Fe(III)-bisthioglycolat-Komplex *nicht* ein. Allein verantwortlich für die Rotfärbung der Lösung ist der hydratisierte Fe(II)-Komplex.

Fe(III)-Ionen ergeben aber gleichfalls eine positive Reaktion, weil Fe(III) zunächst durch die Thioglycolsäure bzw. durch Thioglycolat zu Fe(II) reduziert wird. Dabei geht die Thioglycolsäure in das Disulfid, $^-OOC\text{-}CH_2\text{-}S\text{-}S\text{-}CH_2\text{-}COO^-$, über.

$$2\,Fe^{3+} + 2\,HS\text{-}CH_2\text{-}COO^- \rightarrow 2\,Fe^{2+} + {}^-OOC\text{-}CH_2\text{-}S\text{-}S\text{-}CH_2\text{-}COO^- + 2\,H^+$$

Mit **2,2'-Dipyridyl** ergeben Fe(II)-Ionen – nicht jedoch Fe(III) – in schwach saurer, neutraler oder ammoniakalischer Lösung *rot* gefärbte Chelatkomplexe [vgl. **MC-Frage Nr. 381**].

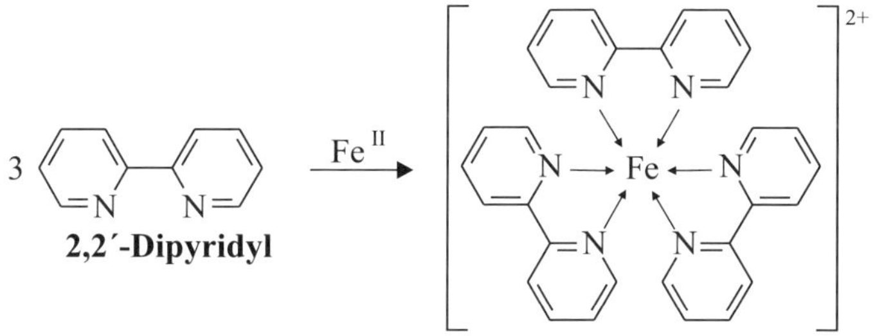

Mit **1,10-Phenanthrolin** bilden Fe^{2+}-Ionen *rotes Ferroin*, das u. a. in der Cerimetrie als Redoxindikator Verwendung findet [siehe Ehlers, **Analytik II,** ▸ Kap. 7.1.3.1 und **MC-Frage Nr. 797**].

- Für den **Nachweis von dreiwertigem Eisen** können folgende Eigenschaften und Reaktionen herangezogen werden:

(1) Reduktion zu Fe(II): Fe^{3+}-Ionen werden durch zahlreiche Reduktionsmittel (H_2S, H_2SO_3, $SnCl_2$, H_2NOH, Fe u. a.) quantitativ zur zweiwertigen Stufe reduziert. Bei Verwendung von Kaliumiodid (KI) als Reduktionsmittel tritt nur eine partielle Reduktion zu Fe(II) ein. Der Prozess ist reversibel, sodass nur bei großem Iodid-Überschuss das Gleichgewicht nach rechts verschoben wird [vgl. **MC-Fragen Nr. 57, 367, 370, 381**].

$2\,Fe^{3+} + 3\,S^{2-} \rightarrow (Fe_2S_3) \rightarrow 2\,FeS\downarrow + S\downarrow$
$2\,Fe^{3+} + 2\,I^- \leftrightharpoons 2\,Fe^{2+} + I_2$

(2) Verhalten gegenüber Basen: Aus Fe(III)-Salzlösungen fällt auf Zusatz von NaOH, NH_3, Na_2CO_3 oder Urotropin *rotbraunes Eisen(III)-hydroxid* [$Fe(OH)_3$] aus, das im Überschuss des jeweiligen Fällungsmittels sowie bei Anwesenheit von Ammoniumsalzen schwer löslich ist [vgl. **MC-Fragen Nr. 368, 369, 450, 453**].

$Fe^{3+} + 3\,CO_3^{2-} + 3\,H_2O \rightarrow Fe(OH)_3\downarrow + 3\,HCO_3^-$

Auf Zusatz von Natriumacetat färbt sich eine Fe(III)-Lösung unter Bildung von komplexem, basischem Eisen(III)-acetat *tiefrot*. Erhitzt man die Lösung zum Sieden, so fällt $Fe(OH)_3$ aus [vgl. **MC-Frage Nr. 368**].

$[Fe_3(OH)_2(CH_3COO)_6]^+ + 8\,H_2O \rightarrow 3\,Fe(OH)_3\downarrow + 6\,CH_3COOH + H_3O^+$

(3) Bildung schwer löslicher Verbindungen: In essigsaurer Lösung bilden Fe(III)-Ionen mit Phosphat einen *weißen* Niederschlag von *Eisen(III)-phosphat* ($FePO_4$), der in Mineralsäuren leicht löslich ist.

$Fe^{3+} + HPO_4^{2-} + CH_3COO^- \rightarrow FePO_4\downarrow + CH_3COOH$

Bei der Umsetzung mit Hexacyanoferrat(II) ergeben Fe(III)-Salze einen *blauen* Niederschlag von **Berliner Blau** *(Ph. Eur.)*. Nach heutigen Vorstellungen sind jedoch Turnbulls Blau und Berliner Blau *identisch*. Die kolloidal lösliche Form des Berliner Blau hat die Summenformel $K[Fe^{III}Fe^{II}(CN)_6] \cdot x\,H_2O$, die unlösliche Form entspricht der Zusammensetzung $Fe^{III}[Fe^{III}Fe^{II}(CN)_6]_3 \cdot 14\text{–}16\,H_2O$. Im Kristallgitter sind die Cyanid-Ionen so angeordnet, dass das C-Atom zum Fe^{2+}-Ion und das N-Atom zum Fe^{3+}-Ion hinweist [siehe auch ▸ Kap. 2.2.3.28 und **MC-Fragen Nr. 369, 370, 380, 381, 472**].
(4) Reaktionen mit Thiocyanat: Im Gegensatz zu Fe(II) ergeben Fe(III)-Ionen in salzsaurer Lösung mit Thiocyanat einen *tiefroten* Komplex, dessen Zusammensetzung vom Verhältnis Fe^{3+} zu SCN^- und von der Konzentration beider Ionen abhängt. Die Rotfärbung der Lösung verschwindet nach Zugabe einer Quecksilber(II)-chlorid-Lösung *(Ph. Eur.)*.

$$[Fe(H_2O)_6]^{3+} \xrightarrow[-H_2O]{+SCN^-} [Fe(H_2O)_5(SCN)]^{2+} \xrightarrow[-H_2O]{+SCN^-} [Fe(H_2O)_4(SCN)_2]^+ \xrightarrow[-H_2O]{+SCN^-}$$
$$[Fe(H_2O)_3(SCN)_3] \text{ usw.} \rightarrow [Fe(SCN)_6]^{3-}$$

Der Komplex lässt sich mit Ether und Pentanolen (z. B. Isoamylalkohol) aus der wässrigen Phase extrahieren. Es tritt eine weitgehende Entfärbung der wässrigen Phase ein und die organische Phase färbt sich *rosa* bis *rot*.

Eisen(III)-thiocyanat wird durch Hg(II)-Ionen unter Bildung des *farblosen* $Hg(SCN)_2$ bzw. des komplexen $[Hg(SCN)_4]^{2-}$-Ions zerstört. Darüber hinaus verblasst die tiefrote Farbe bei Zugabe von Phosphorsäure, weil Fe(III) als farbloses

$[Fe(PO_4)_2]^{3-}$ maskiert wird. Auch Fluorid, Cyanid oder die Anionen organischer Säure wie z. B. Oxalat ($C_2O_4^{2-}$) stören infolge Komplexbildung mit Fe(III).

Co(II) stört durch Bildung einer blau gefärbten Verbindung. Nitrite rufen in saurer Lösung durch Bildung von *Nitrosylthiocyanat*, NOSCN, ebenfalls eine *Rotfärbung* hervor, sodass die rote Farbe der wässrigen Lösung *nicht spezifisch* für Fe(III) ist. Es empfiehlt sich Fe(III) vor dem Nachweis als $Fe(OH)_3$ abzutrennen bzw. die störenden Anionen zuvor aus neutraler Lösung mit $BaCl_2$ als schwer lösliche Bariumsalze zu fällen [vgl. **MC-Fragen Nr. 190, 191, 369–381, 489**].

(5) Extrahieren von Fe(III)-Salzen: Aus salzsauren Lösungen ist Fe(III) als komplexe Säure $H[FeCl_4]$ mit Ether oder besser mit Isobutylmethylketon extrahierbar.

(6) Grenzprüfung auf Eisen: Hierfür wird nach Arzneibuch folgende Methode angewandt [vgl. **MC-Fragen Nr. 382, 494**]:

– *Die vorgeschriebene Menge an Substanz wird in Wasser gelöst. Anschließend werden Citronensäure-Lösung und Thioglycolsäure hinzugegeben, mit NH_3 ammoniakalisch gestellt und mit Wasser verdünnt. Eine Vergleichslösung mit 1 ppm Eisen wird in analoger Weise hergestellt. Nach 5 Minuten darf die Untersuchungslösung nicht stärker purpurrot gefärbt sein als die Referenzlösung.*

Thioglycolat-Ionen reagieren in ammoniakalischer Lösung mit Fe^{2+}-Ionen zu einem komplexen Anion der Zusammensetzung $[Fe(H_2O)_2(SCH_2COO)_2]^{2-}$. Fe(III) bildet einen ähnlichen Komplex; wahrscheinlich erfolgt hierbei aber durch das zugesetzte Thioglycolat zunächst eine Reduktion von Fe(III) zu Fe(II). Die Pufferung mit Citronensäure soll ein Ausfallen von Eisenhydroxiden verhindern. Ni(II) ergibt eine vergleichbare, aber deutlich schwächere Färbung, während Co(II) gelb bis rot gefärbte Komplexe bildet.

Abschließend wird nochmals darauf hingewiesen, dass eine analytische Unterscheidung zwischen Fe(II)- und Fe(III)-Verbindungen durch Behandeln mit Ammoniumthiocyanat-, Kaliumhexacyanoferrat(II)- bzw. -(III)-Lösung und mit Ammoniak gelingt. Des Weiteren reagieren Fe(II)- nicht jedoch Fe(III)-Ionen mit organischen Reagenzien wie Diacetyldioxim oder 2,2'-Dipyridyl. Darüber hinaus kann man zur analytischen Unterscheidung der unterschiedlichen Wertigkeitsstufen von Eisenverbindungen die reduzierenden Eigenschaften von Fe(II)- und die oxidierenden Eigenschaften von Fe(III)-Salzen nutzen [vgl. **MC-Fragen Nr. 380, 381**].

2.3.2.13 Mangan

Mangan tritt in seinen Verbindungen in den Oxidationsstufen von **+2** bis **+7** auf. Im Allgemeinen lassen sich die verschiedenen Oxidationsstufen des Mangans leicht ineinander überführen [vgl. **MC-Frage Nr. 364**].

Mn(II)-Salze sind schwach *rosa* gefärbt und verhalten sich in wässriger Lösung – mit Ausnahme ihrer Oxidierbarkeit – wie Mg-Salze und teilweise auch wie Zn-Salze. Die Beständigkeit der Mn(II)-Verbindungen ist auf die Halbbesetzung der 3d-Niveaus zurückzuführen.

Braunstein (MnO_2) ist die wichtigste vierwertige Manganverbindung. Das aus wässriger Lösung gefällte *Mangan(IV)-hydroxid* [$MnO(OH)_2$] ist amphoter.

Manganate(V) sind *hellblau* gefärbt; sie entstehen u. a. bei der Oxidation niedriger Wertigkeitsstufen des Mangans mit Nitraten oder Nitriten in einer stark alkalischen Schmelze (*Oxidationsschmelze*). Die Oxidationsschmelze ist eine wichtige Vorprobe auf Manganverbindungen und führt hauptsächlich zu grün gefärbten Manganaten(VI) [siehe ▸ Kap. 1.2.4 und **MC-Fragen Nr. 18–20, 32, 287–289, 364, 866, 878**].

Die *violetten* Permanganate – Manganate(VII) – sind starke Oxidationsmittel. Ihre Eigenschaften wurden bereits ausführlich im ▸ Kap. 2.2.3.12 beschrieben. Der Gruppennachweis für reduzierende Stoffe durch Entfärbung einer Kaliumpermanganat-Lösung war Gegenstand des ▸ Kap. 2.2.1.8. Bei diesen Reaktionen wird $KMnO_4$ in saurer Lösung unter Aufnahme von fünf Elektronen zu Mn(II) reduziert, während in alkalischer Lösung die Reduktion nach Aufnahme von drei Elektronen auf der Mn(IV)-Stufe stehen bleibt [vgl. **MC-Fragen Nr. 104, 106–111, 258, 270, 364, 365, 574**].

Weitere analytische Eigenschaften des Mangans sind:

(1) Verhalten gegenüber Ammoniak und Laugen: Mn(II)-Salze bilden mit Alkalihydroxiden einen *weißen* Niederschlag von *Mangan(II)-hydroxid* [$Mn(OH)_2$], der im Überschuss des Fällungsmittels unlöslich ist. Bei Luftzutritt oder in Anwesenheit von Oxidationsmitteln (wie Chlor oder Wasserstoffperoxid) erfolgt Bildung von *Mangan(IV)-hydroxid* [$MnO(OH)_2$] bzw. es fällt dessen Anhydrid, *Mangan(IV)-oxid* (MnO_2), aus [vgl. **MC-Fragen Nr. 46, 297, 866, 878**].

$$Mn^{2+} + 2\,HO^- \rightarrow Mn(OH)_2\downarrow \xrightarrow{+1/2\,O_2} MnO(OH)_2\downarrow \rightarrow MnO_2\downarrow + H_2O$$
$$Mn(OH)_2 + H_2O_2 \rightarrow MnO(OH)_2\downarrow + H_2O$$

Mit Ammoniak erfolgt eine unvollständige Fällung von $Mn(OH)_2$, die bei Anwesenheit von Ammoniumsalzen ausbleibt. Hierfür verantwortlich ist die Zurückdrängung der HO^--Konzentration durch die NH_4^+-Ionen und die Bildung eines Manganhexaammin-Komplexes [vgl. **MC-Fragen Nr. 298, 866, 878**].

$$Mn^{2+} + 6\,NH_3 \rightarrow [Mn(NH_3)_6]^{2+}$$

(2) Bildung schwer löslicher Niederschläge: Mn(II)-Ionen ergeben in NH_3/NH_4Cl-gepufferter Lösung mit Ammoniumhydrogenphosphat einen kristallinen Niederschlag von *farblosem Ammoniummanganphosphat* [$Mn(NH_4)PO_4$]. Im Gegensatz zum entsprechenden Magnesiumsalz [$Mg(NH_4)PO_4$] färbt sich der Niederschlag *braun* beim Übergießen mit $NaOH/H_2O_2$ durch Bildung von $MnO(OH)_2$ [vgl. **MC-Fragen Nr. 364, 366, 502**].

$$Mn^{2+} + NH_4^+ + PO_4^{3-} \rightarrow MnNH_4PO_4\downarrow \xrightarrow{(H_2O_2)} MnO(OH)_2\downarrow$$

In saurer und neutraler Lösung bildet sich mit Schwefelwasserstoff kein Niederschlag. Gibt man jedoch $(NH_4)_2S$-Lösung zu einer neutralen oder ammoniakalischen Mn(II)-Salzlösung hinzu, so fällt *rosafarbenes*, wasserhaltiges *Mangan(II)-sulfid* (MnS) aus. Beim Stehenlassen an der Luft wird es teilweise zu $MnO(OH)_2$ und Schwefel oxidiert (*Ph. Eur.*) [vgl. **MC-Frage Nr. 866**].

$$Mn^{2+} + S^{2-} \rightarrow MnS\downarrow \xrightarrow{(O_2\,/\,H_2)} MnO(OH)_2\downarrow + S\downarrow$$

Mangan(II)-sulfid (MnS) ist im Gegensatz zu Co_2S_3, Ni_2S_3 oder ZnS bereits in verdünnter Essigsäure löslich. Die Trennung MnS/ZnS gelingt auch durch Auflösen beider Sulfide in HCl ($0{,}5\ mol \cdot L^{-1}$) und nachfolgender Behandlung mit konzentrierter Natriumhydroxid-Lösung, wobei Mangan als $Mn(OH)_2$ ausfällt und Zink als $[Zn(OH)_4]^{2-}$-Anionkomplex in Lösung bleibt [vgl. **MC-Frage Nr. 292**].

(3) Oxidation zu Permanganat: Hierbei dient die intensive *Violettfärbung* des MnO_4^--Ions zur Identifizierung von Manganverbindungen. In schwefelsaurer Lösung **und** in Gegenwart von Ag^+-Ionen eignet sich vor allem Ammoniumperoxodisulfat $[(NH_4)_2S_2O_8]$ als Oxidationsmittel. Bei Abwesenheit von Silber-Ionen erfolgt lediglich eine Oxidation bis zur vierwertigen Stufe unter Bildung von MnO_2 [vgl. **MC-Fragen Nr. 258, 364, 456, 866, 878**].

$$2\,Mn^{2+} + 5\,S_2O_8^{2-} + 24\,H_2O \xrightarrow{(Ag^+)} 2\,MnO_4^- + 10\,SO_4^{2-} + 16\,H_3O^+$$

Auch Natriummetaperiodat ($NaIO_4$), Bismutat(V) (BiO_3^-) und Blei(IV)-oxid (PbO_2) in salpetersaurer Lösung können Mn-Verbindungen zu Permanganat oxidieren. Unter dem katalytischen Einfluss von Cu(II) gelingt die Oxidation in alkalischer Lösung auch mit elementarem Brom (Br_2) bzw. mit Hypobromit (BrO^-). Diese Prozesse lassen sich durch folgende Formelgleichungen beschreiben:

$$2\,Mn^{2+} + 5\,IO_4^- + 9\,H_2O \rightarrow 2\,MnO_4^- + 5\,IO_3^- + 6\,H_3O^+$$
$$2\,Mn^{2+} + 5\,PbO_2 + 4\,H_3O^+ \rightarrow 2\,MnO_4^- + 5\,Pb^{2+} + 6\,H_2O$$
$$2\,Mn^{2+} + 5\,Br_2 + 16\,HO^- \rightarrow 2\,MnO_4^- + 10\,Br^- + 8\,H_2O$$

Die Oxidation stören besonders Halogenid-Ionen sowie alle anderen Reduktionsmittel (Oxalsäure, H_2O_2, Fe^{2+} u. a.), deren Redoxpotential negativer ist als das Redoxpotential des Systems MnO_4^-/Mn^{2+} [siehe auch ▸Kap. 2.2.3.7, ◘Tab. 2.2 und **MC-Frage Nr. 365**].

2.3.2.14 Aluminium

Aufgrund des amphoteren Charakters von *Aluminiumhydroxi*d $[Al(OH)_3]$ löst sich metallisches Aluminium sowohl in Säuren als auch in Laugen. Bei Verwendung von HNO_3 kommt aber die Wasserstoffentwicklung infolge Ausbildung einer oxidischen Schutzschicht (Passivierung) zum Stillstand [vgl. **MC-Frage Nr. 62**].

$$2\,Al + 6\,H_3O^+ \rightarrow 2\,Al^{3+} + 3\,H_2\uparrow + 6\,H_2O$$
$$2\,Al + 2\,HO^- + 6\,H_2O \rightarrow 2\,[Al(OH)_4]^- + 3\,H_2\uparrow$$

Aluminiumgrieß ist in alkalischer Lösung ein starkes Reduktionsmittel und kann z. B. Nitrate ($MeNO_3$) unter Bildung von *Tetrahydroxoaluminat* $[Al(OH)_4]^-$ bis zur Stufe des Ammoniaks reduzieren. Al-Grieß ist Bestandteil der *Devardasche Legierung* [vgl. **MC-Fragen Nr. 58, 59**].

$$8\,Al + 3\,NO_3^- + 5\,HO^- + 18\,H_2O \rightarrow 8\,[Al(OH)_4]^- + 3\,NH_3\uparrow$$

In seinen Verbindungen tritt Aluminium vor allem *dreiwertig* auf. Das hydratisierte Kation $[Al(H_2O)_6]^{3+}$ ist farblos; als starke Kationsäure reagieren die Lösungen des Al-Aquakomplexes sauer [vgl. **MC-Frage Nr. 875**].

$$[Al(H_2O)_6]^{3+} + H_2O \rightarrow [Al(OH)(H_2O)_5]^{2+} + H_3O^+$$

Aluminium bildet mit F^--Ionen einen Komplex mit der Koordinationszahl 6, $[AlF_6]^{3-}$, gegenüber anderen Liganden besitzt Aluminium in seinen Komplexen die Koordinationszahl 4, wie z. B. in $[AlCl_4]^-$ [vgl. **MC-Frage Nr. 457**].

Aluminium(III)-sulfat $[Al_2(SO_4)_3]$ ergibt, wie die Sulfate anderer dreiwertiger Metalle, mit Alkalisulfaten Doppelsalze *(Alaune)* der allgemeinen Zusammensetzung $Me^IMe^{III}(SO_4)_2 \cdot 12\ H_2O$. Die Bildung von *Caesiumalaun* kann zur Identifizierung von Al(III) herangezogen werden. In den Lösungen von Alaunen lassen sich alle Kationen und Anionen nebeneinander nachweisen, komplexe Ionen treten *nicht* auf. Auch die physikalischen Eigenschaften (Farbe, Leitfähigkeit) der Alaune setzen sich additiv aus den Eigenschaften der einzelnen Komponenten zusammen.

Eine wässrige Lösung von *Aluminiumkaliumsulfat* (*Kaliumalaun*) $[AlK(SO_4)_2 \cdot 12\ H_2O]$ reagiert *sauer*. In dieser Lösung kann der Al-Anteil – ohne Störung durch den K^+-Gehalt – durch komplexometrische Titration mit Natriumedetat-Maßlösung bestimmt werden [vgl. **MC-Frage Nr. 837**].

Zum Aufschluss schwer löslicher Aluminiumverbindungen wie *Aluminiumoxid* (Al_2O_3) oder *Calciumaluminiumsilicaten* $(CaAl_2Si_2O_8 = CaO \cdot Al_2O_3 \cdot 2\ SiO_2)$ siehe ▸ Kap. 1.5.2. In den Sodaauszug gelangt Al(III) als Oxoanion [vgl. **MC-Fragen Nr. 71, 76, 78, 79, 81**].

Weitere analytisch auswertbare Reaktionen von Al^{3+}-Ionen sind:

(1) Verhalten gegenüber Ammoniak und Laugen: Al(III)-Salzlösungen bilden bei tropfenweiser Zugabe von verdünnter Natronlauge (NaOH) einen gallertartigen, *weißen* Niederschlag von *Aluminiumhydroxid* $[Al(OH)_3]$. Als *amphoteres* Hydroxid löst es sich in frisch gefälltem (amorphem) Zustand sowohl in Säuren wie in Basen. Im ersten Fall entstehen Al(III)-Salze, im letzteren *Tetrahydroxoaluminate* $[Al(OH)_4]^-$. Durch *Alterung* wird das kristallisierte Hydroxid viel schwerer von Säuren und Basen angegriffen als das amorphe [vgl. **MC-Fragen Nr. 35–41, 71, 73, 299, 383, 384, 451, 460, 462**].

$$2\ Na[Al(OH)_4] \xleftarrow{+2\ NaOH} 2\ Al(OH)_3 \xrightarrow{+3\ H_2SO_4} + 3\ H_2SO_4\ Al_2(SO_4)_3 + 6\ H_2O$$

Zur Identitätsprüfung auf Aluminium lässt das *Arzneibuch* eine salzsaure Probelösung herstellen und versetzt mit Thioacetamid-Reagenz, wobei kein Niederschlag auftreten darf. Dieser Zusatz dient der Prüfung auf Schwermetall-Ionen, die in saurer Lösung schwer lösliche Sulfide bilden, und deren Hydroxide ebenfalls amphoter sind. Anschließend gibt man verdünnte Natriumhydroxid-Lösung hinzu. Es fällt das amphotere *Aluminiumhydroxid* $[Al(OH)_3]$ aus. Die gallertartige Konsistenz dieses Niederschlags ist ein Aspekt der analytischen Erkennung von Al(III)-Ionen.

Der $Al(OH)_3$-Niederschlag löst sich im Überschuss des Fällungsmittels unter Bildung von *Tetrahydroxoaluminat* $[Al(OH)_4]^-$ auf. Fügt man zu dieser Lösung dann eine ausreichende Menge an Ammoniumchlorid (NH_4Cl) hinzu, so fällt – im Gegensatz zu Zn(II) – $Al(OH)_3$ wieder vollständig aus. Ammoniumchlorid reagiert schwach sauer und erniedrigt durch Abfangen von Hydroxid-Ionen den pH-Wert der Lösung. (*Ph. Eur.*)

Die bei dieser Identitätsprüfung ablaufenden Teilreaktionen lassen sich wie folgt formulieren [vgl. **MC-Fragen Nr. 385–390**]:

$$CH_3CS(NH_2) + H_2O \rightarrow CH_3CO(NH_2) + H_2S \xrightarrow{(Me^{2+}\ /\ Me^{3+})} MeS/Me_2S_3\downarrow$$

$$Al^{3+} + 3\ HO^- \rightarrow Al(OH)_3\downarrow \xrightarrow{+\ HO^-} [Al(OH)_4]^-$$

$$HO^- + NH_4^+ \rightarrow NH_3\uparrow + H_2O$$

$$[Al(OH)_4]^- + NH_4^+ \rightarrow Al(OH)_3\downarrow + NH_3\uparrow + H_2O$$

Mit Ammoniak bildet sich ebenfalls ein Niederschlag von $Al(OH)_3$, der – im Unterschied zu Zn(II) – unlöslich ist im Überschuss des Fällungsmittels ist. Zn^{2+}-Ionen liegen unter diesen Bedingungen als Amminkomplex gelöst vor. Dagegen bildet Al(III) in ammoniakalischer Tartrat-Lösung einen löslichen, stabilen Chelatkomplex, sodass auf Zusatz von NH_3 *kein* $Al(OH)_3$ ausfällt. Auch mit anderen Basen wie Urotropin oder Sulfid-Ionen erfolgt in wässriger Lösung Hydrolyse unter Fällung von $Al(OH)_3$ [vgl. **MC-Frage Nr. 451**].

$$2\ Al^{3+} + 3\ S^{2-} \rightarrow (Al_2S_3) \xrightarrow{+6\ H_2O} 2\ Al(OH)_3\downarrow + 3\ H_2S\uparrow$$

(2) Bildung gefärbter oder schwer löslicher Verbindungen: Erhitzt man Al_2O_3 mit Co(II)-nitrat in der oxidierenden Bunsenflamme, so bildet sich ein *blaues Spinell* der Zusammensetzung $CoAl_2O_4$, **Thenards Blau** [vgl. **MC-Frage Nr. 383**].

$$Al_2O_3 + Co(NO_3)_2 \rightarrow 2\ NO_2\uparrow + 1/2\ O_2\uparrow + CoAl_2O_4$$

Mit Phosphat-Ionen ergeben Al^{3+}-Ionen einen *weißen* Niederschlag von *Aluminiumphosphat* ($AlPO_4$), der in Essigsäure schwer löslich, jedoch löslich in Mineralsäuren ist.

(3) Nachweis von Aluminium durch Bildung von Farblacken: Al(III) reagiert mit **Chinalizarin** in ammoniakalischer Lösung zu einem *rotvioletten* Farblack, der im Gegensatz zur entsprechenden Be-Verbindung gegenüber Essigsäure stabil ist. In analoger Weise entsteht aus Al(III) und **Alizarin** eine orange bis rot gefärbte Komplexverbindung [vgl. **MC-Fragen Nr. 383, 837**]. (Die Pfeile in der nachfolgenden Zeichnung sollen andeuten, wo Al(III) den Komplexbildner angreift.)

Mit einer methanolischen **Morin-Lösung**, einem Flavon-Derivat, bildet Al(III) in neutralem oder essigsaurem Milieu eine Suspension einer intensiv *grün* fluoreszierenden Komplexverbindung. Be(II)-Ionen bilden einen ähnlichen Farblack nur in alkalischer Lösung.

Die Natur solcher *Farblacke* ist zum Teil noch unbekannt, doch dürfte es sich in den meisten Fällen um Chelatkomplexe mit nicht ganz exakter stöchiometrischer Zusammensetzung handeln. Farblacke werden vorzugsweise von *Hydroxyanthrachinonen* oder ähnlich gebauten Verbindungen gebildet. Ihre Bildung ist extrem störanfällig und erfolgt nur in einem sehr engen pH-Bereich. pH-Kontrolle und Durchführung einer Blindprobe sind deshalb unerlässlich zur Beurteilung der Nachweisreaktion.

Qualitative Analytik

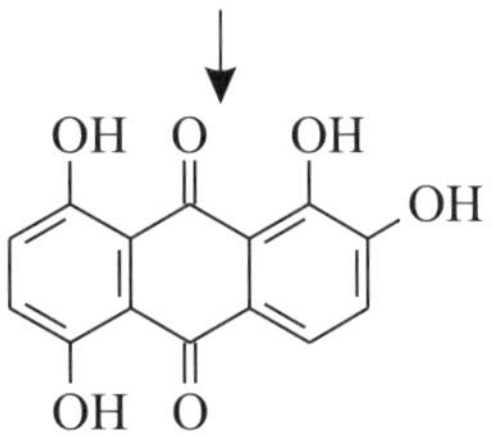

Chinalizarin

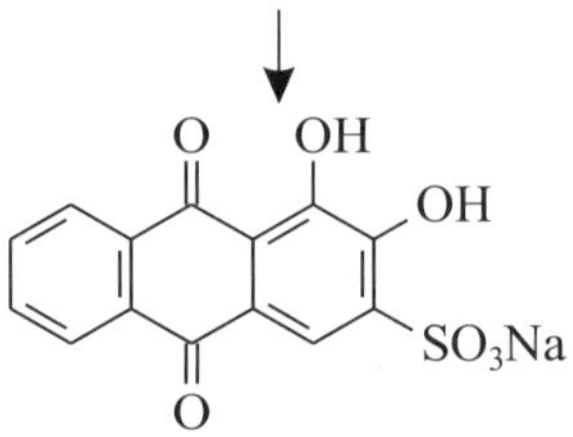

Alizarin S

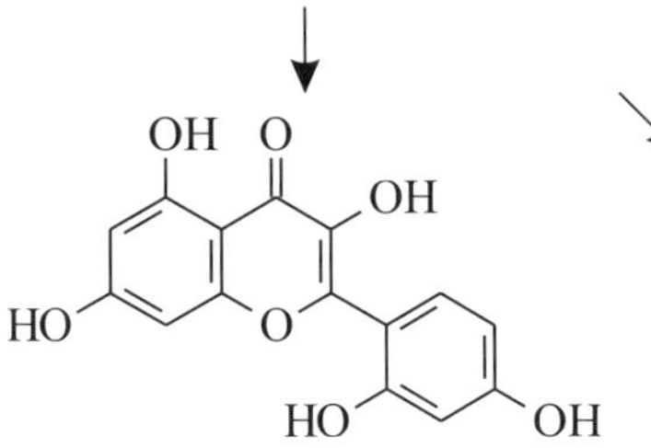

Morin

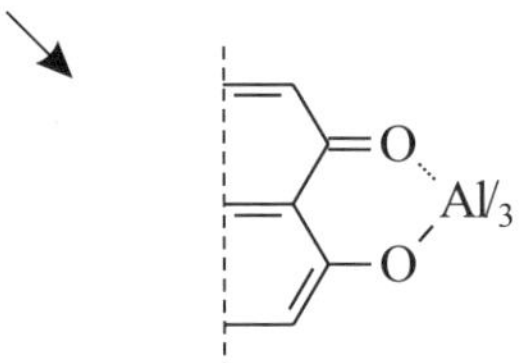

(4) Grenzprüfung auf Aluminium: Das Arzneibuch verwendet zur Grenzwertbestimmung des Aluminiumgehaltes eine fluorimetrische Methode mit *8-Hydroxychinolin* (*Oxin*) als Komplexbildner [vgl. **MC-Fragen Nr. 391, 500, 506**].

Versetzt man eine acetatgepufferte Al^{3+}-Probelösung mit einer essigsauren Oxin-Lösung, so fällt wasserhaltiges, hellgelbes *Aluminiumoxinat* $[Al(C_9H_6NO)_3]$ aus, das mit Chloroform extrahiert werden kann. Die Intensität der *grünlichen* Fluoreszenz der vereinigten Chloroform-Phasen wird bei λ = 518 nm unter Verwendung einer Anregungsstrahlung von λ = 392 nm gemessen. Eine Referenzlösung wird analog behandelt. Der pH-Wert von 6,0 (Acetatpuffer) ist einzuhalten, da im schwach Sauren *nur* Al(III)-Ionen nicht aber Ca- oder Mg-Ionen mit 8-Hydroxychinolin in Chloroform extrahierbare *Oxinate* bilden. 8-Hydroxychinolin wird auch zur Grenzprüfung auf Magnesium genutzt (siehe ▸Kap. 2.3.2.17 und Ehlers, **Analytik II**, ▸Kap. 5.2.1.1 und ▸Kap. 11.7.3).

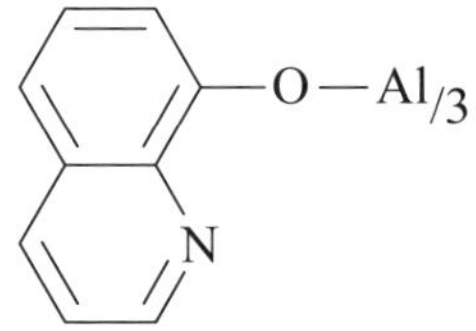

Aluminiumoxinat

2.3.2.15 Chrom

Chrom kommt in seinen Verbindungen in den Oxidationsstufen von **+1** bis **+6** vor, wobei ein-, vier- und fünfwertige Chromverbindungen in wässriger Lösung *nicht* beständig sind. Metallisches Chrom ist chemisch sehr widerstandsfähig und löst sich infolge *Passivierung* nicht in oxidierenden Säuren wie HNO_3 [vgl. **MC-Frage Nr. 62**].

Die stabilen Chrom(III)-Salze bilden in wässriger Lösung *Hydratkomplexe* wechselnder Zusammensetzung (*Hydratisomerie*): *violette* Hexaaqua-Komplexe $[Cr(H_2O)_6]^{3+}$ sowie *grüne* Pentaaqua-Komplexe $[Cr(H_2O)_5X]^{2+}$ bzw. Tetraaqua-Komplexe $[Cr(H_2O)_4X_2]^+$, weil im Hexaaqua-Komplex sukzessive Wassermoleküle gegen andere Anionen (X^-) als Liganden ausgetauscht werden (*Ligandensubstitution*). Auch mit vielen anderen ein- und mehrzähnigen Liganden bildet Cr(III) stabile Komplexe der Koordinationszahl 6.

Das in alkalischer Lösung *bläulich-graugrün* ausfallende *Chrom*(III)-*hydroxid* $[Cr(OH)_3]$ ist *amphoter*. Es löst sich in Säuren unter Bildung solvatisierter Chrom(III)-Ionen (Cr^{3+}) und im Alkalischen bilden sich *tiefgrüne* Chromate(III) (*Chromite*) $[Cr(OH)_6]^{3-}$. Infolge von *Alterung* nimmt die Löslichkeit von $Cr(OH)_3$ in Laugen stark ab [vgl. **MC-Frage Nr. 39**]:

$$(Cr^{3+})_{solv} \xleftarrow{(H^+)} Cr(OH)_3 \xrightarrow{(HO^-)} [Cr(OH)_6]^{3-}$$

Die Eigenschaften von Chrom(VI)-Verbindungen wie der Oxoanionen *Chromat* (CrO_4^{2-}) und *Dichromat* ($Cr_2O_7^{2-}$) wurden bereits ausführlich im ▸ Kap. 2.2.3.11 vorgestellt. Alle Cr(VI)-Verbindungen sind starke Oxidationsmittel, die unter Aufnahme von drei Elektronen zu Cr(III)-Verbindungen reduziert werden [vgl. **MC-Fragen 57, 65, 251–257, 458**].

Zum Nachweis bzw. zum Aufschluss von Chromverbindungen mittels der *Oxidationsschmelze* siehe ▸ Kap. 1.2.4 und ▸ Kap. 1.5.3 [vgl. **MC-Fragen Nr. 21–23, 33, 90, 91, 93, 97, 454**].

Des Weiteren zeigen Cr-Verbindungen noch folgende analytisch auswertbare Eigenschaften und Reaktionen, die zu ihrer Identifizierung herangezogen werden können:

(1) Verhalten gegenüber Ammoniak und Laugen: Alkalihydroxide, Ammoniak, Soda oder Urotropin fällen aus Cr(III)-Salzlösungen *graugrünes Chrom(III)-hydroxid* $[Cr(OH)_3]$ aus. $Cr(OH)_3$ löst sich in der Kälte und in Gegenwart von NH_4^+-Salzen auch in NH_3 unter Bildung eines violetten Hexaammin-Komplexes. Beim Kochen wird der Amminkomplex zerstört und es fällt erneut $Cr(OH)_3$ aus [vgl. **MC-Frage Nr. 39**].

$$Cr(OH)_3 + 3\,NH_4^+ + 3\,NH_3 \rightleftharpoons [Cr(NH_3)_6]^{3+} + 3\,H_2O$$

(2) Verhalten gegenüber Sulfiden: In saurer Lösung bildet sich beim Einleiten von H_2S kein Niederschlag und auch aus neutraler Lösung fällt mit $(NH_4)_2S$ oder Ammoniumpolysulfid *kein* Chrom(III)-sulfid (Cr_2S_3) aus, sondern durch Hydrolyse entsteht schwer lösliches *Chrom(III)-hydroxid* $[Cr(OH)_3]$.

$$2\,Cr^{3+} + 3\,S^{2-} + 6\,H_2O \rightarrow 2\,Cr(OH)_3\downarrow + 3\,H_2S\uparrow$$

(3) Oxidation von Cr(III) zu Cr(VI): Die Oxidation von drei- zu sechswertigem Chrom gelingt in alkalischer Lösung unter Bildung von *gelbem* Chromat (CrO_4^{2-}) mit Wasserstoffperoxid oder Brom und in saurer Lösung mit Alkaliperoxodisulfaten, wobei *orangefarbenes* Dichromat ($Cr_2O_7^{2-}$) gebildet wird [vgl. **MC-Fragen Nr. 65, 452, 458**].

$$2\,Cr(OH)_3 + 3\,H_2O_2 + 4\,HO^- \rightarrow 2\,CrO_4^{2-} + 8\,H_2O$$
$$2\,Cr^{3+} + 3\,S_2O_8^{2-} + 21\,H_2O \rightarrow Cr_2O_7^{2-} + 6\,SO_4^{2-} + 14\,H_3O^+$$

Die Bildung schwer löslicher Chromate (Ag_2CrO_4, $PbCrO_4$, $SrCrO_4$, $BaCrO_4$) wird zum Nachweis der betreffenden Kationen genutzt [vgl. **MC-Fragen Nr. 127, 129, 130, 133, 304**].

2.3.2.16 Zink

Zink ist ein unedles Schwermetall und löst sich in Säuren oder Laugen unter Wasserstoff-Entwicklung.

$$Zn + 2\,HCl \rightarrow ZnCl_2 + H_2\uparrow$$
$$Zn + 2\,H_2O + 2\,HO^- \rightarrow [Zn(OH)_4]^{2-} + H_2\uparrow$$

In seinen Verbindungen tritt Zink nur in der *zweiwertigen* Stufe auf. Das Zn(II)-Ion ist *farblos* und besitzt keine reduzierenden Eigenschaften. Leicht löslich in Wasser sind das Nitrat, das Sulfat sowie die Halogenide, schwerer löslich das Hydroxid, Phosphat, Carbonat und das Sulfid. *Zinkhydroxid* [$Zn(OH)_2$] ist amphoter. Beim Zn(II)-Ion besteht eine hohe Neigung zur Komplexbildung. Das bei Raumtemperatur weiße *Zinkoxid* (ZnO) zeigt beim Erhitzen eine reversible Farbänderung nach gelb (*Thermochromie*) [vgl. **MC-Frage Nr. 393**].

Zn(II)-Ionen zeigen folgende analytisch wichtigen Eigenschaften und Reaktionen:
(1) Verhalten gegenüber Ammoniak und Laugen: Eine Zn^{2+}-Salzlösung wird tropfenweise mit Alkalihydroxid-Lösung versetzt. Die an der Eintropfstelle auftretende *weiße* Fällung von *Zinkhydroxid* [$Zn(OH)_2$] ist im Überschuss von HO^--Ionen löslich unter Bildung des farblosen Tetrahydroxo-Komplexes, $[Zn(OH)_4]^{2-}$. Verringert man den pH-Wert der Lösung durch Zugabe von Ammoniumsalzen (z. B. NH_4Cl), so bleibt die Lösung klar. Es erfolgt lediglich ein Ligandenaustausch unter Bildung des farblosen Tetraammin-Komplexes, $[Zn(NH_3)_4]^{2+}$. Auf Zusatz von Natriumsulfid (Na_2S) fällt aus diesen Lösungen *weißes Zinksulfid* (ZnS) aus *(Ph. Eur.)* [vgl. **MC-Fragen Nr. 35–41, 43, 45–47, 73, 298, 392–395, 467, 828**].

$$Zn^{2+} + 2\,HO^- \rightarrow Zn(OH)_2\downarrow \xrightarrow{+2\,HO^-} [Zn(OH)_4]^{2-} \xrightarrow{+\,Na_2S} ZnS\downarrow$$

In ammoniumsalzfreier Lösung bildet sich mit Ammoniak zunächst $Zn(OH)_2$, das sich aber im Überschuss des Fällungsmittels als Tetraammin-Komplex löst. Bei hohen NH_3-Konzentrationen kann auch ein Hexaammin-Komplex gebildet werden. In Anwesenheit von NH_4^+-Salzen bleibt infolge der Zurückdrängung der HO^--Konzentration durch NH_4^+-Ionen die Fällung von $Zn(OH)_2$ aus. Die Bildung des löslichen Zinkhexaammin-Komplexes kann auch zur Unterscheidung von Aluminium genutzt werden. Aus beiden Elementen entstehen mit Hydroxid-Ionen amphotere Hydroxide; im Gegensatz zu Zink bildet aber Aluminium keinen Amminkomplex und $Al(OH)_3$ fällt auf Zusatz von Ammoniak aus [vgl. **MC-Frage Nr. 299**].

$$Zn(OH)_2 + 2\,NH_3 + 2\,NH_4^+ \rightarrow 2\,H_2O + [Zn(NH_3)_4]^{2+} \rightarrow [Zn(NH_3)_6]^{2+}$$

(2) Bildung gefärbter Verbindungen: Zinksalze ergeben beim Erhitzen mit Co(II)-nitrat in der Oxidationsflamme ein *Spinell* der Zusammensetzung $ZnCo_2O_4$, **Rinmans Grün** [vgl. **MC-Fragen Nr. 465, 836**].

$ZnO + 2\ Co(NO_3)_2 \rightarrow ZnCo_2O_4 + 4\ NO_2\uparrow + 1/2\ O_2\uparrow$

Mit **Dithizon** bilden Zn(II)-Ionen in neutraler, essigsaurer oder alkalischer Lösung ein *purpurrotes* Chelat, das sich mit gleicher Farbe in Tetrachlorkohlenstoff und Chloroform löst. Zur Struktur des Chelatkomplexes siehe ▸Kap. 2.3.2.3.

(3) Bildung schwer löslicher Verbindungen: Wird die Lösung eines Zinksalzes mit Kaliumhexacyanoferrat(II)-Lösung versetzt, so entsteht ein *weißer* bis grünlich-weißer Niederschlag von $K_2Zn_3[Fe(CN)_6]_2$, der in verd. HCl löslich ist. Die meisten zweiwertigen Ionen stören, insbesondere Cd^{2+} und Mn^{2+}.

$3\ Zn^{2+} + 2\ K^+ + 2\ [Fe(CN)_6]^{4-} \rightarrow K_2Zn_3[Fe(CN)_6]_2\downarrow$

Mit Kaliumhexacyanoferrat(III) fällt ein *braungelber* Niederschlag, der in verdünnten Säuren schwer löslich ist [vgl. **MC-Frage Nr. 488**].

$3\ Zn^{2+} + 2\ [Fe(CN)_6]^{3-} \rightarrow Zn_3[Fe(CN)_6]_2\downarrow$

Phosphat-Ionen fällen bei pH=7 weißes *Zinkphosphat* [$Zn_3(PO_4)_2$], das löslich in Säuren und Ammoniak ist, in Letzterem unter Bildung eines Amminkomplexes. Aus ammoniumsalzhaltigen, schwach ammoniakalischen Lösungen kann auch *Zinkammoniumphosphat* ($ZnNH_4PO_4$) ausfallen, das – zum Unterschied von $MgNH_4PO_4$ – in konzentriertem Ammoniak löslich ist [vgl. **MC-Fragen Nr. 302, 502**].

Die Fällung von $ZnNH_4PO_4$ und die Überführung durch Glühen in das Pyrophosphat ($Zn_2P_2O_7$) kann zur gravimetrischen Zink-Bestimmung genutzt werden. Vorteilhafter ist jedoch die komplexometrische Titration von Zinksalzen gegen Xylenolorange oder Eriochromschwarz T-Mischindikator [siehe Ehlers, **Analytik II**, ▸Kap. 9.2.1 und **MC-Frage Nr. 393**].

Aus neutralen, essigsauren, alkalischen oder ammoniakalischen Zn(II)-Lösungen fällt mit Schwefelwasserstoff oder einem Alkalisulfid *weißes Zinksulfid* (ZnS) aus. Die Fällung ist aber nicht quantitativ, wenn bei der Reaktion eine starke Säure gebildet wird. Mit Thioacetamid bildet Zn(II) nur im alkalischen oder ammoniakalischen Medium ZnS, weil im neutralen oder schwach sauren pH-Bereich aus Thioacetamid nur äußerst langsam H_2S freigesetzt wird. Die Bildung von ZnS in essigsaurer, acetatgepufferter Lösung mit H_2S kann zur Zn-Abtrennung von Cr^{3+} oder Al^{3+} herangezogen werden. ZnS ist – im Gegensatz zu Co_2S_3 bzw. Ni_2S_3 – in Salzsäure (0,5 mol·L^{-1}) löslich [vgl. **MC-Fragen Nr. 292, 459**].

$Zn^{2+} + S^{2-} \rightarrow ZnS\downarrow$

Wie Co(II)-, Fe(II)-, Cu(II)- und Cd(II)-Ionen bildet auch Zn(II) in neutraler bis essigsaurer Lösung ein *weißes*, relativ schwer lösliches *Zinkthiocyanatomercurat*(II), $Zn[Hg(SCN)_4]$. In Gegenwart von Cu(II) ist der Niederschlag *fliederfarben* gefärbt. Der Zusatz von Co(II) führt zu einer *blauen* Mischkristallbildung.

$Zn^{2+} + [Hg(SCN)_4]^{2-} \rightarrow Zn[Hg(SCN)_4]\downarrow$

Die Fällung einiger *schwer löslicher Zinksalze* wird auch im Anionentrennungsgang zur Abtrennung von Sulfid-, Cyanid-, Hexacyanoferrat(II)/(III)-Ionen genutzt (siehe „Zinknitrat-Gruppe", ▸Kap. 2.2.2).

Qualitative Analytik

2.3.2.17 Magnesium

Magnesium liegt in seinen Verbindungen ausschließlich in der Oxidationsstufe **+2** vor; das hydratisierte Mg^{2+}-Kation ist *farblos*. Magnesium ist zwar ein Erdalkalielement, weicht jedoch in der Löslichkeit vieler Verbindungen z. T. erheblich von den übrigen Elementen der Gruppe ab. Im Kationentrennungsgang findet sich Magnesium in der löslichen Gruppe wieder.

Im Gegensatz zu seinen Gruppenhomologen bildet Magnesium ein in Wasser leicht lösliches Sulfat ($MgSO_4$) und Chromat ($MgCrO_4$). Demgegenüber ist das nicht amphotere Hydroxid [$Mg(OH)_2$] aber wesentlich schwerer löslich als die Hydroxide der übrigen Erdalkalielemente. Magnesiumsalze wie das Phosphat [$Mg_3(PO_4)_2$], das Carbonat ($MgCO_3$) und das Fluorid (MgF_2) sind ebenfalls in Wasser relativ schwer löslich. Die Trennung Magnesium/Lithium gelingt u. a. durch Fällung als schwer lösliches *Magnesiumhydroxid* [$Mg(OH)_2$], während Lithiumhydroxid (LiOH) wasserlöslich ist [vgl. **MC-Fragen Nr. 308, 397, 400**].

Magnesium zeigt in vielen Reaktionen eine enge Verwandtschaft zu Lithium (Schrägbeziehung im PSE) sowie zu Zink und Cadmium (Isomorphie, Doppelsalzbildung). Fast alle Mg-Nachweise werden durch Schwermetallkationen und teilweise auch durch die übrigen Erdalkalielemente gestört. Auch Lithium muss bei diesen Nachweisen abwesend sein. Mg-Salze ergeben *keine* Flammenfärbung.

Zum Nachweis von Mg(II)-Ionen sind geeignet:

(1) Verhalten gegenüber Ammoniak und Laugen: Beim Versetzen einer Mg^{2+}-Lösung mit Alkali- oder Erdalkalihydroxiden fällt *weißes*, flockiges *Magnesiumhydroxid* [$Mg(OH)_2$] aus, das im Überschuss des jeweiligen Fällungsmittels unlöslich ist. In Gegenwart von Ammoniumsalzen ist die Fällung von $Mg(OH)_2$ unvollständig oder bleibt ganz aus [vgl. **MC-Fragen Nr. 36, 40, 396, 397, 850**].

Wässriges Ammoniak fällt aus Lösungen mit Mg^{2+}-Salzen ebenfalls $Mg(OH)_2$ aus, das sich auf Zusatz von Ammoniumsalzen wieder auflöst. Gibt man danach Hydrogenphosphat-Ionen (HPO_4^{2-}) hinzu, so kristallisiert *weißes Magnesiumammoniumphosphat* ($MgNH_4PO_4$) aus *(Ph. Eur.)* [vgl. **MC-Fragen Nr. 396–398**].

$$Mg(OH)_2 + 2\,NH \xrightarrow{-2\,H_2O} [Mg(NH_3)_2]^{2+} \xrightarrow{(+\,HPO_4^{2-})} MgNH_4PO_4\downarrow$$

Das Ausbleiben der Magnesiumhydroxid-Fällung durch NH_3/NH_4Cl beruht auf der Verringerung der HO^--Konzentration (Verminderung des pH-Wertes) durch NH_4^+-Ionen, sodass das Löslichkeitsprodukt von $Mg(OH)_2$ nicht mehr überschritten wird. Ein zweiter Grund für das Ausbleiben der Fällung ist die Verringerung der Mg^{2+}-Konzentration durch die Komplexbildung mit NH_3. Die Bildung des Amminkomplexes gewinnt aber erst bei sehr hohen NH_3-Konzentrationen an Bedeutung [vgl. **MC-Fragen Nr. 396, 399**].

(2) Bildung schwer löslicher Verbindungen: Bei Abwesenheit von Ammoniumsalzen fällt mit Carbonat-Ionen ein *basisches Magnesiumcarbonat* wechselnder Zusammensetzung aus, das sich in Säuren oder einer NH_4Cl-Lösung wieder auflöst [vgl. **MC-Fragen Nr. 300, 396, 850**].

$$Mg^{2+} + CO_3^{2-} \rightarrow MgCO_3\downarrow \mid Mg^{2+} + 2\,HO^- \rightarrow Mg(OH)_2\downarrow$$
$$CO_3^{2-} + NH_4^+ \leftrightharpoons HCO_3^- + NH_3$$

In Anwesenheit von Ammoniumsalzen erfolgt mit $(NH_4)_2CO_3$-Lösung *keine* Fällung, weil durch die Verringerung des pH-Wertes und die Pufferung der Lösung überwiegend Hydrogencarbonat-Ionen statt Carbonat-Ionen vorliegen.

Auch bei Zugabe von Quecksilber(II)-oxid (HgO) bildet sich in schwach ammoniakalischer Lösung schwer lösliches $Mg(OH)_2$. Diese Reaktion eignet sich zur Abtrennung von Mg^{2+}-Ionen von Alkali-Ionen, vor allem zur Trennung von Li^+.

Durch Hinzufügen von Natriumhydrogenphoshat (Na_2HPO_4) zu einer ammoniakalischen, NH_4Cl-gepufferten Lösung eines Mg-Salzes kann *weißes Magnesiumammoniumphosphat* ($MgNH_4PO_4$) gefällt werden, das eine charakteristische Kristallform (Sargdeckel) besitzt *(Ph. Eur.)* [vgl. **MC-Fragen Nr. 396, 397, 398, 470, 502, 850**].

$$Mg^{2+} + NH_3 + HPO_4^{2-} \rightarrow MgNH_4PO_4\downarrow$$

Da viele andere Kationen, wie z. B. Mn(II) oder Zn(II), in ammoniakalischer Lösung ebenfalls Fällungen mit Phosphat ergeben, müssen sie sämtlich vorher entfernt werden. Eine Abtrennung des $ZnNH_4PO_4$ von $MgNH_4PO_4$ ist mit konzentrierter Ammoniak-Lösung möglich, mit der Zn(II) einen löslichen Amminkomplex bildet. Eine Unterscheidung von $MgNH_4PO_4$ und $MnNH_4PO_4$ gelingt durch Übergießen mit $NaOH/H_2O_2$, wodurch sich der Mn-Niederschlag infolge Oxidation zu Mn(IV) *braun* färbt [vgl. **MC-Fragen Nr. 302, 366**].

Auf Grund der Bildung von schwer löslichem Lithiumphosphat (Li_3PO_4) stören auch Lithiumsalze den Nachweis als Ammoniummagnesiumphosphat.

(3) Nachweis mit organischen Reagenzien: Mg^{2+}-Ionen bilden in ammoniakalischer Lösung mit *8-Hydroxychinolin (Oxin)* einen schwer löslichen *grünlich-gelben* Chelatkomplex. Diese Fällungsreaktion eignet sich besonders zur Mg(II)-Abtrennung von Alkali-Ionen einschließlich Li^+. Die Fällung des Oxinats ist auch eine Möglichkeit zur gravimetrischen Mg-Bestimmung. Allerdings geben zahlreiche Schwermetall-Ionen mit Oxin ebenfalls eine schwer lösliche Verbindung; sie müssen deshalb abwesend sein [siehe Ehlers, **Analytik II,** ▸ Kap. 5.2.1.2 und **MC-Fragen Nr. 500, 506, 850**].

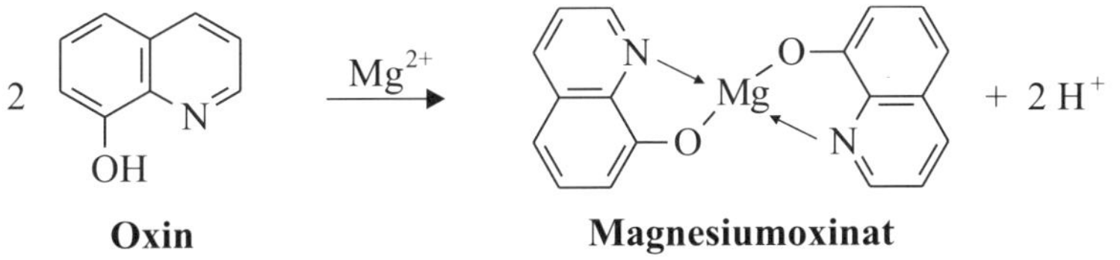

2 Oxin (OH, N) $\xrightarrow{Mg^{2+}}$ Magnesiumoxinat (N, O, Mg, O, N) + 2 H^+

Oxin **Magnesiumoxinat**

Mit *Magneson* (*p*-Nitrobenzenazo-1-naphthol) ergibt Mg(II) in stark alkalischer Lösung einen *kornblumenblauen* Farblack. Zahlreiche Schwermetalle sowie Al^{3+}, Be^{2+} und Ca^{2+} stören und müssen vorher abgetrennt werden.

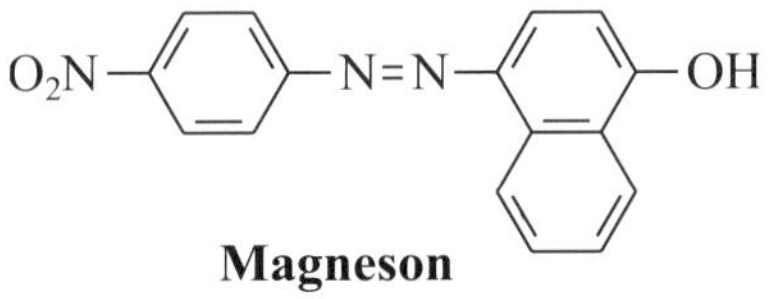

O_2N–C₆H₄–N=N–C₁₀H₆–OH

Magneson

Mit alkalischer Chinalizarin-Lösung bilden Mg^{2+}-Ionen einen *blauen* Farblack. Alkali-, Erdalkali- und Al(III)-Ionen stören (siehe ▸ Kap. 2.3.2.14, Ziffer 3).

In alkalischer Lösung entsteht aus *Titangelb* und Mg(II) ein *hellroter* Farblack. Co(II), Mn(II), Ni(II) und Zn(II) stören und müssen zuvor als Sulfide gefällt oder mit Cyanid-Ionen maskiert werden [vgl. **MC-Fragen Nr. 396, 397**].

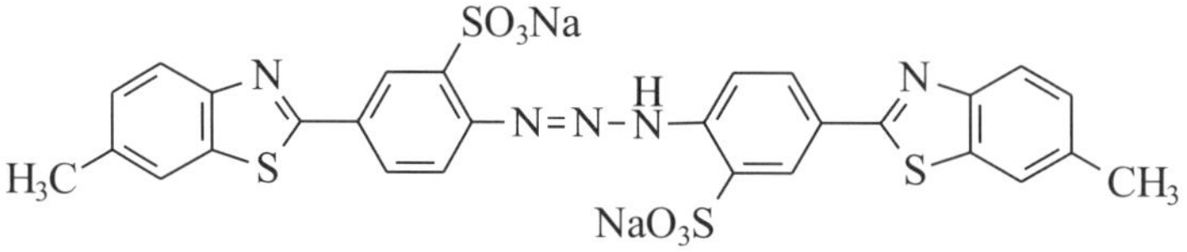

Titangelb

(4) Grenzprüfung auf Magnesium: Die zu untersuchende Probelösung wird mit Natriumtetraborat versetzt und mit verd. HCl- bzw. NaOH-Lösung auf pH = 8,8 – 9,2 eingestellt. Danach gibt man eine 0,1 %ige 8-Hydroxychinolin-Lösung (Oxin-Lösung) in Chloroform hinzu. Nach 1 Minute werden die Phasen getrennt. Nun fügt man zur wässrigen Phase *n*-Butylamin und Triethanolamin hinzu und stellt gegebenenfalls einen pH-Wert von 10,5–11,5 ein. Anschließend wird nochmals mit obiger 8-Hydroxychinolin-Lösung extrahiert. Nach Trennung der beiden Schichten wird die untere, organische Phase zur Prüfung verwendet. Eine Referenzlösung mit 10 ppm Magnesium wird in analoger Weise behandelt. Die zu prüfende Lösung darf nicht stärker gefärbt sein als die Vergleichslösung.

Zur *spezifischen* Bestimmung von Mg^{2+}-Ionen neben anderen Elementen hat sich die Extraktion mit 8-Hydroxychinolin/*n*-Butylamin bewährt. Mg^{2+}-Ionen bilden ein Oxinat, das in unpolaren organischen Lösungsmitteln wie Chloroform unlöslich und somit nicht extrahierbar ist. Setzt man jedoch dem Zweiphasengemisch $H_2O/CHCl_3$ ein aliphatisches Amin (z. B. *n*-Butylamin) als Lösungsvermittler hinzu, so geht das *Magnesiumoxinat* $[Mg(Ox)_2 \cdot 2\ H_2O]$ im pH-Bereich 10,5 – 13,6 quantitativ in die Chloroform-Phase über. Wahrscheinlich bildet sich ein extraktionsfähiger Komplex der Zusammensetzung $(RNH_3^+[Mg(Ox)_3]^-)$ (Ox = Oxinat). Die übrigen Erdalkali- sowie Alkali-Ionen stören nicht. Eine Reihe von Schwermetall-Ionen werden durch die vorherige Extraktion bei pH = 9 entfernt oder durch die Komplexbildung mit Triethanolamin maskiert [vgl. **MC-Fragen Nr. 500, 506**].

Zusätzlich zur obigen Methode lässt das Arzneibuch auch eine Grenzprüfung auf Magnesium und andere Erdalkalielemente in Form einer *komplexometrischen Grenztitration* durchführen.

- *Hierzu wird eine wässrige Lösung mit Hydroxylaminhydrochlorid-Reagenz und Zinksulfat-Lösung (0,1 mol·L^{1-}) in einer Ammoniak/Ammoniumchlorid-Pufferlösung versetzt und auf etwa 40 °C erhitzt. Die Lösung wird mit Natriumedetat-Maßlösung (0,1 mol·L^{-1}) gegen Eriochromschwarz T als Indikator bis zum Farbumschlag von Violett nach Tiefblau versetzt. Danach setzt man die Prüflösung hinzu. Wenn die Farbe der Lösung wieder nach violett umschlägt, wird erneut bis zum Farbumschlag Tiefblau titriert. Das Volumen an Maßlösung der zweiten Titration darf die in der jeweiligen Monographie vorgeschriebene Menge nicht überschreiten.*

Man titriert in der ersten Titration die zugesetzten Zink-Ionen sowie andere Edetat-verbrauchende Kationen. Da Eisen(III)-Ionen stören, werden sie zuvor mit Hydroxylamin zu Fe(II) reduziert [siehe auch Ehlers, **Analytik II**, ▸ Kap. 9.2.1 und **MC-Frage Nr. 396**].

2.3.2.18 Calcium

Calcium gleicht in seinen chemischen Eigenschaften den anderen Erdalkalielementen, jedoch sind Calciumverbindungen häufig besser löslich. So sind *Calciumsulfat* [Anhydrit, Gips] ($CaSO_4$) und *Calciumcarbonat* [Kalkspat] ($CaCO_3$) leichter löslich als $SrSO_4$ oder $BaSO_4$ bzw. $SrCO_3$ oder $BaCO_3$. Abweichend davon ist die Löslichkeit von *Calciumoxalat* (CaC_2O_4) geringer als von SrC_2O_4 oder BaC_2O_4. Auch *Calciumhydroxid* [$Ca(OH)_2$] besitzt – im Vergleich zu $Ba(OH)_2$ – ein geringeres Löslichkeitsprodukt. Sehr gut wasserlöslich sind *Calciumsulfid* (CaS), *Calciumnitrat* [Kalksalpeter] [$Ca(NO_3)_2$] und *Calciumchlorid* ($CaCl_2$). Trockenes $Ca(NO_3)_2$ und $CaCl_2$ sind auch löslich in einem Gemisch aus gleichen Teilen Ether und absolutem Ethanol. $CaCl_2$ ist hygroskopisch und wird als Trocknungsmittel verwendet. $CaCl_2$ ist – im Gegensatz zu $SrCl_2$ – auch löslich in Amylalkohol (Pentanol) [vgl. **MC-Fragen Nr. 134, 401–406**].

Die Schwerlöslichkeit von Calciumverbindungen – wie Calciumoxalat (CaC_2O_4), Calciumcarbonat ($CaCO_3$), Calciumphosphat [$Ca_3(PO_4)_2$], Calciumfluorid (CaF_2) u. a. – kann zum *Gruppennachweis* für manche Anionen genutzt werden [siehe ▸ Kap. 2.2.1.4 und **MC-Frage Nr. 134**].

Ca^{2+}-Ionen besitzen folgende Eigenschaften, die zu ihrem Nachweis bzw. zu ihrer Identifizierung beitragen können:

(1) Flammenfärbung: Calcium färbt die nichtleuchtende Bunsenflamme *ziegelrot*. Zur eindeutigen Zuordnung ist die Verwendung eines Spektroskops erforderlich; in einem Spektralapparat sind die *rote* (bei 622,0 nm) und die *grüne* (bei 553,3 nm) Linie des Calciums gut zu erkennen [siehe auch ▸ Kap. 1.2.1 und **MC-Frage Nr. 12**].

(2) Bildung schwer löslicher Verbindungen: Wird die neutrale Lösung eines Calciumsalzes mit Ammoniumcarbonat-Lösung versetzt, so fällt ein *weißer* Niederschlag von *Calciumcarbonat* ($CaCO_3$) aus, der nach Aufkochen und Abkühlen (*Alterung*) in einer NH_4Cl-Lösung unlöslich ist. Letzteres ist ein wichtiges Unterscheidungsmerkmal zwischen Ca^{2+}- und Mg^{2+}-Ionen. In Gegenwart von Ammoniumchlorid erfolgt keine Fällung von $MgCO_3$. $CaCO_3$ ist löslich in Säuren unter CO_2-Entwicklung. Lösung tritt auch ein, wenn man in eine wässrige $CaCO_3$-Suspension Kohlendioxid einleitet; es entsteht *Calciumhydrogencarbonat* [$Ca(HCO_3)_2$] [vgl. **MC-Fragen Nr. 70, 401, 402, 404–407**].

$$Ca^{2+} + CO_3^{2-} \rightarrow CaCO_3\downarrow \xrightarrow{+ CO_2\ /\ H_2O} Ca(HCO_3)_2$$

Phosphat-Ionen ergeben mit Ca^{2+}-Ionen in neutralem oder alkalischem Milieu einen *weißen* Niederschlag eines basischen *Calciumphosphats* (*Hydroxylapatit*) der Zusammensetzung [$3\ Ca_3(PO_4)_2 \cdot Ca(OH)_2$], der in HCl leicht löslich ist [vgl. **MC-Fragen Nr. 403–406**].

Die Fällung von wasserhaltigem *Calciumsulfat* [*Gips*] ($CaSO_4 \cdot 2H_2O$) mit Sulfat-Ionen verläuft nicht quantitativ, weil Gips bei Raumtemperatur zu 0,015 $mol \cdot L^{-1}$ in Wasser löslich ist. $CaSO_4$ besitzt ein größeres Löslichkeitsprodukt als $SrSO_4$ oder

$BaSO_4$. Wasserhaltiges Calciumsulfat löst sich auch in konz. H_2SO_4, HCl sowie einer konz. $(NH_4)_2SO_4$-Lösung. Demgegenüber reagiert wasserfreies $CaSO_4$ [*Anhydrit]* derart langsam mit Wasser, dass ein basischer Aufschluss durchgeführt werden muss, um Calcium in eine leicht lösliche Form zu bringen (siehe ▸ Kap. 1.5.2). Calciumsulfat kann auch aufgrund seiner Kristallstruktur von den anderen Erdalkalisulfaten wie $SrSO_4$ oder $BaSO_4$ unterschieden werden [vgl. **MC-Fragen Nr. 77, 401–403, 405**].

Wird die Lösung eines Calciumsalzes mit Ammoniumoxalat-Lösung versetzt, so entsteht – selbst aus $CaSO_4$-Lösungen – ein *weißer* Niederschlag von *Calciumoxalat* (CaC_2O_4), der in Essigsäure oder Ammoniak unlöslich ist. Calciumoxalat löst sich in verdünnter Salzsäure und Salpetersäure, weil in mineralsaurer Lösung durch Zurückdrängen der Dissoziation – Bildung von Oxalsäure ($H_2C_2O_4$) – die Konzentration an Oxalat-Ionen ($C_2O_4^{2-}$) nicht mehr ausreicht, das Löslichkeitsprodukt von CaC_2O_4 zu überschreiten. Daher fällt man Calciumoxalat am besten aus essigsaurer, acetatgepufferter Lösung. Die Fällung von CaC_2O_4 dient auch zur Trennung von Ca^{2+}- und Mg^{2+}-Ionen [vgl. **MC-Fragen Nr. 401–406, 410, 490, 496, 709, 710, 734**].

$$Ca^{2+} + {}^{-}OOC\text{-}COO^{-} \rightarrow CaC_2O_4\downarrow$$
$$CaC_2O_4 + H_3O^{+} \rightarrow Ca^{2+} + HOOC\text{-}COO^{-} + H_2O$$

Mit Hexacyanoferrat(II) bilden Ca^{2+}-Ionen in essigsaurer Lösung in Gegenwart von Ammoniumsalzen einen *weißen* Niederschlag von $(NH_4)_2Ca[Fe(CN)_6]$, der sich in stark saurem Milieu wieder löst. Sr^{2+}- und Ba^{2+}-Ionen stören nicht, jedoch gibt Mg(II) eine ähnliche Fällung *(Ph. Eur.)* [vgl. **MC-Frage Nr. 408**].

$$Ca^{2+} + 2\,NH_4^{+} + [Fe(CN)_6]^{4-} \rightarrow Ca(NH_4)_2[Fe(CN)_6]\downarrow$$

(3) Nachweis mit Glyoxalbishydroxyanil: Glyoxalbishydroxyanil [2,2'-(Ethandiyliden-dinitrilo)diphenol] bildet im alkalischen, carbonathaltigen Milieu mit Ca^{2+}-Ionen einen *roten* Chelatkomplex, der sich mit Chloroform/Ethanol extrahieren lässt. Dabei werden die beiden Wassermoleküle durch Ethanol als Liganden ersetzt *(Ph. Eur.)* [vgl. **MC-Fragen Nr. 409, 478, 505, 868**].

OH HO N=C–C=N H H $+ Ca^{2+} + 2\,H_2O \xrightarrow{-2\,H^{+}}$ H_2O O O Ca N N H_2O

Ba^{2+}- und Sr^{2+}-Ionen bilden analoge Komplexe, die aber mit Chloroform nicht extrahierbar sind, und die durch das zugesetzte Carbonat als $BaCO_3$ bzw. $SrCO_3$ gefällt werden. Auch andere Kationen bilden mit Glyoxalbishydroxyanil ähnliche Komplexe, jedoch sind deren Chelate meistens in Wasser schwer löslich und nicht mit Chloroform extrahierbar. Cd(II), Cu(II), Ni(II) und Co(II) werden am besten in einer alkalischen Lösung mit Kaliumcyanid (KCN) maskiert. Von den Anionen stören Oxalat, Citrat, Tartrat und Borat.

(4) Grenzprüfung auf Calcium: Zur Grenzprüfung auf Calcium-Ionen lässt das Arzneibuch folgende Bestimmung durchführen.

- *Eine ethanolische Lösung mit 100 ppm Calcium wird mit Ammoniumoxalat-Lösung versetzt. Nach 1 Minute gibt man man Essigsäure (12 %ig) und die Probelösung hinzu. Eine Referenzlösung, die 10 ppm Calcium enthält, wird in gleicher Weise behandelt. Nach 15 Minuten darf die zu prüfende Lösung nicht stärker getrübt sein als die Vergleichslösung.*

Die zunächst aus Calciumacetat und Ammoniumoxalat erzeugten *Impfkristalle* von *Calciumoxalat* sollen in der anschließend hinzugefügten Prüflösung bzw. in der Vergleichslösung CaC_2O_4-Teilchen gleicher Größe induzieren, weil der zum Vergleich herangezogene Trübungsgrad der Lösungen von der Zahl und Größe der gebildeten Teilchen abhängt. Beide Parameter werden durch die Anwesenheit von Impfkristallen und Fremdelektrolyten sowie von äußeren Faktoren (pH-Wert, Temperatur, Reihenfolge und Geschwindigkeit der Reagenzienzugabe) beeinflusst. Deshalb sind auch alle für die Grenzprüfung auf Calcium verwendeten Lösungen mit *destilliertem Wasser* herzustellen [vgl. **MC-Fragen Nr. 411, 496**].

2.3.2.19 Strontium

Strontiumsalze ähneln in ihrem chemischen Verhalten den Calcium- und Bariumsalzen, jedoch gibt es graduelle Unterschiede. So sind *Strontiumsulfat* ($SrSO_4$) und *Strontiumchromat* ($SrCrO_4$) leichter löslich als die entsprechenden Bariumsalze. Die Fällung von $BaCrO_4$ in acetatgepufferter Lösung kann deshalb zur Sr/Ba-Trennung genutzt werden [vgl. **MC-Fragen Nr. 300, 303, 304, 412, 414**].

Dagegen ist $SrSO_4$ schwerer löslich als $CaSO_4$, sodass *Strontiumsulfat* aus wässrigen Lösungen mit einer gesättigten Lösung von Gipswasser gefällt werden kann. Demgegenüber ist *Strontiumoxalat* (SrC_2O_4) in Wasser leichter löslich als Calciumoxalat und – im Gegensatz zu Ca^{2+}-Ionen – tritt auch mit Hexacyanoferrat(III), $[Fe(CN)_6]^{4-}$, kein Niederschlag auf [vgl. **MC-Frage Nr. 412**].

Strontiumchlorid ($SrCl_2$) löst sich in einem Ethanol/Ether-Gemisch, während *Strontiumnitrat* $[Sr(NO_3)_2]$ – im Gegensatz zu Calciumnitrat $[Ca(NO_3)_2]$ – in Ethanol/Ether schwer löslich ist [vgl. **MC-Frage Nr. 412**].

Weitere analytisch verwertbare Eigenschaften von Sr^{2+}-Ionen sind:

(1) Flammenfärbung: Strontiumsalze färben die nichtleuchtende Bunsenflamme intensiv rot. Im Spektroskop sind mehrere *rote* Linien bei 600–650 nm zu erkennen, während die charakteristische blaue Linie (460,7 nm) nur selten sichtbar wird [vgl. **MC-Fragen Nr. 9, 10**].

(2) Bildung schwer löslicher Verbindungen: Versetzt man eine Sr^{2+}-Probelösung mit einer Alkalicarbonat- oder Ammoniumcarbonat-Lösung, so fällt *weißes Strontiumcarbonat* ($SrCO_3$) aus, das in Säuren unter CO_2-Entwicklung (Aufbrausen) löslich ist [vgl. **MC-Frage Nr. 300**].

Aufgrund des geringeren Löslichkeitsproduktes von $SrSO_4$ im Vergleich zu $CaSO_4$ bildet sich bei Zugabe einer gesättigten, wässrigen $CaSO_4$-Lösung (*Gipswasser*) zu einer Sr^{2+}-Salzlösung *langsam* ein Niederschlag von *weißem Strontiumsulfat* ($SrSO_4$).

$$Sr^{2+} + CaSO_4 \rightarrow SrSO_4\downarrow + Ca^{2+}$$

Bei Anwesenheit von Ba^{2+}-Ionen entsteht sofort eine Fällung, weil $BaSO_4$ noch schwerer löslich ist als $SrSO_4$. Ba^{2+}-Ionen stören und müssen vor dem Sr-Nachweis abgetrennt werden. Zum basischen Aufschluss von $SrSO_4$ siehe ▸ Kap. 1.5.2 [vgl. **MC-Fragen Nr. 95, 412**].

In neutraler oder ammoniakalischer Lösung bilden Chromat-Ionen (CrO_4^{2-}) einen *gelben* Niederschlag von *Strontiumchromat* ($SrCrO_4$), der leicht löslich in *schwachen* Säuren ist. Da Bariumchromat ($BaCrO_4$) in Wasser wesentlich schwerer löslich ist als $SrCrO_4$, müssen Ba^{2+}-Ionen vor dem Strontium-Nachweis entfernt werden [vgl. **MC-Fragen Nr. 300, 303, 304, 412–414**].

2.3.2.20 Barium

Barium tritt in seinen Verbindungen nur in der *zweiwertigen* Stufe auf. Die Neigung von Ba^{2+}-Ionen zur Bildung von Komplexen ist gering. Schwer lösliche Bariumsalze sind das Carbonat ($BaCO_3$), das Chromat ($BaCrO_4$) sowie das Fluorid (BaF_2) und insbesondere das Sulfat [*Schwerspat*] ($BaSO_4$). Die wässrige Lösung von *Bariumhydroxid* [$Ba(OH)_2$] heißt *Barytwasser*. Lösliche Bariumsalze sind *toxisch*. Zum Unterschied von den entsprechenden Calciumsalzen sind *Bariumnitrat* [$Ba(NO_3)_2$] und *Bariumchlorid* ($BaCl_2$) in einem Ethanol/Ether-Gemisch unlöslich [vgl. **MC-Frage Nr. 415**].

Zur Fällung schwer löslicher Bariumsalze als Gruppennachweis für zahlreiche Anionen siehe ▸ Kap. 2.2.1.5. Zum Aufschluss von *Bariumsulfat* ($BaSO_4$) siehe ▸ Kap. 1.4 und ▸ Kap. 1.5.2 [vgl. **MC-Fragen Nr. 76–79, 82, 129–133**].

Barium-Ionen lassen sich nachweisen mit:

(1) Flammenfärbung: Im Spektroskop sind eine Schar *grüner* Linien zu erkennen, von denen die bei 524,2 nm und 513,9 nm besonders charakteristisch sind [vgl. **MC-Fragen Nr. 5–8, 11, 413, 865**].

(2) Bildung schwer löslicher Verbindungen: Versetzt man eine Probelösung mit einer Alkalicarbonat- oder Ammoniumcarbonat-Lösung, so fällt *weißes*, flockiges *Bariumcarbonat* ($BaCO_3$) aus, das in Salzsäure löslich ist. Bariumcarbonat entsteht auch beim Glühen von *Bariumoxalat* (BaC_2O_4). Die BaC_2O_4-Fällung und anschließende Umwandlung in das Carbonat kann zur gravimetrischen Bestimmung von Bariumverbindungen herangezogen werden [vgl. **MC-Fragen Nr. 242–244, 300**].

$$Ba^{2+} + CO_3^{2-} \rightarrow BaCO_3\downarrow \xleftarrow{\Delta} BaC_2O_4$$

Obgleich *Bariumchlorid* ($BaCl_2$) in wässriger Lösung leicht löslich ist, kann es in der Kälte aus verhältnismäßig konzentrierten Lösungen mit konz. HCl als *Konzentrationsniederschlag* gefällt werden. Der Niederschlag löst sich beim Verdünnen mit Wasser wieder auf [vgl. **MC-Frage Nr. 413**].

(3) Fällung als Bariumsulfat: $BaSO_4$ lässt sich aus Ba^{2+}-Salzlösungen mit einer gesättigten $SrSO_4$-Lösung oder mit Gipswasser fällen, weil das Löslichkeitsprodukt von $BaSO_4$ deutlich kleiner ist als das der übrigen Erdalkalisulfate.

$$Ba^{2+} + SrSO_4 \rightarrow BaSO_4\downarrow + Sr^{2+}$$

Aus *salzsaurer* Lösung wird Bariumsulfat als feinkristalliner Niederschlag am besten mit verdünnter H_2SO_4 gefällt. $BaSO_4$ ist schwer löslich in Wasser und Mineralsäuren wie HCl oder HNO_3, löst sich aber etwas in konzentrierter H_2SO_4. Im Gegensatz zu Bleisulfat ($PbSO_4$) ist Bariumsulfat unlöslich in konzentrierter NaOH-Lösung und in Ammoniumtartrat-Lösung, die beide $PbSO_4$ unter Komplexbildung lösen. Durch seine Schwerlöslichkeit in Mineralsäuren kann $BaSO_4$ auch von anderen schwer löslichen Bariumsalzen [$BaCO_3$, $BaSO_3$, $Ba_3(PO_4)_2$, BaF_2, $BaCrO_4$] unterschieden werden [vgl. **MC-Fragen Nr. 305–307, 837, 865, 895**].

Bariumsulfat ($BaSO_4$) wird beim Behandeln mit einer heißen, konzentrierten Natriumcarbonat-Lösung teilweise in Bariumcharbonat ($BaCO_3$) umgewandelt, sodass man Sulfat-Ionen – von $BaSO_4$ herrührend – im Sodaauszug nachweisen kann [siehe ▸ Kap. 1.4 und **MC-Frage Nr. 74**].

(4) Fällung als Bariumchromat: Sowohl $K_2Cr_2O_7$ als auch K_2CrO_4 geben in neutraler oder schwach essigsaurer, acetatgepufferter Lösung mit Ba^{2+}-Ionen einen *gelben* Niederschlag von *Bariumchromat* ($BaCrO_4$).

$$Ba^{2+} + CrO_4^{2-} \rightarrow BaCrO_4\downarrow$$
$$2\,Ba^{2+} + Cr_2O_7^{2-} + 3\,H_2O \rightarrow 2\,BaCrO_4\downarrow + 2\,H_3O^+$$

Bariumchromat ist in HCl löslich, da in salzsaurer Lösung Chromat-Ionen (CrO_4^{2-}) soweit in Dichromat ($Cr_2O_7^{2-}$) übergeführt worden sind, dass die CrO_4^{2-}-Konzentration nicht mehr zur Fällung von $BaCrO_4$ ausreicht. Daher müssen auch die bei der Umsetzung mit Dichromat freiwerdenden Protonen laufend aus dem Gleichgewicht entfernt werden. Dies geschieht am besten durch Abpuffern mit Natriumacetat/Essigsäure.

Strontiumchromat ($SrCrO_4$) fällt nur aus alkalischen Lösungen, da es löslicher als $BaCrO_4$ ist. Bei einem pH-Wert kleiner 7 wird das Löslichkeitsprodukt von $SrCrO_4$ nicht mehr erreicht. Deshalb ist die $BaCrO_4$-Fällung aus essigsaurem, acetatgepuffertem Milieu als beste Methode zur Abtrennung von Ba^{2+}-Ionen von den übrigen Erdalkali-Ionen geeignet [vgl. **MC-Fragen Nr. 255, 300, 303, 304, 413, 414, 865**].

2.3.2.21 Lithium

Hinsichtlich seiner chemischen Eigenschaften steht Lithium zwischen den Alkali- und Erdalkalielementen. Besonders enge Verwandtschaft zeigt es zu Magnesium (Schrägbeziehung im PSE). So bildet Lithium ein verhältnismäßig schwer lösliches Carbonat, Phosphat und Fluorid. Im Gegensatz zu $Mg(OH)_2$ ist jedoch *Lithiumhydroxid* (LiOH) in Wasser leicht löslich [vgl. **MC-Fragen Nr. 308, 484, 888**].

Lithiumchlorid (LiCl) ist – im Gegensatz zu $MgCl_2$ und den übrigen Alkalichloriden – in Ethanol oder Pentanol (Amylalkohol) ebenso gut löslich wie in Wasser und kann auf diese Weise von Mg^{2+}-Ionen und den Alkali-Ionen abgetrennt werden. LiCl löst sich auch in einem Ethanol/Ether-Gemisch [vgl. **MC-Fragen Nr. 416, 825**].

Zum Nachweis von Li^+-Ionen können genutzt werden:

(1) Flammenfärbung: Lithiumsalze färben die Bunsenflamme *karminrot*. Durch Natrium wird die Farbe verdeckt, sodass man die Flammenfärbung zweckmäßigerweise durch ein Kobaltglas beobachtet. Zum spektralanalytischen Nachweis dienen die Linien bei 670,8 nm (rot) und 610,3 nm (gelborange) *(Ph. Eur.)* [vgl. **MC-Fragen Nr. 9, 10, 12–14, 864, 888**].

(2) Bildung schwer löslicher Verbindungen: Li^+-Ionen ergeben – ähnlich wie Na^+-Ionen – mit Kaliumhexahydroxoantimonat(V), $K[Sb(OH)_6]$, einen *weißen*, kristallen

Niederschlag von *Lithiumhexahydroxoantimonat*(V), $Li[Sb(OH)_6]$, der jedoch in Wasser wesentlicher löslicher ist als die betreffende Natriumverbindung, $Na[Sb(OH)_6]$ [vgl. **MC-Fragen Nr. 416, 888**].

Carbonat-Ionen ergeben in wässriger Lösung mit Li^+-Ionen einen *weißen* Niederschlag von *Lithiumcarbonat* (Li_2CO_3). Die Fällung bleibt in Anwesenheit von Ammoniumsalzen aus [vgl. **MC-Frage Nr. 864**].

Lithiumcarbonat kann durch Eindampfen in HCl in *Lithiumchlorid* (LiCl) umgewandelt werden, das – im Gegensatz zu den übrigen Alkalichloriden – in 96%igem Ethanol gut löslich ist. Ein unlöslicher Rückstand an dieser Stelle ist deshalb ein Hinweis auf fremde Alkalisalze (*Ph. Eur.*) [vgl. **MC-Frage Nr. 416**].

$$2\,Li^+ + CO_3^{2-} \rightarrow Li_2CO_3\downarrow \xrightarrow{(HCl)} 2\,LiCl\downarrow + CO_2\uparrow + H_2O$$

Dinatriumhydrogenphoshat (Na_2HPO_4) in NaOH-Lösung liefert beim Kochen einen *weißen* Niederschlag von *Lithiumphosphat* (Li_3PO_4), der leicht löslich in Säuren ist. Deshalb ist ohne den Zusatz von NaOH als Protonenfänger die Fällung nicht vollständig [vgl. **MC-Fragen Nr. 416, 484, 825, 888**].

$$3\,Li^+ + HPO_4^{2-} + H_2O \leftrightharpoons Li_3PO_4 + H_3O^+$$
$$3\,Li^+ + HPO_4^{2-} + HO^- \rightarrow Li_3PO_4\downarrow + H_2O$$

Mit einer alkalischen Fe(III)-periodat-Lösung geben Lithiumsalze einen *gelblich-weißen* Niederschlag wechselnder Zusammensetzung. Ammonium-Ionen werden vorher durch Kochen in KOH vertrieben und zweiwertige Elemente müssen zuvor in der alkalischen Lösung als Oxinate abgetrennt werden. Li^+-Ionen werden dann im Filtrat mit Eisen(III)-periodat, in situ hergestellt aus Eisen(III)-chlorid und Kaliumperiodat, nachgewiesen. Diese Fällung kann auch zur gravimetrischen Bestimmung von Lithiumsalzen genutzt werden (*Ph. Eur.*) [vgl. **MC-Frage Nr. 416**].

$$K^+ + Li^+ + [FeIO_6]^{2-} \rightarrow Li_2[FeIO_6] \text{ oder } LiK[FeIO_6]$$

In schwach alkalischem, etwa 95%igem Ethanol können Li^+-Ionen auf Zusatz von 8-Hydroxychinolin (Oxin) in *Lithiumoxinat* übergeführt und durch dessen grüne Fluoreszenz nachgewiesen werden.

2.3.2.22 Natrium

Fast alle Natriumsalze sind in Wasser leicht löslich. Daher eignen sich zum Nachweis von Na^+-Ionen nur wenige Fällungsreagenzien. Im Vergleich zu den übrigen Alkalisalzen ergibt sich im Hinblick auf deren Löslichkeit ein sehr komplexes Bild; so ist zum Beispiel *Natriumchlorid* (NaCl) im Gegensatz zum Lithiumchlorid (LiCl) in Amylalkohol schwer löslich, während *Natriumperchlorat* ($NaClO_4$) zum Unterschied von Kaliumperchlorat ($KClO_4$) sich leicht in Wasser löst [vgl. **MC-Fragen Nr. 417, 418**].

Analytisch auswertbare Eigenschaften von Natrium-Ionen sind:

(1) Flammenfärbung: Natriumverbindungen erteilen der nichtleuchtenden Bunsenflamme eine intensiv *gelbe* Farbe. Bei Betrachtung durch ein Spektroskop erscheint die Na-D-Line bei 589 nm. Da Natrium in Spuren in fast allen Substanzen vorkommt, ist für seinen spektralanalytischen Nachweis wichtig, dass die Flamme *anhaltend* intensiv gelb aufleuchtet [vgl. **MC-Fragen Nr. 10, 12, 417, 849**].

(2) Bildung schwer löslicher Verbindungen: Na^+-Ionen bilden in stark alkalischer Lösung nach Zugabe von Kaliumhexahydroxoantimonat(V), $K[Sb(OH)_6]$, in der Kälte einen *weißen*, kristallinen Niederschlag von *Natriumhexahydroxoantimonat(V)*, $Na[Sb(OH)_6]$. Durch den vorherigen Zusatz von K_2CO_3, bei der keine Fällung von Carbonaten auftreten darf, wird die Anwesenheit anderer Kationen ausgeschlossen *(Ph. Eur.)* [vgl. **MC-Fragen Nr. 417, 468, 473**].

$$Na^+ + K[Sb(OH)_6] \rightarrow Na[Sb(OH)_6]\downarrow + K^+$$

Wird die konzentrierte Lösung eines Natriumsalzes – falls notwendig nach Ansäuern mit Essigsäure und anschließender Filtration – mit Magnesiumuranylacetat versetzt, so entsteht ein *gelber* Niederschlag von *Natriummagnesiumuranylacetat* [vgl. **MC-Fragen Nr. 417, 493**].

$$Na^+ + 3\,UO_4^{2-} + Mg^{2+} + 9\,CH_3COO^- + 6\,H_2O \rightarrow NaMg(UO_2)_3(CH_3COO)_9 \cdot 6\,H_2O\downarrow$$

Magnesium kann in solchen Tripelsalzen auch durch Cobalt oder Zink ersetzt werden. *Natriumzinkuranylacetat* ergibt im essigsauren Milieu einen *gelben* und *Natriumcobalturanylacetat* einen *orangefarbenen* Niederschlag.

Natrium-Ionen ergeben in der Kälte mit racemischer α-Methoxyphenylessigsäure einen voluminösen, *weißen* Niederschlag eines Gemischs nachfolgender Zusammensetzung [vgl. **MC-Frage Nr. 479**]:

$$\left[\begin{array}{ccc} C_6H_5-\underset{\displaystyle OCH_3}{\underset{|}{CH}}-COOONa & \cdot & C_6H_5-\underset{\displaystyle OCH_3}{\underset{|}{CH}}-COOH \end{array}\right]$$

Dieses Reagenz ist wesentlich selektiver für Na^+-Ionen als Zink- oder Magnesiumuranylacetat. Li^+-, K^+-, NH_4^+- und Mg^{2+}-Ionen werden toleriert. Der Niederschlag löst sich nach Zusatz von NH_3-Lösung und tritt bei der nachfolgenden Zugabe von $(NH_4)_2CO_3$-Lösung *nicht* wieder auf *(Ph. Eur.)*.

2.3.2.23 Kalium

Kaliumsalze sind häufig schwerer löslich als die entsprechenden Natriumsalze und enthalten meistens kein Kristallwasser. Die nachfolgend genannten K^+-Nachweise werden auch von NH_4^+-, Cs^+-, Rb^+- und teilweise auch von Tl^+-Ionen gegeben. Ammonium-Ionen sind deshalb vor der Prüfung auf Kalium durch Abrauchen zu entfernen.

Zur Identifizierung von Kalium-Ionen sind folgende Eigenschaften und Reaktionen geeignet:

(1) Flammenfärbung: Kaliumsalze färben nach Befeuchten mit Salzsäure die nichtleuchtende Bunsenflamme *violett*. Die charakteristischen Spektrallinien des Kaliums liegen bei 768,2 nm (rot) und 404,4 nm (violett). Geringe Mengen an Natrium überdecken die Kalium-Farbe, sodass man die Flammenfärbung durch ein Kobaltglas beobachten muss. Der K^+-Nachweis mittels Flammenfärbung ist daher nur als Vorprobe zu werten und K^+-Ionen sollten zusätzlich noch durch eine der folgenden Methoden nachgewiesen werden [vgl. **MC-Frage Nr. 12**].

Qualitative Analytik

(2) Bildung schwer löslicher Verbindungen: Eine K^+-Ionen enthaltende Lösung wird nacheinander mit Na_2CO_3 und Na_2S-Lösung versetzt. Es darf *kein* Niederschlag auftreten, wodurch die Anwesenheit von Schwermetall-Ionen und Erdalkali-Ionen ausgeschlossen wird. Danach gibt man Weinsäure bzw. Natriumhydrogentartrat oder ein Weinsäure/Natriumacetat-Gemisch hinzu. Es bildet sich unter Kühlung mit Eiswasser schwer lösliches, *weißes Kaliumhydrogentartrat,* $KH(C_4H_4O_6)$. Kaliumhydrogentartrat ist sowohl in Säuren als auch in Laugen leicht löslich. Der günstigste Bereich für die Fällung liegt bei pH 3,4–3,6. Ammoniumsalze müssen vorher durch Abrauchen entfernt werden *(Ph. Eur.)* [vgl. **MC-Fragen Nr. 419, 485, 491**].

$$HC_4H_4O_6^- + K^+ \rightarrow KHC_4H_4O_6\downarrow$$

K^+-Ionen bilden in neutraler bis essigsaurer Lösung mit Natriumhexanitrocobaltat(III), $Na_3[Co(NO_2)_6]$, einen *zitronengelben* Niederschlag, dessen Zusammensetzung in Abhängigkeit von den Konzentrationsverhältnissen von $K_3[Co(NO_2)_6]$ über $K_2Na[Co(NO_2)_6]$ bis $KNa_2[Co(NO_2)_6]$ schwanken kann. NH_4^+-Ionen stören den Nachweis durch Bildung einer ähnlichen Fällung *(Ph. Eur.)* [vgl. **MC-Fragen Nr. 418, 474, 477, 481, 483, 498**].

$$2\,K^+ + Na^+ + [Co(NO_2)_6]^{3-} \rightarrow K_2Na[Co(NO_2)_6]\downarrow$$

In schwach salzsaurer Lösung geben K^+-Ionen mit Perchloraten in der Kälte einen *weißen* Niederschlag von *Kaliumperchlorat* ($KClO_4$) [vgl. **MC-Fragen Nr. 417, 418**].

$$K^+ + ClO_4^- \rightarrow KClO_4\downarrow$$

Außer $KClO_4$, $RbClO_4$ und $CsClO_4$ sind auch die Perchlorate einiger Amminkomplexe des Nickels und Zinks schwer löslich in Wasser. Letztere sind jedoch nur in ammoniakalischer Lösung beständig, sodass die Fällung von $KClO_4$ aus schwach saurer Lösung recht *spezifisch* ist. Die $KClO_4$-Fällung eignet sich besonders gut zur Na/K-Trennung.

Versetzt man eine K^+-Probelösung mit Hexachloroplatinat(IV)-säure, $H_2[PtCl_6]$, so kristallisiert das Kaliumsalz in Form von *zitronengelben* Oktaedern aus. Beim Glühen entsteht daraus metallisches Platin [vgl. **MC-Frage Nr. 418**].

$$2\,K^+ + [PtCl_6]^{2-} \rightarrow K_2[PtCl_6]\downarrow \xrightarrow{\Delta} Pt + 2\,KCl + 2\,Cl_2\uparrow$$

Aus schwach essigsaurer Lösung kann Kalium mit einer Lösung von Kupfer(II)-acetat/Blei(II)-acetat/Natriumnitrit als *schwarzes* bis dunkelbraunes Tripelsalz gefällt werden [vgl. **MC-Frage Nr. 418**].

$$2\,K^+ + Cu^{2+} + Pb^{2+} + 6\,NO_2^- \rightarrow K_2CuPb(NO_2)_6\downarrow$$

Natriumtetraphenylborat (*Kalignost*) fällt aus neutraler oder essigsaurer Lösung einen *weißen* Niederschlag von *Kaliumtetraphenylborat*, $K[B(C_6H_5)_4]$ [vgl. **MC-Fragen Nr. 418, 497, 503**].

$$Na^+[B(C_6H_5)_4]^- + K^+ \rightarrow K[B(C_6H_5)_4]\downarrow + Na^+$$

(3) Grenzprüfung auf Kalium: Zur Grenzprüfung auf Kalium nutzt das Arzneibuch folgende Methode:

– *Zur jeweiligen Kalium-Salzlösung gibt man eine frisch zubereitete, 1 %ige Lösung von Natriumtetraphenylborat hinzu. Eine Referenzlösung mit 20 ppm Kalium wird in gleicher Weise behandelt. Nach 5 Minuten darf die zu prüfende Lösung nicht stärker getrübt sein als die Referenzlösung.*

Wie in Ziffer (2) beschrieben, bildet das Anion der Tetraphenylborwasserstoffsäure, $H[B(C_6H_5)_4]$, mit Kalium-Ionen einen schwer löslichen, kristallinen Niederschlag von *Kaliumtetraphenylborat,* der gleichfalls zur gravimetrischen Kalium-Bestimmung geeignet ist. Eine ähnliche Fällung ergeben auch Ammonium-Ionen, während Li^+- und Na^+-Ionen selbst in großem Überschuss *nicht* stören. Störende zweiwertige Kationen lassen sich mit Natriumedetat und dreiwertige mit Fluorid-Ionen maskieren.

2.3.2.24 Ammoniumsalze

Ammonium-Ionen (NH_4^+) und Kalium-Ionen besitzen ähnliche Ionenradien. Daher gleicht das Löslichkeitsverhalten vieler Ammoniumsalze dem der analogen Kaliumsalze. Charakteristisch für Ammoniumsalze ist jedoch ihre Flüchtigkeit und Zersetzlichkeit.

Auf das *farblose* Ammonium-Ion wird entweder direkt in der Ursubstanz geprüft oder, da die Mehrzahl der Nachweisreaktionen von K^+-Ionen gestört wird, wird es aus natronalkalischer Lösung als *Ammoniak* (NH_3) vertrieben und nach Auffangen in einer Vorlage nachgewiesen.

Geeignete Reaktionen zur Identifizierung von NH_4^+-Ionen sind:

(1) Thermolyse von Ammoniumverbindungen: Ammoniumsalze zersetzen sich bei höheren Temperaturen. Salze flüchtiger Säure wie *Ammoniumchlorid* (NH_4Cl) oder *Ammoniumcarbonat* [$(NH_4)_2CO_3$] verflüchtigen sich dabei vollkommen, kondensieren aber z. T. im kälteren Teil der Apparatur.

$$NH_4Cl \xrightarrow{\text{Hitze}} NH_3\uparrow + HCl\uparrow \xrightarrow{\text{Kälte}} NH_4Cl\downarrow$$

$$(NH_4)_2CO_3 \rightarrow 2\,NH_3\uparrow + CO_2\uparrow + H_2O$$

Salze nichtflüchtiger Säuren wie *Ammoniumdihydrogenphosphat* [$NH_4H_2PO_4$] zerfallen ebenfalls, wobei nur NH_3 und eventuell noch Wasser verdampfen. Beispielsweise zersetzt sich *Ammoniumsulfat* [$(NH_4)_2SO_4$] bei etwa 350 °C zu *Ammoniumhydrogensulfat* (NH_4HSO_4), das anschließend zu *Ammoniumdisulfat* [$(NH_4)_2S_2O_7$] dehydratisiert.

$$(NH_4)H_2PO_4 \rightarrow NH_3\uparrow + H_3PO_4$$

$$(NH_4)_2SO_4 \rightarrow NH_3\uparrow + (NH_4)HSO_4$$

$$2\,(NH_4)HSO_4 \rightarrow (NH_4)_2S_2O_7 + H_2O\uparrow$$

Erhitzt man dagegen *Ammoniumnitrit* (NH_4NO_2) auf etwa 70 °C, so entweicht unter Komproportionierung elementarer Stickstoff, während sich aus *Ammoniumnitrat* (NH_4NO_3) in exothermer Reaktion *Distickstoffmonoxid* (N_2O) bildet. Auch *Ammoniumdichromat* [$(NH_4)_2Cr_2O_7$] liefert bei der thermischen Zersetzung molekularen Stickstoff [vgl. **MC-Fragen Nr. 232, 421**).

$NH_4NO_2 \rightarrow N_2\uparrow + 2\ H_2O$
$NH_4NO_3 \rightarrow N_2O\uparrow + 2\ H_2O$
$(NH_4)_2Cr_2O_7 \rightarrow N_2\uparrow + Cr_2O_3 + 4\ H_2O$

(2) Verhalten gegenüber Basen: Die schwache Base *Ammoniak* (NH_3) [$pK_b = 4{,}76$] wird durch nichtflüchtige, starke Basen aus Ammoniumsalzen (NH_4X) frei gesetzt. Die gebildeten Dämpfe können aufgrund ihres charakteristischen Geruchs oder mithilfe eines acidobasischen Indikators durch ihre alkalische Reaktion nachgewiesen werden *(Ph. Eur.)*. Auch Disproportionierungsreaktionen von Hg(I)-Verbindungen können zur weiteren Identifizierung von freigesetztem Ammoniak beitragen. Außer Alkalihydroxiden setzen auch Erdalkalihydroxide und Oxide wie Magnesiumoxid aus Ammoniumsalzen Ammoniak frei [vgl. **MC-Fragen Nr. 420–424**].

$NH_4Cl + NaOH \rightarrow NH_3\uparrow + H_2O + NaCl$
$2\ NH_4Cl + MgO \rightarrow 2\ NH_3\uparrow + H_2O + MgCl_2$

Bei dieser Prüfung werden neben Ammoniumsalzen auch Salze von *flüchtigen aliphatischen Aminen* erfasst [z.B. primäres Methylamin CH_3NH_2, sekundäres Dimethylamin $(CH_3)_2NH$, tertiäres Trimethylamin $(CH_3)_3N$ bzw. deren Ammoniumchloride], sodass die Reaktion *nicht* spezifisch für NH_4^+-Ionen ist.

Die Spezifität wird erhöht, wenn die Analysensubstanz mit NaOH-Lösung behandelt und das dabei freigesetzte NH_3 durch die nachfolgenden Reaktionen und Eigenschaften zusätzlich identifiziert wird:

- Geruch
- Entstehung weißer Nebel mit konz. HCl-Lösung infolge Bildung von fein verteiltem NH_4Cl (Ammoniumchlorid-Rauch)
- Umschlag eines Säure-Base-Indikators, z. B. durch die Blaufärbung von rotem Lackmus-Papier
- Disproportionierung von Hg(I)-Salzen
  $2\ NH_3 + Hg_2^{2+} \rightarrow Hg\downarrow + (-Hg-NH_2-)^+ + NH_4^+$

(3) Bildung schwer löslicher Verbindungen: NH_4^+-Salze bilden nach Zugabe von Natriumhexanitrocobaltat(III)-Lösung, $Na_3[Co(NO_2)_6]$, einen schwer löslichen *gelben* Niederschlag von $(NH_4)_2Na[Co(NO_2)_6]$ *(Ph. Eur.)* [vgl. **MC-Fragen Nr. 420, 421, 424–427, 480, 482, 826**].

Da *Kaliumsalze* eine analoge Reaktion ergeben, wird die zu prüfende Lösung durch Zusatz von Magnesiumoxid (MgO) zunächst alkalisch gestellt und das gebildete NH_3 mit einem Luftstrom in eine mit einer HCl-Lösung gefüllten Vorlage übergetrieben. Dabei schlägt der Säure-Base-Indikator *Methylrot* von *rot* nach *gelb* um. Gibt man anschließend Natriumhexanitrocobaltat(III)-Lösung hinzu, so entsteht eine *gelbe* Fällung. Insgesamt laufen bei der Identitätsprüfung auf Ammoniumsalze nach Arzneibuch folgende Teilprozesse ab:

$MgO + H_2O \rightarrow Mg(OH)_2$
$Mg(OH)_2 + 2\,NH_4^+ \rightarrow 2\,NH_3\uparrow + Mg^{2+} + 2\,H_2O$
$NH_3 + HCl \rightarrow NH_4Cl$

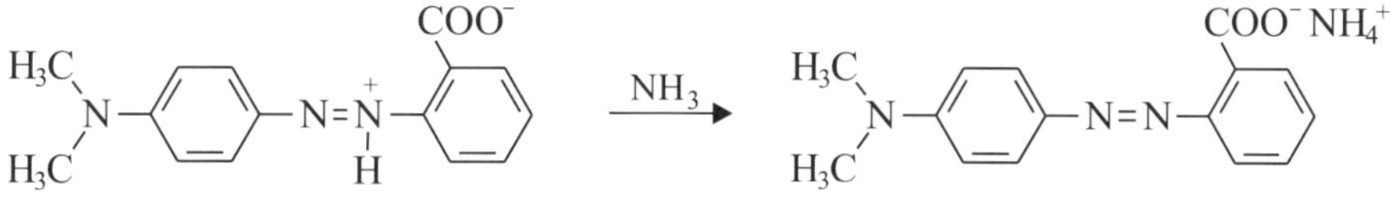

COO^- … $\xrightarrow{NH_3}$ … $COO^-\,NH_4^+$

Methylrot **rot** **gelb**

$2\,NH_4^+ + [Co(NO_2)_6]^{3-} + Na^+ \rightarrow (NH_4)_2Na[Co(NO_2)_6]\downarrow$

Kalium-Ionen stören die Identitätsprüfung auf Ammonium-Ionen nach Arzneibuch *nicht*, da sie unter den gegebenen Bedingungen *keine* flüchtigen Verbindungen bilden. Kalium-Ionen verbleiben in der alkalischen Lösung und kommen nicht mit dem Hexanitrocobaltat(III)-Reagenz in Berührung [vgl. **MC-Frage Nr. 427**].

Ammonium-Ionen bilden, wie K^+-Ionen auch, ein schwer lösliches *Hexachloroplatinat(IV)*. Beim Glühen des Niederschlags bleibt Platin zurück [vgl. **MC-Frage Nr. 421**].

$2\,NH_4^+ + [PtCl_6]^{2-} \rightarrow (NH_4)_2[PtCl_6]\downarrow \xrightarrow{\Delta} Pt\downarrow + 2\,NH_4Cl\uparrow + 2\,Cl_2\uparrow$

Ebenso fällt auf Zusatz von Natriumtetraphenylborat (*Kalignost*) aus Ammonium-Salzlösungen schwer lösliches *Ammoniumtetraphenylborat*, $NH_4[B(C_6H_5)_4]$ aus [vgl. **MC-Frage Nr. 503**].

(4) Nachweis mit Neßlers Reagenz: Ammoniak (NH_3) bildet mit Kaliumtetraiodomercurat(II) (*Neßlers Reagenz*), $K_2[HgI_4]$, ein schwer lösliches Iodid. Aus der zunächst *gelbbraun* gefärbten Lösung scheiden sich alsbald braune Flocken von Hg_2NI ab (siehe auch Ziffer 6) [vgl. **MC-Fragen Nr. 420, 428, 471**].

$NH_3 + 2\,[HgI_4]^{2-} + 3\,HO^- \rightarrow [Hg_2NI{\cdot}H_2O]\downarrow + 2\,H_2O + 7\,I^-$

(5) Bildung von Methenamin: Aus Ammonium-Ionen und Formaldehyd bildet sich Methenamin (Urotropin, 1,3,5,7-Tetraazaadamantan, Hexamethylentetramin).

$4\,NH_4^+ + 6\,H_2C{=}O \rightarrow (CH_2)_6N_4 + 4\,H_3O^+ + 2\,H_2O$

(6) Grenzprüfung auf Ammonium-Ionen: Zur Grenzprüfung auf NH_4^+-Ionen nutzt das Arzneibuch folgende Methoden:

Methode A: *Die jeweils vorgeschriebene Menge der zu analysierenden Substanz wird in Wasser gelöst, mit 8,5 %iger NaOH alkalisiert und mit Neßlers Reagenz versetzt. Eine Referenzlösung mit 1 ppm* NH_4^+ *wird in gleicher Weise hergestellt. Nach 5 Minuten darf die zu prüfende Lösung nicht stärker gelb gefärbt sein als die Vergleichslösung.*

Neßlers Reagenz, eine alkalische Lösung von Kaliumtetraiodomercurat(II), $K_2[HgI_4]$, ergibt mit Spuren an Ammoniak eine *rotbraune* bis *orange* Färbung. Hierbei entsteht das Iodid der hochmolekularen *Millonschen Base* ($[Hg_2N]^+I^- \cdot H_2O$). Diese besteht aus einem dreidimensionalen Netzwerk von $[Hg_2N]^+$-Ionen, in dessen Hohlräume Wassermoleküle und die entsprechenden Gegenionen eingelagert sind.

Methode B: *In einen mit einem Polyethylendeckel verschließbaren Glaskolben gibt man die feingepulverte Substanzprobe zusammen mit Magnesiumoxid und Wasser. Am Deckel befestigt man einen, mit einigen Tropfen Wasser befeuchteten Mangan/Silber-Papierstreifen Das Gemisch wird nach kurzem Umschwenken, wobei der Papierstreifen nicht benetzt werden darf, 30 Minuten bei 40 °C aufbewahrt. Das Mangan/Silber-Papier darf anschließend nicht stärker grau gefärbt sein als ein Papier, das einer Referenzlösung mit 1 ppm Ammonium ausgesetzt wurde.*

Magnesiumoxid (MgO) setzt aus Ammoniumsalzen die schwächere Base Ammoniak (NH_3) frei, die mit einem Mangan/Silber-Papier ($MnSO_4/AgNO_3/H_2O$) nachgewiesen wird. NH_3-Dämpfe verfärben feuchtes Mangan/Silber-Papier über *Grau* und *Braun* nach *Schwarz*, weil Mn(II)-Ionen in Gegenwart von Hydroxid-Ionen durch Ag(I) in Mangan(IV)-oxid (MnO_2) umgewandelt werden.

$$MgO + 2\,NH_4^+ \rightarrow Mg^{2+} + 2\,NH_3\uparrow + H_2O$$
$$NH_3 + H_2O \rightleftharpoons NH_4^+ + HO^-$$
$$Mn^{2+} + 2\,Ag^+ + 4\,HO^- \rightarrow MnO_2\downarrow + 2\,Ag\downarrow + 2\,H_2O$$

2.3.3 Prüfungen des Arzneibuches

In den voranstehenden Abschnitten wurden bereits die Identitäts- und Grenzprüfungen des Arzneibuches für zahlreiche pharmazeutisch wichtige Kationen bei dem betreffenden Element beschrieben. Dieses Kapitel gibt nun Auskunft über weitere, bisher noch nicht vorgestellte Prüfungen des Arzneibuches.

2.3.3.1 Prüfung auf Schwermetalle

Verunreinigungen durch Schwermetall-Ionen können z. B. bei der Synthese eines Wirkstoffes durch die verwendeten Reagenzien oder Katalysatoren eingeschleppt bzw. aus den Reaktionsgefäßen herausgelöst werden. Schwermetall-Ionen können aber auch aus der Umwelt stammen. Aufgrund ihrer hohen Toxizität muss der Schwermetallgehalt eines Arzneistoffes begrenzt werden. Der Nachweis von Schwermetallen gehört deshalb zu den wichtigsten *Reinheitsprüfungen* der Arzneimittelanalytik.

Leitsubstanz für die Prüfung auf Schwermetall-Ionen ist **Blei,** das als Pb(II) bei pH = 3,5 mit Thioacetamid (oder einer Natriumsulfid-Lösung) in *schwarzes Bleisulfid* (PbS) übergeführt wird. Die Grenzprüfung fällt auch positiv aus bei Anwesenheit von Ag-, Hg-, Cu- und Co-Verbindungen, während Fe-, Ni-, As-, Cd- und Se-Verbindungen nicht erfasst werden und in gesonderten Prüfungen nachzuweisen sind. Das Arzneibuch lässt die Grenzprüfung auf Schwermetalle nach *acht* verschiedenen Varianten bzw. Verfahren durchführen [vgl. **MC-Fragen Nr. 295, 431, 432**]:

$$CH_3CSNH_2 + 3\,H_2O + Pb^{2+} \rightarrow CH_3CONH_2 + 2\,H_3O^+ + \mathbf{PbS}\downarrow$$

Methode A: Die zu prüfende wässrige Lösung wird mit Acetatpuffer (pH = 3,5) und *Thioacetamid-Reagenz* versetzt. Welche Referenzlösung, die 1 oder 2 ppm Blei enthalten kann, zu wählen ist, wird in der jeweiligen Monographie vorgeschrieben. Nach 2 Minuten darf die zu prüfende Lösung nicht stärker *braun* gefärbt sein als die Vergleichslösung.

Methode B: Die zu untersuchende Substanz wird in einem mit Wasser mischbaren organischen Lösungsmittel (Dioxan oder Aceton) mit einem Mindestgehalt von 15% (v/v) gelöst und wie unter Methode A beschrieben analysiert.

Der Nachweis der Schwermetalle erfolgt – wie oben für Pb(II) skizziert – mit Sulfid-Ionen, die durch Hydrolyse von Thioacetamid gebildet werden (siehe ▸ Kap. 2.3.1.1). Die entstehenden **Schwermetallsulfide** bleiben jedoch im vorgegebenen Konzentrationsbereich *kolloidal gelöst* und führen lediglich zu einer Farbänderung der Lösung. Erst bei hohen Schwermetallgehalten treten Trübungen und Fällungen auf. Da die Verteilung der dispersen Phase und die Stabilität der Suspension stark vom pH-Wert der Lösung abhängen, arbeitet man bei beiden Methoden in einer acetatgepufferten Lösung.

Methode C: Die jeweils vorgeschriebene Substanzmenge wird in einem Quarztiegel mit einer 25%igen schwefelsauren *Magnesiumsulfat-Lösung* ($MgSO_4$) bis zur Trockne eingedampft und danach die Temperatur bis zur Veraschung der Substanz gesteigert. Man glüht solange, bis sich ein weißer bis schwach grauer Rückstand gebildet hat. Die Glühtemperatur sollte jedoch 800 °C nicht übersteigen. Der Vorgang wird nach Zugabe einiger Tropfen 10%iger Schwefelsäure wiederholt, wobei die gesamte Glühzeit 2 Stunden nicht übersteigen sollte. Der Rückstand wird in 7%iger HCl gelöst und mit NH_3-Lösung gegen Phenolphthalein alkalisch gestellt. Anschließend wird mit 98%iger Essigsäure versetzt und die resultierende Lösung nach *Methode A* analysiert.

Methode D: Die vorgeschriebene Substanzmenge wird mit *Magnesiumoxid* (MgO) gemischt und bei schwacher Rotglut verascht. Wenn nach 30-minütigem Veraschen das Gemisch gefärbt bleibt, wird die Mischung erkalten lassen, mit einem dünnen Glasstab gut durchmischt und erneut verascht. Dieser Vorgang kann gegebenenfalls wiederholt werden. Etwa 1 Stunde lang wird auf 800 °C erhitzt, danach wird die Asche, wie unter Methode C beschrieben, weiter bearbeitet.

Schwermetalle können durch größere organische Moleküle adsorbiert und so ihrem Nachweis entzogen werden. Vor der Grenzprüfung auf Schwermetalle ist deshalb bei zahlreichen organischen Substanzen eine Veraschung notwendig. Die bisher in solchen Fällen durchgeführte Bestimmung der Schwermetalle aus der *Sulfatasche* hat Nachteile, weil einige Schwermetallsulfate wie z. B. *Bleisulfat* ($PbSO_4$) bei den angewandten Veraschungstemperaturen merklich flüchtig sind. Daher wurden in das Arzneibuch zwei neue Veraschungsmethoden aufgenommen:

- Veraschung mit Magnesiumsulfat/Schwefelsäure bei $T \leq 800$ °C,
- Veraschung mit Magnesiumoxid bei $T = 800$ °C

wobei Methode D allgemeiner anwendbar, Methode C jedoch empfindlicher ist.

Um den Eigengehalt der verwendeten Zusätze an Schwermetall-Ionen zu berücksichtigen, schreibt das Arzneibuch für die Referenzlösung die gleiche Veraschungsmethode vor wie für die zu prüfende Lösung.

Weitere Veraschungsverfahren einschließlich der *Bestimmung der Sulfatasche* sind in Ehlers, **Analytik II,** ▸ Kap. 5.2.3 beschrieben.

Methode E: Die wässrige Lösung der zu untersuchenden Substanz wird in einen Spritzenzylinder gebracht und über eine spezielle, kommerziell erhältliche *Membranfiltervorrichtung* (siehe ○Abb. 2.3) vorfiltriert. Durch die Vorfiltration werden Feststoffpartikel eliminiert, die visuell nicht zu erkennen sind. Die Filtriereinheit besteht aus einem Vorfilter, dem ein Membranfilter (Porengröße 3 µm) nachgeschaltet ist (Anordnung I). Anschließend wird das Vorfiltrat mit Thioacetamid-Reagenz versetzt, 10 Minuten stehen lassen und erneut filtriert, wobei nun die Flüssigkeit zuerst das Membranfilter und danach das Vorfilter passiert (Anordnung II). Nach beendeter Filtration wird das Membranfilter entnommen und getrocknet. Eine Referenzlösung mit 1 ppm Blei wird in analoger Weise behandelt. Die Färbung des durch die Prüflösung verursachten Flecks darf nicht intensiver sein als die Färbung des mit der Vergleichslösung erhaltenen Flecks.
Die untere Nachweisgrenze für Schwermetalle nach Methode A liegt bei 10 ppm. Die Empfindlichkeit des Nachweises kann auf 0,5–5,0 ppm gesteigert werden, wenn man nicht die Farbtiefe der bei pH = 3,5 mit Thioacetamid-Reagenz erzeugten Färbung kolloidal gelöster Schwermetallsulfide zur Beurteilung heranzieht, sondern den farbigen Fleck auswertet, der nach der Filtration der Probe in einer speziellen Filtriervorrichtung durch einen Membranfilter zurückbleibt.

Methode F: Die vorgeschriebene Substanzmenge wird in einem *Kjeldahl-Kolben* vorgelegt, portionsweise mit einem *Salpetersäure/Schwefelsäure-Gemisch* versetzt und langsam zum schwachen Sieden erhitzt. Die Zugabe des Säuregemischs mit nachfolgendem Erhitzen wird solange wiederholt, bis die Lösung dunkel gefärbt ist. Danach gibt man nur Salpetersäure hinzu und erhitzt erneut solange, bis sich der Ansatz dunkel färbt. Säurezugabe und Erhitzen werden solange fortgesetzt, bis sich die Lösung nicht mehr dunkel färbt und weiße Dämpfe entstehen. Nach dem Abkühlen wird mit Wasser verdünnt, gelbe Lösungen werden mit H_2O_2-Lösung mehrmals behandelt, bis sie farblos sind. Der Ansatz wird anschließend mit konzentriertem Ammoniak auf einen pH-Wert von 3–4 eingestellt. Der Nachweis von Schwermetallen erfolgt durch Zugabe von Thioacetamid-Reagenz. Nach 2 Minuten darf die Untersuchungslösung nicht stärker gefärbt sein als eine Referenzlösung mit 10 ppm Blei.

Methode G: Die vorgeschriebene Substanzmenge wird nacheinander mit Schwefelsäure, Salpetersäure und Wasserstoffperoxid-Lösung versetzt. Nach jeder Reagenzienzugabe wird gewartet, bis die Substanz mit dem jeweiligen Reagenz reagiert hat, ehe das nächste Reagenz zugesetzt wird. Die erhaltene Mischung wird in ein Hochdruck-Aufschlussgefäß (aus Quarzglas oder einem Fluorpolymer) überführt und in einem Mikrowellenofen nach einem optimierten Temperaturprogramm aufgeschlossen. Nach erfolgtem Aufschluss wird das Reaktionsgemisch wie unter Methode E beschrieben weiter bearbeitet.

Die Aufschlussmethoden C und D haben bezüglich der Wiederfindungsraten bestimmter Schwermetalle Nachteile und sollen durch die Methoden F und G mit einem *Kjeldahl-Aufschluss* ersetzt werden. Nachteil der Methoden F und G ist der große Zeitaufwand [zur *Kjeldahl-Methode* siehe Ehlers, **Analytik II**, ▸Kap. 6.2.4.7].

Methode H: Untersuchungs- und Referenzlösung (mit 10 ppm Pb) werden gemäß den Angaben der jeweiligen Monographie hergestellt, mit einer Pufferlösung (pH 3,5) und Thioacetamid-Reagenz versetzt und dann 2 min stehen gelassen. Die beiden

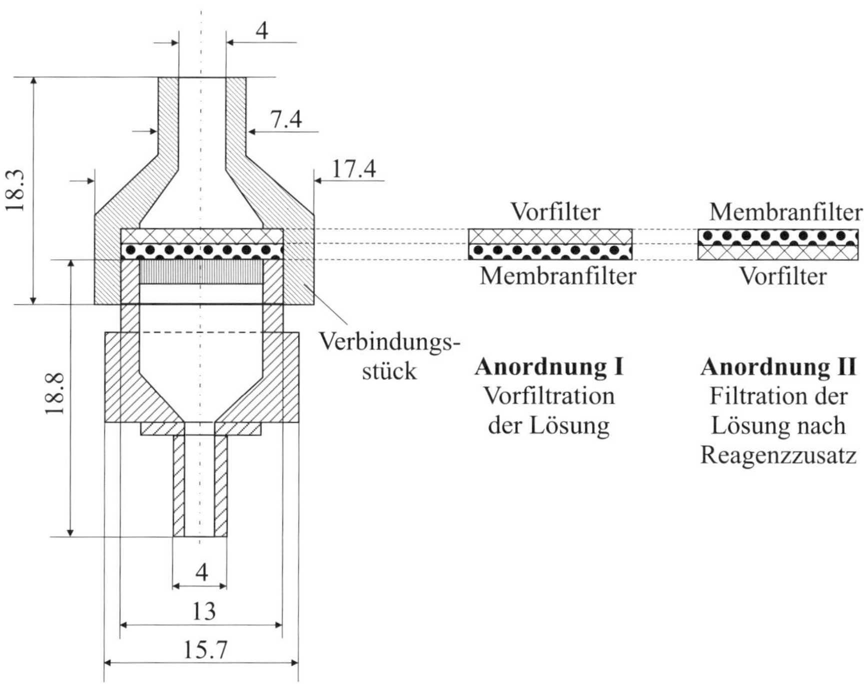

Abb. 2.3 Apparatur zur Grenzprüfung auf Schwermetalle nach Methode E (Längenangaben in mm)

Lösungen werden über eine geeignete Membran (Porengröße 0,45 µm) filtriert und die mit beiden Lösungen erhaltenen Flecke verglichen. Der mit der Prüflösung erhaltene Fleck darf nicht stärker *bräunlich-schwarz* gefärbt sein als der Fleck der Referenzlösung.

Alle Varianten der Grenzprüfung auf Schwermetalle sind aufwendig und zum Teil nicht validierbar. Sie sollten durch Prüfungen mithilfe der Atomabsorptions- (AAS) bzw. Atomemissionsspektroskopie (AES) ersetzt werden (siehe hierzu Ehlers, **Analytik II**, ▸ Kap. 11.4 und ▸ Kap. 11.5).

3 Organische Bestandteile

Ziel chemischen Arbeitens ist die Umwandlung von Stoffen, gefolgt von der Isolierung einer chemisch reinen Substanz und deren Charakterisierung, z. B. durch Bestimmung stoffspezifischer Eigenschaften mithilfe physikalisch-chemischer Methoden.

Hierzu zählen die Bestimmung des Schmelzpunktes, des Siedepunktes und der Dichte. In bestimmten Fällen werden auch die Lichtbrechung und die Drehung der Ebene des polarisierten Lichtes zur Charakterisierung von Stoffen herangezogen. Darüber hinaus sind die Ermittlung der stöchiometrischen Zusammensetzung (Elementarzusammensetzung/Summenformel), die Bestimmung der Molmasse sowie die Identifizierung funktioneller Gruppen wichtige Aufgaben eines Analytikers.

Einige dieser Aspekte sollen nachfolgend detaillierter vorgestellt werden, wobei im Vordergrund der Betrachtung die validierten Arzneibuchmethoden stehen.

Einleitung: Stoffe treten im *festen, flüssigen* und *gasförmigen* Aggregatzustand auf. Im Allgemeinen können Stoffe – je nach den äußeren Bedingungen (Temperatur/Druck) – in allen drei Aggregatzuständen existieren. Bei jeder Änderung des Aggregatzustandes (*Phasenumwandlung*) wird eine bestimmte Wärmemenge, die sog. *Phasenübergangswärme*, aufgenommen oder abgegeben. ◘ Tab. 3.1 informiert über die möglichen Phasenumwandlungen und die dabei auftretenden Übergangswärmen.

○ Abb. 3.1 gibt vereinfacht den qualitativen Zusammenhang zwischen der jeweiligen Temperatur einer Phase (Aggregatzustand) und der aufgenommenen bzw. abgegebenen Wärmemenge wieder. Man erkennt, dass bei jeder Änderung des Aggregatzustandes eines Stoffes stets Energie benötigt oder freigesetzt wird, und dass während

◘ **Tab. 3.1 Phasenübergänge und Umwandlungswärmen**

Phasenübergang	Bezeichnung	Übergangswärme
Fest → flüssig	Schmelzen	Schmelzwärme
Flüssig → gasförmig	Verdampfen	Verdampfungswärme
Fest → gasförmig	Sublimieren	Sublimationswärme
Flüssig → fest	Erstarren	Erstarrungswärme
Gasförmig → flüssig	Kondensieren	Kondensationswärme
Gasförmig → fest	Verfestigen	Verfestigungswärme

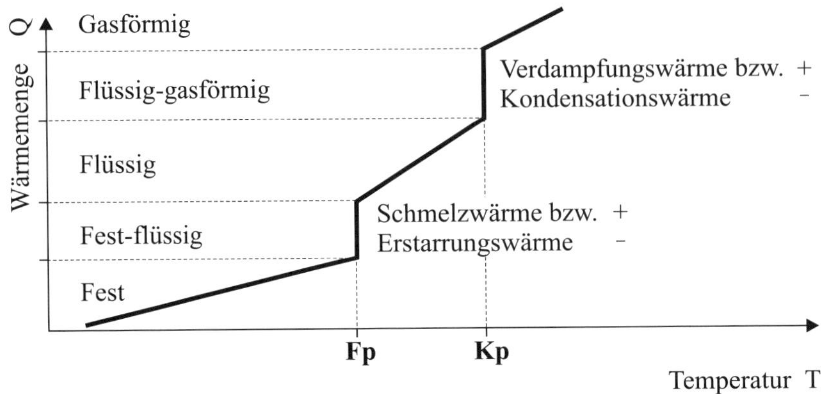

○ Abb. 3.1 Zusammenhang zwischen Wärmemenge und Temperatur bei Phasenumwandlungen
(+ = Wärme wird benötigt; – = Wärme wird freigesetzt)
(Kp = Siedepunkt; Fp = Schmelzpunkt)

eines Phasenübergangs, wenn zwei Phasen nebeneinander vorliegen, die *Temperatur konstant* bleibt. Zum Beispiel bleibt bei einem *Schmelzvorgang* die Temperatur der schmelzenden Masse trotz weiterer Wärmezufuhr konstant. Erst wenn alles geschmolzen ist, wirkt sich die Wärmezufuhr wieder temperatursteigernd aus. Eine analoge Betrachtung lässt sich auch für den *Siedevorgang* anstellen.

○ Abb. 3.2 zeigt eine **Abkühlungskurve** (Temperatur-Zeit-Diagramm). Die Kurve illustriert den zeitlichen Verlauf der Temperatur beim Abkühlen eines Gases. Man erkennt, dass die *Temperatur* während des Kondensierens (Zweiphasensystem Gas/Flüssigkeit) und während des Erstarrens (Zweiphasensystem Flüssigkeit/Feststoff) *konstant bleibt* und die Abkühlungskurve ein Plateau durchläuft.
Wie beide Abbildungen ausweisen, erfolgen alle Zustandsänderungen bei einer definierten Umwandlungstemperatur. Die Temperatur des fest-flüssigen Phasenübergangs wird *Schmelztemperatur* (Schmelzpunkt) (Fp), die der flüssig-gasförmigen Phasenumwandlung wird *Siedetemperatur* (Siedepunkt) (Kp) genannt. Diese Umwandlungstemperaturen sind vom *äußeren Druck* abhängig.

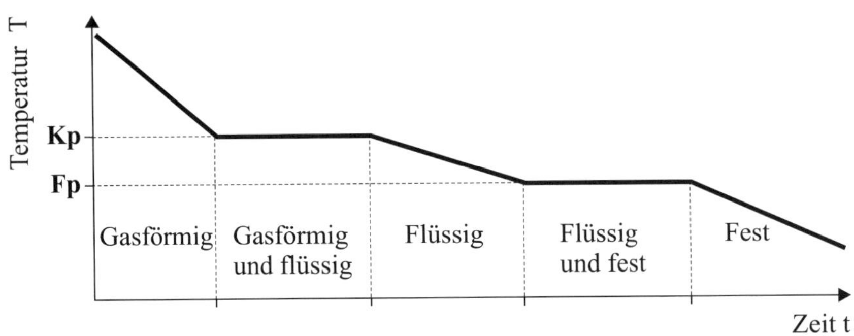

○ Abb. 3.2 Zeitlicher Verlauf der Temperatur bei Phasenumwandlungen

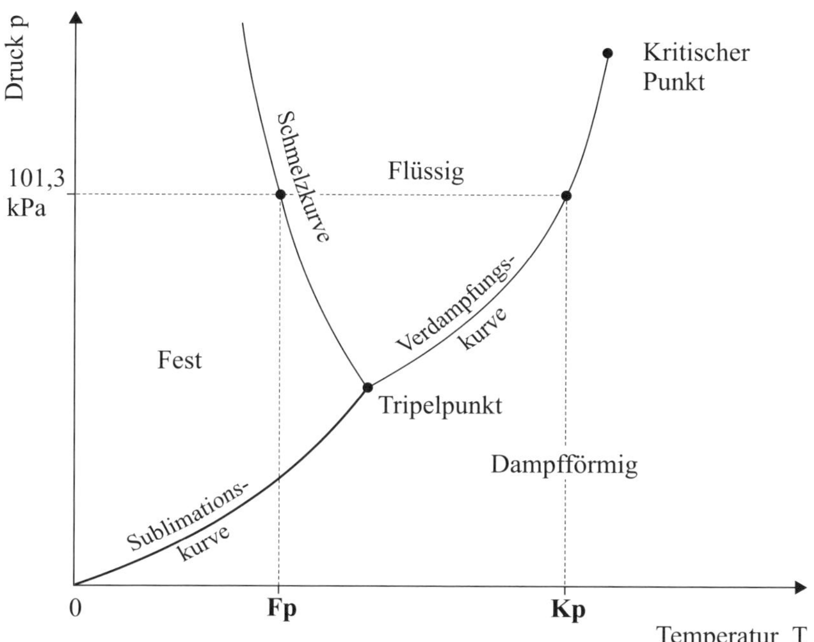

Abb. 3.3 Phasendiagramm eines Stoffes

Ein **Phasendiagramm** (Zustandsdiagramm, Druck-Temperatur-Diagramm, p-T-Diagramm), wie es in Abb. 3.3 graphisch dargestellt ist, zeigt nun anschaulich, wie der Aggregatzustand eines Stoffes von der gewählten Temperatur und dem äußeren Druck abhängt.

Innerhalb eines durch zwei Kurvenäste begrenzten Gebietes im Phasendiagramm ist jeweils nur eine Zustandsform des Stoffes beständig, während in jedem Kurvenpunkt mindestens zwei Phasen miteinander im Gleichgewicht stehen. Im Schnittpunkt der drei Kurven, dem sog. *Tripelpunkt*, koexistieren schließlich alle drei Zustände, d. h. die feste, flüssige und gasförmige Phase eines Stoffes liegen nebeneinander im Gleichgewicht vor.

Zu den einzelnen Kurvenabschnitten des Phasendiagramms lassen sich folgende Aussagen machen:

- Die *Schmelz(druck)kurve* gibt die Abhängigkeit des Schmelzpunktes (Erstarrungspunktes) vom äußeren Druck wieder und trennt die Existenzbereiche von fester und flüssiger Phase. Beim **Schmelzpunkt (Fp)** haben Feststoff und Flüssigkeit denselben Dampfdruck. Die Temperatur, bei der sich unter Atmosphärendruck (101,3 kPa) das fest/flüssig-Gleichgewicht einstellt, wird normalerweise als Schmelzpunkt einer Substanz bezeichnet.
- Die *Verdampfungs(druck)kurve* einer Flüssigkeit gibt die Grenzen der Existenzbereiche der flüssigen und gasförmigen Phase an. Auf dieser Kurve findet man den **Siedepunkt (Kp)** als jene Temperatur, bei welcher der Dampfdruck der Flüssigkeit gleich dem herrschenden Außendruck ist. Auf diesem Kurvenabschnitt lässt sich direkt auch die jeweilige Siedetemperatur bei verschiedenen Drücken ablesen.

- Die *Sublimations(druck)kurve* gibt die Grenzen der Existenzbereiche des festen und gasförmigen Aggregatzustandes an. Viele Stoffe, wie z. B. *Kohlendioxid* (CO_2), sublimieren, d. h. sie verdampfen ohne zu schmelzen.

3.1 Siedetemperatur und Siedebereich

Eine für **Flüssigkeiten** typische Eigenschaft ist ihre Verdampfungsfähigkeit. Bei jeder Temperatur gehen Flüssigkeitsmoleküle unter dem Einfluss der Wärmebewegung in den gasförmigen Zustand über und erzeugen in dem sie umschließenden Raum einen definierten Gasdruck (Dampfdruck). Die Tendenz zur Verdampfung ist umso höher, je höher die Temperatur ist. Wie bereits ausgeführt, wird die Temperatur, bei welcher der Dampfdruck über der Flüssigkeit gleich dem herrschenden Außendruck ist, **Siedetemperatur** (Siedepunkt) genannt. Siedepunkte (Kp) von Flüssigkeiten hängen vom individuellen Charakter der betreffenden Flüssigkeit ab und können zur Identitäts- und Reinheitsprüfung von Flüssigkeiten oder Flüssigkeitsgemischen genutzt werden. Siedepunkte werden nach Arzneibuch mithilfe folgender Methoden bestimmt:

3.1.1 Bestimmung des Destillationsbereiches *(Ph. Eur.)*

Der **Destillationsbereich** ist der auf 101,3 kPa (1013 mbar = 760 Torr) korrigierte Temperaturbereich, innerhalb dessen die Substanz oder ein bestimmter Anteil davon unter definierten Bedingungen destilliert.

Unter einer (einfachen) **Destillation** versteht man das Verdampfen einer Flüssigkeit und die nachfolgende Kondensation des Dampfes zum Destillat. In der Praxis beobachtet man auch bei der Destillation einheitlicher Substanzen meistens einen Siedebereich, weil die zu prüfenden Stoffe nur selten vollkommen rein sind. Zudem streuen die ermittelten Siedetemperaturen infolge methodischer Fehler; auch Ablesefehler beeinflussen das Ergebnis.

Die Bestimmung von Destillationsbereichen wird bei einheitlichen Stoffen zu ihrer Identifizierung sowie vor allem als *Reinheitsprüfung* durchgeführt. *Ph. Eur.* nutzt die Bestimmung des Destillationsbereichs zur Charakterisierung niedrig siedender Stoffe und Reagenzien. Hierzu zählen Kohlenwasserstoffe wie Benzin (DAB), Heptan, Hexan, Petroläther und halogenierte Kohlenwasserstoffe wie Halothan und Tetrachlorethan. Der Destillationsbereich wird auch bestimmt bei Alkoholen wie Amylalkohole, Butanole und *n*-Propanol sowie Ester wie Butylacetat. Auch bei Carbonylverbindungen wie Furfural, Isobutylmethylketon, Paraldehyd oder Nitromethan und *N,N*-Dimethylanilin wird diese Methode genutzt.

Die Größe des Destillationsbereichs hängt unmittelbar von der Reinheit der betreffenden Flüssigkeit ab. Bei der *Siedeanalyse* lässt das Arzneibuch prüfen, ob eine definierte Substanzmenge innerhalb eines vorgegebenen Temperaturintervalls überdestilliert.

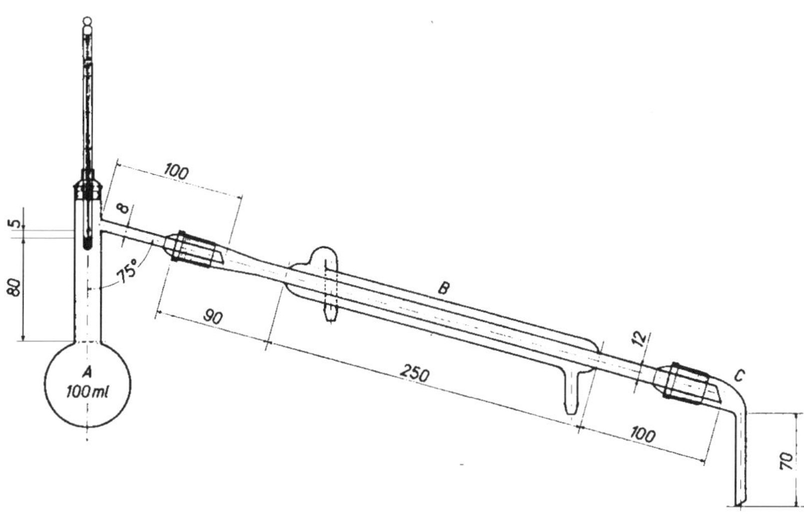

○ Abb. 3.4 Apparatur zur Bestimmung des Destillationsbereiches (Längenangaben in mm)

Darüber hinaus kann die Bestimmung von Destillationsbereichen bei Mehrstoffsystemen auch Aussagen über deren anteilsmäßige Zusammensetzung machen. Die Trennung von Gemischen mittels Destillation basiert auf den unterschiedlichen Siedepunkten der einzelnen Komponenten und sie gelingt umso leichter, je größer die Differenz der jeweiligen Siedepunkte ist. Die Methode versagt bei *azeotropen Gemischen*, die einen konstanten Siedepunkt aufweisen, der höher oder niedriger sein kann als der Siedepunkt der einzelnen reinen Komponenten.

Apparatur: Die Apparatur des Arzneibuchs (siehe ○Abb. 3.4) besteht aus einem Destillierkolben (A) und einem Liebig-Kühler (B), der mit einem Seitenrohr des Destillierkolbens und am unteren Ende mit einem Destilliervorstoß (C) verbunden ist. Ein Anschütz-Thermometer wird in den Hals des Kolbens so eingeführt, dass sich das obere Ende des Quecksilbergefäßes 5 Millimeter unterhalb des unteren Verbindungspunktes des Seitenrohres befindet. Das Thermometer ist in 0,2 °C unterteilt. Das Destillat wird in einem 50-mL-Messzylinder mit einer 1 mL-Einteilung aufgefangen, in den der Destilliervorstoß eintaucht. Für Flüssigkeiten, die unter 150 °C destillieren, ist eine Wasserkühlung erforderlich.

Ausführung: 50 mL der zu prüfenden Flüssigkeit werden destilliert. Nach schnellem Erhitzen zum Sieden wird die Temperatur abgelesen, bei der der erste Tropfen Destillat in den Messzylinder fällt. Die Heizung wird nun so eingestellt, dass die Flüssigkeit mit einer konstanten Geschwindigkeit von 2–3 mL pro Minute destilliert. Die Temperatur wird ein weiteres Mal zu dem Zeitpunkt abgelesen, in welchem die gesamte Flüssigkeitsmenge oder ein vorgeschriebener Anteil davon überdestilliert ist. Das Volumen wird abgelesen, wenn die Flüssigkeit auf 20 °C abgekühlt ist.

Korrigierte Temperatur: Die abgelesenen Temperaturen des Destillationsbereiches lässt das Arzneibuch auf den Norm-Luftdruck von 101,3 kPa mithilfe folgender Formelgleichung umrechnen:

$$t_1 = t_2 + k\,(101{,}3 - b)$$

t_1 = korrigierte Temperatur
t_2 = abgelesene Temperatur beim Luftdruck b
k = Korrekturfaktor (siehe ◘ Tab. 3.2)
b = Luftdruck in Kilopascal während der Destillation

In ◘ Tab. 3.2 sind die Korrekturfaktoren für ausgewählte Destillationsbereiche aufgelistet.

◘ Tab. 3.2 Temperaturkorrektur

Destillationsbereich	Korrekturfaktor
bis 100 °C	k = 0,30
über 100 bis 140 °C	k = 0,34
über 140 bis 190 °C	k = 0,38
über 190 bis 240 °C	k = 0,41
über 240 °C	k = 0,45

3.1.2 Bestimmung der Siedetemperatur *(Ph. Eur.)*

Die Temperatur, bei welcher der Dampfdruck einer Flüssigkeit dem herrschenden Außendruck entspricht, wird üblicherweise als Siedepunkt bezeichnet. Das Arzneibuch lässt diese Temperatur auf den Norm-Luftdruck von 101,3 kPa (1013 mbar = 760 Torr) korrigieren, sodass folgende Definition gilt.

> Die Siedetemperatur ist die korrigierte Temperatur, bei welcher der Dampfdruck einer Flüssigkeit 101,3 kPa erreicht.

Apparatur: Sie entspricht der Apparatur zur Bestimmung des Destillationsbereiches (siehe ○ Abb. 3.4), lediglich das Thermometer soll soweit eingeführt werden, dass sich der untere Teil des Vorratsgefäßes für die Thermometersteigflüssigkeit auf der Höhe des Halsansatzes des Destillierkolbens (A) befindet. Somit dürfte der gesamte Quecksilberfaden im Dampfraum hängen und dadurch eine Fadenkorrektur überflüssig machen.

Ausführung: 20 mL der zu prüfenden Flüssigkeit werden schnell zum Sieden erhitzt. Es wird die Temperatur abgelesen, bei der die Flüssigkeit aus dem Seitenrohr in den Kühler zu fließen beginnt.

Ph. Eur. nutzt die Bestimmung der Siedetemperatur zur Idenditätsprüfung bei Flüssigkeiten wie Ethylacetat, Ethylendiamin, 1-Propanol und Propylenglycol.

3.1.3 Bestimmung der Siedetemperatur *(DAB)*

Apparatur (siehe ○ Abb. 3.5): Sie besteht aus zwei koaxial miteinander verbundenen Glasrohren. Das innere Glasrohr dient zur Aufnahme der Substanz und des Thermometers, dessen Länge durch je drei Dornen (im Winkel von 120 °C angebrachte Einzüge) in 60 mm und 200 mm Höhe über dem unteren Ende festgelegt ist, und das eine

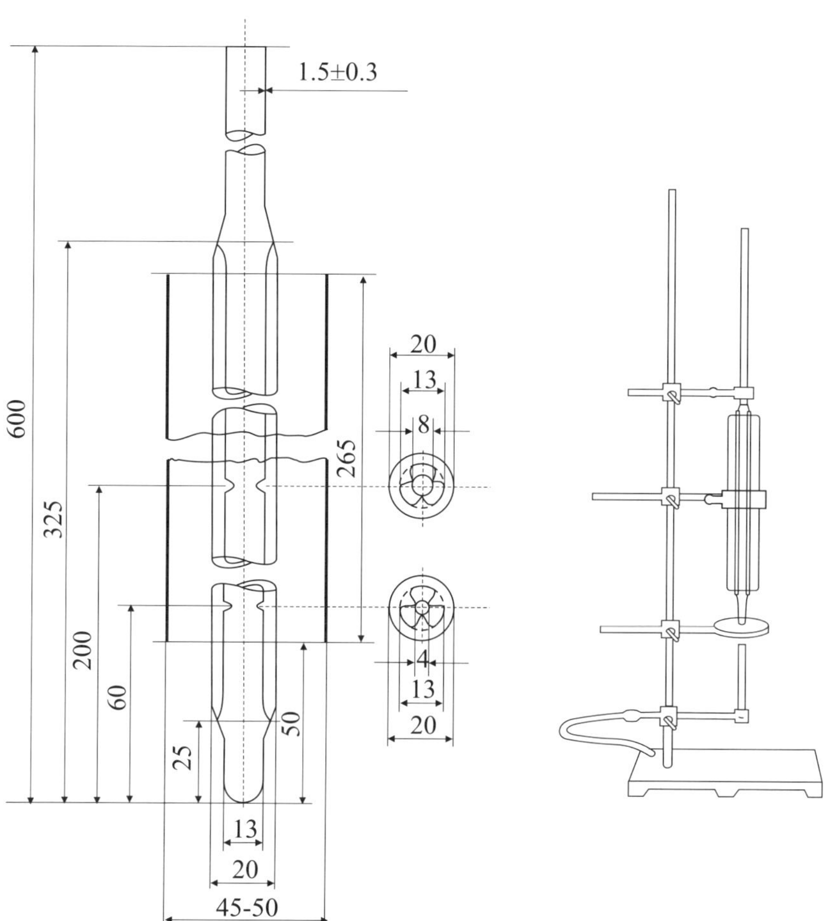

o Abb. 3.5 Apparatur zur Bestimmung der Siedetemperatur (nach DAB) (Längenangaben in mm)

Gradeinteilung von 0,2 °C besitzt. Der frei liegende obere Teil des inneren Rohres hat die Funktion eines Rückflusskühlers. Das auf einem Drahtnetz stehende Gerät ist von einem dritten koaxialen, etwa 50 mm höher angebrachten Glasrohr umgeben, das die von einem Bunsenbrenner erzeugte Wärme kaminartig am mittleren Rohr emporleitet. Die Apparatur wird mittels Klammern an einem Laborstativ befestigt [vgl. **MC-Frage Nr. 509**].

Ausführung: 0,5 mL der betreffenden Flüssigkeit werden mit kleiner Flamme so zum Sieden erhitzt, dass die Flammenspitze gerade das Drahtnetz berührt. Die Temperatur, bei der die zurückfließende Flüssigkeit die Spitze der Quecksilbersäule erreicht, wird als Siedetemperatur abgelesen.

Beschreibung: Mithilfe der in o Abb. 3.5 gezeigten Apparatur lässt das *DAB* Arzneibuch durch ein im Dampfraum befindliches Thermometer die Temperatur bestimmen, bei der sich unter einem gegebenen Außendruck (meistens Atmosphärendruck) das *Phasengleichgewicht* [flüssig ⟷ dampfförmig] zwischen aufsteigendem Dampf und herabfließendem Kondensat eingestellt hat. Vorteil der beschriebenen Methode ist ihr geringer Substanzbedarf; außerdem entfällt eine Korrektur für den Thermometerfaden.

3.1.4 Bestimmung von Wasser durch Destillation *(Ph. Eur.)*

Azeotrope Gemische: Jeder Stoff besitzt im festen und flüssigen Aggregatzustand einen bestimmten Dampfdruck (p), dessen Temperaturabhängigkeit durch die Dampfdruckkurve (Verdampfungskurve) gegeben ist (siehe ▫Abb. 3.3 und Ehlers, **Chemie I,** ▸Kap. 1.8.6.4).

Bei Gemischen zweier nicht merklich ineinander löslicher Flüssigkeiten (z. B. Wasser und Toluen) setzt sich der Gesamtdampfdruck bei einer bestimmten Temperatur (t) – unabhängig von den Mengenverhältnissen der beiden Komponenten – *additiv* aus den Dampfdrücken zusammen, welche die beiden reinen Flüssigkeiten bei der gleichen Temperatur besitzen würden:

$$p_t\ (\text{Gesamt}) = p_t\ (\text{Stoff 1}) + p_t\ (\text{Stoff 2})$$

Infolge der fehlenden (oder nur geringen) Mischbarkeit der beiden Flüssigkeiten beobachtet man aber *keine Dampfdruckerniedrigung* und ein Sieden des Gemischs erfolgt dann, wenn die Summe der Teildrücke gleich dem auf dem System lastenden Außendruck (meistens Atmosphärendruck) ist. Bei der Destillation des Gemischs verdampfen deshalb *beide* Flüssigkeiten bei *konstantem Siedepunkt* (azeotrop = konstant siedend) und *konstanter Dampfzusammensetzung* so lange, bis eine der beiden Komponenten aus dem System verschwunden ist.

Beim **azeotropen Punkt** besitzen Dampf und Flüssigkeit die gleiche Zusammensetzung. Gemische mit azeotropem Punkt lassen sich nur in je eine reine Komponente und das Gemisch mit der Konzentration des azeotropen Punktes zerlegen. Azeotrope Gemische können einen höheren oder einen tieferen Dampfdruck aufweisen als jede ihrer Reinkomponenten. Ein azeotropes Gemisch kann normalerweise nicht durch einfache Destillation getrennt werden. Die **Azeotropzusammensetzung** ist aber druckabhängig. Im Allgemeinen wirkt sich eine Druckminderung in der Weise aus, dass die Azeotropmischung an tiefer siedender Komponente reicher wird. Durch wiederholte Destillation unter verschiedenen Drücken lassen sich daher auch azeotrope Gemische häufig trennen.

In ▫Tab. 3.3 sind einige azeotrope Gemische zusammen mit ihren physikalischen Daten aufgelistet.

Apparatur (siehe ▫Abb. 3.6): Sie besteht aus einem Rundkolben (A), der durch ein seitliches Anschluss-Stück (D) mit einem Kondensatorrohr (B) und einem graduierten Auffangrohr (E) (Einteilung in 0,1 mL) verbunden ist. Der Kühler (C) wird auf das Kondensatorrohr aufgesetzt. Als Heizung dient ein elektrisches Heizbad mit Widerstandsregelung oder ein Ölbad [vgl. **MC-Fragen Nr. 512, 513**].

Ausführung: 200 mL Toluen (Toluol) und ca. 2 mL Wasser werden 2 Stunden destilliert. Man lässt etwa 30 Minuten lang abkühlen und liest das Volumen des abgeschie-

Tab. 3.3 Azeotrope Gemische (Siedepunkte bei 101,3 kPa)

Komponente 1 (Kp in °C)	Komponente 2 (Kp in °C)	Siedepunkt des Azeotrops (in °C)	Anteil der Komponente 1 (Masse%)
Wasser (100)	Benzen (80,2)	69,3	8,83
Wasser (100)	Ethanol (78,3)	78,2	4,0
Wasser (100)	Toluen (110,6)	84,1	20,0
Chloroform (61,2)	Aceton (56,1)	64,4	78,5

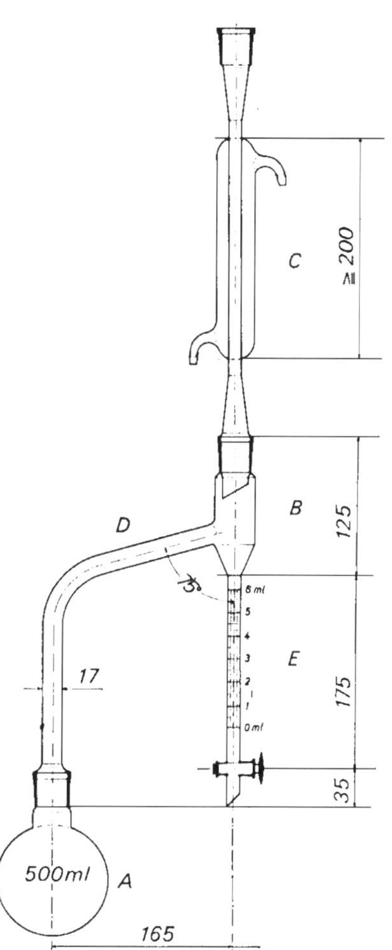

Abb. 3.6 Apparatur zur Bestimmung von Wasser durch azeotrope Destillation (Längenangaben in mm)

denen Wassers mit einer Genauigkeit von 0,05 mL ab. Danach gibt man die bis auf 1 % genau eingewogene Menge an Substanz, die 2–3 mL Wasser enthalten sollte, hinzu und destilliert mit einer Geschwindigkeit von 2 Tropfen pro Sekunde, bis sich der überwiegende Teil des Wassers abgeschieden hat. Danach steigert man die Destillationsgeschwindigkeit auf 4 Tropfen pro Sekunde. Ist das Wasser vollständig überdestilliert, wird der Kolben mit Toluen gespült und nochmals für weitere 5 Minuten destilliert. Wenn sich nach dem Abkühlen Toluen und Wasser vollständig entmischt haben, wird das Volumen des Wassers abgelesen und der **Wassergehalt** in % (V/m) nach folgender Formel berechnet:

%-Wasser = 100 $(n_2 - n_1)/m$
[Wasser (in mL kg^{-1}) = 1000 $(n_2 - n_1)/m$]
n_1 = mL Wasser nach der 1. Destillation
n_2 = mL Wasser nach der 2. Destillation
m = Einwaage der zu prüfenden Substanz in Gramm

Beschreibung: Erhitzt man eine wasserhaltige Substanz zusammen mit Toluen in der nach Arzneibuch vorgeschriebenen Apparatur, so erfolgt, bei der Kondensation des im Kolben (A) gebildeten homogenen Toluen/Wasser-Dampfgemischs, im Rohr (B) eine Entmischung in Wasser und Toluen. Das Wasser sammelt sich auf Grund seiner höheren Dichte (siehe ▸Kap. 3.3) im graduierten Rohr (E), während der größte Teil des Toluens über das Anschluss-Stück (D) in den Rundkolben (A) zurückfließt und erneut zum Überdestillieren von Wasser dient.

Die erste Destillation hat den Zweck einen Gleichgewichtszustand in der Verteilung des Wassers zwischen Toluen und den Glaswänden zu erreichen. Die Spezifität der Wasserbestimmung durch azeotrope Destillation ist limitiert. Sie wird vor allem dadurch beeinträchtigt, dass auch andere, mit Wasser mischbare Stoffe überdestillieren können.

Deshalb wird man die Wasserbestimmung durch azeotrope Destillation nur in Ausnahmefällen durchführen und im Allgemeinen der *Bestimmung des Trocknungsverlustes* den Vorzug geben (siehe Ehlers, **Analytik II,** ▸Kap. 5.2.3.5). Bei geringen Wassergehalten und höheren Anforderungen an die Genauigkeit des Ergebnisses dürfte die *Karl-Fischer-Titration* die Methode der Wahl sein [siehe Ehlers, **Analytik II,** ▸Kap. 7.2.3.8 und **MC-Fragen Nr. 510, 511**].

3.2 Schmelztemperatur

Reine kristalline Stoffe gehen bei einer definierten Temperatur vom festen in den flüssigen Aggregatzustand über. Diese Temperatur wird *Schmelztemperatur* genannt; sie bleibt während des Schmelzvorganges konstant. Flüssige und feste Phase besitzen bei der Schmelztemperatur den gleichen Dampfdruck. Die Schmelztemperatur hängt vom äußeren Druck ab (siehe ▫Abb. 3.3).

Der Schmelzpunkt eines Stoffes ist wie Siedepunkt, Dichte oder Brechungsindex eine stoffspezifische Konstante und kann zur *Identifizierung* von Substanzen herangezogen werden. Da der Schmelzpunkt durch Zusatz von Fremdstoffen verändert wird

(Schmelzpunkterniedrigung), gestattet die Bestimmung der Schmelztemperatur auch Aussagen über die *Reinheit* von Stoffen. Dessen ungeachtet sind Identitätsprüfungen mithilfe von Schmelzpunktbestimmungen aber *nur bei reinen Substanzen* sinnvoll.

Darüber hinaus ist die Höhe des Schmelzpunktes abhängig von der angewandten Messmethode, sodass alle Arzneibücher praktische Definitionen von Schmelzpunkten angeben, die sich auf eine bestimmte Messmethode beziehen. Beispielsweise lässt das Europäische Arzneibuch die **Schmelztemperatur** einer Substanz nach einer der folgenden vier Methoden ermitteln:

- Kapillarmethode
- Steigschmelzpunkt – Methode mit offener Kapillare
- Sofortschmelzpunkt
- Instrumentelle Methode

Sofern in der jeweiligen Arzneibuchmonographie nicht anderes vorgeschrieben ist, wird die Schmelztemperatur eines Stoffes nach der Kapillarmethode bestimmt.

In der Praxis beobachtet man, dass selbst reine Substanzen nur innerhalb eines bestimmten Temperaturintervalls schmelzen, das je nach der gewählten Bestimmungsmethode unterschiedlich groß sein kann. Deshalb gehen einige Arzneibücher dazu über, statt eines definierten Schmelzpunktes einen *Schmelzbereich* anzugeben. Dabei wird als untere Grenze die Temperatur gewählt, bei welcher der Schmelzvorgang gerade beginnt, und als obere Grenze die Temperatur, bei der die gesamte Substanz geschmolzen ist.

Unabhängig von der Arbeitsweise muss die Substanz für die Bestimmung des Schmelzpunktes *fein pulverisiert* sein. Anderenfalls werden infolge der schlechteren Wärmeübertragung keine reproduzierbaren Werte erhalten. Darüber hinaus muss die Substanz sorgfältig getrocknet werden, da schon geringe Mengen an adsorbierter Feuchtigkeit zu einer *Schmelzpunkterniedrigung* führen können. Auch ist zu beachten, dass chemisch reine Substanzen nur dann einen scharfen und konstanten Schmelzpunkt besitzen, wenn sie sich nicht vorher zersetzen oder *flüssige Kristalle* bilden. Letztere haben zwei Schmelzpunkte; bei dem tieferen bildet sich eine trübe Flüssigkeit, die sich beim höheren Schmelzpunkt plötzlich klart.

Wie bereits erwähnt, schmelzen manche organischen Stoffe unter *Zersetzung*, was sich äußerlich meistens durch eine Verfärbung und/oder eine Gasentwicklung anzeigt. Der **Zersetzungspunkt** ist im Allgemeinen unscharf, von der Erhitzungsgeschwindigkeit abhängig und deshalb häufig nicht exakt reproduzierbar. Einige Feststoffe besitzen überhaupt keinen charakteristischen Umwandlungspunkt und *verkohlen* beim Erhitzen.

3.2.1 Kapillarmethode *(Ph. Eur.)*

Unter der **Schmelztemperatur nach der Kapillarmethode** wird die Temperatur verstanden, bei der das letzte, feste Teilchen einer kompakten Substanzsäule im Schmelzpunktröhrchen in die flüssige Phase (Schmelze) übergeht [vgl. **MC-Frage Nr. 516**].

Apparatur: Zur Bestimmung der Schmelztemperatur wird eine Apparatur verwendet, wie sie ○ Abb. 3.7 zeigt. Die Apparatur besteht aus einem geeigneten Glasgefäß (C) zur Aufnahme der Heizbadflüssigkeit (z. B. Wasser, flüssiges Paraffin, Siliconöl), das mit einer Heizvorrichtung verbunden ist. Darüber hinaus ist die Apparatur mit einer Rührvorrichtung (D) versehen, die eine gleichmäßige Temperatur des Heizbades gewährleistet. Zur Temperaturmessung dient ein Thermometer (A) mit einer mindestens 0,5 °C-Einteilung und einer Temperaturskala, die 100 °C umfasst. Als Schmelzpunktröhrchen werden Glaskapillaren (B) aus Hartglas verwendet (Wandstärke: 0,10–0,15 mm; innerer Durchmesser: 0,9–1,1 mm). Die Apparatur wird mithilfe geeigneter Referenzsubstanzen bekannten Schmelzpunktes kalibriert. Die Kalibrierung ist bei Inbetriebnahme des Gerätes unerlässlich und muss von Zeit zu Zeit überprüft werden.

Ausführung: Die Substanz wird 24 Stunden lang im Vakuum über Silicagel getrocknet und fein pulverisiert. In eine an einem Ende zugeschmolzene Glaskapillare wird soviel Substanz gefüllt, dass eine etwa 4–6 mm hohe, kompakte Säule entsteht.

Die Temperatur der Heizbadflüssigkeit wird schnell auf etwa 10 °C unterhalb der zu erwartenden Schmelztemperatur erhöht. Die Aufheizgeschwindigkeit wird dann auf etwa 1 °C pro Minute eingestellt. Sobald eine Temperatur von etwa 5 °C unter dem zu erwartenden Schmelzpunkt erreicht ist, wird die an dem Thermometer befestigte

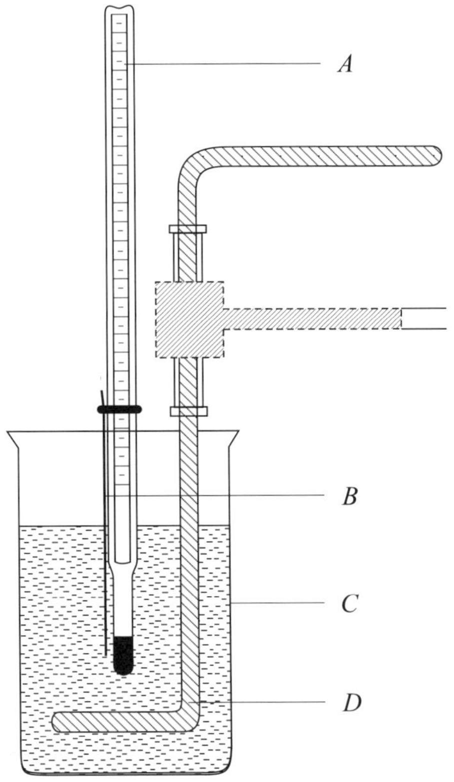

○ Abb. 3.7 Apparatur zur Bestimmung des Schmelzpunktes nach der Kapillarmethode

Glaskapillare in die Heizflüssigkeit getaucht. Dadurch vermeidet man ein überflüssiges, längeres Erhitzen der Substanz, was zu einer partiellen Zersetzung führen könnte. Die Temperatur, bei der schließlich das letzte Substanzteilchen schmilzt (in die flüssige Phase übergeht), wird als *Klarschmelzpunkt* abgelesen.

Als *Schmelzpunkt-Referenzsubstanzen* werden von der WHO eine Reihe von Stoffen mit Schmelzpunkten im Bereich von 69–263 °C vorgeschlagen, darunter auch einige Arzneistoffe wie **Phenacetin** (Fp = 136 °C), **Sulfanilamid** (Fp = 166 °C), **Sulfapyridin** (Fp = 193 °C), **Coffein** (Fp = 237 °C) oder **Phenolphthalein** (Fp = 263 °C).

3.2.2 Steigschmelzpunkt – Methode mit offener Kapillare *(Ph. Eur.)*

Bedeutung hat diese Methode für die *Untersuchung von Fetten*, bei deren Erhitzen man keinen definierten Schmelzpunkt, sondern ein allmähliches Erweichen und Zerfließen (*Fließpunkt*) beobachtet.

Ausführung: Hierfür verwendet man an beiden Enden *offene Glaskapillaren* (Länge: 80 mm; äußerer Durchmesser: 1,4–1,5 mm; innerer Durchmesser: 1,0–1,2 mm). Fünf dieser Kapillaren werden mit der vorbehandelten Substanz so gefüllt, dass eine etwa 10 mm hohe Säule entsteht.

Eine der Glaskapillaren wird an einem in 0,5 °C eingeteilten Thermometer so befestigt, dass sich die Substanz auf der Höhe des Quecksilbergefäßes befindet. Thermometer mit Glaskapillare werden etwa 1 cm über dem Boden eines Becherglases angebracht, das mit Wasser bis zu einer Höhe von 5 cm gefüllt wird. Die Temperatur des Bads wird gleichmäßig um 1 °C pro Minute erhöht. Die Temperatur, bei der die Substanz in der Glaskapillare zu steigen beginnt, wird als Schmelztemperatur angesehen.

Unter **Steigschmelzpunkt** versteht man die Temperatur, bei der die Adhäsion eines Fettes an der Wand des Röhrchens durch den hydrostatischen Druck der 5 cm hohen Wassersäule überwunden wird und die Substanz in der Glaskapillare zu steigen beginnt.

Die Bestimmung des Steigschmelzpunktes wird mit den restlichen vier gefüllten Glaskapillaren wiederholt. Als Schmelztemperatur gilt der Mittelwert aus den fünf Messungen.

3.2.3 Sofortschmelzpunkt *(Ph. Eur.)*

Bei dieser Methode entfällt jede Wärmeeinwirkung auf die Substanz vor Erreichen des Schmelzpunktes. Die Methode eignet sich deshalb besonders für Stoffe, die zur Umwandlung in polymorphe Modifikationen neigen oder unter *Zersetzung* schmelzen [vgl. **MC-Frage Nr. 514**].

Der **Sofortschmelzpunkt** ergibt sich aus der Formel $(t_1 + t_2)/2$, in der t_1 die erste Temperatur und t_2 die zweite Temperatur ist, die unter den folgenden Bedingungen erhalten wurde:

Apparatur: Die Apparatur besteht aus einem *Metallblock* (meistens aus Messing), der nicht von der Substanz angegriffen werden sollte, und der eine gute Wärmeleitfähigkeit sowie eine ebene, sorgfältig polierte Oberfläche besitzt. Der Block hat eine zylindrische Bohrung zur Aufnahme eines Thermometers; die zylindrische Bohrung ist parallel zur polierten Oberfläche in einem Abstand von etwa 3 mm angebracht. Die Apparatur wird mithilfe geeigneter Substanzen bekannten Schmelzpunktes kalibriert. Es werden hierzu die gleichen Stoffe wie bei der Kapillarmethode verwendet.

Ausführung: Der Metallblock wird schnell auf eine Temperatur von etwa 10 °C unterhalb des zu erwartenden Schmelzpunktes aufgeheizt; danach wird eine Aufheizgeschwindigkeit von ca. 1 °C pro Minute eingestellt. In regelmäßigen Abständen werden einige Körnchen der gepulverten Substanz auf den Metallblock gestreut. Die Oberfläche ist nach jedem Aufstreuen zu reinigen. Die Temperatur t_1 wird abgelesen, wenn die Substanz zum ersten Mal sofort schmilzt, sobald sie das Metall berührt. Das Aufheizen wird nun beendet. Während des Abkühlens werden erneut einige Körnchen der Probe in regelmäßigen Abständen auf den Metallblock gestreut. Die Temperatur t_2 wird abgelesen, wenn die Substanz aufhört sofort zu schmelzen, sobald sie das Metall berührt [vgl. **MC-Frage Nr. 515**].

3.2.4 Schmelztemperatur – Instrumentelle Methode *(Ph. Eur.)*

Dieser Abschnitt beschreibt die Ermittlung der Schmelztemperatur nach der **Kapillarmethode** (siehe ▸Kap. 3.2.1), wobei zwei automatisierte instrumentelle Bestimmungsmethoden verwendet werden:

- **Methode A**: Bestimmung mit Hilfe der *Lichttransmission* durch die mit einer Probe befüllte Kapillare
- **Methode B**: Bestimmung mit Hilfe der *Lichtreflexion* (Lichtremission) durch die Probe in der Kapillare

Apparatur: Die Apparatur besteht aus einem Metallblock, der elektrisch beheizt wird und in den durch eine vertikale Bohrung eine mit der betreffenden Substanz befüllte Kapillare eingebracht werden kann. Der Heizblock ist mit einem Heizelement und einem Temperaturfühler ausgestattet.

Bei Methode A verläuft ein Lichtstrahl durch eine horizontale zylindrische Bohrung und durchstrahlt die Kapillare. Ein Photosensor misst die Lichtmenge an der Austrittsöffnung nach der Kapillare.

Bei Methode B trifft ein Lichtstrahl die Kapillare von vorne und ein Photosensor registriert das reflektierte Licht.

Die Temperatur, bei der sich das Sensorsignal im Vergleich zum Ausgangswert zum ersten Mal ändert, ist der Beginn des Schmelzvorgangs und die Temperatur, bei der das Sensorsignal seinen endgültigen Wert erreicht, ist als Ende des Schmelzvorgangs oder als **Schmelztemperatur** definiert.

Zur Bestimmung des Schmelzpunktes werden an einem Ende zugeschmolzene Kapillaren von etwa 100 mm Länge und einer Wandstärke von 0,1–0,3 mm verwendet (äußerer Durchmesser: 1,3–1,5 mm; innerer Durchmesser: 0,8–1,3 mm). Die Apparatur wird mit geeigneten Referenzsubstanzen kalibriert. Diese Referenzmaterialien dienen auch der Eignungsprüfung für die Geräte.

Ausführung: Der Block wird erhitzt, bis eine Temperatur erreicht ist, die etwa 5 °C unter dem erwarteten Schmelzpunkt der betreffenden Substanz liegt. Dann wird die mit der Substanz befüllte Kapillare eingebracht und ein Temperaturprogramm gestartet. Wenn die Substanz zu Schmelzen beginnt, verändert sich ihr Aussehen in der Kapillare. Die Signaländerung des Photosensors infolge von Lichttransmission oder Lichtreflexion löst automatisch die Temperaturregistrierung aus. Es werden insgesamt drei Bestimmungen durchgeführt und deren Mittelwert als Schmelztemperatur gewertet.

3.2.5 Bestimmung des Tropfpunkts *(Ph. Eur.)*

Der Tropfpunkt dient zur Charakterisierung von Fetten und fettähnlichen Substanzen, die ein relativ breites *Schmelzintervall* besitzen. Der Tropfpunkt ist wie folgt definiert:

> Der **Tropfpunkt** ist definiert als die Temperatur, bei der sich der erste Tropfen einer schmelzenden Substanz unter den nachfolgend beschriebenen Bedingungen von einem Metallnippel ablöst.

Das Arzneibuch nutzt die Bestimmung des Tropfpunktes als Identitäts- und Reinheitsprüfung bei einer Reihe von Hilfsstoffen (Weißes Vaselin, Gelbes Vaselin, Gelbes Wachs, u. a.) und lässt nach zwei unterschiedlichen Methoden prüfen.

• Methode A (manuelles Verfahren)

Apparatur (siehe ∘ Abb. 3.8): Die Apparatur besteht aus zwei zusammenschraubbaren Metallhülsen (A und B). Die obere Hülse (A) ist an einem Quecksilberthermometer befestigt. Das Thermometer erlaubt Temperaturmessungen von 0–110 °C und besitzt eine Skaleneinteilung von 1 °C je 1 mm. Ein beweglicher Metallnippel (F) ist am unteren Ende der Hülse (B) mit zwei Klemmbacken (E) befestigt. Sperrstifte (D) fixieren die Lage des Nippels und zentrieren das Thermometer. Eine Öffnung (C) in der Hülse (B) dient zum Druckausgleich [vgl. **MC-Frage Nr. 517**].

Die ganze Apparatur wird in die Mitte eines 200 mm langen Reagenzglases von 40 mm äußerem Durchmesser befestigt und in ein 1 L-Becherglas getaucht, das mit Wasser gefüllt ist. Die Nippelöffnung muss etwa 15 mm über dem Boden des Reagenzglases angebracht sein und der Reagenzglasboden sollte sich etwa 25 mm über dem Boden des Becherglases befinden. Ein Rührer sorgt für eine gleichmäßige Badtemperatur.

Ausführung: Der Nippel wird vollständig mit der zu prüfenden Substanz gefüllt. Die durch das Thermometer ausgestoßene Substanz an der Nippelöffnung wird mit einem Spatel abgestrichen. Das Wasserbad wird so erwärmt, dass von etwa 10 °C unterhalb des zu erwartenden Tropfpunkts an, die Temperatur um etwa 1 °C pro Minute steigt. Die Temperatur wird abgelesen, wenn der erste Tropfen vom Nippel

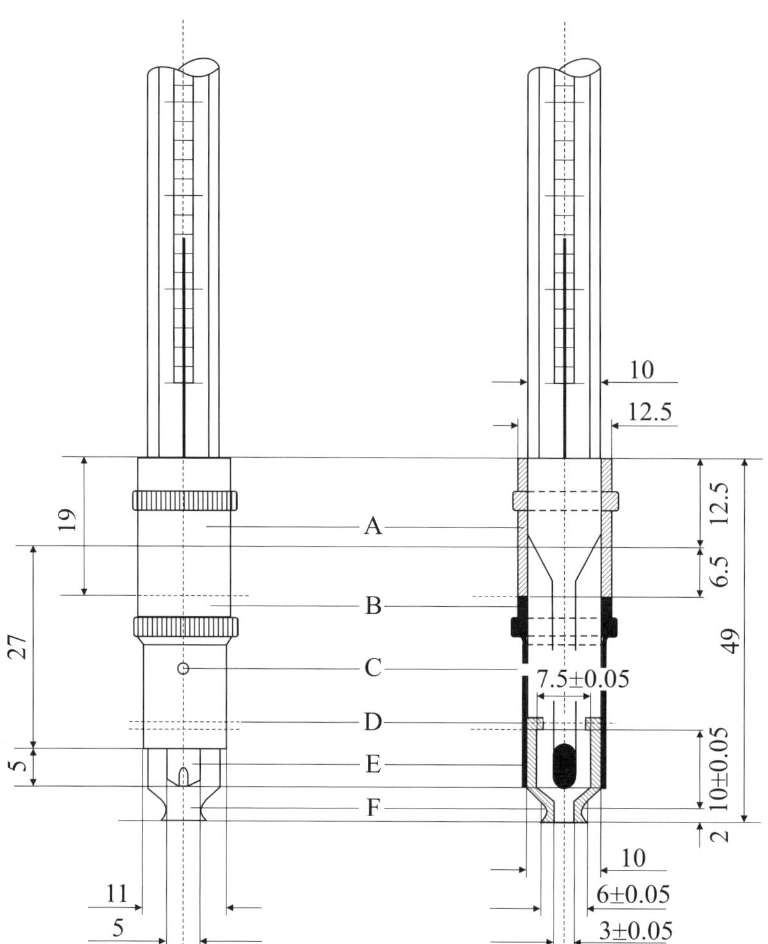

○ Abb. 3.8 Apparatur zur Bestimmung des Tropfpunktes (nach Methode A) (Längenangaben in mm)

abfällt. Die Bestimmung wird mindestens dreimal mit jeweils neuen Substanzproben durchgeführt. Die einzelnen Werte dürfen höchsten 3 °C voneinander abweichen. Als Tropfpunkt dient der Mittelwert von drei Bestimmungen.

Die *Messgenauigkeit des Verfahrens* liegt bei etwa ± 5 °C für Tropfpunkte zwischen 80–100 °C. Die Streuung steigt mit höheren Schmelztemperaturen. Bei hochschmelzenden Fetten ist die genaue Festlegung des Tropfpunkts *nicht* immer möglich.

Falls die jeweilige Monographie die anzuwendende Methode nicht vorschreibt, ist der Tropfpunkt nach Methode A zu bestimmen. Ein Wechsel von Methode A nach Methode B muss *validiert* werden.

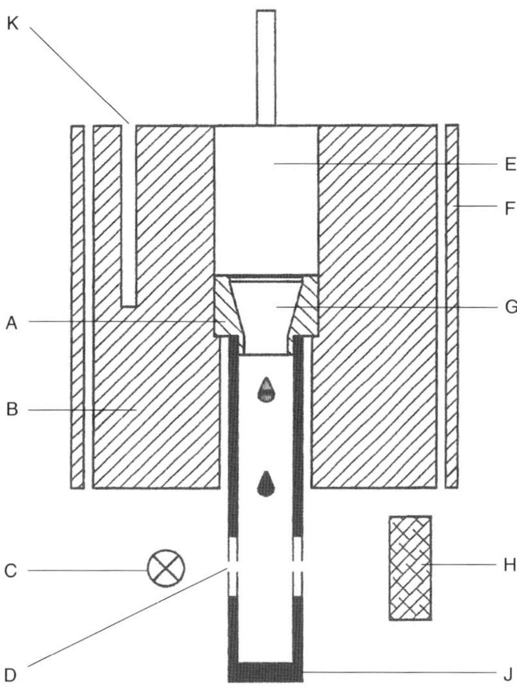

A. Halter für das Probebehältnis
B. Heizblock
C. Lichtquelle
D. Lichtspalt
E. zusammengesetzter Einsatz
F. Heizelement
G. Probebehältnis
H. Fotosensor
J. Sammelbehältnis mit Befestigungsmuffe
K. Temperaturfühler

o Abb. 3.9 Apparatur zur Bestimmung des Tropfpunktes (nach Methode B)

Qualitative Analytik

• Methode B (automatisierte Bestimmung)

Ein Beispiel für eine *Apparatur* zur automatischen Bestimmung des Tropfpunktes ist in o Abb. 3.9 wiedergegeben. Zentraler Teil der Apparatur ist eine Lichtquelle, deren Lichtstrahl von einem Fotosensor detektiert wird und dessen Intensität sich ändert bzw. der unterbrochen wird, wenn ein Flüssigkeitstropfen diese Lichtschranke passiert. Das geänderte Signal des Fotosensors bewirkt, dass die Temperatur des Heizblocks automatisch aufgezeichnet wird. Vorteil der Apparatur ist, dass sie erlaubt, lineare Temperaturprogramme durchzuführen.

Zur Kalibrierung der Apparatur werden *Benzoesäure* oder *Benzophenon* als Referenzsubstanzen eingesetzt. Andere Referenzsubstanzen können auch verwendet werden, sofern sie keine Polymorphie zeigen.

3.2.6 Bestimmung der Erstarrungstemperatur *(Ph. Eur.)*

Kühlt man eine Schmelze oder eine Flüssigkeit ab, dann erfolgt der Übergang in den festen Aggregatzustand in der Regel bei derselben Temperatur, bei der Schmelzen eingetreten ist. In diesem Fall wird die Temperatur jedoch als *Erstarrungstemperatur* bezeichnet.

Für reine, d. h. aus einer einzigen Molekülart bestehende Substanzen ist die Temperatur der Phasenumwandlung [fest ⟺ flüssig] charakteristisch. Je nachdem, ob man sie mittels Abkühlen oder durch Erwärmen bestimmt, wird sie **Erstarrungstemperatur** oder **Schmelztemperatur** genannt. Sie ist die Temperatur, bei der eine Flüssigkeit (oder Schmelze) denselben Dampfdruck aufweist wie der feste Stoff.

In der Einleitung zu Kapitel 3 ist in ○ Abb. 3.2 qualitativ der Zusammenhang zwischen der Temperatur und dem zeitlichen Ablauf einer Zustandsänderung graphisch dargestellt. In dieser Abbildung ist der Erstarrungspunkt am Abknicken der Abkühlungskurve erkennbar. Infolge der freiwerdenden Schmelzwärme (Erstarrungswärme) bleibt die Temperatur während des Erstarrens konstant. Die Abkühlungskurve durchläuft ein Temperaturplateau. Erst nach vollständigem Erstarren nimmt die Temperatur der nun festen Probe mit weiterer Abkühlung ab.

Für Schmelzen ist nun charakteristisch, dass sie sich auch auf Temperaturen unterhalb ihres Erstarrungspunktes abkühlen lassen ohne fest zu werden. Solche *unterkühlten Flüssigkeiten* sind aber instabil und erstarren spontan bei Erschütterung oder nach Animpfen mit einem Kristallkeim, wobei die Temperatur rasch auf die Erstarrungstemperatur ansteigt und dort solange konstant bleibt, bis die gesamte Flüssigkeit erstarrt ist. Während bei der Erstarrungstemperatur ein Stoff im festen und flüssigen Aggregatzustand den gleichen Dampfdruck besitzt, haben unterkühlte Flüssigkeiten einen größeren Dampfdruck als der betreffende Feststoff bei gleicher Temperatur.

Erstarrungspunkte dienen dem Arzneibuch zur Charakterisierung einheitlicher Substanzen, die unter Normalbedingungen (T: 298 K, p: 1013 mbar) flüssig sind [wie z. B. **Eisessig** (Fp= 16,6 °C) oder **Paraldehyd** (Fp = 12 °C)] oder niedrige Schmelzpunkte (Fp) besitzen [wie z. B. racemisches **Menthol** (Fp = 33 –37 °C) und **Nicethamid** (Fp = 24–26 °C)].

Nach Arzneibuch ist die **Erstarrungstemperatur** definiert als die höchste, während des Erstarrens einer unterkühlten Flüssigkeit auftretende Temperatur.

Die Messung der Erstarrungstemperatur ist ein wichtiges *Reinheitskriterium*, da bereits geringe Mengen an Verunreinigungen den Erstarrungspunkt deutlich herabsetzen. Man beobachtet in diesen Fällen nicht die für Reinsubstanzen typische Temperaturkonstanz während des Erstarrens, sondern durch Auskristallisieren der einen Komponente ändert sich fortwährend die Konzentration an Verunreinigungen, was eine stetige Abnahme der Erstarrungstemperatur zur Folge hat.

Apparatur (siehe o Abb. 3.10): Sie besteht aus einem Reagenzglas von etwa 150 mm Länge und 25 mm innerem Durchmesser, das in einem zweiten Reagenzglas von 160 mm Länge und 40 mm Durchmesser befestigt wird. In das innere, mit einem durchbohrten Stopfen versehene Reagenzglas wird ein Thermometer so eingeführt, dass sich das untere Ende des Quecksilbergefäßes etwa 15 mm über dem Reagenzglasboden befindet. Der Stopfen enthält eine weitere Bohrung für einen Rührstab,

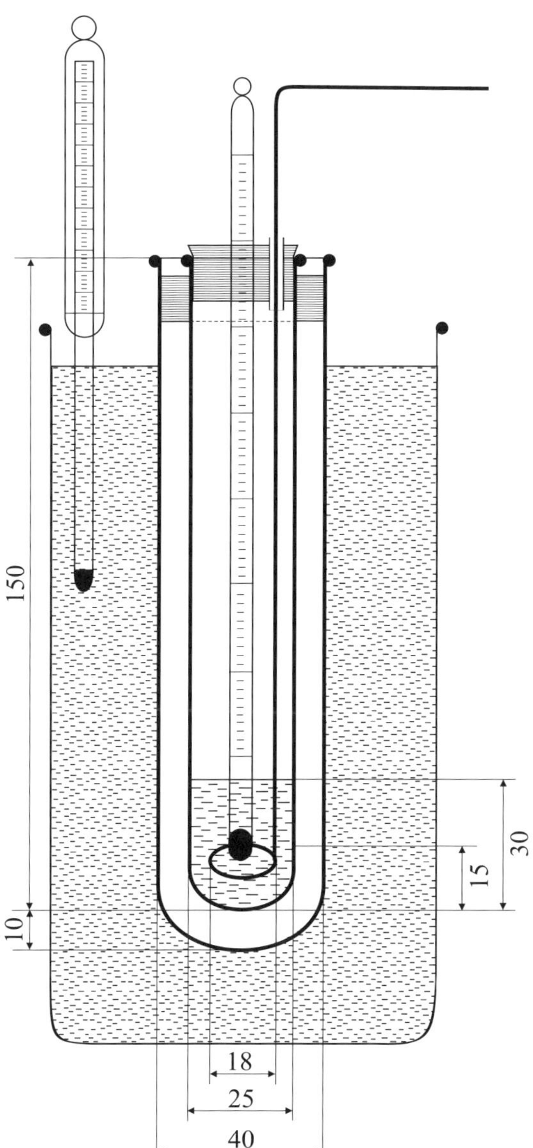

o Abb. 3.10 Apparatur zur Bestimmung der Erstarrungstemperatur (Längenangaben in mm)

dessen Ende zu einem Ring geformt ist. Die Apparatur wird in ein 1-Liter-Becherglas gestellt, das mit einer geeigneten Kühlflüssigkeit gefüllt ist. Im Kühlbad befindet sich ein zweites Thermometer.

Ausführung: Eine ausreichende Menge der zu prüfenden, flüssigen oder vorher geschmolzenen Substanz wird in das innere Reagenzglas gefüllt. Durch rasches Abkühlen wird vor der eigentlichen Messung grob die Erstarrungstemperatur bestimmt. Danach wird das innere Reagenzglas in ein Bad getaucht, dessen Temperatur etwa 5 °C höher liegt als die zu erwartende Erstarrungstemperatur. Bei erneutem Schmelzen der Probe sollte man darauf achten, dass noch einige wenige Kristalle in der Flüssigkeit vorhanden sind. Das Becherglas wird mit einem Wasser/Kochsalz-Gemisch gefüllt, dessen Temperatur etwa 5 °C tiefer liegt als die zu erwartende Erstarrungstemperatur. Die Apparatur wird nun in das Kühlbad getaucht und bis zum Erstarren wird kräftig gerührt. Die höchste während des Erstarrens erreichte Temperatur wird abgelesen.

Die während des vorsichtigen Schmelzens in der Flüssigkeit verbleibenden Kristalle verhindern eine zu starke Unterkühlung. Für die eigentliche Messung ist jedoch eine gewisse Unterkühlung notwendig, damit beim Einsetzen der Kristallisation spontan eine Kristallabscheidung in der gesamten Probe einsetzt. Die Unterkühlung darf aber nicht so groß sein, dass die freiwerdene Kristallisationswärme nicht mehr ausreicht die Temperatur der Probe auf den Erstarrungspunkt anzuheben.

3.2.7 Sublimieren

Einige kristalline Stoffe wie *Quecksilber(II)-chlorid* ($HgCl_2$), *Ammoniumchlorid* (NH_4Cl) oder *Arsen(III)-oxid* (As_2O_3) besitzen einen verhältnismäßig hohen Dampfdruck, der die Höhe des Außendruckes bereits bei einer Temperatur erreicht, die unterhalb des Schmelzpunktes der betreffenden Substanz liegt. Deshalb wird bei diesen Stoffen durch Erwärmen bei Atmosphärendruck die Schmelztemperatur nicht erreicht; sie gehen bei diesem Druck unmittelbar – ohne Zersetzung – in den gasförmigen Aggregatzustand über; diese Stoffe sublimieren. Auch die *Sublimationstemperatur* eines Stoffes hängt vom äußeren Druck ab.

Manche Stoffe wie **Iod, Menthol** oder **Benzoesäure** ergeben bei geeigneten Sublimationsbedingungen wohl ausgebildete Kristalle. Das Arzneibuch nutzt zum Beispiel die Sublimation bei der *Reindarstellung von Urtitersubstanzen* [Benzoesäure, Arsen(III)-oxid].

3.2.8 Schmelzen von Mischungen (Mischschmelzpunkt)

Geringe Verunreinigungen erniedrigen den Schmelzpunkt einer Substanz beträchtlich. Man beobachtet außerdem ein größeres Schmelzintervall. Auch bei Verunreinigungen durch höher schmelzende Stoffe tritt im Allgemeinen eine *Schmelzpunkterniedrigung* (Schmelztemperaturerniedrigung) ein.

Man nutzt diesen Sachverhalt aus, um die Identität zweier Stoffe gleichen Schmelzpunktes zu überprüfen. Dazu werden gleiche Mengen beider Stoffe gut miteinander verrieben. Ist der Schmelzpunkt des Gemischs (*Mischschmelzpunkt*) unverändert, so handelt es sich um denselben Stoff, wird die Schmelztemperatur erniedrigt, so liegen zwei verschiedene Stoffe vor.

Zeigen zwei Verbindungen den gleichen Schmelzpunkt und den gleichen **Mischschmelzpunkt**, so sind sie als *identisch* anzusehen. Liegen dagegen zwei verschiedene Substanzen vor, so wird ihr Mischschmelzpunkt aufgrund der gegenseitigen Verunreinigung niedriger sein. Diese Mischprobe versagt aber bei *isomorphen Substanzen*. Bei isomorphen Substanzen wird auch bei chemischer Verschiedenheit keine Schmelztemperaturerniedrigung gefunden.

Isomorphie: Einige Gruppen chemischer Substanzen, die Kristalle desselben Typs bilden, haben die Fähigkeit aus gesättigten Lösungen oder Schmelzen gemeinsam zu kristallisieren. Es entstehen *Mischkristalle*, welche die einzelnen Stoffe in jedem Verhältnis enthalten können. Das Phänomen der Mischkristallbildung wird auch Isomorphie genannt.

3.2.9 Schmelzdiagramme – eutektische Gemische

3.2.9.1 Schmelzdiagramm eines Zweikomponentensystems mit Mischkristallbildung

Bei *Schmelzdiagrammen* handelt es sich um fest-flüssig Zustandsdiagramme von binären Systemen (Zweikomponentensystemen), in denen bei konstantem Druck (p) die Abhängigkeit der *Zusammensetzung* der festen und der flüssigen Phase von der Temperatur (T) aufgetragen wird.

○ Abb. 3.11 zeigt das Schmelzdiagramm eines Zweikomponentensystems mit *vollständiger Mischbarkeit* im festen *und* im flüssigen Zustand. Auch bei vollständiger Mischbarkeit im festen Zustand hat die Schmelze eine andere Zusammensetzung als die bereits erstarrte Mischung. Der bei höherer Temperatur schmelzende Stoff (B) wird beim Abkühlen bevorzugt abgeschieden, beim Schmelzen dagegen werden beide Stoffe gleichzeitig flüssig. Man erhält daher zwei unterschiedliche Kurven, eine **Liquiduskurve** und eine **Soliduskurve** [vgl. **MC-Fragen Nr. 901, 902**].

Oberhalb der Liquiduskurve (*Schmelzkurve*) befindet sich das Einphasengebiet der homogenen Schmelze und unterhalb der Soliduskurve (*Erstarrungskurve*) das Einphasengebiet der einheitlichen Mischkristalle der ursprünglichen Zusammensetzung. Zwischen beiden Kurven liegt das Zweiphasengebiet Schmelze/Mischkristall.

Bei diesen Mischkristallen handelt es sich um so genannte *Substitutionsmischkristalle*, die entstehen, wenn Atome oder Moleküle im Gitter der einen Komponente durch die andere Komponente ausgetauscht (ersetzt) werden können. Voraussetzung dafür sind ähnliche Atomradien bzw. eine ähnliche Molekülgröße.

Die Schnittpunkte beider Kurven entsprechen der Schmelztemperatur (Erstarrungstemperatur) der reinen Komponente A (niedriger schmelzende Komponente) bzw. der reinen Komponente B (höher schmelzende Komponente). Auf der Liquiduskurve findet man die jeweilige Schmelztemperatur und auf der Soliduskurve die jeweilige Erstarrungstemperatur in Abhängigkeit von der Zusammensetzung des Zweikomponentengemischs [vgl. **MC-Fragen Nr. 903, 904**].

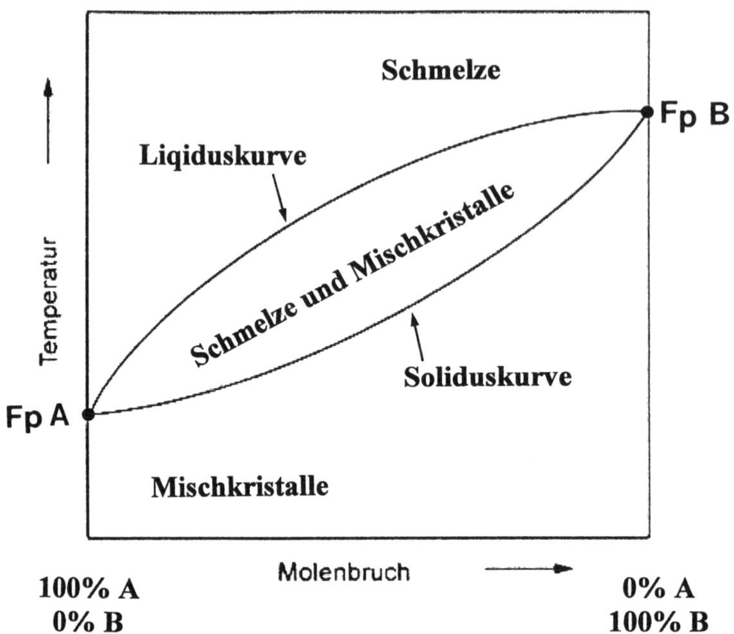

○ Abb. 3.11 Schmelzdiagramm eines binären Systems mit Mischkristallbildung
Fp A = Schmelzpunkt des Stoffes A
Fp B = Schmelzpunkt des Stoffes B

3.2.9.2 Schmelzdiagramm eines Zweikomponentensystems mit vollständiger Mischungslücke

Weitaus häufiger sind Schmelzdiagramme (siehe ○ Abb. 3.12 und ○ Abb. 3.13), in denen die Liquiduskurve (Schmelzkurve) ein Minimum aufweist und ein **eutektischer Punkt** auftritt.

Als **Eutektikum** bezeichnet man das *heterogene Gemenge* aus zwei (oder mehr) Stoffen (Komponenten), die miteinander eine homogene flüssige Phase (*Schmelze* oder *Lösung*) bilden, die jedoch im festen Aggregatzustand *nicht* miteinander mischbar sind.

Ein Eutektikum erstarrt (oder schmilzt) wie ein reiner Stoff bei einer bestimmten Temperatur, dem so genannten *eutektischen Punkt.*

Der eutektische Punkt ist die niedrigste Temperatur, in der ein Zwei- oder Mehrkomponentengemisch, das ein Eutektikum bildet, in Abhängigkeit von seiner Zusammensetzung zu schmelzen beginnt [vgl. **MC-Fragen Nr. 518–520**].

Nur beim eutektischen Punkt stehen Schmelze (bzw. Lösung) und die sie aufbauenden Feststoffe (Komponenten) miteinander im Gleichgewicht.

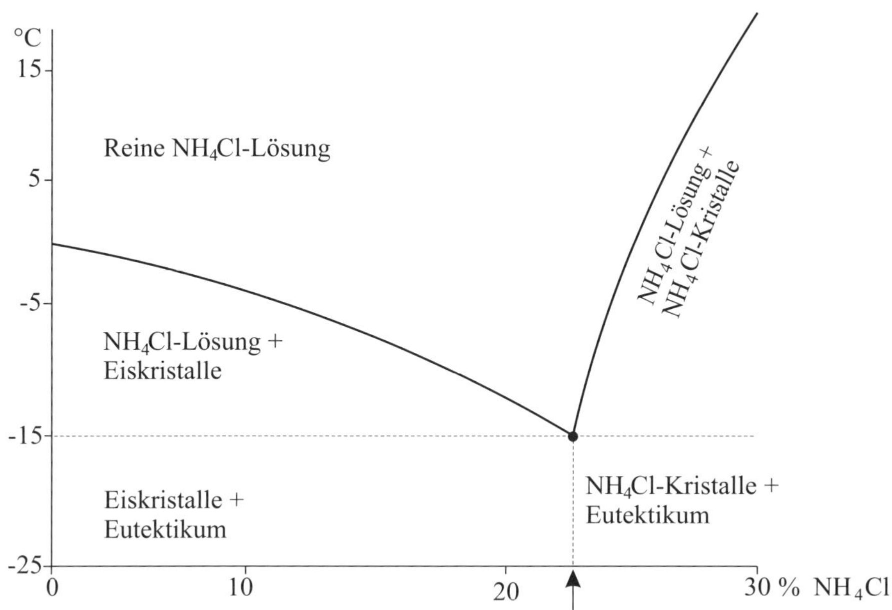

Abb. 3.12 Schmelzdiagramm des binären Systems Wasser/Ammoniumchlorid

Wir wollen uns zunächst der Frage zuwenden, ob sich beim Abkühlen einer flüssigen Phase (Schmelze oder Lösung) reine Stoffe oder Mischkristalle abscheiden und betrachten dazu die **Lösung** von *Ammoniumchlorid* (NH_4Cl) in Wasser.

Wie Abb. 3.12 belegt, liegt der eutektische Punkt der wässrigen NH_4Cl-Lösung bei -15 °C. Kühlt man z. B. eine 10%ige wässrige NH_4Cl-Lösung ab, so bilden sich zunächst nur Eiskristalle. Die Abscheidung von Wasser als Eiskristalle schreitet bei weiterer Abkühlung solange fort, bis schließlich die beiden Komponenten Wasser und Ammoniumchlorid im eutektischen Mischungsverhältnis [H_2O : NH_4Cl = 100 : 23,9] vorliegen. Kühlt man danach weiter ab, so gefriert das Gemisch als einheitliche NH_4Cl/H_2O-Masse.

Umgekehrt kristallisiert – wie Diagramm 3.12 ausweist – aus einer 25%igen wässrigen NH_4Cl-Lösung bei etwa +10 °C festes Ammoniumchlorid aus, weil die Lösung sonst übersättigt wäre. Bei weiterer Abkühlung fällt nun solange NH_4Cl aus, bis bei -15 °C das eutektische Mischungsverhältnis [H_2O : NH_4Cl = 100 : 23,9] erreicht ist. Von da an erstarrt die Lösung wieder als einheitliche Masse; es gefrieren Lösungsmittel und gelöster Stoff gemeinsam.

Obige Ausführungen lassen sich für binäre Systeme, die ein Eutektikum bilden, wie folgt verallgemeinern. Löst man in einer Flüssigkeit [Lösungsmittel] (A) einen Stoff (B) auf, so wird der Gefrierpunkt von (A) erniedrigt. Trägt man die Gefrierpunkte verschiedener Lösungen in Abhängigkeit vom Gehalt von (B) in ein Diagramm (Erstarrungspunkt vs. Molenbruch der Komponente B) ein, erhält man – wie in Abb. 3.13 gezeigt – den Kurvenast A→C. Löst man in flüssigem (B) steigende Mengen von (A) auf und trägt die jeweils gemessenen Gefrierpunkte in das gleiche Dia-

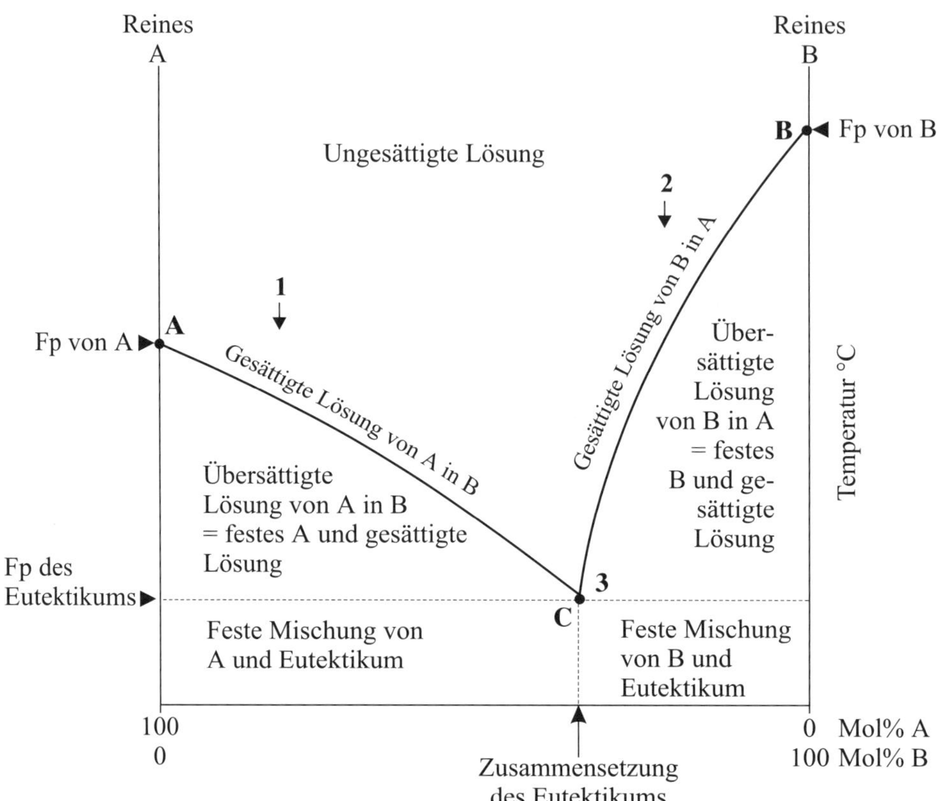

○ Abb. 3.13 Schmelzdiagramm zur Abscheidung reiner Stoffe (ohne Mischkristallbildung)

gramm ein, so resultiert daraus der Kurvenast B→C. Beide Kurvenäste schneiden sich im *eutektischen Punkt* C. An diesem Punkt scheidet sich beim Abkühlen einer Lösung der betreffenden Zusammensetzung sowohl festes (A) als auch festes (B) in Form eines einheitlichen, mikroskopischen Gemenges der reinen Kristalle beider Bestandteile (*Eutektikum*) ab.

Durch die Gefrierpunktskurven (A→C und B→C) wird das Diagramm (○ Abb. 3.13) in verschiedene Zustandsfelder unterteilt. Oberhalb der Kurven befindet sich das Gebiet der *ungesättigten Lösung* und somit ein Einphasengebiet. In diesem Bereich können Temperatur und Zusammensetzung der Lösung weitgehend frei verändert werden, ohne dass es zur Bildung einer festen Phase kommt. Erst dann, wenn beim Abkühlungsvorgang solch ungesättigter Lösungen die Temperatur die Gefrierpunktskurven erreicht, kommt es zur Abscheidung von fester Komponente (A) oder fester Komponente (B).

Kühlen wir zum Beispiel eine Lösung (binäres System) im Punkt „**1**" (○ Abb. 3.13) ab, so fällt der Stoff (A) aus, da der Erstarrungspunkt von (A) erreicht ist. Dadurch wird die Lösung ärmer an (A), was gemäß der Kurve A→C eine Gefrierpunktserniedrigung zur Folge hat. Wir bewegen uns auf der Kurve A→C abwärts, bis schließlich

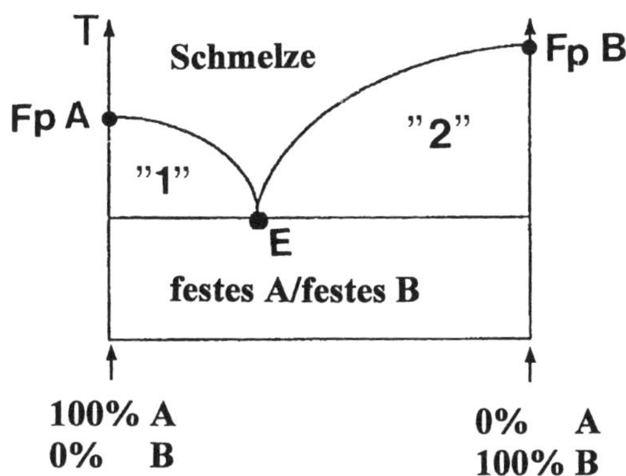

o Abb. 3.14 Schmelzdiagramm eines binären Systems mit Eutektikum

beim Punkt C (eutektischer Punkt) auch der Erstarrungspunkt von (B) erreicht wird und das Eutektikum ausfällt. In analoger Weise scheidet sich beim Abkühlen einer Lösung der Zusammensetzung „**2**" zunächst reines (B) ab, das dann in das später ausfallende Eutektikum (C) eingebettet wird.

Die beiden Kurvenäste (A→C und B→C) repräsentieren somit den Zustand der *gesättigten Lösungen*; unterhalb dieser Kurven liegt der Existenzbereich der *übersättigten Lösung*. Übersättigte Lösungen sind instabil und zerfallen in festes (A) und eine gesättigte Lösung oder beim Punkt „**3**" in festes (B) und eine gesättigte Lösung.

Besonders ausgezeichnet ist der Punkt C (**eutektischer Punkt**). Eine Lösung dieser Zusammensetzung und Temperatur erstarrt bei konstant bleibender Temperatur zu einem feinkristallinen Gemisch von (A) *und* (B) [**Eutektikum**]. Unterhalb des eutektischen Punktes liegen nur „feste Lösungen" vor, und zwar links davon feste Lösungen von (A) und Eutektikum, und rechts davon feste Lösungen von (B) und Eutektikum.

Die gleiche Betrachtungsweise kann man auch auf **Schmelzen** zweier oder mehrer Stoffe anwenden (o Abb. 3.14).

Die beiden Komponenten (A) und (B) sind in der homogenen Schmelze vollständig miteinander mischbar. Es liegt ein Einphasengebiet vor. In der festen Phase sind jedoch beide Stoffe in keinem Verhältnis miteinander mischbar, d. h., in der festen Phase erstreckt sich eine *Mischungslücke* über den gesamten Konzentrationsbereich. Beide Stoffe kristallisieren in reiner Form; es liegt ein Zweiphasengebiet vor.

Die **Gibbssche Phasenregel** beschreibt den Zusammenhang zwischen der:

- Zahl der *Phasen* (P) [verschiedene Aggregatzustände],
- Zahl der unabhängigen *Komponenten* (K) [Zahl der unabhängigen Teilchensorten],
- Zahl der *Freiheitsgrade* (F) [Druck, Temperatur, chemische Zusammensetzung], die man unabhängig voneinander verändern kann, ohne dass eine der Phasen verschwindet.

Für Gase und Flüssigkeiten lautet das Phasengesetz:

F = K – P + 2

Für **F = 1** bezeichnet man ein System als *univariant*, für **F = 2** als *bivariant* (*divariant*) und für **F = 0** als *nonvariant* (*invariant*) [siehe auch Ehlers, **Chemie I**, ▸ Kap. 1.8.6.2].

Wenn in einem Zweistoffsystem (K = 2) die Gleichgewichte auf einen Druck von p = 1 atm bezogen werden oder bei *Feststoffen*, bei denen aufgrund ihres sehr niedrigen Dampfdruckes Druckänderungen nur geringen Auswirkungen besitzen, ändert sich die Phasenregel. Es gilt dann:

F = K – P + 1

○ Abb. 3.14 zeigt nun schematisch das Schmelzdiagramm für zwei im festen Zustand nicht miteinander, im geschmolzenen Zustand jedoch miteinander mischbarer Stoffe (A und B). Im geschmolzenen Zustand ist das binäre System (K = 2) homogen (P = 1) und das System ist daher in diesem Bereich *bivariant* [F = 2 –1 + 1 = 2]; es existieren zwei Freiheitsgrade (Temperatur, Zusammensetzung), die verändert werden können [vgl. **MC-Fragen Nr. 905, 909, 910, 911**].

Der Punkt E in ○ Abb. 3.14 ist das *Eutektikum* der Mischung. An diesem Punkt sind alle drei Phasen (P = 3) [homogene Schmelze, fester Stoff A, fester Stoff B] nebeneinander existent. Die Anzahl der Freiheitsgrade ist *Null* [F = 2 – 3 +1 = 0]; das System ist *nonvariant*. Bei der eutektischen Temperatur erstarrt die Mischung als Ganzes ohne vorherige Abscheidung von Mischkristallen [vgl. **MC-Frage Nr. 907**].

Im Zustandsgebiet **„1"** liegen homogene Schmelze und die reinen Kristalle des Stoffes A vor; im Zustandsgebiet **„2"** koexistieren homogene Schmelze und die reine Komponente B. Mit der Zahl der Phasen (P = 1) ist das binäre System (K = 2) in diesen Bereichen *bivariant* [F = 2 – 1 + 1 = 2] [vgl. **MC-Fragen Nr. 906, 908, 911, 912**].

Entlang der beiden Schmelzkurven ist das System wieder univariant.

3.3 Relative Dichte

Die *absolute Dichte* (auch Massendichte genannt) eines homogenen Körpers (einer Substanz) ist der Quotient aus seiner Masse (m) und seinem Volumen (V). Bei bekanntem Volumen eines Körpers muss zur Ermittlung der Dichte lediglich seine Masse durch Wägung bestimmt werden. Die Dichte eines Körpers ist eine *intensive Größe* und somit von der Form und der Größe des Körpers unabhängig. Sie ist aber eine *temperaturabhängige* Stoffkonstante. Im Allgemeinen dehnen sich Stoffe mit steigender Temperatur aus, wodurch ihre Dichte mit steigender Temperatur sinkt. Ausnahme bilden Stoffe mit einer Dichteanomalie, z. B. Wasser.

Die Dichte (ρ_t) einer Substanz bei der Untersuchungstemperatur (t) in °C ist definiert durch die Gleichung [vgl. **MC-Frage Nr. 521**]:

ρ_t = Masse/Volumen = m/V
[CGS: g/cm^3 oder g/mL – SI: kg/m^3]

Die Dichte ist eine stoffspezifische Konstante, deren Zahlenwert vom Grad der Reinheit eines Stoffes abhängt. Dichtemessungen sind daher gängige Verfahren für *Reinheits- und Identitätsprüfungen*, insbesondere von flüssigen Stoffen.

Allerdings lässt das *Arzneibuch* nicht die absolute Dichte (ρ), sondern die relative Dichte (d) ermitteln. Man versteht darunter das Verhältnis ($d = \rho_1 / \rho_2$) zwischen der Dichte des zu untersuchenden Körpers (ρ_1) und der einer Vergleichssubstanz (ρ_2) meistens Wasser *(Ph.Eur.)*. Es gilt:

> Die **relative Dichte** $\mathbf{d_{20}^{20}}$ einer Substanz ist das Verhältnis der Masse eines bestimmten Volumens dieser Substanz bei 20 °C und der Masse eines gleichen Volumens an Wasser bei derselben Temperatur.
> $d_{20}^{20} = \rho_{20}$ (Substanz) / ρ_{20} (Wasser) mit ρ_{20} (Wasser) = 0,998203 g · cm^{-3}
> $d_{20}^{20} = m_{20}$ (Substanz) / m_{20} (Wasser)

Unter relativer Dichte versteht man also das Gewichtsverhältnis gleicher Volumenteile der zu prüfenden Substanz und Wasser, beide in Luft bei 20 °C gemessen. Somit ist die relative Dichte – im Gegensatz zur absoluten Dichte – eine *dimensionslose* Verhältniszahl [vgl. **MC-Fragen Nr. 521, 526, 527**].

Neben dem Wert $\mathbf{d_{20}^{20}}$ werden häufig in der Literatur noch zwei andere Dichtewerte angegeben:

- Die relative Dichte $\mathbf{d_4^{20}}$ einer Substanz ist das Verhältnis zwischen der Masse eines bestimmten Volumens dieser Substanz bei 20 °C und der Masse des gleichen Volumens Wasser bei 4 °C.

  $d_4^{20} = \rho_{20}$ (Substanz) / ρ_4 (Wasser mit ρ_4 (Wasser) = 0,999972 g · cm^{-3}

- Die absolute Dichte ρ_{20} einer Substanz ist das Verhältnis zwischen ihrer Masse und ihrem Volumen bei 20 °C. Sie wird in Kilogramm pro Kubikmeter (Internationales Einheitensystem) oder in Gramm pro Kubikzentimeter (CGS-System) ausgedrückt, wobei untereinander folgende zahlenmäßige Beziehungen der verschiedenen Dichteangaben bestehen:

  $\rho_{20} = 998{,}203\ d_{20}^{20} = 999{,}972\ d_4^{20}$
  $d_4^{20} = 1{,}00003 \cdot 10^{-3}\ \rho_{20} = 0{,}998230\ d_{20}^{20}$
  $d_{20}^{20} = 1{,}00180 \cdot 10^{-3}\ \rho_{20}$

Zahlenwerte für Dichten sind nach Arzneibuch mit der 3. Dezimale nach dem Komma anzugeben. Abweichungen davon sind erst in der folgenden Dezimale zulässig. Deshalb können Dichtemessungen nur mit Geräten durchgeführt werden, die eine Messung bis zur 4. Dezimale gestatten. Hierfür eignen sich [vgl. **MC-Fragen Nr. 522–525**]:

- Pyknometer [für Feststoffe und Flüssigkeiten]
- Hydrostatische Waagen (Mohr-Westphal-Waage) [für Feststoffe]
- Aräometer [für Flüssigkeiten]
- Digitale Densitometer [für Flüssigkeiten und Gase]

Der Luftauftrieb wird bei der Wägung zur Bestimmung der relativen Dichte nicht berücksichtigt, jedoch ist die Einhaltung der Messtemperatur von 20 ± 5 °C zu beachten.

■ *Pyknometer:* Das Pyknometer, wie es in ○ Abb. 3.15a gezeigt wird, ist ein Glasfläschchen, in dem *nacheinander* das gleiche Volumen an Wasser und an Prüfflüssigkeit mit Präzisionswaagen gewogen wird. Bei Verwendung geeichter Pyknometer entfällt die Wägung mit Wasser. Mitunter enthält das Pyknometer noch ein Thermometer, auf dem die Temperatur des Inhaltes (In) abzulesen ist. Auf dem Pyknometer ist häufig sein Volumen bzw. sein Füllgewicht für Wasser eingraviert. Die Dichte d_{20}^{20} einer Substanz (S) berechnet sich bei Bestimmungen mit einem Pyknometer nach:

$$d_{20}^{20} = \frac{m_{20(S)}}{m_{20(H_2O)}} = \frac{m_{20(S)}}{\rho_{20(H_2O)} \cdot V_{20}} = \frac{m_{20}}{0{,}998203 \cdot V_{20}}$$

[528] In einem Pyknometer besitzen 50 mL einer Flüssigkeit eine Masse von 60 g. Daraus berechnet sich die Dichte der Flüssigkeit nach:

ρ = m (in g)/V (in mL) = 60/50 = **1,2 g · cm^{-3}** (g/mL)

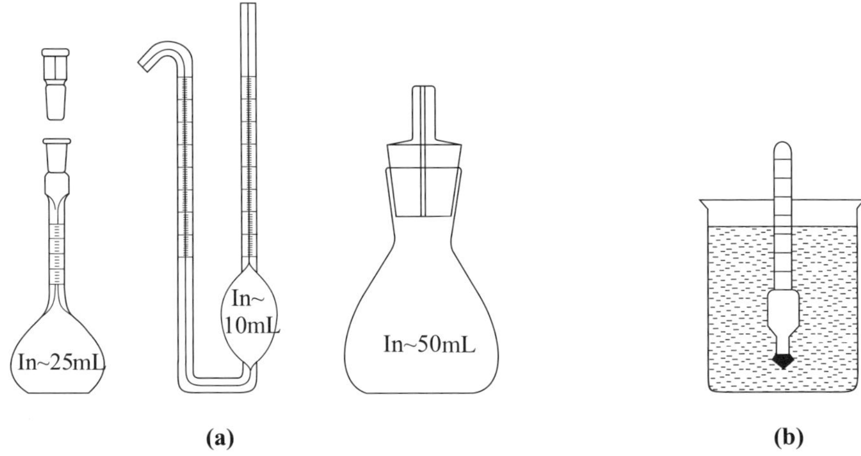

○ **Abb.3.15 Pyknometer und Aräometer**

■ *Hydrostatische Waage (Mohr-Westphal-Waage):* Sie ermittelt die Dichte von Flüssigkeiten aus dem Auftrieb, den ein in eine Flüssigkeit eingetauchter Senkkörper erfährt. Die Mohr-Westphal-Waage besteht aus einem zweiarmigen Hebel mit zwei ungleichen Hebelarmen (siehe ○ Abb. 3.16). Den rechten Hebelarm teilen Kerben in zehn gleiche Teile, wobei statt der letzten Kerbe ein Haken angebracht ist, der über einen Draht befestigt den Senkkörper aufnimmt. Das Ende des linken Hebelarms trägt ein Gegengewicht mit Dorn. Ihm steht zur Kontrolle des Gleichgewichts ein zweiter Dorn gegenüber, der am Stativbügel befestigt ist. Taucht man nun den Senkkörper in eine Flüssigkeit ein, so schlägt infolge des Auftriebs die Waage rechts hoch. Der Auftrieb wird kompensiert und die Waage austariert, indem man kleine Gewichte in Form von Reitern an der betreffenden Kerbe aufsetzt, die zum Gleichgewicht führt.

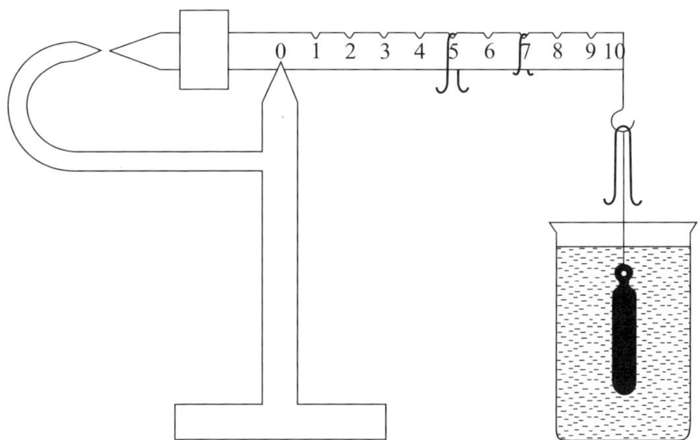

Abb. 3.16 Hydrostatische Waage

Das Gewicht des Reiters ist also gleich dem Gewicht der vom Senkkörper verdrängten Flüssigkeit.

Zur Dichtebestimmung mithilfe der Mohr-Westphal-Waage bringt man die Waage bei 20 °C mit dem Senkkörper zunächst *in Luft* ins Gleichgewicht und bestimmt dann das erforderliche Kompensationsgewicht beim Eintauchen in die auf 20 °C temperierte Prüfflüssigkeit und beim Eintauchen in Wasser von 20 °C. Die relative Dichte berechnet sich nach:

$d_{20}^{20} = m_{(S)}/m\ (H_2O)$

$m_{(S)}$ = Kompensationsgewicht beim Eintauchen in die Prüfflüssigkeit

$m_{(H_2O)}$ = Kompensationsgewicht beim Eintauchen in Wasser

[529] Wenn der größte Reiter auf Marke 10 (Haken) den Auftrieb einer Flüssigkeit mit der Dichte 1 g/cm³ kompensiert, so sind dies 0,9 g/cm³ auf Marke 9. Der kleinste Reiter kompensiert auf Marke 10 0,01 g/cm³ und somit auf Marke 5 nur 0,005 g/cm³. Daher berechnet sich die Dichte der Flüssigkeitsprobe zu: $\rho = 0{,}9 + 0{,}005 = \mathbf{0{,}905\ g \cdot cm^{-3}}$

[914] Der größte Reiter auf Marke 10 kompensiert bei austarierter Waage einen Auftrieb der Flüssigkeit von $1{,}000\ g \cdot cm^{-3}$. Der gleiche Reiter auf Marke 2 kompensiert zusätzlich einen Auftrieb von $0{,}200\ g \cdot cm^{-3}$, auf Marke 5 aber nur noch von $0{,}050\ g \cdot cm^{-3}$. Der kleinste Reiter kompensiert auf Marke 10 einen Auftrieb von $0{,}01\ g \cdot cm^{-3}$, auf Marke 8 aber nur noch von $0{,}008\ g \cdot cm^{-3}$. Somit berechnet sich die Dichte der Flüssigkeit zu:

$$\rho = 1{,}000 + 0{,}200 + 0{,}50 + 0{,}008 = \mathbf{1{,}258\ g \cdot cm^{-3}}$$

■ *Aräometer:* Dichtebestimmungen mithilfe von Aräometern bedienen sich ebenfalls – wie die hydrostatischen Waagen – des Prinzips von Archimedes. Nach dem *Prinzip von Archimedes* erfährt ein in einer Flüssigkeit vollständig eingetauchter Körper eine Auftriebskraft, die gleich der Gewichtskraft des Volumens des verdrängten Stoffes ist.

Dabei ist das eingetauchte Teilvolumen des Aräometers umgekehrt proportional zur Dichte der zu untersuchenden Flüssigkeit.
Aräometer sind Glashohlkörper (Schwimmkörper, Spindeln) (siehe ○ Abb. 3.15b), die mit Bleischrot gefüllt sind und nach oben in ein zylindrisches Glasrohr mit einer Skala auslaufen. Aräometer tauchen so tief in eine Flüssigkeit ein, bis das Gewicht der verdrängten Flüssigkeit gleich dem Eigengewicht des Aräometers ist. Je leichter die Flüssigkeit ist, umso tiefer taucht das Aräometer ein. Die Skala des Aräometers ist meistens in Einheiten der Dichte geeicht, sodass die Dichte der jeweiligen Flüssigkeit direkt abgelesen werden kann. Skalenwerte für kleine Dichten finden sich am Skalenrohr oben, für große Dichte unten [vgl. **MC-Frage Nr. 525**].

Für exakte Messungen ist Voraussetzung, dass der Schwerpunkt des Aräometers unterhalb der Skala liegt. Bei sonst gleicher Bauweise ist die Empfindlichkeit des Aräometers umso größer, je dünner das Skalenrohr ist.

[913] Eine Flüssigkeit besitzt die Dichte $\rho = 1{,}2\ g \cdot cm^{-3}$ und hat eine Masse von m = 24 g. Daraus errechnet sich das Eintauchvolumen (V) eines Aräometers zu:

$\mathbf{V} = m/\rho = 24\ g/1{,}2\ g \cdot cm^{-3} = \mathbf{20\ cm^3}$

■ *Densitometer mit Schwingungswandler:* Das digitale Dichtemessgerät (*Densimeter, Densitometer*) besteht aus einem thermostatisierten U-Rohr (meistens aus Borosilicatglas), das die zu prüfende Flüssigkeit (0,5–1,5 mL) aufnimmt. Das Gerät ist ausgestattet mit einem piezoelektrischen (seltener elektromagnetischen) Anregungssystem, welches das U-Rohr bei einer charakteristischen Frequenz, die von der Dichte der zu prüfenden Flüssigkeit abhängt, in Schwingungen versetzt. Die Schwingungsdauer wird gemessen und das Messsignal in einen Dichtewert umgewandelt, der direkt am Gerät ablesbar ist. Das Gerät muss zuvor mit Referenzsubstanzen bekannter Dichte kalibriert werden.
Dichte von Mehrkomponentensystem: Die Dichte macht als Summenparameter Aussagen über die Gesamtmasse einer Flüssigkeit und kann deshalb zu *Gehalts-* und *Konzentrationsbestimmungen* (Schwefelsäure, Zucker, Alkohole) herangezogen werden Im nachfolgenden Abschnitt wird eine Methode zur Bestimmung des Ethanolgehaltes in pharmazeutischen Zubereitungen vorgestellt.

Salzlösungen haben eine größere Dichte als reines Wasser und die Dichte steigt im Allgemeinen mit steigendem Salzgehalt nahezu linear an. Darüber hinaus kann aber in wässrigen Lösungen bestimmter Substanzen die Dichte in Abhängigkeit von der Konzentration ein Maximum durchschreiten. Beispielsweise zeigt eine wässrige Essigsäure-Lösung mit einem Masseanteil an 75% Essigsäure ein Dichtemaximum [vgl. **MC-Frage Nr. 521**].

3.3.1 Ethanolgehalt *(Ph. Eur.)*

● Methode A

Die Bestimmung des Ethanolgehalts in flüssigen Arzneizubereitungen nach Arzneibuch erfolgt durch Destillation und Bestimmung der Dichte des Destillats.

▫ Tab. 3.4 Ethanolgehalt flüssiger Arzneizubereitungen

Relative Dichte d_{20}^{20} des Destillats (gemessen in Luft)	Ethanolgehalt in Prozent (V/V) (bei 20 °C)
0,9697	25,06
0,9712	23,74
0,9783	17,25
0,9838	12,31
0,9893	7,73
0,9943	3,94
0,9998	0,13

Hierzu unterwirft man die zu prüfende, ethanolhaltige Flüssigkeit nach Zugabe von Wasser der Destillation, wobei Ethanol und Wasser ein Azeotrop bilden (siehe ▸Kap. 3.1.4). Das Destillat wird anschließend mit Wasser bis zu einem bestimmten Volumen aufgefüllt. Danach bestimmt man die relative Dichte, die als ein direktes Maß für den Ethanolgehalt dienen kann, weil die Dichte einer Lösung von ihrem Gehalt an gelöstem Stoff abhängt. Wie ▫Tab. 3.4 ausweist, nimmt die relative Dichte mit zunehmendem Ethanolgehalt ab [vgl. **MC-Frage Nr. 521**].

Der Ethanolgehalt einer Flüssigkeit wird in Volumenprozent (%, V/V) bei 20 ± 0,1 °C angegeben und als *„Ethanolgehalt in Prozent (V/V)"* bezeichnet. Der Gehalt kann auch in Gramm Ethanol je 100 g Flüssigkeit ausgedrückt werden und ergibt dann den *„Ethanolgehalt in Prozent (m/m)"*.

Apparatur (siehe ○Abb. 3.17): Sie besteht aus einem Rundkolben (A), der über eine Destillationsbrücke mit Tropfenfänger (B) mit einem senkrecht stehenden Kühler (C) verbunden ist. Das untere Kühlerende ist mit einem Vorstoß (D) versehen, der in einen 100 bis 250 mL Messkolben reicht. Der Messkolben steht während der Destillation in einer Eis/Wasser-Kältemischung (E) [vgl. **MC-Frage Nr. 530**].

Bestimmung mithilfe eines Pyknometers oder einem Densitometer mit Schwingungswandler: In den Destillationskolben werden 25 mL der bei 20 °C abgemessenen Zubereitung gegeben und mit 100–150 mL Wasser verdünnt. Mindestens 90 mL dieser Lösung werden in einen 100 mL-Messkolben destilliert und das Destillat wird anschließend ad 100 mL mit Wasser ergänzt. Die relative Dichte wird danach bei 20 ± 0,1 °C mit einem Pyknometer oder einem Densitometer mit Schwingungswandler bestimmt.

Bestimmung mithilfe eines Aräometers: In den Destillationskolben werden 50 mL der bei 20 °C abgemessenen Zubereitung gegeben. Anschließend wird mit 200–300 mL destilliertem Wasser verdünnt und in einen 250 mL-Messkolben destilliert. Mindestens 180 mL Destillat werden aufgefangen, mit Wasser auf 250 mL ergänzt und zur Dichtebestimmung in einen Zylinder gegeben, dessen Durchmesser mindestens 6 mm größer ist als der Durchmesser des Aräometers.

Voraussetzung für diese Methode ist, dass die zu prüfende Flüssigkeit außer Ethanol keine anderen flüchtigen Bestandteile enthält (z. B. ätherische Öle, flüchtige Säuren u. a. m.), die gleichfalls ins Destillat übergehen und dessen Dichte beeinflussen können. In solchen Fällen müssen die weiteren flüchtigen Anteile vor der Destillation

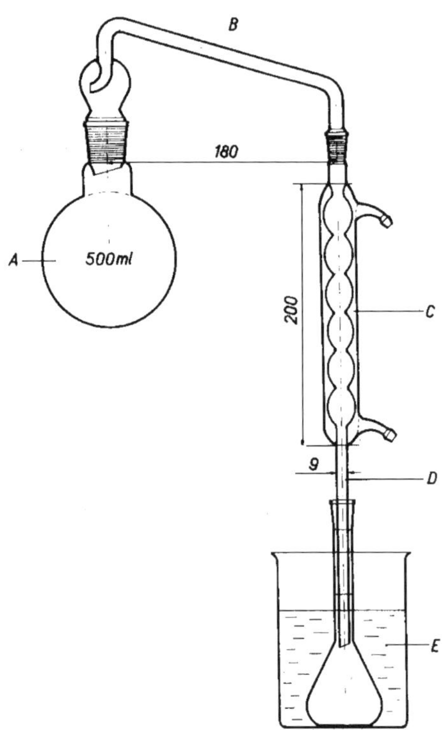

○ Abb. 3.17 Apparatur zur Bestimmung des Ethanolgehalts (Längenangaben in mm)

durch geeignete Methoden abgetrennt werden (ätherische Öle beispielsweise durch Wasserzusatz, Aussalzen und Extrahieren mit Petroläther; flüchtige Säuren durch Neutralisation; Iod durch Zugabe von Natriumthiosulfat).

Außer der Bestimmung des Ethanolgehaltes mit Aräometern („*Alkoholmeter*") nutzt man noch „*Urometer*" zur Bestimmung von Harndichten, „*Lactometer*" (Fettgehalt der Milch) oder „*Saccharometer*" (Zuckergehalt – angegeben meistens als „Mostgewicht" in Grad Oechsle). Den Säuregehalt verdünnter Säurelösungen kann man mit sog. „*Säurespindeln*" ermitteln.

● Methoden B und C

Alternativ zur Dichtemessung beschreibt *Ph. Eur.* noch zwei gaschromatische Methoden zur Bestimmung des Ethanolgehalts (Methode B: Head-Space-GC; Methode C: Direktinjektion) [siehe Ehlers, **Analytik II**, ▸ Kap. 12.4].

3.4 Viskosität

Die **Viskosität** ist ein Maß für die *Zähflüssigkeit* (Zähigkeit) von Stoffen (Gase, Flüssigkeiten, Feststoffe), wobei im weiteren Verlauf vor allem die *Viskosität von Flüssigkeiten* näher betrachtet wird. Für das Fließverhalten einer Flüssigkeit gilt die allgemeine Regel:

Einfach ausgedrückt ist die Viskosität einer Flüssigkeit der Widerstand gegen Fließen. Je größer die Viskosität ist, desto dickflüssiger (weniger fließfähig) ist eine Flüssigkeit, je niedriger die Viskosität ist, desto dünnflüssiger (fließfähiger) ist die betreffende Flüssigkeit.

Die Viskosität einer Flüssigkeit, d.h. ihr Widerstand gegen das Fließen, hängt stark von den Reibungskräften ab, die z.B. beim Schütteln oder Umrühren einer Flüssigkeit auftreten. Diese Kräfte hemmen die Beweglichkeit der Flüssigkeitsmoleküle und wirken einer Formänderung entgegen. Die Moleküle einer hochviskosen Flüssigkeit wie z.B. *Honig* oder *Glycerin* sind stark aneinander gebunden und somit wenig beweglich. Man spricht auch von der **inneren Reibung** der Flüssigkeit. Um diesen Reibungswiderstand einer Flüssigkeit zu überwinden, ist eine Kraft aufzuwenden. Die Größe dieser Kraft dient zur zahlenmäßigen Festlegung der Viskosität. Die Messung erfolgt mit *Viskosimetern*.

Flüssigkeitsmoleküle sind nicht ortsfest, sondern gegeneinander beweglich. Sie verschieben sich, wenn äußere Kräfte angreifen. Die Flüssigkeit bewegt sich. Die intermolekularen Wechselwirkungen, die einer solchen Formänderung einen Widerstand entgegensetzen, bezeichnet man als innere Reibung.

3.4.1 Definition der Viskosität

Wird eine Stoff (Gas, Flüssigkeit, Feststoff) verformt, so setzt der Stoff der Formänderung einen Widerstand entgegen, den man allgemein als Viskosität des betreffenden Stoffes bezeichnet. Eine Erklärung für diese Eigenschaft von Stoffen kann mithilfe der nachfolgenden Modellbetrachtung gegeben werden, die in schematisierter Form ○ Abb. 3.18 zeigt.

Ein Flüssigkeitsfilm befindet sich zwischen einer festen Wand und einer bewegliche Platte der Fläche (A), die sich mit der Geschwindigkeit (v) parallel zur festen Wand

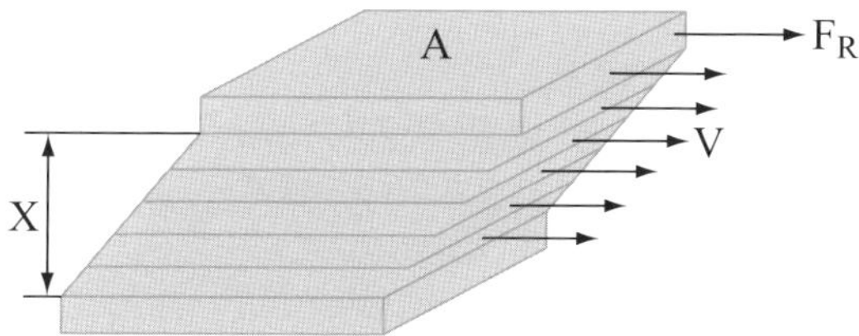

○ **Abb. 3.18 Definition der Viskosität**

bewegt. Aufgrund von *Adhäsionskräften* wird die gleiche Geschwindigkeit auf die unmittelbar zur beweglichen Platte benachbarte Flüssigkeitsschicht übertragen. Diese Schicht überträgt dann aufgrund von *Kohäsionskräften* einen Teil des Impulses auf die nächste Flüssigkeitsschicht, usw. Weil die Kohäsionskräfte im Allgemeinen schwächer als die Adhäsionskräfte sind, entsteht auf diese Weise schließlich ein Geschwindigkeitsgradient; da die an der festen Wand und an der beweglichen Platte unmittelbar angrenzenden Flüssigkeitsschichten an diesen anhaften, muss hier nur die Reibung zwischen benachbarten Flüssigkeitsschichten betrachtet werden. Ein solcher Strömungstyp, bei welchem benachbarte Flüssigkeitsschichten übereinander hinweggleiten, wird *laminare Strömung* genannt.

Die Reibungskraft (F_R) zwischen den benachbarten Schichten einer laminaren Strömung ist für viele Flüssigkeiten proportional zur Fläche (A) der Schicht und zum Geschwindigkeitsgefälle (dv/dx) senkrecht zur Bewegungsrichtung. Es gilt:

$$\mathbf{F_R = \eta \cdot A \cdot (dv/dx)}$$

Der Proportionalitätsfaktor wird **dynamische Viskosität** (η) [oder *Viskositätskoeffizient*] genannt und besitzt die Einheit Pa·s (Pascalsekunde) [veraltet: 1 Poise = 0,1 Pa · s]. Für Stoffe mit niedriger Viskosität wird auch die Einheit mPa · s (Millipascalsekunde) verwendet.

> Flüssigkeiten, die obigem Gesetz gehorchen, werden als idealviskose oder als *Newtonsche Flüssigkeiten* bezeichnet, andernfalls spricht man von nicht-Newtonschen Flüssigkeiten

Neben der dynamischen Viskosität kennt man noch die **kinematische Viskosität** (ν) [oder *Viskositätszahl*]. Beide stehen über die Dichte (ρ) miteinander in direktem Zusammenhang. Der Kehrwert der dynamischen Viskosität ($1/\eta$) wird auch als **Fluidität** bezeichnet. Die Einheit der kinematischen Viskosität ist ($m^2 \cdot s^{-1}$) [veraltet: 1 Stoke = 10^{-4} $m^2 \cdot s^{-1}$]:

$$\mathbf{\eta = \nu \cdot \rho}$$

3.4.2 Abhängigkeiten der Viskosität

Die Viskosität einer Substanz ist abhängig von der Struktur und der Anordnung der einzelnen Flüssigkeitsteilchen, der Größe der Teilchen, der Zusammensetzung der Flüssigkeit und von der Temperatur. In ◘Tab. 3.5 sind die Viskositätswerte einiger Stoffe aufgelistet.

◘ **Tab. 3.5 Viskosität ausgewählter Stoffe (Zahlenangaben in mPa·s bei 20 °C)**

Substanz	η	Substanz	η	Substanz	η
Wasser (5 °C)	1,52	Olivenöl	$\approx 10^2$	Diethylether	0,24
Wasser (10 °C)	1,30	Honig	$\approx 10^4$	*n*-Hexan	0,32
Wasser (20 °C)	1,00	Glycerin (rein)	1480	*n*-Heptan	0,41
Wasser (25 °C)	0,89	Ethanol	1,19	*n*-Dodecan	1,52

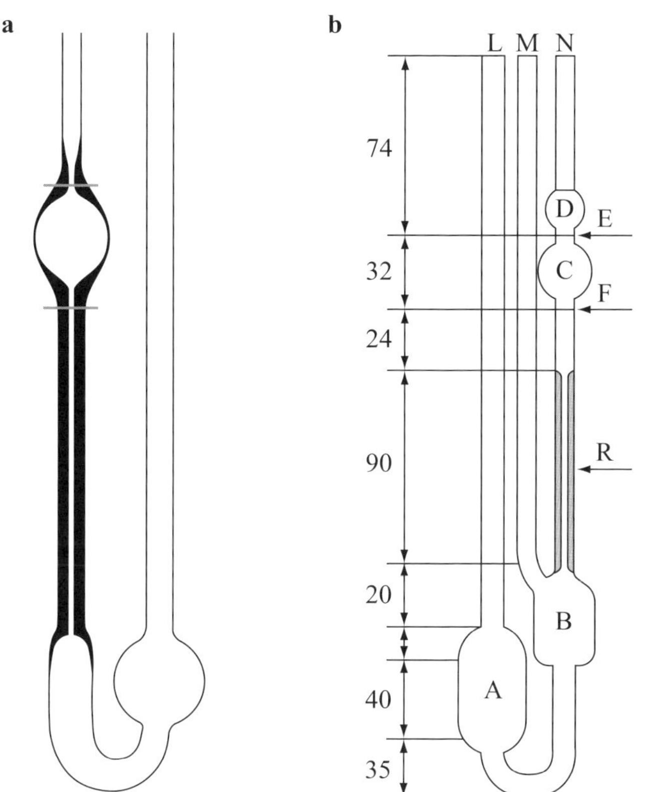

Abb. 3.19 Schematisierte Modelle von Kapillarviskosimetern (a) Oswald-Viskosimeter (b) Viskosimeter mit hängendem Kugelrohr nach *Ph. Eur.* (Längenangaben in mm)

Die dynamische Viskosität der meisten Flüssigkeiten nimmt mit steigender Temperatur ab, wie in Tab. 3.5 die Viskositätswerte für Wasser bei unterschiedlichen Temperaturen belegen. Bei den *n*-Alkanen steigt die Viskosität mit der Kettenlänge und damit mit den zunehmenden intermolekularen van-der-Waals-Kräften kontinuierlich an [*n*-Hexan → *n*-Dodecan]. Die unterschiedlichen Viskositäten von Diethylether und Ethanol zeigen den Effekt von Wasserstoffbrückenbindungen.

3.4.3 Messung der Viskosität (Messverfahren)

Die Viskosität von Flüssigkeiten wird mit einem **Viskosimeter** in der Regel bei einer Temperatur von 20 ± 0,1 °C bestimmt. Dabei werden verschiedene Geräte mit unterschiedlichen Messprinzipien eingesetzt.

- **Kapillarviskosimeter** (*Ph. Eur.*): Lässt man z.B. aus einer Pipette gleiche Mengen verschiedener Flüssigkeiten ausfließen, so beobachtet man, dass die Ausflussgeschwindigkeit von der Viskosität der Flüssigkeit abhängt. Je viskoser (zäher) die Flüssigkeit ist, desto länger dauert das Ausfließen. Nach diesem Prinzip arbeiten Kapillarviskosimeter, von denen einige in Abb. 3.19 vorgestellt werden. Die Viskosität einer

Flüssigkeit wird bestimmt, indem man die Zeit misst, die ein Messvolumen benötigt, um durch eine Kapillare zu strömen. Die *Viskosität* ist der Flusszeit (t) direkt proportional. Kapillarviskosimeter müssen kalibriert werden.
Ausführung: Das Viskosimeter (o Abb. 3.19 b) wird durch das Rohr L mit der Prüfflüssigkeit beschickt, um das Vorratsgefäß A soweit zu füllen, dass das Niveau der Flüssigkeit im Gefäß B unterhalb der Öffnung des Rohrs B bleibt. Das Viskosimeter wird in ein Wasserbad der Temperatur 20 ± 0,1 °C gestellt und 30 Minuten temperiert (Einstellen des thermischen Gleichgewichts). Das Rohr M wird verschlossen und das Flüssigkeitsniveau im Rohr N bis etwa 8 mm oberhalb der Marke E erhöht. Die Flüssigkeit wird durch Verschließen des Rohrs N bei diesem Niveau gehalten. Nach dem Öffnen des Rohrs M wird Rohr N ebenfalls geöffnet und auf 0,2 s genau die Zeit gemessen, in der das Flüssigkeitsniveau von der Marke E bis zur Marke F sinkt.

Das Messergebnis kann verwendet werden, wenn zwei aufeinanderfolgende Messungen um nicht mehr als 1 % voneinander abweichen. Der Mittelwert aus mindestens drei Messungen ergibt die Durchflusszeit der zu prüfenden Flüssigkeit. Die *dynamische Viskosität* (η) wird wie folgt berechnet:

$$\eta = k \cdot \rho \cdot t \text{ [Millipascalsekunden]}$$

Darin bedeutet k eine Gerätekonstante, die mithilfe einer geeigneten Kalibrierflüssigkeit ermittelt wird, ρ die Dichte der zu prüfenden Flüssigkeit ($\rho = 0{,}9982\, d_{20}^{20}$) und t die Durchflusszeit in Sekunden. Zur Viskositätsmessung muss also die Dichte der Prüfflüssigkeit bekannt sein. Die *kinematische Viskosität* (ν) berechnet sich nach folgender Formel:

$$\nu = k \cdot t \text{ [mm}^2 \cdot \text{s}^{-1}\text{]}$$

■ *Kugelfallviskosimeter:* Das Gerät besteht aus einer geneigten Röhre, die eine Stahlkugel enthält und mit der Untersuchungsflüssigkeit vollständig befüllt und verschlossen ist. Nach *Ph. Eur.* soll das Rohr um 10 ± 0,1 aus der senkrechten Lage heraus geneigt sein. Man ermittelt die Abrollzeit, welche die Kugel zum Durchfallen der Röhre bzw. zwischen zwei Messmarken benötigt. Durch jeweiliges Umdrehen der Röhre wird die Messung mehrmals wiederholt. Die Kugel fällt umso langsamer, je viskoser die Prüfflüssigkeit ist. Aus der Fallzeit (Abrollzeit) der Stahlkugel kann die kinematische Viskosität mithilfe des Stokeschen Sedimentationsgesetzes berechnet werden. Das Gerät muss mit geeigneten Vergleichsflüssigkeiten kalibriert werden.

Mit Kapillar- und Kugelviskosimetern bestimmt man die Viskosität Newtonscher Flüssigkeiten, während mit den nachfolgen vorgestellten Rotationsviskosimetern auch die Viskosität nicht-Newtonscher Flüssigkeiten gemessen werden kann. Rotationsviskosimeter werden vor allem bei höherer Viskosität eingesetzt.
■ *Rotationsviskosimeter:* Bei diesem Messprinzip befindet sich die Untersuchungsflüssigkeit in einem engen Spalt zwischen einem inneren und einem äußeren Zylinder. Einer der beiden Zylinder wird durch einen Motor angetrieben, der jeweils andere verbleibt koaxial feststehend. Es wird die Kraft gemessen, die auf einen Rotor wirkt, der mit konstanter Drehgeschwindigkeit rotiert. In dem engen Ringspalt zwischen der Wand und dem Rotationskörper wird die viskose Flüssigkeit geschert und bremst die

Bewegung des Rotationskörpers umso stärker, je höher ihre Viskosität ist. Diese Bremswirkung wird als Messsignal erfasst.
Rotationsviskosimeter werden in zwei Gruppen eingeteilt: *absolute* und *relative Viskosimeter*. Die Messwerte mit relativen Viskosimetern können nicht mit anderen relativen Werten verglichen werden. Absolute Viskositätswerte sind hingegen mit anderen absoluten Werten vergleichbar. Mit Rotationsviskosimetern kann die Viskosität Newtonscher und nicht-Newtonscher Flüssigkeiten bestimmt werden. Das Arzneibuch setzt folgende Messsysteme ein:

- Konzentrische Zylinder-Viskosimeter (absolute Viskosimeter)
- Kegel-Platte-Viskosimeter (absolute Viskosimeter)
- Spindelviskosimeter (relative Viskosimeter)

3.4.4 Pharmazeutische Anwendungen

Bei **dünn-** und **dickflüssigem Paraffin**, die aus verzweigten Alkanen und Cycloalkanen bestehen, ist die Viskosität das wichtigste Qualitätskriterium bezüglich der Anwendung beider Paraffine. Beide Stoffe werden als Laxans bei Vergiftungen mit organischen Lösungsmitteln eingesetzt.

Auch bei **Methylcellulose** ist die Viskosität ein wichtiges Reinheitskriterium. Bei **Natriumhyaluronat** und **Povidon** ist die Viskosität eine Kenngröße, die Rückschlüsse auf den Polymerisationsgrad bzw. die mittlere Molekülmasse zulässt.

Proteinhaltige Polysaccharide wie *Arabisches Gummi* oder *Tragant* sind galenische Hilfsstoffe, die viskose Gele in wässriger Lösung bilden und daher zur Stabilisierung von Suspensionen bei pharmazeutischen Zubereitungen Verwendung finden.

3.5 Analyse von Elementen

3.5.1 Nachweis von Elementen in organischen Verbindungen

In den ▸Kap. 2.1.1 bis ▸Kap. 2.1.5 wurden bereits einige Reaktionen zum Nachweis von Elementen (Kohlenstoff, Sauerstoff, Schwefel, Stickstoff, Iod) vorgestellt. Dies soll in den nachfolgenden Abschnitten vertieft und auf die Elementarzusammensetzung organischer Verbindungen ausgedehnt werden. Gegenstand dieses Kapitels ist auch die Bestimmung von Halogeniden oder von Schwefel mithilfe der *Schöniger-Methode* (Verbrennen in einer Sauerstoffatmosphäre).

3.5.1.1 Kohlenstoff

Beim Erhitzen oder Glühen organischer Substanzen tritt Kohlenstoff infolge Verkohlen oder Verbrennen unter Rußbildung vielfach elementar auf. Diese Vorprobe versagt aber bei unzersetzt flüchtigen, hochschmelzenden oder kohlenstoffarmen Verbindungen.

Deshalb wird man zum generellen Nachweis von Kohlenstoff die Substanz im Gemisch mit Kupfer(II)-oxid (CuO) verbrennen und Kohlenstoff über sein Oxidationsprodukt **Kohlendioxid** (CO_2) bestimmen. Das geruch- und farblose CO_2 ergibt z. B. beim Einleiten in eine Bariumhydroxid-Lösung (*Barytwasser*) [$Ba(OH)_2$] eine *weiße* Fällung von *Bariumcarbonat* ($BaCO_3$) [vgl. **MC-Fragen Nr. 99, 536**].

$$\text{„C"} + 2\,CuO \rightarrow 2\,Cu + CO_2\uparrow$$
$$CO_2 + Ba(OH)_2 \rightarrow BaCO_3\downarrow + H_2O$$

Qualitative Analytik

3.5.1.2 Wasserstoff

Der Nachweis des Wasserstoffs in organischen Verbindungen erfolgt ebenfalls durch Erhitzen der Substanz mit CuO unter Freisetzung von *Wasser*.

„2 H“ + CuO → Cu + H_2O

Das gebildete Wasser, das an den kälteren Teilen des Reagenzglases kondensiert, kann anschließend durch Umsetzung mit weiteren Reagenzien näher identifiziert werden. Hierfür eignen sich beispielsweise [vgl. **MC-Frage Nr. 531**]:

- Karl-Fischer-Lösung: $SO_2 + I_2 + 2\ H_2O \rightarrow H_2SO_4 + 2\ HI$
- Grignard-Reagenzien: $CH_3MgI + H_2O \rightarrow CH_4\uparrow + Mg(OH)I$
- Lithiumaluminiumhydrid: $LiAlH_4 + 4\ H_2O \rightarrow Al(OH)_3 + LiOH + 4\ H_2\uparrow$
- Calciumcarbid: $CaC_2 + 2\ H_2O \rightarrow C_2H_2\uparrow + Ca(OH)_2$

3.5.1.3 Stickstoff

Einige stickstoffhaltige Verbindungen spalten beim Erhitzen mit Kalkwasser oder einem Gemisch aus NaOH/CaO *Ammoniak* (NH_3) ab, das an seinem charakteristischen Geruch oder mithilfe eines Indikatorpapiers nachgewiesen werden kann. Diese Methode der Ammoniak-Freisetzung ist jedoch *nicht* allgemein anwendbar, sodass man zum Stickstoff-Nachweis zurückgreifen sollte auf:

Lassaigne-Probe: Hierzu erhitzt man die Substanz in einem Glühröhrchen mit metallischem Natrium. Nach dem Aufschluss der stickstoffhaltigen, schwefelfreien organischen Verbindung liegt der Stickstoff als *Natriumcyanid* (NaCN) vor und kann z. B. durch die *Berliner-Blau-Reaktion* nachgewiesen werden [siehe ▸Kap. 2.2.3.28 und ▸Kap. 2.3.2.12 sowie **MC-Fragen Nr. 532, 533, 535, 536, 539, 543**].

Dazu versetzt man die Aufschlussmasse mit Wasser, filtriert und kocht das alkalische Filtrat mit Eisen(II)-sulfat ($FeSO_4$). Das entstandene Natriumhexacyanoferrat(II) bildet nach Ansäuern mit verdünnter HCl und Zugabe von Fe(III)-Ionen „unlösliches Berliner Blau“.

„C,N“ + Na → NaCN

$Fe^{2+} + 6\ CN^- \rightarrow [Fe(CN)_6]^{4-}$

$4\ Fe^{3+} + 3\ [Fe(CN)_6]^{4-} \rightarrow Fe_4^{III}\ [Fe^{II}(CN)_6]_3\downarrow$

Ist nur wenig Stickstoff in der Substanz enthalten, so resultiert zunächst eine blaugrüne Lösung, aus der sich erst nach längerem Stehenlassen ein *blauer* Niederschlag abscheidet.

3.5.1.4 Schwefel

Lassaigne-Probe: Beim Aufschluss einer schwefelhaltigen, stickstofffreien Substanz mit metallischem Natrium wird organisch gebundener Schwefel in *Natriumsulfid* (Na_2S) umgewandelt. Das Aufschlussgemisch wird mit Wasser aufgenommen und filtriert. Versetzt man anschließend das wässrige Filtrat mit einer essigsauren Blei(II)-acetat-Lösung, so fällt *schwarzes* Bleisulfid (PbS) aus. Bei Anwesenheit von wenig Schwefel färbt sich die Lösung nur dunkelbraun [vgl. **MC-Fragen Nr. 102, 532, 534–536, 542, 794**].

„S“+ 2 Na → Na_2S
Na_2S + $Pb(OAc)_2$ → PbS↓ + 2 NaOAc

Alternativ dazu kann man in der Kälte zu einer zweiten Probe des Filtrats Natriumpentacyanonitrosylferrat(II)-Lösung hinzufügen. Bei Anwesenheit von Sulfid beobachtet man in alkalischer Lösung eine *Violettfärbung* unter Bildung des komplexen $Na_4[Fe(CN)_5NOS]$ [vgl. **MC-Frage Nr. 541**].

$Na_2S + Na_2[Fe(CN)_5NO] \rightarrow Na_4[Fe(CN)_5NOS]$

- Das *gemeinsame* Vorliegen von *Schwefel und Stickstoff* in einer organischen Substanz kann nach Lassaigne-Aufschluss und Auflösen der Aufschlussmasse in verdünnter Salzsäure direkt durch die Farbreaktion mit Eisen(III)-Ionen unter Bildung von *rotem* Eisen(III)-thiocyanat $[Fe(SCN)_3]$ nachgewiesen werden, weil beim Lassaigne-Aufschluss der organischen Substanz, die sowohl Schwefel als auch Stickstoff enthält, *Natriumthiocyanat* (NaSCN) entsteht [vgl. **MC-Fragen Nr. 532, 535, 536**].

  „C, N, S“ + Na → NaSCN → $Fe(SCN)_3$

- Außer durch Schmelzen mit Natrium kann man eine schwefelhaltige Verbindung auch mit Zink/HCl aufschließen, wobei der organisch gebundene Schwefel zu *Schwefelwasserstoff* (H_2S) reduziert wird und anschließend mit Pb(II)-Ionen als *Bleisulfid* (PbS) nachgewiesen werden kann. Dieses Verfahren nutzt das Arzneibuch z. B. bei einer Identitätsreaktion von **Acetazolamid** [N-(5-Sulfamoyl-1,3,4-thiadiazol-2-yl)acetamid].

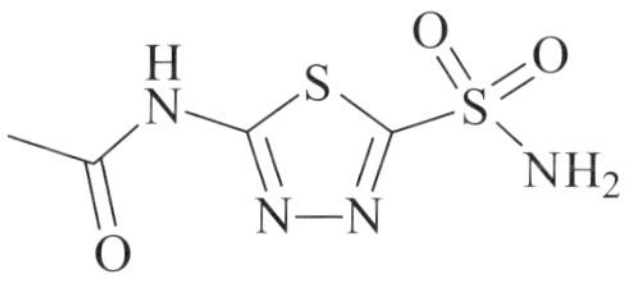

Acetazolamid

Weitere Nachweisreaktionen für Schwefel werden in den ▸ Kap. 2.1.3 und ▸ Kap. 3.5.1.7 beschrieben [vgl. **MC-Fragen Nr. 101–103, 554, 555, 880, 886, 889**].

3.5.1.5 Halogene

Für den qualitativen und quantitativen Nachweis von Halogenen in organischen Molekülen stehen verschiedene Methoden zur Verfügung:

Beilstein-Probe: Hierzu erhitzt man einen ausgeglühten Kupferdraht mit einigen Körnchen der zu untersuchenden Substanz in der nichtleuchtenden Bunsenflamme. Bei Anwesenheit von Halogenen zeigt die Flamme die charakteristische *grüne* bis *blaugrüne* Farbe der verdampfenden *Kupferhalogenide*. Mit diesem empfindlichen Nachweis lassen sich nieder- und hochmolekulare halogenhaltige organische Verbindungen untersuchen. Allerdings ist die Beilstein-Probe nicht absolut zuverlässig, da auch andere Substanzen die Bunsenflamme grün färben [vgl. **MC-Fragen Nr. 6–8, 10, 11, 546–549**].

Lassaigne-Probe: Durch den Aufschluss mit Natrium wird organisch gebundenes Halogen in das betreffende Halogenid übergeführt, das anschließend im salpetersauren Filtrat der Aufschlussmasse als schwer lösliches *Silbersalz* nachgewiesen werden kann [vgl. **MC-Fragen Nr. 535–538, 545, 547, 550, 552, 553**].

Zur Identifizierung von Fluorid, das ein lösliches Silbersalz bildet, eignet sich die Entfärbung eines Zircon-Alizarin-Farblackes unter Bildung des komplexen Anions $[ZrF_6]^{2-}$. Bromide können auch durch die nachfolgende Oxidation mit Permanganat zu elementarem Brom, gefolgt von der Umsetzung mit Fluorescein-Natrium/NH_3 zu *rotem Eosin* nachgewiesen werden [vgl. **MC-Frage Nr. 540**].

Reduktive Spaltung: Neben dem Lassaigne-Aufschluss mit metallischem Natrium kann organisch gebundenes Halogen auch reduktiv durch *Hydrogenolyse* als Halogenid abgespalten werden. Ein weit verbreitetes Verfahren ist die Hydrogenolyse mit Raney/Nickel in Ethanol oder in einer wässrig-alkalischen Suspension. Auch Zinkstaub in Ethanol oder in schwefelsaurer Lösung wird häufig zur Halogenabspaltung genutzt. *Ph. Eur.* setzt bei der Gehaltsbestimmung iodhaltiger Röntgenkontrastmittel Zinkstaub in konzentrierter Natriumhydroxid-Lösung als Reduktionsmittel ein [siehe auch Ehlers, **Analytik II**, ▸ Kap. 8.2.4 und **MC-Fragen Nr. 545, 546, 549–553**].

R-Hal + „2 H“ → R-H + HHal

Oxidative Spaltung: Die Abspaltung von Halogen aus organischen Verbindungen kann auch mithilfe von Oxidationsmitteln erfolgen. Zum Nachweis organisch gebundenen Fluors verwendet man zum oxidativen Aufschluss Chromschwefelsäure (CrO_3/H_2SO_4). Dabei entsteht Fluorwasserstoff (HF), der die Wände des Reagenzglases ätzt und sie schwer benetzbar macht. Auch eine alkalische Permanganat-Lösung ($KMnO_4$/HO^-) oder eine Wasserstoffperoxid-Lösung (H_2O_2/HO^-) sind als Oxidationsmittel geeignet. Zur oxidativen Zerstörung einiger Substanzen wie z.B. **Levothyroxin-Natrium** setzt man konzentrierte Schwefelsäure ein. Es entstehen beim Erhitzen *violette* Iod-Dämpfe [vgl. **MC-Frage Nr. 553**].

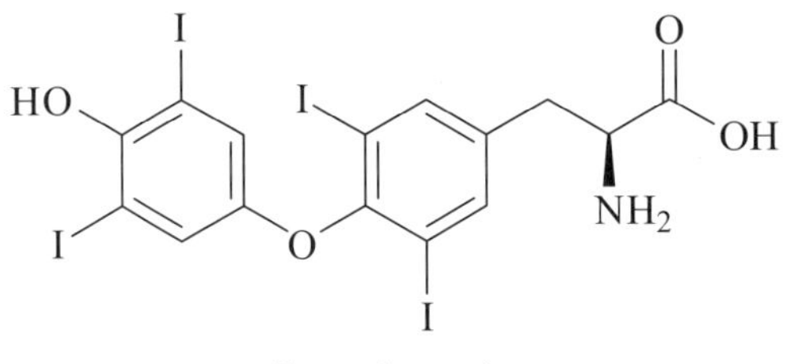

Levothyroxin

Eine interessante Abfolge von Nachweisen für verschiedene Halogene lässt *Ph. Eur.* für **Halothan** (2-Brom-2-chlor-1,1,1-trifluorethan) [F_3C-CHBrCl] durchführen. Nach *oxidativer Spaltung* mit H_2O_2 liegen Fluorid-, Bromid- und Chlorid-Ionen *nebeneinander* vor. Fluorid-Ionen bilden mit Zircon(IV) den stabilen Komplex $[ZrF_6]^{2-}$, sodass die Bildung eines rotvioletten Farblackes von Zr(IV) mit zugesetztem Alizarin S ausbleibt.

Bromid wird mit Chloramin T-Lösung zu Brom oxidiert, das durch die gelbliche Farbe der Lösung erkannt werden kann. Der Bromid-Nachweis wird spezifischer, wenn man Phenolrot-Lösung zusetzt, die bei pH = 5,2 eine *gelbe* Farbe zeigt. Brom wandelt Phenolrot in Bromphenolblau um, das bei diesem pH-Wert *blauviolett* gefärbt ist.

Zum Chlorid-Nachweis als schwer lösliches AgCl müssen Bromid-Ionen abwesend sein. Daher oxidiert man vor der Fällung mit Silbernitrat Bromid mit Kaliumbromat zu Brom, das hinzugefügtes Aceton bromiert und so gebunden wird.

Hydrolytische Spaltung: In zahlreichen Fällen gelingt die hydrolytische Halogenid-Abspaltung durch Versetzen mit einer verdünnten wässrigen Alkalihydroxid-Lösung, wie z. B. bei **Chloralhydrat** und **Chloramphenicol**; manchmal genügt auch das Erhitzen in Wasser oder einer Alkalicarbonat-Lösung [vgl. **MC-Fragen Nr. 546, 547, 549–551, 573**].

R-**Hal** + 2 H_2O (NaOH) → R-OH + H_3O^+ + **Hal**$^-$ (Na^+Hal^-)

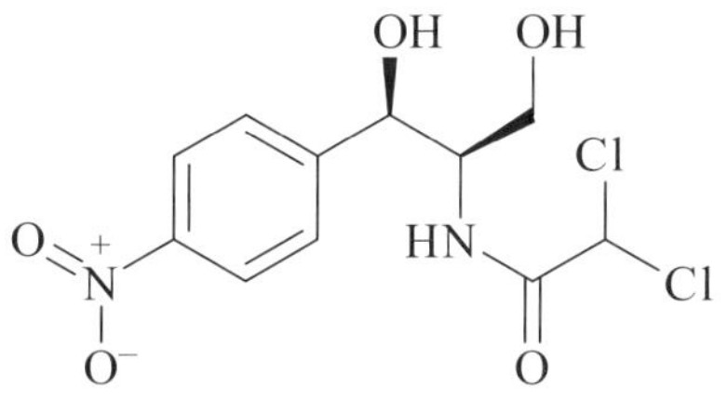

Chloramphenicol 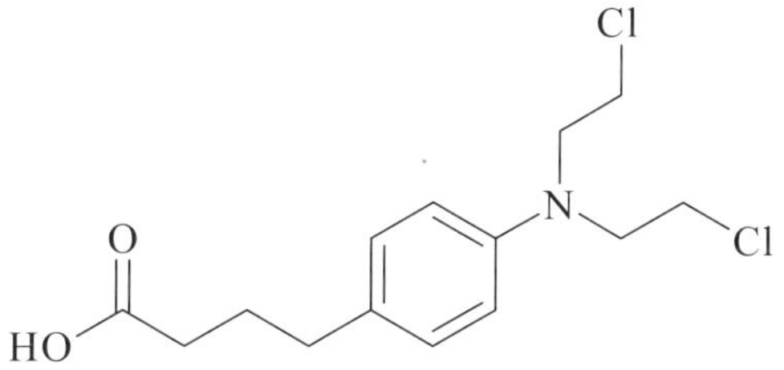 **Chlorambucil**

Beispielsweise spalten zahlreiche Alkylhalogenide, RCH_2Cl wie **Chlorambucil** oder geminale Dihalogenide, $RCHCl_2$ wie **Chloramphenicol** bzw. Trihalogenide, $RCCl_3$ wie **Choralhydrat** (2,2,2-Trichlorethan-1,1-diol) [CCl_3-$CH(OH)_2$], **Chlorobutanol** (1,1,1-Trichlor-2-methylpropan-2-ol) [CCl_3-$COH(CH_3)_2$] oder **Metrifonat** [Dimethyl-(2,2,2-trichlor-1-hydroxyethan)phosphonat] [CCl_3-CHOH-$PO(OCH_3)_2$], leicht das organisch gebundene Halogen als Halogenid ab, das anschließend durch Fällung mit $AgNO_3$-Lösung nachgewiesen werden kann.

Die hydrolytische Halogenidabspaltung misslingt normalerweise bei *Arylhalogeniden* (Ar-Hal) wie z. B. Haloperidol, Chlorkresol, Iopansäure oder Levothyroxin-Natrium. Bei vielen Arylhalogeniden gelingt jedoch die Halogensubstitution durch *Alkalischmelze* oder mithilfe einer *Alkalicarbonat-Schmelze* [siehe auch ▸Kap. 3.6.1 und **MC-Fragen Nr. 548, 552, 553, 573**].

R-CH_2Cl + H_2O → R-CH_2OH + HCl
R-$CHCl_2$ + H_2O → R-CH=O + 2 HCl
R-CCl_3 + 2 H_2O → R-COOH + 3 HCl
Ar-Cl + H_2O —//→ keine Reaktion

Wurzschmitt-Methode: Eine quantitative Halogenbestimmung ist möglich, indem in eine Nickelbombe Ethylenglycol, die abgewogene Substanzmenge und Natriumperoxid (Na_2O_2) eingebracht und gezündet werden. Das Reaktionsgemisch wird anschließend in Wasser gelöst. Bromid bzw. Chlorid werden danach argentometrisch bestimmt. Iod, das zu Iodat oxidiert wurde, bestimmt man iodometrisch (siehe Ehlers, **Analytik II,** ▸ Kap. 7.2.3.3 und ▸ Kap. 8.2.4).

Nachweis organisch gebundenen Fluors: Das Arzneibuch nutzt für diese Prüfung aus, dass beim Glühen fluorhaltiger organischer Moleküle mit *Magnesiumoxid* (MgO) das gebundene Fluor in anorganisches Fluorid überführt wird. Fluorid wird dann mit Alizain S nachgewiesen. Alizarin S bildet mit Zirconium(V)-Ionen einen *violetten* Farblack. In Gegenwart von Fluorid-Ionen entstehen jedoch stabilere Fluorzirconium-Komplexe unter Freisetzung von *gelbem* Alizarin S (siehe ▸ Kap. 2.2.3.1, Ziffer 1).

Ph. Eur. wendet diese Methode bei Identitätsprüfungen von fluorhaltigen Steroiden wie **Betamethason** oder **Dexamethason** an.

Bei fluorhaltigen Butyrophenon-Derivaten wie **Benperidol** erfolgt nach der Mineralisierung der Substanz mit MgO ein *indirekter Nachweis* von freigesetzten Fluorid-Ionen. Dabei wird die Bildung eines roten Farblacks aus Magnesium-Ionen und Alizarin S in schwach saurem Milieu in Gegenwart von Fluorid verhindert (siehe auch ▸ Kap. 2.3.2.17).

Dexamethason **Benperidol**

3.5.1.6 Phosphor

Organisch gebundener Phosphor kann als *Phosphat* nachgewiesen werden, in dem man das Substrat mit Natriumperoxid [Na_2O_2] (Wurzschmitt-Bombe) oxidativ zerstört bzw. die Verbindung durch Erhitzen mit rauchender HNO_3 im Einschlussrohr oder durch Oxidationsschmelze mit einem Gemisch aus einem Teil Kaliumnitrat und zwei Teilen Soda aufschließt [vgl. **MC-Frage Nr. 544**].

3.5.1.7 Schöniger-Methode (Verbrennen im Sauerstoffkolben)

Der **Schöniger-Aufschluss** ist ein mikroanalytisches Verfahren zur Bestimmung von *Halogenen* und *Schwefel*. Bei dieser Methode verbrennt man die zu analysierende und pulverisierte Substanz in einer *Sauerstoffatmosphäre* und bestimmt maßanalytisch die gebildeten Verbrennungsprodukte.

Ausführung: Die zu analysierende Substanz wird auf einem aschefreien Filterpapier, das eine Papierzunge enthält, genau eingewogen. Das Filterpapier, in dem die

Substanz eingewickelt wurde, wird in einen speziellen Erlenmeyerkolben aus Borosilicatglas eingebracht, der mit einer Absorptionsflüssigkeit befüllt ist und mit Sauerstoff gespült wurde. Das Papier wird an der Papierzunge angezündet. Während des Verbrennungsvorganges wird der Kolben mit einem Schliffstopfen fest verschlossen. Der Schliffstopfen ist mit einem Probenhalter (Pt-Drahtnetz) zur Aufnahme des gefalteten Papierfilters verbunden. Nach der vollständigen Verbrennung wird der Kolben kräftig geschüttelt, um die Verbrennungsprodukte zu lösen. Kolbeninhalt und Waschflüssigkeiten werden vereinigt und gemäß der jeweiligen Monographie titrimetrisch analysiert.

Für die einzelnen Elemente bieten sich folgende Vorgehensweisen an [vgl. **MC-Fragen Nr. 545–561, 886, 899**]:

Brom: Zur Absorption dient H_2SO_4, der zur Reduktion des bei der Verbrennung entstehenden elementaren *Broms* (Br_2) Wasserstoffperoxid (H_2O_2) zugesetzt wird. Anschließend werden die Bromid-Ionen argentometrisch nach Volhard bestimmt [siehe Ehlers, **Analytik II,** ▸ Kap. 8.2.1 und **MC-Fragen Nr. 545, 554, 555, 557**].

$$Br_2 + H_2O_2 \rightarrow O_2\uparrow + 2\,HBr$$

Chlor: Zur Absorption des gebildeten *Chlorwasserstoffs* (HCl) wird Natriumhydroxid-Lösung verwendet. Anschließend werden die gebildeten Chlorid-Ionen argentometrisch nach Volhard titriert [vgl. **MC-Fragen Nr. 546–551, 554–558**].

Fluor: Der gebildete *Fluorwasserstoff* (HF) wird in verdünnter Lauge absorbiert; anschließend werden die Fluorid-Ionen fällungsanalytisch mit Thorium(IV)-nitrat-Lösung gegen Alizarinsulfonsäure als Indikator titriert [siehe hierzu auch ▸ Kap. 2.2.3.1 und **MC-Fragen Nr. 144, 554–557**].

$$4\,F^- + Th^{4+} \rightarrow ThF_4$$

Sobald alle Fluorid-Ionen in Thoriumtetrafluorid (ThF_4) übergeführt sind, entsteht mit überschüssiger Maßlösung und dem Indikator ein *roter* Farblack. Da der Farbwechsel des Indikators stöchiometrisch nicht exakt erfolgt und sein Erkennen individuell unterschiedlich ist, wird die Thoriumnitrat-Lösung zuvor gegen eine Fluorid-Standardlösung eingestellt.

Iod: Das bei der Verbrennung im Sauerstoffkolben entstandene *Iod* (I_2) wird in Natronlauge absorbiert und mit Hypobromit (BrO^-) zu *Iodat* (IO_3^-) oxidiert. Durch Zugabe von Kaliumhydrogenphthalat wird ein pH-Wert von 4–5 eingestellt. Das dabei aus dem überschüssigen Hypobromit gebildete Brom wird teilweise verkocht oder an Phthalsäure gebunden. Anschließend setzt man Kaliumiodid (KI) hinzu und titriert das durch die Komproportionierung mit der vorliegenden *Iodsäure* (HIO_3) gebildete elementare *Iod* mit Thiosulfat ($S_2O_3^{2-}$) zurück. Bei der Schöniger-Bestimmung von kovalent gebundenem Iod laufen somit folgende Teilprozesse ab [vgl. **MC-Fragen Nr. 556, 557, 559, 560**]:

$$I_2 + 2\,HO^- \rightarrow IO^- + I^- + H_2O$$
$$IO^- + I^- + 5\,BrO^- \rightarrow 5\,Br^- + 2\,IO_3^-$$
$$Br^- + BrO^- + 2\,H_3O^+ \rightarrow 3\,H_2O + Br_2\uparrow$$
$$IO_3^- + 5\,I^- + 6\,H_3O^+ \rightarrow 3\,I_2 + 9\,H_2O$$
$$I_2 + 2\,S_2O_3^{2-} \rightarrow 2\,I^- + S_4O_6^{2-}$$

Ein Blindversuch wird durchgeführt, weil das zur Herstellung der Hypobromit-Lösung verwendete Brom häufig *nicht* iodidfrei ist.

Schwefel: Das bei der Verbrennung gebildete *Schwefeldioxid* (SO_2) wird in der Absorptionslösung mit Wasserstoffperoxid (H_2O_2) zu Schwefelsäure (H_2SO_4) oxidiert, die anschließend fällungsanalytisch mit gepufferter (pH = 3,7) Bariumperchlorat-Maßlösung titriert wird. Alizarinsulfonsäure dient als Adsorptionsindikator [vgl. **MC-Fragen Nr. 554, 555, 886, 889**].

$$SO_2 + H_2O_2 \rightarrow H_2SO_4$$
$$SO_4^{2-} + Ba^{2+} \rightarrow BaSO_4\downarrow$$

Da Fremdionen das Ergebnis beeinflussen, wird bei Anwesenheit von Halogenid- und Phosphat-Ionen in stärker saurem pH-Bereich gegen Naphtharson als Indikator titriert. Auch hier ist ein Blindversuch durchzuführen.

Substanzen wie **Nitrazepam**, die nur aus den Elementen C, H, N, O bestehen, können nach Schöniger *nicht* bestimmt werden [vgl. **MC-Frage Nr. 561**].

3.5.2 Ermittlung der Summenformel

Die Grundlage zur Aufstellung der chemischen Formel einer unbekannten organischen Substanz bilden die aus der quantitativen *Elementaranalyse* ermittelten Prozentzahlen der einzelnen Elemente. Hierbei ergibt sich der Prozentgehalt für *Sauerstoff*, der häufig *nicht* gesondert bestimmt wird, als Differenzwert ad 100%.

Dividiert man die gefundenen Gewichtsprozentwerte durch die *Atommasse* des betreffenden Elementes, so kommt man zum Atomverhältnis der unbekannten Verbindung. Dividiert man anschließend die errechneten Quotienten durch die *kleinste* erhaltene Zahl, so erhält man die *Verhältnisformel* (Summenformel). Das folgende Beispiel soll dies verdeutlichen:

$$\begin{aligned}
C &= 40{,}82\ \% : 12 = 3{,}40 : 1{,}67 = 2\\
H &= 8{,}63\ \% : 1 = 8{,}63 : 1{,}67 = 5\\
N &= 23{,}75\ \% : 14 = 1{,}69 : 1{,}67 = 1\\
\text{Summe} &= 73{,}20\ \%\\
\text{Differenz entspricht } O &= 26{,}80\ \% : 16 = 1{,}67 : 1{,}67 = 1\\
\text{Summe} &= 100{,}00\ \%
\end{aligned}$$

Die einfachste Verhältnisformel für das obige Beispiel ist demnach: $\mathbf{C_2H_5NO}$, jedoch besitzen alle ganzzahligen Vielfache $\mathbf{C_{2n}H_{5n}N_nO_n}$ (n = 1, 2, 3...) das gleiche Atomverhältnis, sodass zur weiteren Charakterisierung noch die *Molmasse* der betreffenden Verbindung bestimmt werden muss.

Die folgenden **MC-Beispiele** sollen die Berechnung der Summenformel aus Gewichtsprozentangaben nochmals erläutern [Nummer der MC-Frage in Klammer]:

[562] Für eine organische Verbindung wurde gefunden, dass sie zu 84 % aus Kohlenstoff und zu 16% aus Wasserstoff besteht (Summe C + H = 100 %). Ihre Summenformel berechnet sich somit zu:

C = 84 % : 12 = 7
H = 16 % : 1 = 16

Die einfachste Verhältnisformel ist demnach: $\mathbf{C_7H_{16}}$

[563] Eine Substanz, die zu 80% aus Kohlenstoff und zu 20 % aus Wasserstoff (Summe C+H = 100 %) besteht, hat die Summelformel:

C = 80 % : 12 = 6,67 : 6,67 = 1
H = 20 % : 1 = 20,00 : 6,67 = 3

Daraus folgt für die Verhältnisformel: $\mathbf{C_n}H_{3n}$, mit dem einfachsten Glied: $\mathbf{C_2H_6}$ *(Ethan)*

[564] Eine Substanz, die zu 75 % aus Kohlenstoff und zu 25 % aus Wasserstoff (Summe C+H = 100 %) besteht, hat die Summenformel $\mathbf{C_n}H_{4n}$ mit *Methan* ($\mathbf{CH_4}$) als einfachstem Vertreter.

C = 75 % : 12 = 6,25 : 6,25 = 1
H = 25 % : 1 = 25,00 : 6,25 = 4

[565] Eine Substanz, die zu 48,65 Massen% aus Kohlenstoff, 43,24 % aus Sauerstoff und zu 8,11 % aus Wasserstoff besteht, hat die Summenformel:

C = 48,65 % : 12 = 4,05 : 2,70 = 1,5
O = 43,24 % : 16 = 2,70 : 2,70 = 1,0
H = 8,11 % : 1 = 8,11 : 2,70 = 3,0

Die Verbindung hat somit die Summenformel $\mathbf{C_3H_8O_2}$.

[566] *Acetylaceton* ($CH_3COCH_2COCH_3$) besitzt die Summenformel $\mathbf{C_5H_8O_2}$ und besteht zu **60 %** aus Kohlenstoff, **8 %** aus Wasserstoff und zu **32 %** aus Sauerstoff (Summe C+H+O = 100%).

C = 5 · 12 = 60
H = 8 · 1 = 8
O = 2 · 16 = 32

[567] Bei einer Substanz, die zu 50,05 % aus Schwefel und zu 49,95 % aus Sauerstoff (Summe S+O = 100%) besteht, handelt es sich um *Schwefeldioxid* ($\mathbf{SO_2}$):

S = 50,05 : 32 = 1,56 : 1,56 = 1
O = 49,95 : 16 = 3,12 : 1,56 = 2

[568] Eine anorganische Substanz, die zu 25,6 % aus Kupfer, 12,8 % aus Schwefel, 4,0 % aus Wasserstoff und zu 57,6 % aus Sauerstoff besteht, hat die Summenformel:

Cu : 25,6 % : 64 = 0,4 : 0,4 = 1
S : 12,8 % : 32 = 0,4 : 0,4 = 1
H : 4,0 % : 1 = 4,0 : 0,4 = 10
O : 57,6 % : 16 = 3,6 : 0,4 = 9

Bei der Substanz handelt es sich somit um *Kupfer(II)-sulfat-Pentahydrat* $\mathbf{[CuSO_4 \cdot 5\,H_2O]}$.

Qualitative Analytik

3.6 Chemische Analyse funktioneller Gruppen

3.6.1 Hinweis auf hydrolysierbare Verbindungen

Einige Substanzklassen lassen sich nicht direkt, sondern erst nach vorheriger alkalischer oder saurer Hydrolyse durch die dabei gebildeten Produkte geeigneter Funktionalität identifizieren.

Durch alkalische Hydrolyse (wässrige/alkoholische Alkalihydroxid-Lösung), gegebenenfalls unter Rückfluss, werden *Amide – Ester – Lactame – Lactone – Nitrile* und *Alkylhalogenide* in leichter nachweisbare Substanzen umgewandelt, während *Acetale – Ketale – Azomethine – Enamine – Oxime – Hydrazone* oder *Ether* in saurem Milieu (HCl, HI) gespalten werden. ◘ Tab. 3.6 gibt Auskunft über die dabei gebildeten Hydrolyseprodukte [vgl. **MC-Fragen Nr. 569–573**].

Anzumerken ist, dass in *Alkylhalogeniden* die *hydrolytische Abspaltung* des Halogenatoms als Halogenid mit wässriger Alkalihydroxid-Lösung im Allgemeinen glatt verläuft. *Arylhalogenide* reagieren unter diesen Bedingungen *nicht*. In diesen Substanzen spaltet man das Halogenatom häufig in der *Schmelze* mit Alkalihydroxiden oder Alkalicarbonaten ab. Darüber hinaus hat sich die *hydrogenolytische Abspaltung* des Halogens in Arylhalogeniden mit Raney-Nickel in Ethanol bewährt (siehe auch ▸ Kap. 3.6.3.4).

$R_3C\text{-Hal} + HO^- \rightarrow R_3C\text{-OH} + Hal^-$ (Hydrolyse)

Ar-Hal + „2H“ (RaNi) → Ar-H + H-Hal (Hydrogenolyse)

3.6.2 Hinweis auf Oxidationsmittel und Reduktionsmittel

Eine Prüfung auf *Reduktionsmittel* (oxidierbare Substanzen) kann auf unterschiedliche Weise erfolgen; gebräuchlich sind vor allem:

◘ **Tab. 3.6 Identifizierbare Hydrolyseprodukte**

Substrat	Hydrolyseprodukte
Acetale	Aldehyd + Alkohol
Ketale	Keton + Alkohol
Nitrile (Carbonitrile)	Carbonsäure + Ammoniak
Azomethine, Enamine	Carbonylverbindung + Amin
Oxime, Hydrazone	Carbonylverbindung
Carbonsäureamide	Carbonsäure + Amin (Ammoniak)
Carbonsäureester	Carbonsäure + Alkohol
Phenolester (Phenylester)	Carbonsäure + Phenol
Carbonsäurehalogenide, -anhydride	Carbonsäure
Lactame	Aminocarbonsäure
Lactone	Hydroxycarbonsäure
Alkylhalogenide	Alkohol
Ether	Alkohol (Alkylhalogenid)
Phenolether (Phenylether)	Phenol + Alkylhalogenid

- **Entfärben einer Permanganat-Lösung:** Einen positiven Test ergeben alle leicht oxidierbaren Substanzen wie Enole, Endiole, manche Phenole, primäre und sekundäre Alkohole, Mercaptane, Sulfide (Thioether), Aldehyde, Amine sowie Alkene oder Alkine [siehe auch ▸ Kap. 3.6.3.1 und ▸ Kap. 3.6.3.2 sowie **MC-Fragen Nr. 574, 576–580, 582–586, 788, 791, 793**].
- **Tollens-Reagenz:** Aus einer ammoniakalischen Silbersalzlösung scheiden Aldehyde, reduzierbare Zucker, 1,2-Diketone, 2-Hydroxyketone, mehrwertige Phenole und Aminophenole elementares Silber in Form eines Metallspiegels oder eines schwarzen Niederschlags ab. Auch einige aromatische Amine ergeben eine positive Reaktion [siehe auch ▸ Kap. 3.6.3.11 und **MC-Fragen Nr. 631, 632**].
- **Fehling-Reagenz:** Starke Reduktionsmittel – besonders Aldehyde und reduzierende Zucker wie *Glucose* oder *Fructose* – fällen aus einer alkalischen Kupfer(II)-tartrat-Lösung *gelbes* bis *rotes* Kupfer(I)-oxid (Cu_2O). Aromatische Aldehyde geben diesen Test normalerweise *nicht* [siehe auch ▸ Kap. 3.6.3.11 und **MC-Frage Nr. 575**].

Weitere häufig verwendete Oxidationsmittel zum Nachweis reduzierender Substanzen sind Bromwasser oder eine Salpetersäure-Lösung.

Bei diesen Reaktionen werden aus primären **Alkoholen** zunächst Aldehyde erhalten, die meistens unter den angewandten Bedingungen weiter zu Carbonsäuren oxidiert werden. Sekundäre Alkohole lassen sich leicht zu Ketonen dehydrieren, während sich tertiäre Alkohole nur *schwer* und unter C–C–Spaltung oxidieren lassen.

So ist *Citronensäure*, eine achirale Tricarbonsäure mit tertiärer Alkoholfunktion, relativ schwer oxidierbar. Je nach den Reaktionsbedingungen bildet sich unter gleichzeitiger Decarboxylierung β-Ketoglutarsäure (3-Oxopentandisäure, Acetondicarbonsäure) [$HOOC\text{-}CH_2\text{-}CO\text{-}CH_2\text{-}COOH$] oder unter C-C-Bindungsspaltung entsteht Oxalsäure [HOOC-COOH] [siehe auch ▸ Kap. 3.6.3.16 und **MC-Frage Nr. 575**].

Aus **Ketolen** (α-Hydroxyketone) [O=C-CHOH] wie den *Glucocorticoiden* oder aus **Endiolen** [HO-C=C-OH] wie *Ascorbinsäure* entstehen dabei 1,2-Dicarbonylverbindungen [O=C-C=O]. Endiole selbst sind wiederum Dehydrierungsprodukte von **1,2-Diolen** (Glycolen) [HOCH-CHOH] [siehe auch ▸ Kap. 3.6.3.6 und **MC-Frage Nr. 575**].

$$\begin{array}{ccccc} R{-}CH_2OH & \longrightarrow & R{-}CH{=}O & \longrightarrow & R{-}COOH \\ \textbf{Prim. Alkohol} & & \textbf{Aldehyd} & & \textbf{Carbonsäure} \end{array}$$

$$\begin{array}{ccc} R_2CHOH & \rightarrow & R_2C{=}O \\ \textbf{Sek. Alkohol} & & \textbf{Keton} \end{array}$$

$$\begin{array}{ccccccc} R{-}\underset{\displaystyle HO}{\overset{}{\underset{|}{C}}H}{-}\underset{\displaystyle OH}{\underset{|}{C}H}{-}R & \longrightarrow & R{-}\underset{\displaystyle HO}{\underset{|}{C}}{=}\underset{\displaystyle OH}{\underset{|}{C}}{-}R & \longrightarrow & R{-}\underset{\displaystyle O}{\underset{\|}{C}}{-}\underset{\displaystyle O}{\underset{\|}{C}}{-}R & \longleftarrow & R{-}\underset{\displaystyle HO}{\underset{|}{C}H}{-}\underset{\displaystyle O}{\underset{\|}{C}}{-}R \\ \textbf{1,2-Diol} & & \textbf{Endiol} & & \textbf{1,2-Diketon} & & \textbf{2-Hydroxyketon} \end{array}$$

Das Arzneibuch nutzt die Oxidation eines primären Alkohols zur Carbonsäure z. B. bei der Identitätsprüfung von **Phenoxyethanol,** das in sodaalkalischer Lösung mit Kaliumpermanganat zu *Phenoxyessigsäure* oxidiert wird. Die Säure kann nach Umkristallisation durch ihren Schmelzpunkt charakterisiert werden. Ein weiteres Beispiel ist **Benzylalkohol**, der in *Benzoesäure* umgewandelt wird.

$$C_6H_5{-}O{-}CH_2{-}CH_2OH \longrightarrow C_6H_5{-}O{-}CH_2{-}COOH$$

Phenoxyethanol **Phenoxyessigsäure**

$$C_6H_5{-}CH_2OH \longrightarrow C_6H_5{-}COOH$$

Benzylalkohol **Benzoesäure**

Die *Bishydroxylierung* von Alkenen mit Kaliumpermanganat-Lösung führt zu cis-Glycolen, die durch eine nachfolgende Glycolspaltung in Carbonylverbindungen umgewandelt werden (siehe auch ▸Kap. 3.6.3.1).

$$R_2C{=}CR_2 \longrightarrow R_2C(OH){-}C(OH)R_2 \longrightarrow R_2C{=}O + O{=}CR_2$$

Alken **cis-Glycol** **Carbonylverbindung**

Mehrwertige **Phenole** (Ar–OH) mit orthoständigen *(Brenzcatechin-Struktur)* oder paraständigen Hydroxylgruppen *(Hydrochinon-Struktur)* werden zu *Chinonen* oxidiert, während aus Aminophenolen *Chinonimine* gebildet werden. Beispielsweise lassen sich **Epinephrin** (Adrenalin) und **2-Methylnaphthohydrochinon** bereits durch schwache Oxidationsmittel wie Iod in ein chinoides Oxidationsprodukt überführen [vgl. **MC-Frage Nr. 575**].

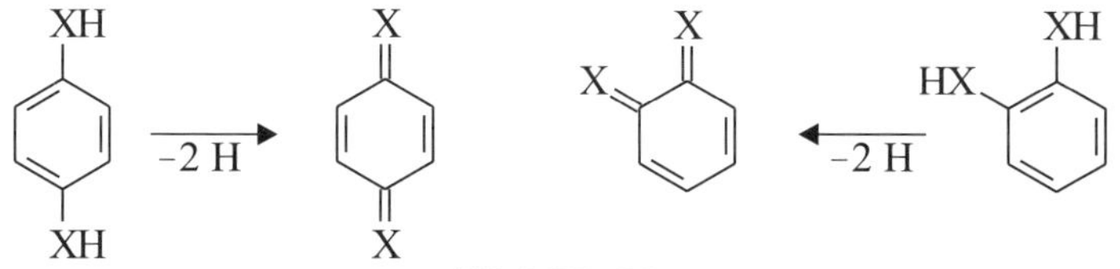

[X=NH; O]

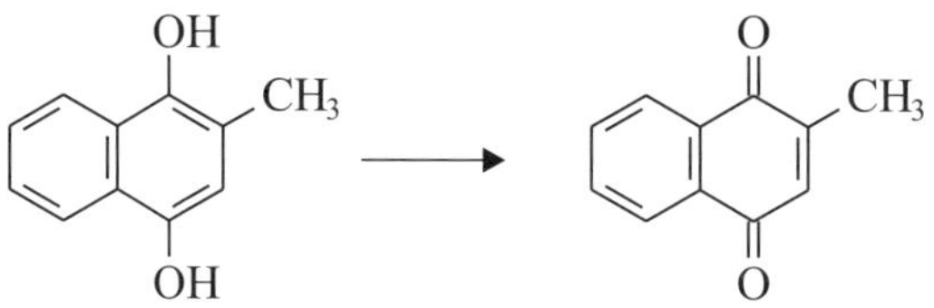

Menadion

Auch **Mercaptane** (R–SH) und **Thiophenole** (Ar–SH) sind gegenüber Oxidationsmitteln sehr empfindlich. Unter milden Bedingungen werden sie zu Disulfiden dehydriert, während sie durch starke Oxidationmittel über Sulfinsäuren in Sulfonsäuren, der *höchsten* Oxidationsstufe des Schwefels (+6), übergeführt werden [vgl. **MC-Frage Nr. 574**].

$$\underset{\textbf{Disulfid}}{R{-}S{-}S{-}R} \longleftarrow \underset{\textbf{Mercaptan}}{R{-}SH} \longrightarrow \underset{\textbf{Sulfinsäure}}{R{-}SO_2H} \longrightarrow \underset{\textbf{Sulfonsäure}}{R{-}SO_3H}$$

Sulfide (Thioether) werden schließlich über Sulfoxide zu Sulfonen oxidiert.

$$\underset{\textbf{Sulfid}}{R{-}S{-}R} \longrightarrow \underset{\textbf{Sulfoxid}}{R{-}S({=}O){-}R} \longrightarrow \underset{\textbf{Sulfon}}{R{-}S({=}O)_2{-}R}$$

Die quantitative *Bestimmung von oxidierenden Substanzen* (reduzierbare Verbindungen, Oxidationsmittel) lässt das Arzneibuch wie folgt durchführen:

Die essigsaure wässrige Lösung der betreffenden Verbindung wird mit Kaliumiodid versetzt und für 25–30 Minuten im Dunkeln stehengelassen. Nach Zusatz von Stärke-Lösung wird das ausgeschiedene Iod mit Natriumthiosulfat-Lösung (0,002 mol/L) zurücktitriert. Der Verbrauch an Thiosulfat wird auf Wasserstoffperoxid bezogen. 1 mL der $Na_2S_2O_3$-Lösung (0,002 mol/L) entspricht 34 µg Oxidans als Wasserstoffperoxid berechnet.

Bei der Bestimmung von Oxidationsmitteln werden somit *nur* wasserlösliche, Iodid oxidierende Substanzen erfasst (siehe Ehlers, **Analytik II,** ▸ Kap. 7.2.3.3).

3.6.3 Nachweis pharmazeutisch relevanter funktioneller Gruppen

3.6.3.1 Nachweise von Alkenen (Olefinen)

Zur Identifizierung von Alkenen sind eine Reihe elektrophiler Additionsreaktionen geeignet. Hierzu zählen die *Hydrierung* mit Pt/H_2 oder Pd/H_2, die Entfärbung von Brom- bzw. Permanganat-Lösung, die Anlagerung von Nitrosylchlorid sowie die Umsetzung mit organischen Peroxosäuren zu Epoxiden, die chemisch weiter umgewandelt werden können. Die Ozonisierung von Alkenen führt schließlich zu Carbonylverbindungen [vgl. **MC-Fragen Nr. 576–582**].

(1) Bishydroxylierung (Baeyer-Probe): Die Bishydroxylierung von Alkenen mit Kaliumpermanganat ($KMnO_4$) in alkalischer Lösung oder mit Osmiumtetroxid (OsO_4) liefert als Intermediate cyclische Ester, die zu cis-Glycolen hydrolysieren. Permanganat wird dabei bis zur Stufe des Mangan(IV)-oxidhydrats [$MnO(OH)_2$] reduziert, das ausfällt. Auch hochsubstituierte Alkene, die im Allgemeinen nur sehr schwer Brom addieren, lassen sich mit Permanganat nachweisen. Bei höheren Temperaturen geht die Oxidation mit Kaliumpermanganat weiter und unter C,C–Spaltung werden meistens *Carbonsäuren* erhalten. Die Reaktion ist wenig spezifisch, da viele andere Substanzklassen ebenfalls eine alkalische Permanganat-Lösung entfärben [siehe auch ▸ Kap. 3.6.2 und **MC-Fragen Nr. 574, 576–579, 788, 791, 793**].

$$\text{Alken (H(R)C=C(H)R')} \xrightarrow{+OsO_4} \text{cyclischer Osmatester} \xrightarrow[-H_2OsO_4]{+2\,H_2O} \text{Glycol}$$

$$\text{Alken} \xrightarrow{+MnO_4^-} \text{cyclischer Manganatester} \xrightarrow[-MnO_3^-]{+H_2O(OH^-)} \text{Glycol (R-CH(OH)-CH(OH)-R')} \xrightarrow{MnO_4^-,\ \Delta} \text{Säure (R-COOH + R'-COOH)}$$

Alken **Glycol** **Säure**

Man nutzt zum Beispiel diese Methode bei der Oxidation von **Anethol** mit Permanganat zu *Anissäure* (4-Methoxybenzoesäure). Auch bei der Identitätsprüfung von **Undecylensäure** (10-Undecensäure) [$CH_2=CH-(CH_2)_8-COOH$] gemäß *Ph. Eur.* erfolgt der Nachweis der Doppelbindung durch Entfärben einer Kaliumpermanganat-Lösung.

$$\underset{\textbf{Anethol}}{CH_3O-C_6H_4-CH=CH-CH_3} \xrightarrow{KMnO_4} \underset{\textbf{Anissäure}}{CH_3O-C_6H_4-COOH}$$

(2) Bromaddition: Die Addition von Brom an Alkene ist erkennbar an dessen Entfärbung und führt zu (vicinalen) 1,2-Dibromiden. Als Reagenzien dienen *Bromwasser* und eine saure *Bromid-Bromat-Lösung*, mit der Brom (Br_2) in situ erzeugt wird [vgl. **MC-Fragen Nr. 576–578, 580, 582**].

$$BrO_3^- + 5\,Br^- + 6\,H_3O^+ \rightarrow 3\,Br_2 + 9\,H_2O$$

$$-C=C- + Br_2 \longrightarrow \underset{\textbf{1,2-Dibromid}}{Br-C-C-Br}$$

Ph. Eur. wendet die Bromaddition bei der Identitätsprüfung von **Sorbinsäure** an, wobei zunächst 4,5-Dibrom-2-hexensäure gebildet wird, die mit überschüssigem Brom zu 2,3,4,5-Tetrabromcapronsäure reagiert.

$$\underset{\textbf{Sorbinsäure}}{CH_3-CH=CH-CH=CH-COOH} \xrightarrow{+Br_2} CH_3-CHBr-CHBr-CH=CH-COOH$$

$$\xrightarrow{+Br_2} CH_3-CHBr-CHBr-CHBr-CHBr-COOH$$

Bei **Undecylensäure** [$H_2C{=}CH\text{-}(CH_2)_8\text{-}COOH$] dient die Bildung von 10,11-Dibromundecylansäure [$BrCH_2\text{-}CHBr\text{-}(CH_2)_8\text{-}COOH$] mit einer salzsauren Bromid-Bromat-Lösung als Reinheitskriterium.

(3) Epoxidation: Die Umsetzung von Alkenen mir organischen Peroxosäuren (RCO_3H) in einem indifferenten Lösungsmittel ergibt Oxirane (Epoxide), die sich in Gegenwart von Bortrifluorid (BF_3) in Carbonylverbindungen umlagern.

$$R{-}CH{=}CH{-}R \xrightarrow[-\,RCO_2H]{+\,RCO_3H} \underset{\textbf{Oxiran}}{R{-}\overset{}{CH}{-}CH{-}R \; (\text{über } O \text{ verbrückt})} \xrightarrow[(BF_3)]{\Delta} R_2CH{-}CH{=}O$$

Oxirane können zu Glycolen (1,2-Diolen) hydrolysiert werden, die sich als zweiwertige Alkohole näher charakterisieren lassen [siehe auch ▸ Kap. 3.6.3.6 und **MC-Fragen Nr. 576, 578, 581, 582**].

(4) Umsetzung mit Nitrosylchlorid: Nitrosylchlorid (O=N-Cl) bildet in Abhängigkeit von der Struktur des Alkens *blaue* Nitrosoalkylchloride oder *farblose* Isonitrosoalkylchloride [vgl. **MC-Fragen Nr. 577, 578, 581**].

$$R^1{-}C(R^2){=}C(R^3){-}R^4 + NOCl \rightarrow R^1{-}C(R^2)(Cl){-}C(N{=}O)(R^3){-}R^4$$

Nitrosoalkylchlorid

$$R^1{-}C(R^2){=}C(H){-}R^3 + NOCl \rightarrow R^1{-}C(R^2)(Cl){-}C(N{=}O)(H){-}R^3 \rightleftharpoons R^1{-}C(R^2)(Cl){-}C(R^3){=}N{-}OH$$

Isonitrosoalkylchlorid

(5) Ozonolyse: Durch Anlagerung von Ozon an Alkene erhält man Ozonide. Die daraus bei reduktiver Aufarbeitung (Zink/Essigsäure oder Pd/H_2) erhaltenen Carbonylverbindungen werden weniger zur Identifizierung von Alkenen als vielmehr zur Konstitutionsermittlung herangezogen *(Bestimmung der Lage der Doppelbindung im Alken)* [vgl. **MC-Fragen Nr. 576, 577, 579, 580, 581**]

$$\underset{\textbf{Alken}}{R{-}CH{=}C\begin{matrix}R'\\R''\end{matrix}} \xrightarrow{+O_3} \underset{\textbf{Ozonid}}{R{-}CH\overset{O-O}{\underset{O}{\quad}}C\begin{matrix}R'\\R''\end{matrix}} \begin{matrix}\xrightarrow[-H_2O_2]{+H_2O}\\ \xrightarrow[-H_2O]{+2\,H(Pd)}\end{matrix} \underset{\textbf{Carbonylverbindung}}{R{-}C\begin{matrix}H\\O\end{matrix} + O{=}C\begin{matrix}R'\\R''\end{matrix}}$$

(6) Wasserstoffanlagerung: Die katalytische Hydrierung (Pt/H_2) von C=C-Doppelbindungen ist eine wichtige präparative Reaktion von Alkenen, spielt aber bei Nachweisreaktionen von Alkenen keine Rolle [vgl. **MC-Fragen Nr. 580, 581**].

3.6.3.2 Nachweise von Alkinen

Monosubstituierte (R–C≡C–H) und disubstituierte (R–C≡C–R') Alkine zeigen im Allgemeinen folgende analytisch auswertbare Reaktionen [vgl. **MC-Fragen Nr. 583–586**]:

(1) Oxidation: Ähnlich wie bei Alkenen dokumentiert sich der ungesättigte Charakter von Alkinen in der Entfärbung einer wässrigen, sodaalkalischen Kaliumpermanganat-Lösung oder einer wässrigen Brom-Lösung (Bromwasser).

(2) Wasseranlagerung: Durch Anlagerung von Wasser in Gegenwart von Quecksilber(II)-sulfat ($HgSO_4$) und H_2SO_4 lassen sich disubstituierte Alkine in Ketone umwandeln. Monosubstituierte Alkine liefern Methylketone; Ethin (Acetylen) selbst ergibt bei der Hydratisierung Acetaldehyd.

$$R-C\equiv C-R \xrightarrow[(H_2SO_4)\;+H_2O]{(HgSO_4)} R-\underset{OH}{\underset{|}{C}}=CH-R \rightleftharpoons \underset{\textbf{Keton}}{R-\underset{O}{\underset{\|}{C}}-CH_2-R}$$

$$R-C\equiv C-H + H_2O \longrightarrow R-\underset{OH}{\underset{|}{C}}=CH_2 \rightleftharpoons \underset{\textbf{Methylketon}}{R-\underset{O}{\underset{\|}{C}}-CH_3}$$

$$\underset{\textbf{Ethin}}{H-C\equiv C-H} + H_2O \longrightarrow H_2C=CH-OH \rightleftharpoons \underset{\textbf{Acetaldehyd}}{H_3C-CH=O}$$

(3) Bildung von Acetyliden: Ethin und monosubstituierte Alkine bilden in alkalischer oder ammoniakalischer Lösung mit Ag^+- oder Cu^+-Ionen Niederschläge der entsprechenden *Acetylide*.

$R{-}C\equiv C{-}H + Ag^+ \rightarrow R{-}C\equiv C{-}Ag\downarrow + (H^+)$

Durch die beiden letztgenannten Reaktionen [(2), (3)] können *Alkine* von *Alkenen* unterschieden werden. Alkine reagieren nur in Gegenwart von Hg(II) mit Wasser und bilden dabei Carbonylverbindungen, während die säurekatalysierte Wasseranlagerung an Alkene zu Alkoholen führt. Mit ammoniakalischer $AgNO_3$-Lösung reagieren Alkene nicht, Alkine bilden z.T. schwer lösliche Acetylide. Beide Reaktionen können aber auch zur Unterscheidung ungesättigter Kohlenwasserstoffe von *Alkanen* herangezogen werden. Letztere gehen unter diesen Bedingungen keine der erwähnten Reaktionen ein [vgl. **MC-Fragen Nr. 582–585**].

3.6.3.3 Nachweise von Aromaten und aromatischen Kohlenwasserstoffen

Die Identifizierung aromatischer Kohlenwasserstoffe erfolgt im Allgemeinen durch elektrophile Substitution am Ring oder – im Einzelfall – durch Oxidation vorhandener Seitenketten. Manchmal gelingt auch die Bildung schwer löslicher Pikrate.

(1) Nitrierung: Hinweise auf aromatische Strukturelemente (Ar–H) erhält man z. B. durch *Nitrierung* mit *Salpetersäure*. Man prüft anschließend auf das Vorhandensein der Nitrogruppe durch Reduktion mit Zink/Ammoniumchlorid. Dabei entsteht aus dem Nitroaromaten (Ar–NO_2) ein Phenylhydroxylamin-Derivat (Ar–NHOH), das eine ammoniakalische $AgNO_3$-Lösung (Tollens-Reagenz) zu metallischem Silber reduziert. Die Abscheidung von Silber beweist, dass eine Nitrogruppe (–NO_2) oder eine Nitrosogruppe (–NO) vorgelegen hat.

$$\text{Ar–H} \xrightarrow{(HNO_3)} \text{Ar–NO}_2 \xrightarrow{(Zn\,/\,NH_4Cl)} \text{Ar–NHOH}$$

Aren **Nitroaren** **Arylhydroxylamin**

(2) Sulfochlorierung: Neben der Nitrierung hat sich auch die *Sulfochlorierung* und anschließende Umwandlung der intermediär gebildeten Arylsulfochloride (Ar–SO_2Cl) mit Ammoniak in Arylsulfonamide (Ar–SO_2NH_2) als Nachweisverfahren aromatischer Strukturen bewährt.

$$\text{Ar–H} \rightarrow \text{Ar–SO}_2\text{–Cl} \rightarrow \text{Ar–SO}_2\text{–NH}_2\downarrow$$

Arylsulfonamid

3.6.3.4 Nachweise von Alkylhalogeniden (Halogenalkanen)

Zur analytischen Erfassung organischer Halogenverbindungen, insbesondere von Alkylhalogeniden, können folgende Eigenschaften dieser Verbindungen beitragen (siehe auch ▸ Kap. 3.5.1.5):

(1) Halogenabspaltung mit starken Laugen: Halogenatome in Alkylhalogeniden (R-X) lassen sich durch Erhitzen mit starken Laugen abspalten, wobei entweder durch nucleophile Substitution (S_N) *Alkohole* oder durch Eliminierung (E) *Alkene* gebildet werden. Aus geminalen Dihalogeniden ($RCHX_2$) entstehen Carbonylverbindungen, aus Trihalogeniden (RCX_3) bilden sich Carbonsäuren.

Qualitative Analytik

$$\text{H}-\overset{|}{\underset{|}{\text{C}}}-\overset{|}{\underset{|}{\text{C}}}-\text{OH} \xleftarrow[-X^-]{S_N} \text{H}-\overset{|}{\underset{|}{\text{C}}}-\overset{|}{\underset{|}{\text{C}}}-\text{X} + \text{HO}^- \xrightarrow[-X^-/-H_2O]{E} -\overset{|}{\text{C}}=\overset{|}{\text{C}}-$$

Alkohol **Alkylhalogenid** **Alken**

$$R-CHCl_2 + H_2O \longrightarrow R-CH=O + 2\,HCl$$

Aldehyd

$$R-CCl_2-R + H_2O \longrightarrow R-CO-R + 2\,HCl$$

Keton

$$R-CCl_3 + 2\,H_2O \longrightarrow R-COOH + 3\,HCl$$

Carbonsäure

Manchmal kann man einen Hinweis auf leicht hydrolysierbares Halogen bereits durch die Bildung schwer löslicher Silberhalogenide beim Behandeln der betreffenden Substanz mit einer ethanolischen Silbernitrat-Lösung erhalten.

Vinylhalogenide ($R_2C{=}CH{-}X$) oder *Arylhalogenide* (Ar–X) reagieren normalerweise unter diesen Bedingungen *nicht* im Sinne einer Halogensubstitution, es sei denn, die Arylgruppen sind durch Nitrogruppen für eine nucleophile Substitutionsreaktion hinreichend aktiviert.

Für die Halogenidabspaltung aus **Arylhalogeniden** hat sich jedoch die Schmelze mit einem Alkalicarbonat oder mit einem Alkalihydroxid bewährt. Das Arzneibuch lässt besonders häufig die *Carbonatschmelze* als Identitätsprüfung auf halogensubstituierte Aryl-Reste durchführen. Die Halogenidabspaltung aus Halogenarenen gelingt auch durch Glühen mit Magnesiumoxid (MgO).

Eine weitere Methode, vor allem um organisch gebundenes Fluor nachzuweisen, ist die Oxidation der Substanz mit CrO_3/H_2SO_4. Dabei entsteht Fluorwasserstoff (HF), der die Wände eines Reagenzglases ätzt und sie so schwer benetzbar macht.

(2) Halogenabspaltung durch Hydrogenolyse: Die Halogenabspaltung aus organischen Substraten gelingt auch durch *Hydrogenolyse* mit naszierendem Wasserstoff (aus Zn/HCl oder Raney-Nickel/Ethanol). Diese Methode ist gleichfalls anwendbar bei Arylhalogeniden (X = Halogenatom).

$$R{-}X + \text{„}2\,H\text{“} \rightarrow R{-}H + H{-}X$$

(3) Nachweis von Halogeniden als Pikrat: Alkylhalogenide lassen sich durch Umsetzung mit *Thioharnstoff* (H_2N-CS-NH_2) und nachfolgende Umsetzung der gebildeten S-Alkylisothiuroniumhalogenide mit *Pikrinsäure* identifizieren. Die dabei ausfallenden, schwer löslichen **S-Alkylthiuroniumpikrate** besitzen einen charakteristischen Schmelzpunkt [vgl. **MC-Fragen Nr. 583, 584, 587–590, 592, 594–596, 642, 644–646**].

$$R{-}Hal + H_2N{-}\underset{\underset{S}{\parallel}}{C}{-}NH_2 \longrightarrow [(H_2N)_2C{-}S{-}R]^+\,Hal^- + \text{Pikrinsäure } (2,4,6\text{-}(NO_2)_3C_6H_2OH) \xrightarrow{-HHal} [(O_2N)_3C_6H_2O^- \; (H_2N)_2C^+{-}S{-}R]\downarrow$$

Pikrat

An einfachen Halogenalkanen sind in das Arzneibuch aufgenommen worden:

- **Dichlormethan (Methylenchlorid) [CH_2Cl_2]**

Das Arzneibuch lässt für die nicht entflammbare, leicht flüchtige Flüssigkeit (Kp = 39,6 °C) einige physikalische Parameter (Dichte, Brechungsindex) bestimmen und führt zusätzlich eine chemische Identifizierung nach alkalischer Hydrolyse durch.

Bei der alkalischen Hydrolyse der Verbindung bilden sich Chlorid und *Formaldehyd* ($H_2C{=}O$), die nach Ansäuern mit $AgNO_3$-Lösung als AgCl oder mithilfe der *Chromotropsäure-Reaktion* nachgewiesen werden *(Ph. Eur.)* (siehe ▸ Kap. 3.6.3.11).

$$CH_2Cl_2 + 2\,HO^- \rightarrow H_2C{=}O + 2\,Cl^- + H_2O$$

- **Chloroform (Trichlormethan) [$CHCl_3$]**

Chloroform ist eine farblose, nicht brennbare Flüssigkeit (Kp = 61,2 °C), die in Wasser schwer löslich ist, sich jedoch mit Ethanol, Diethylether oder Petroläther in jedem Verhältnis mischt. Beim Erwärmen in alkalischer Lösung tritt Hydrolyse zu *Ameisensäure* (HCOOH) ein, die Fehling-Lösung reduziert.

$$CHCl_3 + 4\,HO^- \rightarrow HCOO^- + 2\,H_2O + 3\,Cl^-$$

Unter dem Einfluss von Licht, Luft und Feuchtigkeit wird Chloroform partiell oxidiert. Als primäres Reaktionsprodukt entsteht ein Hydroperoxid, das auf zwei Wegen zerfallen kann, wobei u. a. *Phosgen* ($COCl_2$) entsteht. Die Bildung des Hydroperoxids wird durch Eisen-Ionen katalysiert.

$$H{-}CCl_3 \xrightarrow{+O_2} HOO{-}CCl_3 \begin{cases} \rightarrow Cl_2 + CO_2 + HCl \\ \rightarrow COCl_2 + HCl + 1/2\,O_2 \end{cases}$$

Chloroform **Hydroperoxid**

Phosgen

$$\downarrow + 2\,CH_3CH_2OH$$

$$H_3CCH_2{-}O{-}\underset{\underset{O}{\|}}{C}{-}OCH_2CH_3$$

Diethylcarbonat

Chloroform enthält aufgrund dieser Zersetzungsreaktion einen Zusatz von *Ethanol* (CH_3CH_2OH) als Stabilisator, um eventuell gebildetes Phosgen als *Kohlensäurediethylester* (Diethylcarbonat) abzufangen. Zur Identifizierung von Chloroform können neben der Prüfung mit Fehling-Lösung noch folgende Reaktionen herangezogen werden:

(a) Bildung von Phenylisonitril: Beim Erwärmen von Chloroform mit Anilin oder Acetanilid in Gegenwart einer Alkalihydroxid-Lösung bildet sich *Phenylisonitril*, das an seinem widerlichen Geruch erkannt werden kann (siehe auch ▸ Kap. 3.6.3.14, Ziffer 7).

$$CHCl_3 + 3\,HO^- + C_6H_5{-}NH_2 \rightarrow C_6H_5{-}\overset{+}{N}{\equiv}C|^- + 3\,Cl^- + 3\,H_2O$$

Phenylisonitril

(b) Guareschi-Lustgarten-Reaktion: Beim Erhitzen einer $CHCl_3$/Resorcin-Lösung in Gegenwart von Alkalihydroxiden tritt eine *Rotfärbung* auf. Hierbei entsteht zunächst aus Chloroform und Hydroxid-Ionen Dichlorcarben (CCl_2), das Resorcin elektrophil im Sinne einer *Reimer-Tiemann-Reaktion* unter Bildung von *Resorcinaldehyd* angreift. Der Aldehyd kondensiert mit einem weiteren Resorcinmolekül zu einem roten Oxonol-Anion.

Diese als *Guareschi-Lustgarten-Reaktion* bezeichnete Umsetzung kann umgekehrt auch zum *Nachweis von Phenolen* mit freier para-Stellung genutzt werden (siehe ▸ Kap. 3.6.3.8, Ziffer 4).

(c) Fujiwara-Reaktion: Chloroform reagiert mit Pyridin zum Bisaddukt (a), das im alkalischen Reaktionsmedium zum ringoffenen, mesomeriestabilisierten Anion (b) gespalten wird, das ein Absorptionsmaximum bei $\lambda = 530$ nm besitzt. Die Pyridin-Schicht färbt sich *rot*.

$HCCl_3$ + 2 Pyridin $\xrightarrow{-HCl}$ (a) $\xrightarrow{(OH^-)}$ (b)

Ph. Eur. nutzt diese Reaktion zur Identitätsprüfung von **Chlorobutanol** [Cl_3C–$COH(CH_3)_2$], das sich mit konzentrierten Alkalilaugen zu Chloroform und Aceton hydrolysieren lässt. Das bei der Hydrolyse gebildete Aceton zeigt eine positive Iodoform-Reaktion (siehe ▸ Kap. 3.6.3.11).

3.6.3.5 Nachweise von Alkoholen

Alkohole sind die Monoalkylderivate (R–O–H) des Wassers. Die niederen Alkohole (C_1 bis C_3) sind farblose Flüssigkeiten, die sich in jedem Verhältnis mit Wasser mischen. Die mittleren Alkohole (C_4 bis C_{11}) sind ölig und nur noch begrenzt mit Wasser mischbar. Die höheren Alkohole (ab C_{12}) sind in Wasser unlösliche Feststoffe. Die relativ hohen Siedepunkte der einwertigen Alkohole sind auf Molekülassoziationen durch *Wasserstoffbrücken* zurückzuführen. Zur Unterscheidung von primären (RCH_2OH), sekundären (R_2CHOH) und tertiären (R_3COH) Alkoholen können genutzt werden:

- der **Lucas-Test,** d. h. die unterschiedliche Substitutionsgeschwindigkeit alkoholischer Hydroxylgruppen gegen Chlorid-Ionen unter Bildung von *Alkylchloriden*. Als Reagenz dient $HCl/ZnCl_2$ [vgl. **MC-Frage Nr. 591**].

  $$R\text{–}OH + H\text{–}Cl \xrightarrow{(ZnCl_2)} R\text{–}Cl + H_2O$$

  Primäre Alkohole (bis C–5) werden gelöst, die Lösung färbt sich oft dunkel, bleibt jedoch klar. *Sekundäre Alkohole* lösen sich zunächst klar, die Lösung wird aber rasch trüb und es scheiden sich feine Tröpfchen des betreffenden Alkylchlorids ab. Bei *tertiären Alkoholen* entstehen schnell zwei Phasen, eine davon ist das Alkylchlorid.
- die Bildung unterschiedlicher Oxidationsprodukte. *Primäre Alkohole* lassen sich mit *Chromsäure* ($K_2Cr_2O_7/H_2SO_4$) unter geeigneten Bedingungen über die Aldehydstufe zu Carbonsäuren oxidieren. *Sekundäre Alkohole* werden zu Ketonen dehydriert, während *tertiäre Alkohole* unter den gleichen Bedingungen nur gelbrot gefärbte Chromsäureester ergeben.

Die Charakterisierung von Alkoholen durch Derivatbildung kann mit folgenden Reagenzien durchgeführt werden [vgl. **MC-Fragen Nr. 592–602**]:
(1) Esterbildung: Primäre und sekundäre Alkohole können durch Umsetzung mit

- Acetanhydrid, Acetylchlorid
- Benzoylchlorid, 4-Nitrobenzoylchlorid, 3,5-Dinitrobenzoylchlorid

über die Schmelzpunkte der gebildeten *Carbonsäureester* oder mit

- Phthalsäureanhydrid, 3-Nitrophthalsäureanhydrid

über die betreffenden *Carbonsäurehalbester* identifiziert werden. Tertiäre Alkohole sind hierdurch nur schwer zu charakterisieren, jedoch reagieren Phenole, primäre und sekundäre Amine sowie Mercaptane ebenfalls mit den genannten Reagenzien [vgl. **MC-Fragen Nr. 592–597, 599–602, 634, 639**].

ROH + Phthalsäureanhydrid → **Phthalsäurehalbester** (COOR, COOH)

ROH + 3,5-Dinitrobenzoylchlorid (O_2N, O_2N, –C(=O)–Cl) → **3,5-Dinitrobenzoat** (O_2N, O_2N, –C(=O)–OR)

Besonders die Umsetzung mit 3,5-Dinitrobenzoylchlorid in Gegenwart von Pyridin ist eine häufig angewandte Arzneibuchmethode *(Ph. Eur.)*. Sie führt in der Regel zu kristallinen 3,5-Dinitrobenzoesäureestern (3,5-Dinitrobenzoate). Die Nitrogruppen in den oben genannten Reagenzien bewirken im Allgemeinen im Vergleich zu den Reagenzien ohne Nitrogruppe eine erhöhte Reaktivität des Reagenzes, ein erhöhtes Kristallisationsvermögen, eine geringere Löslichkeit sowie eine intensivere Färbung des gebildeten Derivates [vgl. **MC-Frage Nr. 603**].

Die Veresterung von Alkoholen mit Acetylchlorid/Pyridin kann auch zu ihrer quantitativen Bestimmung genutzt werden (siehe Ehlers, **Analytik II,** ▸Kap. 6.2.4.4 „*Hydroxylzahl*“).

Zum Abfangen der bei der Umsetzung eines Alkohols mit einem Säurechlorid freigesetzten Salzsäure kann man neben Pyridin (*Einhorn-Variante*) auch eine wässrige Natriumhydroxid-Lösung (*Schotten-Baumann-Variante*) verwenden.

R–CO–Cl + HO–R’→ R–CO–OR’+ (HCl)

(2) Urethanbildung: Zur Identifizierung alkoholischer Gruppen kann die Bildung von *Phenylurethanen* [*N*-Phenylcarbaminsäureester] oder *α-Naphthylurethanen* [*N*-(1-Napthyl)carbaminsäureester] durch Umsetzung mit Phenylisocyanat oder α-Naphthylisocyanat herangezogen werden. In analoger Weise reagieren Phenole, primäre und sekundäre Amine sowie Mercaptane. Wiederum bilden sich die *Urethane* (*Carbaminsäureester*) tertiärer Alkohole nur äußerst schwer [vgl. **MC-Fragen Nr. 592–598, 636, 639**].

$$C_6H_5{-}N{=}C{=}O + ROH \longrightarrow C_6H_5{-}NH{-}C(=O){-}OR$$

Phenylisocyanat **Phenylurethan**

(3) Xanthogenatbildung: Alkohole reagieren mit Schwefelkohlenstoff (Kohlendisulfid, Carbondisulfid), CS_2, in alkalischer Lösung zu kristallinen, *gelben Alkalixanthogenaten*, die sich durch ihren Schmelzpunkt charakterisieren lassen [vgl. **MC-Fragen Nr. 592, 594**].

$$S{=}C{=}S + ROH + Me^+HO^- \rightarrow RO{-}CSS^-Me^+\downarrow + H_2O$$

Xanthogenat

(4) Etherbildung: Durch Umsetzung von Alkoholen mit 2,4-Dinitrochlorbenzen oder 2,4-Dinitrofluorbenzen (*Sanger-Reagenz*) erhält man in einer S_NAr-Reaktion *2,4-Dinitrophenylether*, die häufig schwer löslich sind. Phenole, primäre und sekundäre Amine, Hydrazin oder Mercaptane reagieren in analoger Weise [vgl. **MC-Frage Nr. 593**].

$$O_2N{-}C_6H_3(NO_2){-}X + ROH \xrightarrow{-HX} O_2N{-}C_6H_3(NO_2){-}OR$$

X: F; Cl **2,4-Dinitrophenylether**

(5) Nachweis tertiärer Alkohole: Tertiäre Alkohole, die sich mit den o. a. Reagenzien z. T. nur sehr schwer umsetzen, werden zweckmäßigerweise mit konzentrierter HCl-Lösung in Alkylchloride umgewandelt und dann als *S-Alkylisothiuroniumpikrate* nachgewiesen. Sekundäre Alkohole sind dieser Reaktion auch zugänglich, wenn man an Stelle von HCl das Lucas-Reagenz ($HCl/ZnCl_2$) einsetzt.

An einfachen Alkoholen wurden als Monographien in das Arzneibuch aufgenommen:

- **Methanol (Methylalkohol, Carbinol) [CH_3OH] (*Ph. Eur.*)**

Methanol ist eine farblose, mit blassblauer Flamme brennende Flüssigkeit (Kp = 64,7 °C), die mit den gängigen organischen Lösungsmitteln unbegrenzt mischbar ist. Beim Mischen mit Wasser wird unter Wärmeentwicklung eine Volumenkontraktion beobachtet. Methanol ist ein amphiprotisches Lösungsmittel (pK_s = 15,55), das die Acidität und Basizität von starken Säuren und Basen nivelliert.

Zur Identitätsprüfung lässt *Ph. Eur.* das IR-Spektrum aufnehmen und den Brechungsindex bestimmen. Weiterhin können zur Identifizierung von Methanol, dessen Nachweis aus toxischen Gründen von Bedeutung ist, folgende Eigenschaften beitragen:

(a) Flammenfärbung: Bildung des mit grüner Flamme brennenden *Borsäuretrimethylesters* [$B(OCH_3)_3$] (Kp = 68,5 °C) beim Versetzen mit Natriumtetraborat in konzentrierter Schwefelsäure (siehe auch ▸ Kap. 2.2.3.27).

(b) Esterbildung: Fällung des schwer löslichen *3,5-Dinitrobenzoesäuremethylesters* (Fp = 160 °C) nach Zugabe von 3,5-Dinitrobenzoylchlorid/Pyridin. Der Ester ist im Gegensatz zur freien 3,5-Dinitrobenzoesäure in *n*-Heptan löslich.

(c) Oxidation zu Formaldehyd: Oxidation von Methanol mit $KMnO_4$-Lösung zu **Formaldehyd**, der mithilfe folgender Reaktionen näher charakterisiert werden kann [siehe auch ▸ Kap. 3.6.3.11 und **MC-Frage Nr. 795**]:

- bei der Umsetzung mit Phenylhydrazin/$K_3[Fe(CN)_6]$ entsteht *rotes* 1,5-Diphenylformazan,
- auf Zusatz von Schiff-Reagenz (Fuchsin-Schweflige Säure) bildet sich ein *roter* Farbstoff,
- aus der Reaktion mit Chromotropsäure resultiert ein *blauviolettes* Xanthen-Derivat,
- in Gegenwart von Ammoniumsalzen (oder NH_3) Reaktion mit Acetylaceton zu 3,5-Diacetyl-1,4-dihydrolutidin.

• Ethanol (Ethylalkohol) [CH_3CH_2OH] (*Ph. Eur.*)

Ethanol ist eine wasserähnliche, farblose Flüssigkeit (Kp = 78,3 °C), die mit blassblauer Flamme brennt. Ethanol ist mischbar mit Wasser und den meisten organischen Lösungsmitteln. Beim Mischen mit Wasser tritt Volumenkontraktion und Wärmeentwicklung auf. Ethanol (95,57% V/V) bildet mit Wasser (4,43% V/V) ein azeotropes Gemisch, das bei Kp = 78,15 °C siedet. Ethanol ist ein polares, amphiprotisches Lösungsmittel (pK_s = 16), das weniger acide als Wasser ist. Als amphiprotisches Lösungsmittel nivelliert es die Stärke starker Protolyte.

Zur Bestimmung des Ethanolgehalts in flüssigen Arzneizubereitungen siehe ▸ Kap. 3.3.1. Neben dem IR-Spektrum und der Bestimmung der relativen Dichte können zur Identifizierung von Ethanol folgende Prüfungen durchgeführt werden:

(a) Modifizierte Simon-Awe-Reaktion: In einem Reagenzglas, das mit einem mit Natriumpentacyanonitrosylferrat(II)-Lösung getränktem Filterpapier bedeckt ist, wird Ethanol mit $K_2Cr_2O_7/H_2SO_4$ oder $KMnO_4/H_2SO_4$ zu gasförmigem **Acetaldehyd** oxidiert. Beim anschließenden Betupfen des Papiers mit Piperidin (oder Piperazin) entsteht eine *Blaufärbung*, die auf Zusatz von NaOH-Lösung nach Rosa umschlägt. Die Farbreaktion wird von Formaldehyd und Aceton *nicht* gegeben, jedoch stören Acrolein und Propionaldehyd (Propanal) (*Ph. Eur.*).

Als Reaktionsablauf wird diskutiert, dass Piperidin (bzw. Piperazin) als sek. Amin mit dem gebildeten Acetaldehyd zu einem Enamin (*N*-Vinylpiperidin bzw. *N*-Vinylpiperazin) reagiert, welches den N=O-Liganden im Pentacyanonitrosylferrat(II)-Anion nucleophil angreift. Das entstandene farblose Immoniumion hydrolysiert anschließend zu einem *blauen* Farbstoff, der einen protonierten *Legal-Komplex* darstellt (siehe auch ▸Kap. 3.6.3.11).

$$H_3C-CH=O + HN(C_5H_{10}) \xrightarrow{-H_2O} H_2C=CH-N(C_5H_{10}) + [ONFe(CN)_5]^{2-}$$

Enamin

$$\longrightarrow \left[(C_5H_{10})N^+=CH-CH_2-N(=O)Fe(CN)_5\right]^{2-} \xrightarrow{H_2O} (C_5H_{10})^+NH_2 + \left[O=CH-CH_2-N(=O)Fe(CN)_5\right]^{3-}$$

[blau]

(b) Esterbildung: Mit 3,5-Dinitrobenzoylchlorid und Ethanol entsteht der 3,5-Dinitrobenzoesäureethylester, der durch seinen Schmelzpunkt (Fp = 90–94 °C) zu charakterisieren ist. Im Ethanol eventuell vorhandenes Wasser hydrolysiert während der Reaktion partiell das Säurechlorid zu 3,5-Dinitrobenzoesäure, die im Gegensatz zum Ethylester aber in *n*-Heptan schwer löslich ist.

(c) Iodoform-Reaktion: Ethanol ergibt aufgrund der CH_3CHOH-Gruppierung eine positive Iodoform-Reaktion (Haloform-Reaktion) (*Ph. Eur.*) [siehe auch ▸Kap. 3.6.3.11 und **MC-Fragen Nr. 662–664**].

$$CH_3-CH_2OH \xrightarrow{Ox.} CH_3-CH=O \xrightarrow{(I_2)} I_3C-CH=O \xrightarrow{(HO^-)} HCI_3 + HCOO^-$$

Acetaldehyd **Triiodacetaldehyd** **Iodoform**

(d) Ethylacetat-Bildung: In schwefelsaurem Milieu bildet Ethanol beim Erhitzen mit Essigsäure *Ethylacetat* (Essigsäureethylester), das an seinem *fruchtartigen Geruch* zu erkennen ist.

$$CH_3-COOH + CH_3CH_2OH \rightarrow CH_3-COO-CH_2CH_3 + H_2O$$

Ethylacetat

● 1-Propanol (*n*-Propylalkohol, Propan-1-ol) [$CH_3CH_3CH_2OH$] (*Ph. Eur.*)

1-Propanol ist eine farblose Flüssigkeit von ethanolähnlichem Geruch. Die Flüssigkeit ist mischbar mit Wasser, Aceton, Diethylether oder Toluen. Zur Identitätsprüfung lässt das Arzneibuch den Brechungsindex und den Siedebereich (96–98 °C) [Kp = 97,2 °C] bestimmen sowie das IR-Spektrum aufnehmen. Zudem wird zur weiteren Charakterisierung von 1-Propanol die Esterbildung mit 3,5-Dinitrobenzoylchlorid herangezogen. Der farblose 3,5-Dinitrobenzoesäurepropylester schmilzt bei 71–74 °C.

1-Propanol zeigt eine positive **Komarowsky-Reaktion** und ergibt mit Vanillin/H_2SO_4 eine *Rotfärbung*. Die ursprünglich zur *Prüfung auf Fuselöle* (niedere C-3- bis C-5-Alkohole) entwickelte Prüfung wird auch von anderen aromatischen Aldehyden wie 4-Hydroxybenzaldehyd, 3-Nitrobenzaldehyd oder 4-Dimethylaminobenzaldehyd gegeben.

● **2-Propanol (Isopropanol, Propan-2-ol) [$CH_3CHOHCH_3$] (*Ph. Eur.*)**
Isopropanol ist eine farblose, bitter schmeckende Flüssigkeit (Kp = 82,5 °C). Mit Wasser bildet der Alkohol ein Azeotrop, das 87,7% V/V an Isopropanol enthält und bei Kp = 80,4 °C siedet. Neben der Bestimmung des IR-Spektrums, der Dichte und des Brechungsindex können zum Nachweis von Isopropanol folgende Eigenschaften herangezogen werden:

(a) Iodoform-Reaktion: Isopropanol ergibt eine positive Iodoform-Reaktion [vgl. **MC-Fragen Nr. 662, 663**].

$$CH_3\text{–}CHOH\text{–}CH_3 \xrightarrow{Ox.} \underset{\textbf{Aceton}}{CH_3\text{–}CO\text{–}CH_3} \xrightarrow{(I_2)} \underset{\textbf{Triiodaceton}}{CI_3\text{–}CO\text{–}CH_3} \xrightarrow{(HO^-)} HCI_3 + CH_3\text{–}COO^-$$

(b) Oxidation: Oxidiert man Isopropanol mit $K_2Cr_2O_7/H_2SO_4$ oder $(NH_4)_2S_2O_8$ und destilliert das gebildete **Aceton** ab, so lässt sich das Keton mithilfe der Legalschen Probe oder als Phenylhydrazon nachweisen (siehe ▸ Kap. 3.6.3.11).

Darüber hinaus bildet Aceton bei der Umsetzung mit 2-Nitrobenzaldehyd *Indigo* (siehe ▸ Kap. 3.6.3.17). Die Bildung von *Indigo* ist aber wenig spezifisch für Isopropanol (bzw. Aceton), da Acetaldehyd, der durch Oxidation von Ethanol gebildet wird, in analoger Weise reagiert.

(c) Esterbildung: Der durch Umsetzung mit 3,5-Dinitrobenzoylchlorid/Pyridin gebildete 3,5-Dinitrobenzoesäureisopropylester schmilzt bei 118–122 °C.

(d) Denigés-Probe: Beim Versetzen von Isopropanol mit einer $HgSO_4$-Lösung entsteht in der Wärme eine *weiße* Fällung, vermutlich der Zusammensetzung $[(HgSO_4)_6(HgO)_9(CH_3COCH_3)_4]$. Das Arzneibuch nutzte diese Reaktion früher zur *Grenzprüfung auf Isopropanol* in ethanolischen Lösungen. Heute wird Isopropanol in diesen Lösungen gaschromatographisch bestimmt.

(e) Kondensationsreaktionen: Erhitzt man Isopropanol in konz. H_2SO_4 mit einem aromatischen Aldehyd wie 3-Nitrobenzaldehyd, so bildet sich in einer komplexen Reaktionsfolge der fulvenartige Farbstoff (A) (modifizierte *Komarowsky-Fellenberg-Reaktion*).

Bei der analogen Reaktion mit 4-Dimethylaminobenzaldehyd (*Ehrlich-Reagenz*), bei der Isopropanol zunächst zu **Aceton** dehydriert wird, spielt eventuell das Dibenzal-Derivat (B) eine Rolle, dessen Bildung man sich durch eine sauer katalysierte Aldolkondensation erklären kann.

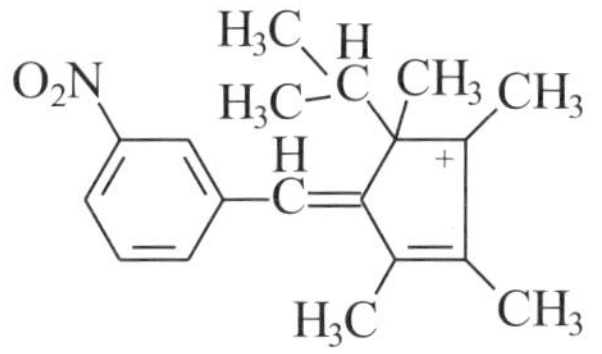

(A) 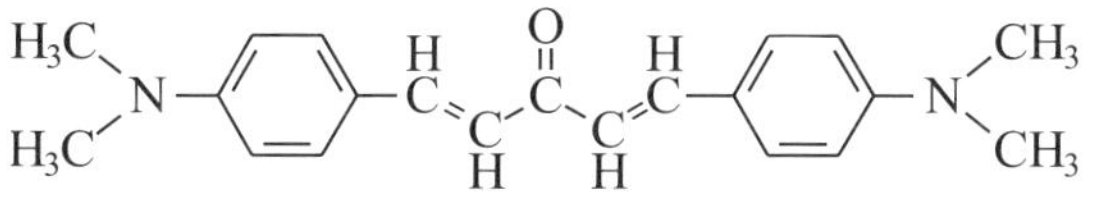 ; (B)

- Menthol [(1*R*,2*S*,5*R*)-5-Methyl-2-isopropyl-cyclohexan-1-ol] (*Ph. Eur.*)

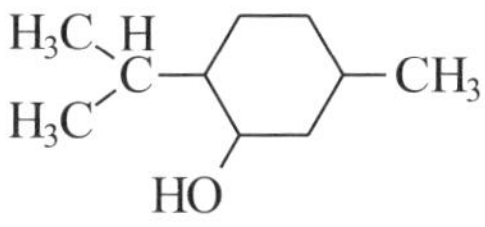

Der nach Pfefferminz riechende, in Wasser schwer lösliche Terpenalkohol (*Levomentholum*) wird durch die Bestimmung der spezifischen Drehung und – nach Umsetzung mit 3,5-Dinitrobenzoylchlorid/Pyridin – durch die Bildung des gut kristallisierenden 3,5-Dinitrobenzoesäurementhylesters charakterisiert, der bei 154–157 °C schmilzt. Das 3,5-Dinitrobenzoat des *racemischen* Menthols hat hingegen einen Schmelzpunkt von 130–131 °C.

3.6.3.6 Nachweise mehrwertiger Alkohole

Mehrwertige Alkohole sind Verbindungen mit zwei oder mehr Hydroxylgruppen im Molekül. Mehrwertige Alkohole können, wie einfache Alkanole, über ihre Ester charakterisiert werden. Im Allgemeinen werden hierzu die betreffenden Acetate durch Umsetzung mit Acetanhydrid bzw. die Benzoate durch Umsetzung mit Benzoylchlorid dargestellt. Darüber hinaus können mehrwertige Alkohole mit primärer Hydroxylfunktion zu *Aldehyden* oxidiert werden, die sich anschließend mit Fehling-Lösung oder den üblichen Carbonylreagenzien identifizieren lassen.

Zum Nachweis von **Glycolen** (1,2-Diole, vicinale Diole) bietet sich auch die Glycolspaltung mit Natriummetaperiodat (*Malaprade-Reaktion*) oder mit Bleitetraacetat (*Criegee-Reaktion*) an, bei der 1,2-Diole unter C,C-Bindungsspaltung in charakterisierbare Carbonylverbindungen übergeführt werden. Bei der Glycolspaltung darf jedoch das alkoholische Hydroxyl weder verestert noch verethert sein wie z.B. beim *2-Methoxyethanol* ($CH_3O\text{-}CH_2CH_2OH$). Positiv reagieren neben 1,2-Diolen auch 2-Hydroxycarbonylverbindungen (α-Hydroxyaldehyde, α-Hydroxyketone, α-Hydroxycarbonsäuren) sowie primäre α-Aminoalkohole [vgl. **MC-Frage Nr. 605**]:

$R_2C(OH)\text{-}C(OH)R_2 \rightarrow R_2C{=}O + O{=}CR_2$

1,2-Diole

$R_2C(NH_2)\text{-}C(OH)R_2 \rightarrow R_2C{=}O + O{=}CR_2$

α-Aminoalkohol

$R_2C(OH)\text{-}CH{=}O \rightarrow R_2C{=}O + HCOOH$

α-Hydroxyaldehyd

$R_2C(OH)\text{-}CO\text{-}R' \rightarrow R_2C{=}O + HOOC\text{-}R'$

α-Hydroxyketon

$R_2C(OH)\text{-}COOH \rightarrow R_2C{=}O + CO_2$

α-Hydroxycarbonsäure

Zum Beispiel entstehen bei der Malaprade-Spaltung von **Ethan-1,2-diol** (Ethylenglycol) zwei Moleküle Formaldehyd und die Periodat-Behandlung von **Glycerol** führt zu einem Molekül Ameisensäure (HCOOH) aus der Oxidation des sekundären Hydroxyls (R_2CHOH) sowie zu zwei Molekülen Formaldehyd durch Oxidation der beiden endständigen CH_2OH-Gruppierungen.

$$HOCH_2{-}CH_2OH \longrightarrow H_2C{=}O + O{=}CH_2$$

Ethan-1,2-diol

$HOCH_2{-}CH_2OCH_3$ keine Reaktion

2-Methoxyethanol

$$\begin{array}{c} H_2C{-}OH \\ | \\ H{-}C{-}OH \\ | \\ H_2C{-}OH \end{array} \xrightarrow{(IO_4^-)} \begin{array}{c} \mathbf{H_2C{=}O} \\ + \\ H{-}C{=}O \\ | \\ H_2C{-}OH \end{array} \xrightarrow{(IO_4^-)} \begin{array}{c} \mathbf{H{-}COOH} \\ + \\ \mathbf{H_2C{=}O} \end{array}$$

Glycerol **Glycolaldehyd**

Bei der Malaprade-Reaktion von **1,2,4,5,6-Pentahydroxyheptan** bilden sich schließlich unter Verbrauch von drei Mol Periodat je ein Molekül Formaldehyd, Acetaldehyd, Malondialdehyd und Ameisensäure [vgl. **MC-Frage Nr. 604**].

$$\begin{array}{c} H_2C{-}OH \\ | \\ H{-}C{-}OH \\ | \\ H_2C \\ | \\ H{-}C{-}OH \\ | \\ H{-}C{-}OH \\ | \\ H{-}C{-}OH \\ | \\ CH_3 \end{array} \xrightarrow{(3\ IO_4^-)} \begin{array}{c} H_2C{=}O \\ + \\ H{-}C{=}O \\ | \\ H_2C \\ | \\ H{-}C{=}O \\ + \\ HCOOH \\ + \\ H{-}C{=}O \\ | \\ CH_3 \end{array}$$

Die Malaprade-Reaktion wird auch zur quantitativen Bestimmung von mehrwertigen Alkoholen genutzt (siehe Ehlers, **Analytik II,** ▸ Kap. 7.2.4).

An wichtigen mehrwertigen Alkoholen sind als Monographie in das Arzneibuch aufgenommen worden:

- **Glycerol (Propan-1,2,3-triol) [$HOCH_2$-CHOH-CH_2OH] (*Ph. Eur.*)**

Das wasserfreie, hygroskopische Glycerol ist eine viskose Flüssigkeit, die bei 290 °C unter Zersetzung siedet und bei 17,9 °C erstarrt. Glycerol ist mit Wasser und Ethanol in jedem Verhältnis mischbar, in Ether und Chloroform praktisch jedoch unlöslich. Dichte, Brechungsindex, Siedepunkt und Erstarrungstemperatur nehmen mit steigendem *Wassergehalt* stark ab. In Gegenwart von Oxidationsmitteln (CrO_3, $KMnO_4$, $KClO_3$) neigt Glycerol zu Explosionen. Zur Prüfung auf Identität lässt *Ph. Eur.* den Brechungsindex bestimmen und das IR-Spektrum aufnehmen. Zusätzlich werden folgende Identitätsreaktionen durchgeführt:

(a) Bildung von Acrolein: Beim Erhitzen mit Kaliumhydrogensulfat ($KHSO_4$) wird Glycerol unter Abspaltung von zwei Molekülen Wasser in **Acrolein** umgewandelt, das einen typisch stechenden Geruch besitzt, Neßlers Reagenz reduziert und mittels der *Simon-Awe-Reaktion* nachgewiesen werden kann (siehe ▸ Kap. 3.6.3.5).

$$\begin{array}{c} H_2C-OH \\ | \\ HC-OH \\ | \\ H_2C-OH \\ \textbf{Glycerol} \end{array} \xrightarrow{-H_2O} \begin{array}{c} H_2C-OH \\ | \\ HC \\ \| \\ HC-OH \\ \end{array} \rightleftharpoons \begin{array}{c} H_2C-OH \\ | \\ H_2C \\ | \\ H-C=O \\ \end{array} \xrightarrow{-H_2O} \begin{array}{c} H_2C \\ \| \\ HC \\ | \\ H-C=O \\ \textbf{Acrolein} \end{array}$$

(b) Oxidation: *1 mL Glycerol werden mit 0,5 mL Salpetersäure gemischt und mit 0,5 mL Kaliumdichromat-Lösung überschichtet. An der Grenzfläche entsteht ein blauer Ring.*

Dichromat ($Cr_2O_7^{2-}$) oxidiert die primären und sekundären Hydroxylgruppen des Glycerols und wird dabei selbst zu Cr(III) reduziert, dessen Absorptionsbanden bei λ = 416 nm und 587 nm für die Blaufärbung verantwortlich sind. Die Reaktion ist wenig spezifisch, da die Prüfung auch bei anderen oxidierbaren organischen Verbindungen positiv ausfällt.

- **Propylenglycol (1,2-Propandiol) [$HOCH_2$-CHOH-CH_3] (*Ph. Eur.*)**

Propylenglycol ist oxidationsempfindlich und stark hygroskopisch und soll luftdicht verschlossen gelagert werden. Neben der Bestimmung von Siedemperatur (Kp = 184–189 °C), Dichte und Brechungsindex nutzt *Ph. Eur.* als weitere Identitätsprüfung – durch Umsetzung mit *p*-Nitrobenzoylchlorid in Pyridin – die Bildung des *p*-Nitrobenzoesäurediesters, der durch seinen Schmelzpunkt (Fp = 121–128 °C) charakterisiert wird.

Qualitative Analytik

● **D-Mannitol [$HOCH_2$-CHOH-CHOH-CHOH-CHOH-CH_2OH] (*Ph. Eur.*)**
Zur Prüfung auf Identität lässt das Arzneibuch das IR-Spektrum aufnehmen, nach Zusatz von Natriumtetraborat die Spezifische Drehung sowie den Schmelzpunkt (Fp = 165–170 °C) bestimmen. Andere Pharmakopöen überführen mit Acetanhydrid in Pyridin den sechswertigen Alkohol in das Hexaacetat, das zwischen 119–126 °C schmilzt.

● **D-Sorbitol [$HOCH_2$-CHOH-CHOH-CHOH-CHOH-CH_2OH] (*Ph. Eur.*)**
Ph.Eur. lässt die Identität flüssig- und dünnschichtchromatographisch gegenüber einer Referenzsubstanz überprüfen. Darüber hinaus wird mit Acetanhydrid/Pyridin das Hexit zum Hexaacetat verestert, das zwischen 98–104 °C schmilzt.

3.6.3.7 Nachweise von Aminoalkoholen

Organische Substanzen mit einem vicinalen Aminoalkohol-Strukturelement *(Ethanolamin-Struktur)* [H_2N–CH_2–CH_2–OH] sind ebenfalls mit Natriummetaperiodat oder Bleitetraacetat in Carbonylverbindungen spaltbar. Viele dieser Aminoalkohole bilden mit Schwermetall-Ionen charakteristisch gefärbte Chelatkomplexe [vgl. **MC-Frage Nr. 606**].

Versetzt man z. B. **Ephedrin** mit einer alkalischen $CuSO_4$-Lösung, so tritt *Violettfärbung* auf. Beim Schütteln mit Ether wird die organische Schicht *purpurfarben*, die wässrige *blau*. Diese als *Chen-Kao-Reaktion* bezeichnete Umsetzung führt zu farbigen Kupferchelaten. Bei Einhaltung bestimmter Bedingungen ist die Reaktion für viele Ethanolamin-Derivate (H_2N-C-C-OH) charakteristisch [vgl. **MC-Fragen Nr. 607, 831**].

2 C_6H_5–CH(OH)–CH(NH–CH_3)–CH_3 $\xrightarrow[HO^-]{Cu^{2+}}$ [Cu-Bis(ephedrin)-Chelatkomplex: H_5C_6, O, H_3C H N, CH_3, Cu, H_3C, N H CH_3, O, C_6H_5]$^{2+}$

Ephedrin

Auch **Etilefrin**, **Ethambutol** und **Hexetidin** ergeben eine positive Chen-Kao-Reaktion. Beim Hexetidin wird dabei die vicinale Aminfunktion nachgewiesen. Ebenso ergeben *Polyole* [Erythritol, Mannitol, Sorbitol] mit Schwermetall-Ionen [Cu^{2+}, Fe^{2+}] gefärbte Chelatkomplexe. Die Bildung von Chelatkomplexen zwischen Cu(II) und *Aminosäuren* wie Glycin (H_2N-CH_2-COOH) dient zu deren Nachweis [siehe ▸ Kap. 3.6.3.21, Ziffer 1 und **MC-Fragen Nr. 607, 832**].

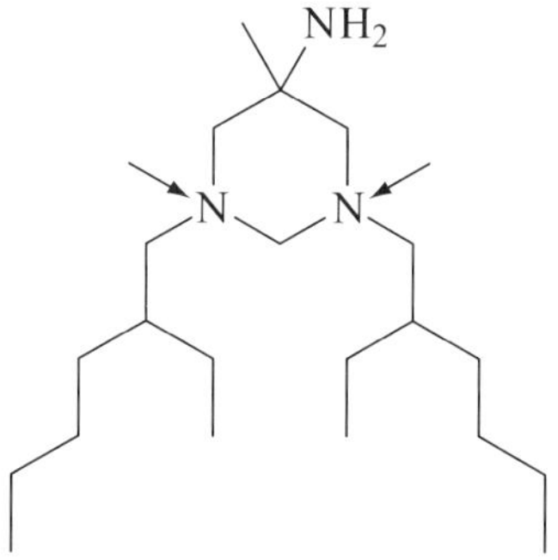

Hexetidin

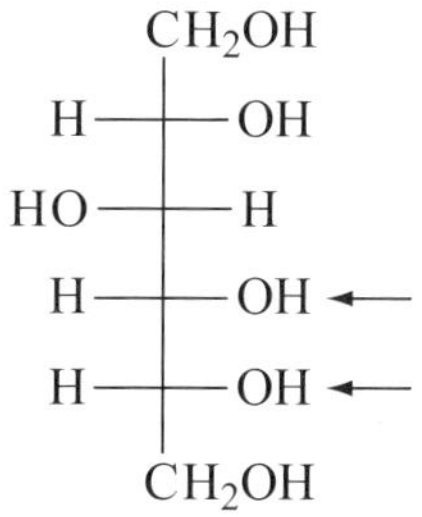

Sorbitol

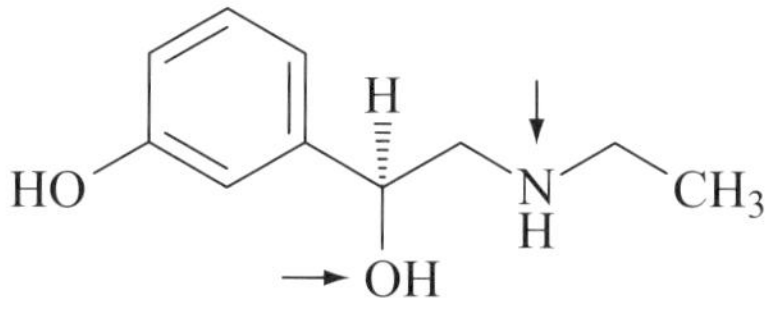

Etilefrin

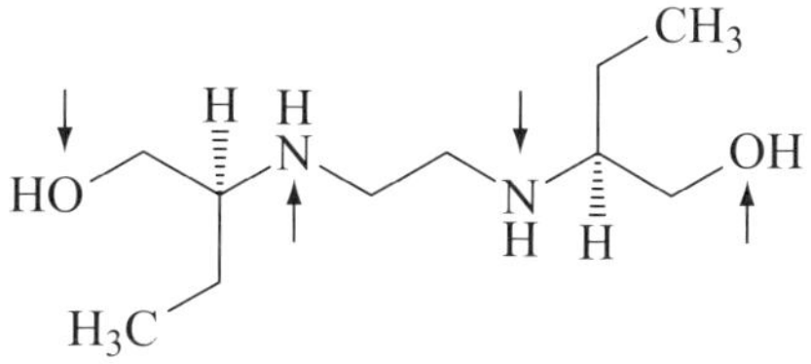

Ethambutol

3.6.3.8 Nachweise von Phenolen

In **Phenolen** (Ar–OH) sind eine oder mehrere Hydroxylgruppen direkt an ein aromatisches Ringsystem gebunden. Je nach der Anzahl der Hydroxylgruppen unterscheidet man zwischen ein-, zwei- und mehrwertigen Phenolen. Im Gegensatz zu Alkoholen reagieren Phenole sauer und bilden mit Alkalihydroxid-Lösungen salzartige *Phenolate* ($Ar\text{-}O^-Me^+$) [vgl. **MC-Fragen Nr. 612, 613**].

$$Ar\text{–}OH + NaOH \rightarrow Ar\text{–}O^-Na^+ + H_2O$$

Zum Nachweis und zur Charakterisierung von Phenolen können folgende Eigenschaften und Reaktionen herangezogen werden:

(1) Eisen(III)-chlorid-Reaktion: Eine Nachweismethode auf zahlreiche, wasserlösliche Phenole und Enole (C=C–OH) ist die Bildung eines farbigen Reaktionsproduktes bei der Umsetzung mit *Eisen(III)-chlorid* ($FeCl_3$). Die Farbbildung ist dann besonders ausgeprägt und lang anhaltend, wenn sich in ortho-Stellung zum phenolischen Hydroxyl weitere Chelat-bildende Substituenten (HO, CHO, COOH, SO_3H) befinden, wie dies z. B. bei **Salicylsäure** (2-Hydroxybenzoesäure), **Methylsalicylat** (Salicylsäuremethylester), **Natriumsalicylat, Sulfosalicylat** (2-Hydroxy-5-sulfobenzoat), **Vanillin** (4-Hydroxy-3-methoxybenzaldehyd), **3-Hydroxytyrosin** oder **Adrenalin** (*Epinephrin*) der Fall ist. Fehlen solche Nachgruppen, so kommt es bei Zugabe eines Alkohols rasch zum Verblassen bzw. zum Verschwinden der Färbung [vgl. **MC-Fragen Nr. 608, 609, 611–613, 617–627, 784, 799, 833, 856, 870**].

Die Zusammensetzung des jeweiligen Eisen-Phenol-Chelatkomplexes hängt stark vom pH-Wert ab. Aufgrund der Koordinationszahl 6 für das zentrale Fe(III)-Ion bildet zum Beispiel **Salicylat** einen Chelatkomplex der Zusammensetzung [Fe^{III}(salicylat)$_3$], wie die nachfolgende Abbildung zeigt.

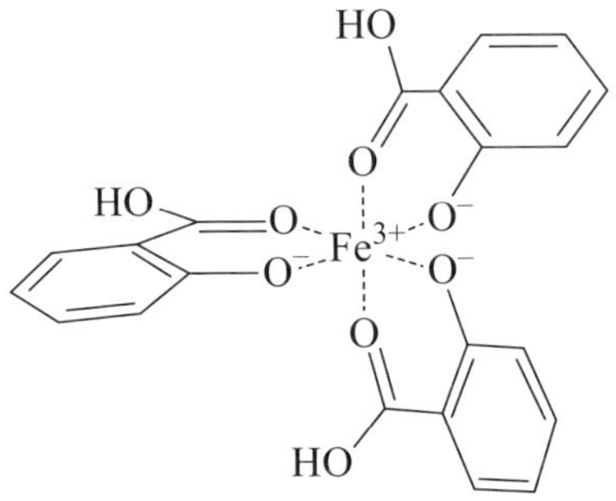

Phenolether (Ar-OR) oder Alkohole (R-OH) geben *keine* Reaktion mit $FeCl_3$, während sich Thiocyanat-Ionen (SCN^-), Oxime (R_2C=N-OH] oder Hydroxamsäuren (R-CO-NHOH) wie z.B. **Acetohydroxamsäure** (CH_3-CO-NHOH) durch Bildung *rotgefärbter* Reaktionsprodukte mit Fe(III) anzeigen [siehe auch ▸ Kap. 3.6.3.20, Ziffer 2 „*Hydroxamsäure-Reaktion*" und **MC-Fragen Nr. 625, 736–747, 807, 829**].

Auch einige enolisierbare CH-acide Verbindungen wie **Acetylaceton** (2,4-Pentandion) [CH_3-CO-CH_2-CO-CH_3] oder **Acetessigsäureethylester** [CH_3-CO-CH_2-$COOCH_2CH_3$] reagieren aus der Enolform heraus positiv mit Eisen(III)-chlorid [vgl. **MC-Fragen Nr. 617, 618, 620, 624, 626, 856**].

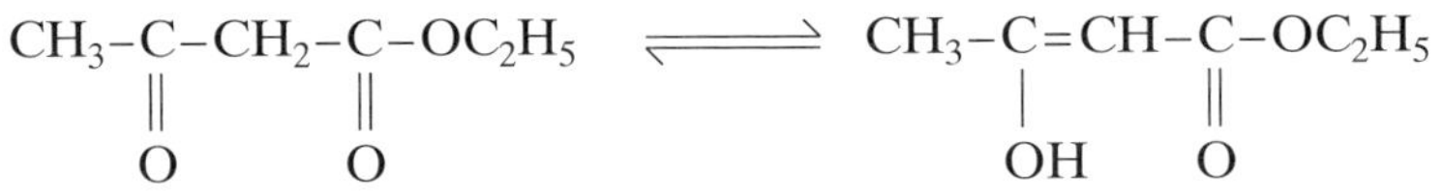

$$CH_3-\underset{\underset{O}{\|}}{C}-CH_2-\underset{\underset{O}{\|}}{C}-OC_2H_5 \rightleftharpoons CH_3-\underset{\underset{OH}{|}}{C}=CH-\underset{\underset{O}{\|}}{C}-OC_2H_5$$

Acetessigsäureethylester

(2) Emerson-Reaktion: Die oxidative Kupplung von Phenolen mit **4-Aminoantipyrin** (Aminopyrazolon = 4-Amino-2,3-dimethyl-1-phenyl-3-pyrazolin-5-on) in Gegenwart eines Oxidationsmittels wie $K_3[Fe(CN)_6]$ führt zu gefärbten *Chinoniminen* nachfolgender Struktur:

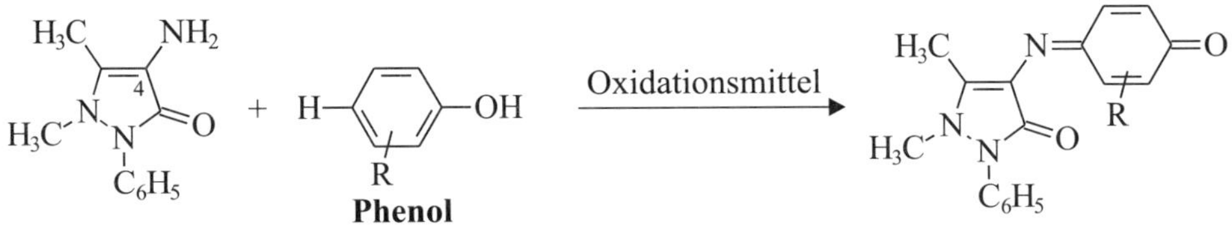

Oxidationsmittel

Phenol

Die Reaktion – ein Spezialfall der Indophenol-Reaktion – eignet sich auch zur quantitativen photometrischen Bestimmung von „*Phenol in Sera und Impfstoffen*" [siehe ▸ Kap. 3.6.4.7 und **MC-Fragen Nr. 609, 611, 614–616**].

Voraussetzung für das Gelingen der Emerson-Reaktion ist:

- eine phenolische Hydroxylgruppe,
- eine unsubstituierte para-Stellung, es sei denn, es handelt sich beim para-Substituenten um eine oxidativ leicht abspaltbare Gruppierung,
- das Fehlen einer ortho-Nitrogruppe, die die Reaktion behindert.

Phenole mit besetzter para-Position aber freier ortho-Stellung reagieren langsamer und weniger intensiv. **Salicylsäure** (2-Hydroxybenzoesäure) reagiert mit dem Emerson-Reagenz gleichfalls extrem langsam, was auf eine nur geringe Aktivierung der para-Stellung zum phenolischen Hydroxyl zurückzuführen ist. Zudem ist die Tendenz zur Phenolat-Bildung im Salicylsäure-Molekül durch die Ausbildung einer intramolekularen Wasserstoffbrücke herabgesetzt.

Erwartungsgemäß reagieren Ester und Amide der Salicylsäure wie **Methylsalicylat** oder **Salicylamid,** die nicht durch H-Brücken stabilisiert sind, rasch mit 4-Aminoantipyrin.

(3) Gibbs-Reaktion: Eine weitere Möglichkeit zur Identifizierung von Phenolen mit freier para-Position ist die Umsetzung in alkalischer Lösung mit dem *Gibbs-Reagenz* (2,6-Dichlor-1,4-chinon-4-chlorimid).

Nach neueren Befunden ist nicht das Chlorimid selbst das reagierende Agens, sondern das daraus in wässriger Lösung rasch gebildete 2,6-Dichlorchinonimin. Auch die Umsetzung mit dem Gibbs-Reagenz zu *Indophenol-Farbstoffen* kann als eine oxidative Kupplung aufgefasst werden, wobei das Reagenz selbst als Oxidationsmittel wirkt [vgl. **MC-Fragen Nr. 609–612, 637, 650, 818, 820**].

Cl, O=, =N–Cl, Cl; $\xrightarrow[-HOCl]{+H_2O}$ Cl, O=, =NH, Cl + H–, –O⁻, R

Gibbs-Reagenz

$\xrightarrow[-2\,H]{Oxidation}$ Cl, O=, =N–, –O⁻, Cl, R

„Indophenol“

(4) Guareschi-Lustgarten-Reaktion: Eine dritte Möglichkeit zum Nachweis von Phenolen mit freier para-Stellung besteht in ihrer Umsetzung mit Chloroform ($CHCl_3$). Die Reaktion wurde bereits im ▸ Kap. 3.6.3.4 vorgestellt und soll nachfolgend am Beispiel von **Thymol** näher erläutert werden.

Thymol bildet mit Chloroform in alkalischem Medium zunächst ein Benzalchlorid-Derivat, das wahrscheinlich unter HCl-Abspaltung in ein Monochlor-*p*-chinonmethid übergeht. Letzteres reagiert mit überschüssigem Thymol nach einer Art Michael-

Addition und unter erneuter HCl-Abspaltung entsteht ein *rotviolettes* Diphenylmethan-Derivat.

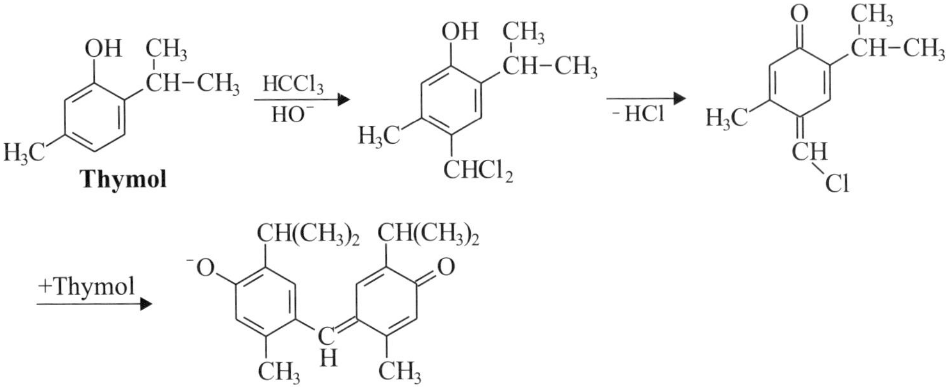

Thymol $\xrightarrow[HO^-]{HCCl_3}$ $\xrightarrow{-HCl}$ $\xrightarrow{+Thymol}$

Thymol

(5) Diazotierungs-Kupplungs-Reaktion: Phenole mit freier ortho- und/oder para-Position kuppeln als aktivierte Aromaten in schwach alkalischem Milieu mit *Diazonium-Ionen* ($Ar\text{-}N_2^+$) zu Azofarbstoffen (Ar-N=N-Ar´). Häufig verwendet man als Kupplungskomponente *diazotierte Sulfanilsäure* [siehe auch ▸Kap. 3.6.3.14, Ziffer 12 „*Azokupplung*“ und **MC-Fragen Nr. 608, 609, 611, 687–691, 800**].

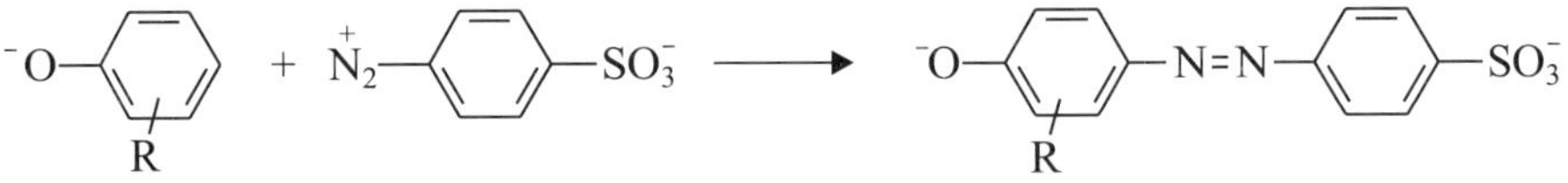

$$^-O\text{-}C_6H_4R + N_2^+\text{-}C_6H_4\text{-}SO_3^- \longrightarrow {}^-O\text{-}C_6H_3R\text{-}N{=}N\text{-}C_6H_4\text{-}SO_3^-$$

(6) Hydroxyalkylierung: Nach dem allgemeinen Prinzip elektrophiler Substitutionsreaktionen

Phenol/Formaldehyd/wasserentziehende Säure

reagieren viele Phenole mit Formaldehyd und konzentrierter Schwefelsäure zu farbigen Reaktionsprodukten (siehe ▸Kap. 3.6.3.11 „*Chromotropsäure-Reaktion*“).

(7) Esterbildung: Phenole sind nach Umsetzung mit Säurechloriden oder Säureanhydriden als Phenolester (Phenylester) gut charakterisierbar. Bewährt hat sich die Phenolester-Bildung mit Acetanhydrid, Benzoylchlorid oder 4-Nitrobenzoylchlorid, wobei die Reaktion mit den aromatischen Carbonsäurechloriden häufig im schwach alkalischen wässrigen Milieu in Anwesenheit von Alkalihydroxiden durchgeführt wird *(Schotten-Baumann-Reaktion)* [vgl. **MC-Fragen Nr. 599, 601, 608, 613**].

$$Ar\text{-}OH + Cl\text{-}C(=O)\text{-}C_6H_5 + NaOH \longrightarrow Ar\text{-}O\text{-}C(=O)\text{-}C_6H_5 + NaCl + H_2O$$

Arylbenzoat

(8) Urethanbildung: Phenole bilden mit Isocyanaten kristalline Urethane. Die α-Naphthylurethane bilden sich meistens besser als die entsprechenden Phenylurethane. Die Reaktion wird durch trockenes Pyridin katalysiert [vgl. **MC-Frage Nr. 608**].

$$Ar{-}OH + C_6H_5{-}N{=}C{=}O \longrightarrow Ar{-}O{-}C({=}O){-}NH{-}C_6H_5$$

Phenylurethan

(9) Etherbildung: Zur Identifizierung von Phenolen kann auch ihre Veretherung mit Chloressigsäure zu *Aryloxyessigsäuren* oder mit 4-Nitrobenzylbromid zu *Phenylbenzylether*-Derivaten verwendet werden. Ether entstehen auch bei der Umsetzung von Phenolen mit 2,4-Dinitrochlorbenzen im Sinne einer S_NAr-Reaktion.

OH, R

$Cl{-}CH_2{-}COOH$ ⟶ $-O{-}CH_2{-}COOH$, R **Aryloxyessigsäure**

$O_2N{-}C_6H_4{-}CH_2{-}Br$ ⟶ $O_2N{-}C_6H_4{-}CH_2{-}O{-}$, R **Phenylbenzylether**

$Cl{-}C_6H_3(NO_2){-}NO_2$ (O_2N) ⟶ $-O-$ $-NO_2$, R, O_2N **Diphenylether**

Phenolether wie **Anisol** (Phenylmethylether, Methoxybenzen) reagieren im Vergleich zu Phenolen mit freier Hydroxylgruppe nicht mehr mit $FeCl_3$-Lösung, ergeben keine Salzbildung mit Natriumhydroxid-Lösung und gehen auch keine S_NAr-Reaktionen ein, wie z.B. die Umsetzung mit 2,4-Dinitrochlorbenzen. Solche S_NAr-Reaktionen erfordern die vorherige Bildung des betreffenden Phenolats [vgl. **MC-Fragen Nr. 612, 613, 620**].

(10) Bromierung: Viele Phenole bilden bei der Umsetzung mit Bromwasser in einer elektrophilen Substitutionsreaktion gut kristallisierende *Polybromphenole* (siehe Ehlers, **Analytik II**, ▸ Kap. 7.2.5.4 *„Koppeschaar-Methode"*).

Weitere Phenolnachweise, insbesondere von **ortho-Diphenolen** (Brenzcatechin-Abkömmlinge), werden bei der Besprechung der Analytik des *Adrenalins* und *Noradrenalins* im ▸ Kap. 3.6.3.14 vorgestellt.

An einfachen Phenolen sind im Arzneibuch enthalten:

- **Phenol (Hydroxybenzol, Hydroxybenzen) [$C_6H_5{-}OH$] (*Ph. Eur.*)**

Die farblose Substanz besitzt einen charakteristischen Geruch und färbt sich an der Luft in radikalisch ablaufenden Oxidationsprozessen schwach rosa bis gelblich. Reines Phenol schmilzt bei 40,85 °C und siedet bei 182 °C. Phenol ist löslich in Wasser und sehr leicht löslich in Ethanol und Chloroform. Phenol ist eine schwache Säure (pK_s = 10,0); daher besitzt seine wässrige Lösung einen pH-Wert von etwa 6. Als schwache Säure löst sich Phenol nur in Alkalilaugen unter Phenolatbildung, nicht aber in Alkalicarbonat-Lösungen.

C_6H_5–OH + NaOH → H_2O + C_6H_5–O^-Na^+ **Natriumphenolat**

Als Identitätsprüfungen für Phenol werden nach *Ph. Eur.* genutzt:

(a) Komplexbildung mit Eisen(III)-chlorid: Versetzt man die wässrige Prüflösung mit Eisen(III)-chlorid, so entsteht eine *violette* Färbung, die auf Zusatz von Isopropanol verschwindet. Bei dieser Farbreaktion bildet sich der Komplex $[Fe(OC_6H_5)_6]^{3-}$, der relativ instabil ist und durch Alkohole leicht gespalten wird.

(b) Bromierung: Beim Versetzen einer wässrigen Phenol-Lösung mit Bromwasser fällt ein *gelblich-weißer* Niederschlag aus. Der Niederschlag ist ein Gemisch aus farblosem 2,4,6-Tribromphenol (Fp = 94–96 °C) und gelbem 2,4,4,6-Tetrabrom-2,5-cyclohexadien-1-on (Fp = 140–141 °C).

OH | Br_2 / –HBr → | OH, Br, Br, Br ↓ → | O, Br, Br, Br, Br ↓

(c) Oxidation: Phenol wird in konzentriertem Ammoniak gelöst und mit Natriumhypochlorit-Lösung (NaOCl) behandelt. Es entsteht eine *blaue* Färbung durch die radikalische Bildung von Chinonen, die sich allmählich vertieft.

• **Thymol [5-Methyl-2-isopropylphenol, 5-Methyl-2-(methylethyl)phenol] (*Ph. Eur.*)**
Thymol ist schwer löslich in Wasser, löst sich aber leicht in 96%igem Ethanol. Die Verbindung zeigt eine positive $FeCl_3$-Reaktion und wird von Bromwasser in 4,6-*Dibromthymol* umgewandelt. Neben der Bestimmung des Schmelzpunktes (Fp: 51,5 °C) und der Aufnahme des IR-Spektrums lassen die Arzneibücher noch folgende Prüfungen auf Identität durchführen:

(a) Guareschi-Lustgarten-Reaktion: siehe voran stehender Abschnitt (Ziffer 4).

(b) Emerson-Reaktion: Dabei entstehen aus Thymol und Aminopyrazolon in Gegenwart eines Oxidationsmittels *orangerote* gefärbte Kondensationsprodukte, die in Wasser nicht beständig sind, sich aber mit Chloroform extrahieren lassen.

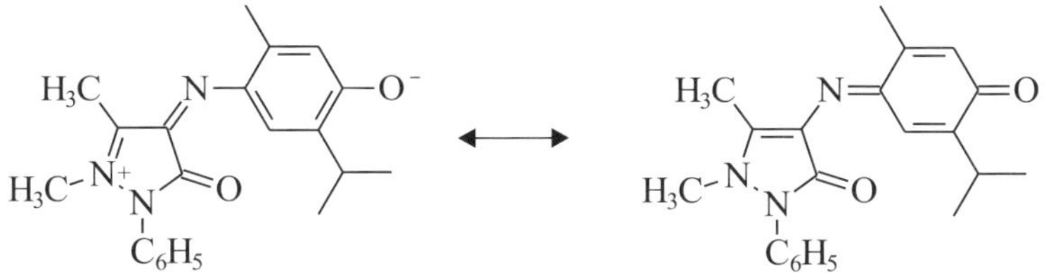

(c) Oxidation: In einem Gemisch aus HNO_3/H_2SO_4 in Eisessig entstehen durch Nitrierung und Oxidation des Aromaten *4-Nitrothymol* sowie *bläulich grüne* chinoide Oxidationsprodukte.

- **Chlorocresol (4-Chlor-3-methylphenol) (*Ph. Eur.*)**

Das Arzneibuch lässt das Methylphenol (Cresol) durch seinen Schmelzpunkt und die positive Reaktion mit $FeCl_3$-Lösung charakterisieren. Durch Umsetzung mit Benzoylchlorid bildet sich der entsprechende Benzoesäurephenylester, der nach Umkristallisation aus Methanol bei Fp = 85–88 °C schmilzt.

- **Resorcin (*m*-Dihydroxybenzol, 1,3-Dihydroxybenzen, Benzol-1,3-diol) (*Ph. Eur.*)**

Reines Resorcin ist eine farblose Substanz, die bei 110,8 °C schmilzt und die Fehling-Lösung oder eine ammoniakalische Silbernitrat-Lösung (Tollens-Reagenz) reduziert. Als Identitätsprüfungen lässt *Ph. Eur.* ein Schmelzintervall von 109–112 °C zu. Resorcin ist eine schwache, zweibasige Säure ($pK_{s1} = 9{,}4$; $pK_{s2} = 11{,}4$).

Die Verbindung existiert in tautomeren Formen (*Diketo-Dienol-Tautomerie*). Aufgrund dieser Tautomerie bildet Resorcin als Dienol mit Acetanhydrid einen Diacetylester und als Diketo-Derivat entsteht bei der Umsetzung mit Hydroxylaminhydrochlorid ein Dioxim.

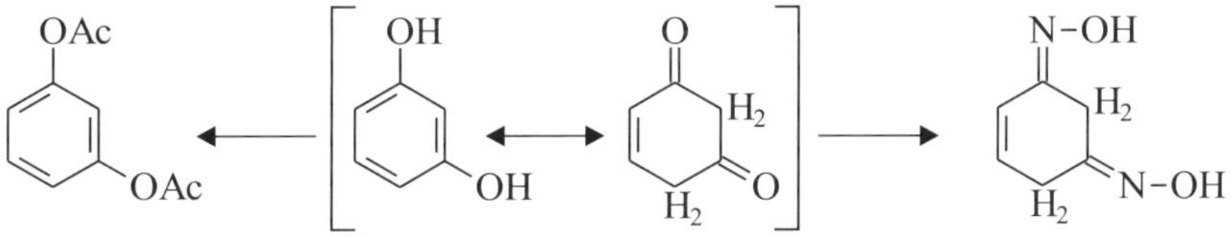

Resorcin

Resorcin kristallisiert in zwei verschiedenen Modifikationen, die sich bei 70,8 °C ineinander umwandeln. Neben der Bestimmung des Schmelzpunktes und der Aufnahme des IR-Spektrums nutzt man folgende Eigenschaften zur Identitätsprüfung:

(a) Eisen(III)-chlorid-Reaktion: Auf Zusatz von Eisen(III)-chlorid färbt sich eine Resorcin-Lösung *blau*. Die Farbe verblasst beim Erwärmen und schlägt nach Zugabe von NH_3-Lösung (6 mol·L^{-1}) nach Braungelb um.

(b) Guareschi-Lustgarten-Reaktion: Erhitzt man Resorcin mit Chloroform in verdünnter Natriumhydroxid-Lösung, so entsteht in einer Guareschi-Lustgarten-Reaktion das *rote* Anion eines Diresorcylmethan-Farbstoffes; auf Säurezusatz schlägt die *rote* Farbe nach *gelb* um *(Ph. Eur.)* (siehe auch ▸ Kap. 3.6.3.4, Ziffer 4).

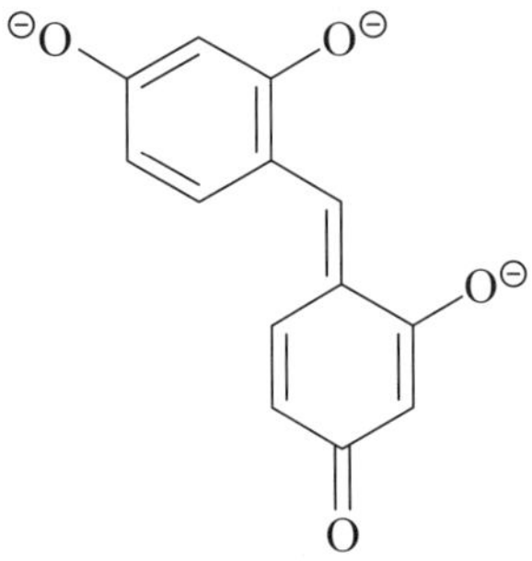

(c) Fluorescein-Bildung: Durch Kondensation von Resorcin mit *Phthalsäureanhydrid* oder *Kaliumhydrogenphthalat* entsteht Fluorescein, das im Alkalischen eine charakteristische intensiv *grüne* Fluoreszenz zeigt *(Ph. Eur.)*.

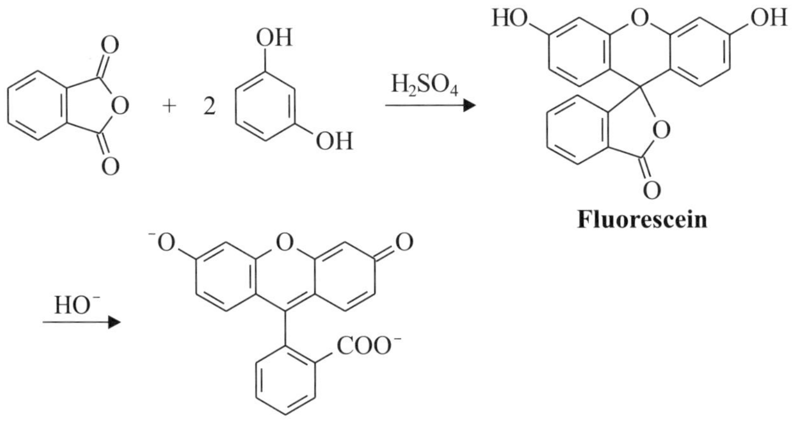

Fluorescein

Die Reaktion ist typisch für 2,3,4,5-unsubstituierte Phthalsäure-Moleküle und kann auch zum Nachweis des Phthalyl-Restes z. B. im **Dibutylphthalat** oder im **Phthalylsulfathiazol** herangezogen werden.

- **Opiumalkaloide**

Opium enthält zu ca. 20–25% Alkaloide; Hauptalkaloid – im Mittel ca. 12% – ist das **Morphin**, gefolgt von *Noscapin* (*Narcotin*) (5%), *Codein* (2%), *Papaverin* (1%), *Thebain* (0,5%) und *Narcein* (0,5%).

Dabei lassen sich Opiumalkaloide mit freier phenolischer Hydroxylgruppe (Ar–OH) wie z. B. im Morphin aufgrund ihrer positiven $FeCl_3$-Reaktion sowie ihrer Salzbildung mit NaOH-Lösung leicht von Phenolether-Derivaten (Ar–OCH_3) wie Codein unterscheiden [vgl. **MC-Fragen Nr. 612, 613**].

Zur *Abtrennung des Morphins* aus dem Alkaloidgemisch nutzt man häufig die klassische **Mannich-Methode** durch Umsetzung mit 2,4-Dinitrochlorbenzen unter Bildung des schwer löslichen *Morphin-2,4-dinitrophenylethers*. Dabei werden zunächst die phenolischen Komponenten wie Morphin durch Behandeln mit Alkalihydroxid-Lösung in lösliche Phenolate umgewandelt und die nicht-phenolischen Bestandteile wie Codein mit Chloroform/Isopropanol extrahiert. Anschließend erfolgt die Fällung des Phenylethers mit 2,4-Dinitrochlorbenzen.

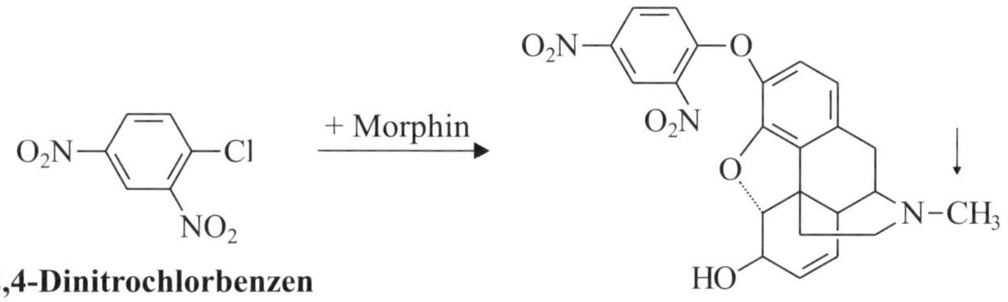

O_2N–$C_6H_3(NO_2)$–Cl + Morphin ⟶ 2,4-Dinitrophenyl-morphinether ($N-CH_3$)

2,4-Dinitrochlorbenzen

Im Hinblick auf die Gesamtwirkung des Opiums erscheint es aber sinnvoll nicht nur den Gehalt an Morphin sondern auch den Gehalt der wichtigsten Begleitalkaloide zu bestimmen. Aus diesem Grund wurde die Mannich-Methode in den aktuellen Pharmakopöen von einem HPLC-Verfahren abgelöst.

3.6.3.9 Nachweise von Ethern

Ether entstehen unter Wasserabspaltung als Kondensationsprodukte aus zwei Molekülen Alkohol (*Dialkylether*, R–O–R) oder Phenol (*Diarylether*, Ar–O–Ar) bzw. einem Molekül Alkohol und einem Molekül Phenol (*Phenolether*, *Phenylether*, Ar–O–R). Je nachdem, ob beide Reste des Ethermoleküls gleich oder ungleich sind, spricht man von symmetrischen bzw. unsymmetrischen (gemischten) Ethern.

Ether sind im Allgemeinen sehr beständige, wenig reaktive Verbindungen. Die meisten aliphatischen Ether sind jedoch als Lewis-Basen unter Bildung von *Oxoniumsalzen* in konzentrierter HCl-Lösung löslich.

$$\mathrm{R{-}O{-}R} + \mathrm{HCl} \rightleftharpoons \mathrm{R{-}\overset{+}{\underset{\displaystyle |\atop H}{O}}{-}R} + \mathrm{Cl^-}$$

Aliphatische Ether sind nichtassoziierte Flüssigkeiten von großer Flüchtigkeit und hoher Brennbarkeit.

Phenolether unterscheiden sich im Allgemeinen von Phenolen, aus denen sie hergestellt wurden, durch:

- ihre geringe Oxidationsempfindlichkeit und Reaktivität,
- das Ausbleiben der Eisen(III)-chlorid-Reaktion,
- ihre niedrigeren Schmelz- und Siedepunkte.

Zur Identifizierung von Ethermolekülen können die beiden folgenden Reaktionen beitragen:

(1) Etherspaltung: Die Spaltung des Ethermoleküls wird zweckmäßigerweise mit Iodwasserstoff (HI) oder Bromwasserstoff (HBr) durchgeführt und liefert destillativ abtrennbare Alkylbromide bzw. Alkyliodide, die man z. B. als *S-Alkylisothiuroniumpikrate* fällen und durch ihren Schmelzpunkt identifizieren kann (siehe ▸ Kap. 3.6.3.4,

Ziffer 3). Bei der sauren Spaltung von Phenolethern entsteht neben dem Alkylhalogenid auch ein Phenol, das näher charakterisiert werden muss.

$$R–O–R + 2\,HI \rightarrow 2\,R–I + H_2O$$
$$Ar–O–R + HI \rightarrow R–I + Ar–OH$$

(2) Esterbildung: Nach Erhitzen von Ethern mit wasserfreiem Zink(II)-chlorid ($ZnCl_2$) und 3,5-Dinitrobenzoylchlorid fallen beim Abkühlen direkt die 3,5-Dinitrobenzoesäureester der betreffenden Alkohole aus. Diese Methode ist naturgemäß nur zur Charakterisierung symmetrischer aliphatischer Ether geeignet. Alkohole, primäre und sekundäre Amine stören und müssen abwesend sein.

In das Arzneibuch wurde als Monographie aufgenommen:

- **Ether (Diethylether, Aether) [CH_3CH_2-O-CH_2CH_3] (*Ph. Eur.*)**

Diethylether ist eine flüchtige, leicht bewegliche und entzündliche Flüssigkeit, die bei 34,6 °C siedet. Etherdämpfe sind schwerer als Luft. Ether/Luft-Gemische mit 1,7–48,0 Vol% an Ether sind explosiv. Ether kann zur Stabilisierung nichtflüchtige Antioxidanzien enthalten. In der Hitze wird Ether durch Halogenwasserstoffsäuren wie HI oder HBr gespalten und bildet unter Licht- und Lufteinwirkung explosive Peroxide. Von Alkalien und Natrium wird Diethylether nicht angegriffen.

Durch Bestimmung des Destillationsbereichs (siehe ▸Kap. 3.1.1) kann Diethylether von anderen tief siedenden Lösungsmitteln unterschieden werden. Darüber hinaus fordert das Arzneibuch die Bestimmung der relativen Dichte als Identitätsprüfung.

Die *Prüfung auf Peroxide* erfolgt mit Iodid-Ionen, die durch Peroxide oder Hydroperoxide zu Iod oxidiert werden, das an seiner Blaufärbung mit Stärke-Lösung erkannt wird (siehe auch ▸Kap. 3.6.3.24).

$$R–OOH + 2\,HI \rightarrow R–OH + I_2 + H_2O$$

Zur Entfernung der Peroxide schüttelt man den Ether mit einer schwefelsauren Eisen(II)-sulfat-Lösung oder filtriert den Ether über eine basische Aluminiumoxid-Säule. Auf Verunreinigungen durch Acetaldehyd oder Aceton prüft man mit *Neßler-Reagenz*. Aldehyde reduzieren dabei Hg(II)-Ionen zu metallischem Quecksilber.

3.6.3.10 Nachweise von Thiolen (Mercaptane, Thiophenole)

Unter Thiolen versteht man die Schwefelanalogen der Alkohole und Phenole. Zum Schwefel-Nachweis in diesen Verbindungen siehe ▸Kap. 3.5.1.4. **Alkanthiole** (Mercaptane, Alkanhydrogensulfide) (R–SH) sind mit Ausnahme des gasförmigen *Methylmercaptans* (CH_3SH) Flüssigkeiten von äußerst widerlichem Geruch. Infolge des Fehlens intermolekularer Wasserstoffbrücken sieden Mercaptane erheblich tiefer als die entsprechenden Alkanole. Thiole sind schwache Säuren, die jedoch stärker sauer reagieren als die entsprechenden Alkohole. Auch **Thiophenole** (Ar–SH) sind stärkere Säuren als Phenole. Viele Thiole bilden mit Schwermetall-Ionen (Hg, **Pb**, Ag) zum Teil schwer lösliche Salze, sog. *Mercaptide* [vgl. **MC-Fragen Nr. 628, 630**].

$$2\,R–SH + 2\,HO^- \rightarrow 2\,H_2O + 2\,R–S^- \rightarrow Hg(SR)_2\downarrow$$

Charakteristisch für Thiole ist ihre Oxidationsempfindlichkeit. So entfärben Thiole eine $KMnO_4$-Lösung unter Bildung von *Sulfonsäuren*. Von milden Oxidanzien wie Iod werden sie zu *Disulfiden* dehydriert. Mercaptane und Disulfide bilden ein reversibles Redoxsystem, sodass sich Disulfide wieder leicht zu Thiolen reduzieren lassen [vgl. **MC-Fragen Nr. 574, 628**].

$$\underset{\textbf{Disulfid}}{R{-}S{-}S{-}R} \rightleftharpoons \underset{\textbf{Thiol}}{2\ R{-}SH} \rightarrow \underset{\textbf{Sulfonsäure}}{2\ R{-}SO_3H}$$

Die Oxidation von Mercaptanen mit Iod zu Disulfiden nutzt das Arzneibuch auch zur quantitativen iodometrischen Bestimmung von Sulfhydrylverbindungen (R-SH) wie **Cystein** oder **Dimercaprol** [siehe Ehlers, **Analytik II,** ▸ Kap. 7.2.3.4 und **MC-Fragen Nr. 629, 630**].

$$2\ H_2N{-}\underset{\underset{CH_2SH}{|}}{\overset{\overset{COOH}{|}}{C}}{-}H \xrightarrow[-\ 2\ HI]{+\ I_2} H_2N{-}\underset{\underset{CH_2{-}S}{|}}{\overset{\overset{COOH}{|}}{C}}{-}H \quad H_2N{-}\underset{\underset{S{-}CH_2}{|}}{\overset{\overset{COOH}{|}}{C}}{-}H$$

Cystein **Cystin**

Die Überführung von Mercaptanen und Thiophenolen in identifizierbare Derivate erfolgt mit denselben Reagenzien wie sie zum Nachweis von Alkoholen verwendet werden.

(a) Thioester-Bildung: Häufig genutzt wird die Darstellung der 3,5-Dinitrothiobenzoate oder die Umsetzung mit 3-Nitrophthalsäureanhydrid zu den entsprechenden Thiohalbestern [vgl. **MC-Frage Nr. 628**].

$$R{-}SH + Cl{-}CO{-}Ar \rightarrow \underset{\textbf{Thiobenzoat}}{R{-}S{-}CO{-}Ar} + HCl$$

(b) Nachweis als Sulfon: Thiole lassen sich durch Reaktion im alkalischen Milieu mit 2,4-Dinitrochlorbenzen in gut kristallisierende 2,4-Dinitrophenylthioether überführen, die durch nachfolgende Oxidation mit H_2O_2 als Sulfone charakterisiert werden. Die Oxidation von Sulfiden (Thioether) zu Sulfoxiden oder Sulfonen ist eine allgemein anwendbare Reaktion zum Nachweis von Sulfiden (R–S–R). Dialkylsulfide sind in Wasser unlösliche, penetrant riechende Flüssigkeiten.

Cl, NO_2, NO_2 $\xrightarrow[-HCl]{+RSH}$ S−R, NO_2, NO_2 **Thioether** $\xrightarrow{Ox.}$ O=S−R, NO_2, NO_2 **Sulfoxid** $\xrightarrow{Ox.}$ O=S(=O)−R, NO_2, NO_2 **Sulfon**

Als weitere Nachweisreaktion von Mercaptanen kann man nutzen:

(c) Gmelin-Reaktion: Die als Gmelin-Reaktion bekannte Umsetzung von Sulfid-Ionen mit Natriumpentacyanonitrosylferrat(II) (Nitroprussidnatrium), wobei wahrscheinlich das rotviolette Pentacyanomonothionitrosylferrat(II)-Anion $[Fe(CN)_5(NO)S]^{4-}$ gebildet wird, kann auch zum Nachweis von Mercaptanen herangezogen werden. Beispielsweise ergibt *Methylmercaptan* (CH_3SH) mit Nitroprussidnatrium in sodaalkalischer Lösung den gefärbten Komplex $[Fe(CN)_5(NO)SCH_3]^{3-}$ [vgl. **MC-Frage Nr. 630**].

● **Dimercaprol (2,3-Disulfanylpropan-1-ol) [$HSCH_2$-CH(SH)-CH_2OH] (*Ph. Eur.*)**
Dimercaprol ist eine farblose bis schwache gelbe, in Wasser lösliche Flüssigkeit, zu deren Prüfung auf Identität folgende Reaktionen beitragen können [vgl. **MC-Frage Nr. 630**]:

(a) Eine Iod-Lösung wird durch Dimercaprol entfärbt. Iod oxidiert das Sulfid zu einem *weißen,* polymeren Disulfid komplexer Zusammensetzung.

(b) Mit Pb(II)-Ionen bildet Dimercaprol ein schwer lösliches, *zitronengelbes* Bleisalz.

(c) Dimercaprol bildet mit vielen Schwermetall-Salzen charakteristisch gefärbte Komplexe. Mit Cu(II)-Salzen entsteht ein *bläulich schwarzer*, mit Co(II)- ein *gelbbrauner* und mit Fe(II)-Ionen ein *roter* Komplex. Auf dieser Bildung von Chelatkomplexen mit vielen Schwermetall-Ionen, insbesondere Quecksilber-Ionen, beruht die Verwendung von Dimercaprol als Antidot zur Behandlung von Schwermetallvergiftungen.

(d) Eine Lösung von 2,6-Dichlorphenolindophenol-Natrium (Tillmans-Reagenz) wird durch Zugabe von Dimercaprol entfärbt.

(e) Dimercaprol zeigt eine positive Gmelin-Reaktion mit Nitroprussidnatrium.

(f) Natriumbismutat ($NaBiO_3$), das zuvor auf 200 °C erhitzt wurde, bildet in phosphorsaurer Lösung mit Dimercaprol einen Komplex, aus dem sich leicht *Formaldehyd* ($H_2C=O$) abspaltet. Letzterer kann mithilfe der *Chromotropsäure-Reaktion* nachgewiesen werden (siehe ▸ Kap. 3.6.3.11).

An weiteren einfachen Schwefelverbindungen sind als Monographie in *Ph. Eur.* aufgenommen worden:

- **Cystein [(2*R*)-2-Amino-3-sulfanylpropansäure] ($HSCH_2$-$CHNH_2$-COOH)**

Die Substanz ist als Hydrochlorid-Monohydrat in das Arzneibuch aufgenommen worden. Zur Prüfung auf Identität wird die Spezifische Drehung bestimmt und das IR-Spektrum aufgenommen. Cystein zeigt eine positive *Gmelin-Reaktion* und lässt sich auch mit *Ninhydrin* nachweisen (siehe ▸Kap. 3.6.3.21).

- **Cystin (3,3′-Disulfandiylbis-(2*R*)-2-aminopropansäure] (HOOC-$CHNH_2$-CH_2S-SCH_2-$CHNH_2$-COOH)**

Das Arzneibuch lässt die Spezifische Drehung bestimmen und das IR-Spektrum aufnehmen. Zudem kann die Disulfid-Bindung oxidativ mit Wasserstoffperoxid-Lösung gespalten werden. Es bildet sich Sulfat (SO_4^{2-}), das als schwer lösliches $BaSO_4$ nachgewiesen werden kann. Darüber hinaus fällt beim Erwärmen mit Blei(II)-acetat-Lösung schwarzes PbS aus.

- **Penicillamin [(2*S*)-2-Amino-3-methyl-3-sulfanylbutansäure] (HS-$C(CH_3)_2$-$CHNH_2$-COOH)**

Die Substanz bildet mit Aceton in Gegenwart von Salzsäure ein gut kristallisierendes Hydrochlorid des nachfolgend abgebildeten Acetonids, das auch als Thiazolidin-Derivat angesehen werden kann. Als Aminosäure zeigt Penicillamin eine positive *Ninhydrin-Reaktion*, reagiert mit alkalischer Nitroprussidnatrium-Lösung (*Gmelin-Reaktion*) und bildet mit $FeCl_3$ eine Blaufärbung [vgl. **MC-Frage Nr. 894**].

HOOC
$\overset{\oplus}{N}H_2$
H_3C CH_3 $Cl^{\ominus}$
H_3C S CH_3

3.6.3.11 Nachweise von Carbonylverbindungen (Aldehyde, Ketone)

Aldehyde (R–CH=O) und **Ketone** (R_2C=O) können aufgrund folgender Eigenschaften und Reaktionen nachgewiesen und identifiziert werden:

(1) Hinweis auf stark reduzierende Substanzen: Aldehyde sind – im Gegensatz zu Ketonen – starke Reduktionsmittel, die sich leicht zu Carbonsäuren (R-COOH) oxidieren lassen. Die reduzierende Wirkung wird nachgewiesen mit:

(a) Tollens-Reagenz: Stark reduzierende Verbindungen scheiden aus einer ammoniakalischen Silbersalzlösung metallisches Silber ab. Eine positive Reaktion deutet hin auf: Aldehyde, reduzierende Zucker, α-Diketone, α-Ketole (Endiole) wie *Ascorbinsäure*, mehrwertige Phenole, Aminophenole, Hydrazin- und Hydroxylamin-Derivate [vgl. **MC-Fragen Nr. 631, 632, 637, 649, 650, 653, 769, 770**].

(b) Fehling-Reagenz: Große Bedeutung für den Nachweis von Reduktionsmitteln besitzt die Fehling-Lösung, eine alkalische tartrathaltige Cu(II)-Salzlösung, in der das Kupfer als anionischer Chelatkomplex vorliegt. Das eigentliche Reagenz ist daher ein komplexes Kupfer(II)-tartrat-Anion.

$$\left[\begin{array}{ccc} COO^- & & {}^-OOC \\ | & & | \\ H-C-O & & O-C-H \\ | & Cu & | \\ H-C-O & & O-C-H \\ | & & | \\ COO^- & & {}^-OOC \end{array}\right]^{6-}$$

Bei der Reduktion des Cu-Tartratkomplexes, z. B. mit Ameisensäure (HCOOH), fällt *gelbrotes* $Cu_2O/CuOH$ aus, da Cu(I)-Ionen in alkalischer Lösung mit Weinsäure keine stabilen Komplexe bilden.

$$2\,Cu^{2+} + HCOOH + 2\,H_2O \rightarrow 2\,Cu^+ + CO_2\uparrow + 2\,H_3O^+$$
$$2\,Cu^+ + 3\,H_2O \rightarrow Cu_2O\downarrow + 2\,H_3O^+$$

Aromatische Aldehyde geben diesen Test normalerweise *nicht*. Einfache Aldehyde, sämtliche Monosaccharide und alle Oligosaccharide mit wenigstens einer freien Carbonylgruppe reagieren dagegen positiv. Der Nachweis gelingt auch mit mehrwertigen Phenolen und Endiolen wie *Ascorbinsäure* [vgl. **MC-Frage Nr. 640**].

An Stelle von Fehling-Lösung verwenden viele Arzneibücher für den Nachweis von reduzierenden Zuckern eine alkalische Cu(II)-citrat-Lösung (**Luffsche Lösung**).

(c) Nylander-Reagenz: Aldehyde reduzieren eine alkalische, tartrathaltige Bismut(III)-hydroxid-Lösung zum metallischen Bismut, das als *schwarzer* Niederschlag ausfällt.

(d) Auch die Entfärbung einer schwach alkalischen Kaliumpermanganat-Lösung ist ein Hinweis auf reduzierende Substanzgruppen wie Aldehyde oder Endiole (α-Hydroxycarbonylverbindungen) [vgl. **MC-Frage Nr. 574**].

(2) Spektroskopische Methoden: Aldehyde und Ketone sind an den typischen IR-Frequenzen der C=O-Valenzschwingung um 1700 cm^{-1} leicht zu erkennen [siehe Ehlers, **Analytik II**, ▸ Kap. 11.8.2 und **MC-Frage Nr. 640**].

Bei einfachen, *gesättigten Carbonylverbindungen* wie z. B. *Aceton* erfordert die Anregung des $\pi\rightarrow\pi^*$-Übergangs so hohe Energiebeträge, dass das Absorptionsmaximum unterhalb von $\lambda = 200$ nm liegt. Diese Verbindungen zeigen daher im UV-Spektrum nur einen $n\rightarrow\pi^*$-Übergang im ultravioletten Spektralbereich bei etwa 275–295 nm [siehe Ehlers, **Analytik II**, ▸ Kap. 11.6.2.4 und **MC-Frage Nr. 640**].

(3) Bildung schwer löslicher Derivate: Zum Nachweis von Carbonylverbindungen sowie zur Identifizierung und Charakterisierung eines Derivates mithilfe einer Schmelzpunktbestimmung können zahlreiche Kondensationsreaktionen von Aldehyden und Ketonen mit Verbindungen des Typs $R{-}NH_2$ herangezogen werden. Nachfolgend sind diese Reaktionen – ausgehend von einem Keton der allgemeinen Formel $R_2C{=}O$ – zusammenfassend dargestellt. Aufgrund ihrer Fähigkeit zur Bildung solcher Produkte kann in der Regel auch eine analytische Unterscheidung einer Aldehyd-

oder Ketogruppe von anderen Carbonylfunktionen wie Ester- oder Amidcarbonylgruppen vorgenommen werden [vgl. **MC-Fragen Nr. 633–640, 642–646, 649, 742, 744**].

$$\mathbf{R_2C{=}O}\ \text{(Keton)} \xrightarrow{-H_2O}$$

+ $H_2N{-}OH \longrightarrow \mathbf{R_2C}{=}N{-}OH$
Hydroxylamin → **Oxim**

+ $H_2N{-}NH{-}C({=}O){-}NH_2 \longrightarrow \mathbf{R_2C}{=}N{-}NH{-}C({=}O){-}NH_2$
Semicarbazid → **Semicarbazon**

+ $H_2N{-}NH{-}C({=}S){-}NH_2 \longrightarrow \mathbf{R_2C}{=}N{-}NH{-}C({=}S){-}NH_2$
Thiosemicarbazid → **Thiosemicarbazon**

+ $H_2N{-}NH{-}C_6H_3(Z){-}Y \longrightarrow R^1R^2C{=}N{-}NH{-}C_6H_3(Z){-}Y$
Phenylhydrazin → **Phenylhydrazon**

An Stelle von Phenylhydrazin (Z=Y=H) können auch 4-Nitrophenylhydrazin (Z=H; Y=NO_2) oder 2,4-Dinitrophenylhydrazin (Z=Y=NO_2) als Reagenzien unter Bildung von *4-Nitrophenylhydrazonen* bzw. *2,4-Dinitrophenylhydrazonen* eingesetzt werden.

Mit unsubstituiertem **Hydrazin** (H_2N-NH_2) bilden Carbonylverbindungen durch doppelseitige Kondensation *Azine* ($R_2C{=}N{-}N{=}CR_2$) [siehe auch ▸Kap. 2.1.12 und **MC-Fragen Nr. 634, 635, 642, 643, 645**].

$$R_2C{=}O + H_2N{-}NH_2 + O{=}CR_2 \rightarrow R_2C{=}N{-}N{=}CR_2 + 2\,H_2O$$

Azin

Darüber hinaus nutzt das Arzneibuch die Umsetzung von Isonicotinsäurehydrazid mit **Vanillin** (4-Methoxy-3-hydroxybenzaldehyd) unter Hydrazon-Bildung zu dessen Nachweis [siehe ▸Kap. 3.6.3.14 und **MC-Fragen Nr. 633–635**].

Hydroxylamin reagiert außer mit Aldehyden und Ketonen auch mit β-Lactamen unter Aufspaltung des β-Lactamringes. Die Reaktion von Hydroxylamin mit Carbonsäureestern führt zu *Hydroxamsäuren* (siehe ▸Kap. 3.6.3.20, Ziffer 2). Zur Bildung kristalliner Derivate von Aldehyden oder Ketonen mit *Dimedon* siehe nachfolgenden Abschnitt.

Die oben erwähnten Reaktionen laufen nach dem allgemeinen Mechanismus der säurekatalysierten Addition von Stickstoff-Nucleophilen an C=O-Doppelbindungen ab.

$$R^1\text{–}\overset{\overset{\displaystyle R^2}{|}}{C}\text{=}\mathbf{O} + H_2N\text{–}R \longrightarrow R^1\text{–}\underset{\underset{\displaystyle ^-O}{|}}{\overset{\overset{\displaystyle R^2}{|}}{C}}\text{–}\underset{\underset{\displaystyle H}{|}}{\overset{\overset{\displaystyle H}{|}}{N^+}}\text{–}R \longrightarrow R^1\text{–}\underset{\underset{\displaystyle HO}{|}}{\overset{\overset{\displaystyle R^2}{|}}{C}}\text{–}\underset{\underset{\displaystyle H}{|}}{N}\text{–}R \xrightarrow{-H_2O} R^1\text{–}\overset{\overset{\displaystyle R^2}{|}}{C}\text{=}\mathbf{N\text{–}R}$$

Darüber hinaus sind auch die Umsetzungen von Carbonylverbindungen mit primären oder sekundären Aminen für ihre Charakterisierung geeignet. Mit primären Aminen entstehen **Azomethine** (Imine), mit sekundären Aminen bilden sich **Enamine**, sofern die Carbonylverbindung enolisierbar ist und über eine α-ständige CH-Gruppierung verfügt. Nichtenolisierbare Carbonylverbindungen bilden dagegen mit sekundären Aminen **Aminale** [vgl. **MC-Fragen Nr. 608, 609, 684**].

$$R_2C = O + H_2N - R' \longrightarrow R_2C = N - R' + H_2O$$

Azomethin (Imin)

$$R^1 - \overset{\alpha}{C}H_2 - \underset{\underset{\displaystyle O}{\|}}{C} - R^2 + HNR^3R^4 \longrightarrow R^1 - CH = \underset{\underset{\displaystyle NR^3R^4}{|}}{C} - R^2 + H_2O$$

Enamin

$$R^1 - \underset{\underset{\displaystyle O}{\|}}{C} - R^2 + 2\,HNR^3R^4 \longrightarrow R^1 - \underset{R^4R^3N\ \ NR^3R^4}{\overset{}{C}} - R^2 + H_2O$$

Aminal

Beispielsweise wandelt sich **Cyclohexanon** mit Hydroxylaminhydrochlorid zu Cyclohexanonoxim um und bildet mit Pyrrolidin ein Enamin, nämlich 1-Pyrrolidinocyclohexen [vgl. **MC-Frage Nr. 641**].

Cyclohexanon (H_2NOH) → Cyclohexanon=N–OH (Cyclohexanonoxim)

Cyclohexanon (Pyrrolidin, HN) → 1-Pyrrolidinocyclohexen

Cyclohexanon

(4) Iodoform-Probe: Bei der *Haloform-Reaktion* werden *Methylketone* (CH_3–CO–R) oder Alkohole mit einer CH_3–CHOH-Gruppierung unter Verlust eines C-Atoms zu Carbonsäuren gespalten, wenn man auf diese Substanzen ein Hypohalogenit oder Halogene ($X_2 = Cl_2, Br_2, I_2$) in alkalischer Lösung einwirken lässt. Zunächst findet eine Oxidation des sekundären Methylalkohols zum Methylketon statt, das anschließend halogeniert wird. Das perhalogenierte Intermediat wandelt sich schließlich im alkalischen Milieu in ein *Haloform-Derivat* (HCX_3) und das um ein C-Atom ärmere *Carboxylat* ($R–COO^-$) um. Die Haloform-Reaktion ist in der präparativen Chemie eine wichtige Methode zur *Darstellung von Carbonsäuren* [vgl. **MC-Fragen Nr. 661–664, 790**].

$$H_3C-\underset{\displaystyle OH}{\underset{|}{CH}}-R \xrightarrow[-2\,HX]{+X_2} H_3C-\underset{\displaystyle O}{\underset{\|}{C}}-R \xrightarrow[-3\,HX]{+3\,X_2} X_3C-\underset{\displaystyle O}{\underset{\|}{C}}-R \xrightarrow{+HO^-} \underset{\textbf{Haloform}}{\mathbf{X_3C-H}} + {}^-OOC-R$$

Beispielsweise ergeben bei der Haloform-Reaktion Ethanol [CH_3CH_2OH] und Acetaldehyd [$CH_3CH{=}O$] *Formiat* [$HCOO^-$], Isopropanol (Propan-2-ol) [$CH_3CH(OH)CH_3$] und Aceton [CH_3-CO-CH_3] liefern *Acetat* [CH_3-COO^-] und aus Ethylmethylketon (Butan-2-on) [CH_3CH_2-CO-CH_3] bildet sich *Propionat* [CH_3CH_2-COO^-]. Aus Milchsäure [CH_3-CHOH-COOH] und Brenztraubensäure [CH_3-CO-COOH] entsteht *Oxalat* [$^-$OOC-COO^-].

Pentan-3-on [CH_3CH_2-CO-CH_2CH_3] und Weinsäure (2,3-Dihydroxybernsteinsäure, 2,3-Dihydroxybutandisäure) [HOOC-CHOH-CHOH-COOH] ergeben *keine* positive Haloform-Reaktion.

In der analytischen Chemie dient die Haloform-Reaktion zum qualitativen Nachweis von CH_3CO- und CH_3CHOH-Gruppen, indem man mit Iod (I_2) und Alkali bzw. mit Hypoiodit (IO^-) arbeitet. Das entstehende **Iodoform** (CHI_3) ist *gelb* gefärbt, besitzt einen charakteristischen süßlichen Geruch und einen definierten Schmelzpunkt von Fp = 119 °C.

Die *Iodoform-Probe* ist *positiv* bei folgenden Verbindungstypen,

$$R-\underset{\displaystyle OH}{\underset{|}{CH}}-CH_3 \quad R-\underset{\displaystyle O}{\underset{\|}{C}}-CH_3 \quad R-\underset{\displaystyle OH}{\underset{|}{CH}}-CH_2-\underset{\displaystyle OH}{\underset{|}{CH}}-R \quad R-\underset{\displaystyle O}{\underset{\|}{C}}-CH_2-\underset{\displaystyle O}{\underset{\|}{C}}-R$$

während die nachfolgend vorgestellten stark CH-aciden Substanzklassen *keine* Iodoform-Reaktion ergeben.

$$CH_3-\underset{\displaystyle O}{\underset{\|}{C}}-CH_2-CN \quad CH_3-\underset{\displaystyle O}{\underset{\|}{C}}-CH_2-COOR \quad CH_3-\underset{\displaystyle O}{\underset{\|}{C}}-CH_2-NO_2$$

Die Iodoform-Probe kann auch zum Nachweis von Verbindungen herangezogen werden, die sich in Methylcarbinole oder Methylketone umwandeln lassen. Zum Beispiel ergibt **Chlorobutanol** [1,1,1-Trichlor-2-methylpropan-2-ol] selbst keine Iodoform-

Reaktion, hingegen reagiert das bei der alkalischen Spaltung des Moleküls gebildete *Aceton* positiv mit Hypoiodit (*Ph. Eur.*). Parallel dazu lässt sich auch das bei der alkalischen Hydrolyse gebildete Chloroform mithilfe der *Fujiwara-Reaktion* nachweisen (siehe ▸ Kap. 3.6.3.4)

$$Cl_3C - \underset{\underset{OH}{|}}{C}(CH_3)_2 \xrightarrow{(HO^-)} Cl_3C - H + CH_3 - \underset{\underset{O}{\|}}{C} - CH_3$$

Chlorobutanol **Aceton**

In das Arzneibuch sind u. a. folgende Carbonylverbindungen als Monographien aufgenommen worden:

- **Formaldehyd-Lösung [$H_2C{=}O$] (*Ph. Eur.*)**

Formaldehyd (Methanol), ein stechend riechendes Gas (Kp = –21 °C), ist bis zu 45% in Wasser löslich. Diese Lösungen sind unter verschiedenen Bezeichnungen, wie *Formol, Formalin* im Handel. Die Formalin-Lösung der *Ph. Eur.* enthält ca. 34,5–38,0% $H_2C{=}O$ als Hydrat [$H_2C(OH)_2$] und etwa 15% an Methanol als Stabilisator.

In wässriger Lösung liegt Formaldehyd teils als geminales Diol (*Formaldehydhydrat*) [$H_2C(OH)_2$] teils in Form oligomerer Hydrate [$HO(CH_2O)_nH$] vor. Zwischen beiden Formen besteht ein temperatur- und konzentrationsabhängiges Gleichgewicht. Es verschiebt sich mit steigender Temperatur nach der Seite des geminalen Diols, mit steigender Konzentration in Richtung oligomerer Hydrate. Ein Zusatz von Methanol verhindert die Bildung von schwer löslichen Polymeren (Ausflockung von amorphem *Paraformaldehyd*).

Formaldehyd stellt – besonders im alkalischen Milieu – ein starkes Reduktionsmittel dar und wird beispielsweise durch eine alkalische Iod- oder Wasserstoffperoxid-Lösung bzw. eine ammoniakalische Silbernitrat-Lösung (*Tollens-Reagenz*) zu *Formiat* ($HCOO^-$) oxidiert. In Abwesenheit von Oxidationsmitteln erfolgt hingegen mit Laugen Disproportionierung zu Formiat und Methanol (*Cannizzaro-Reaktion*). Mit Ammoniak kondensiert Formaldehyd zu **Methenamin** (Urotropin, Hexamethylentetramin). Umgekehrt wird Methenamin in saurer Lösung wieder zu Formaldehyd und Ammonium-Ionen gespalten [vgl. **MC-Fragen Nr. 650, 653, 654, 764**].

In Pharmakopöen sind folgende Identitätsprüfungen auf Formaldehyd üblich [vgl. **MC-Fragen Nr. 647, 649–659**]:

(a) Chromotropsäure-Reaktion: Eine schwefelsaure Formaldehyd-Prüflösung färbt sich auf Zusatz von Chromotropsäure (4,5-Dihydroxynaphthalen-2,7-disulfonsäure) *blau* bis *rotviolett*. Zunächst kondensiert Formaldehyd mit Chromotropsäure in ortho-Stellung zum phenolischen Hydroxyl. Im nachfolgenden Schritt wirkt Schwefelsäure als Oxidationsmittel und es entsteht vermutlich ein mesomeriestabilisiertes 3,4,5,6-Dibenzoxanthylium-Ion. Die Farbreaktion mit Chromotropsäure ist weitgehend *spezifisch* für Formaldehyd und kann auch zu dessen kolorimetrischer Bestimmung dienen [vgl. **MC-Fragen Nr. 611, 650–654, 658, 659, 812**].

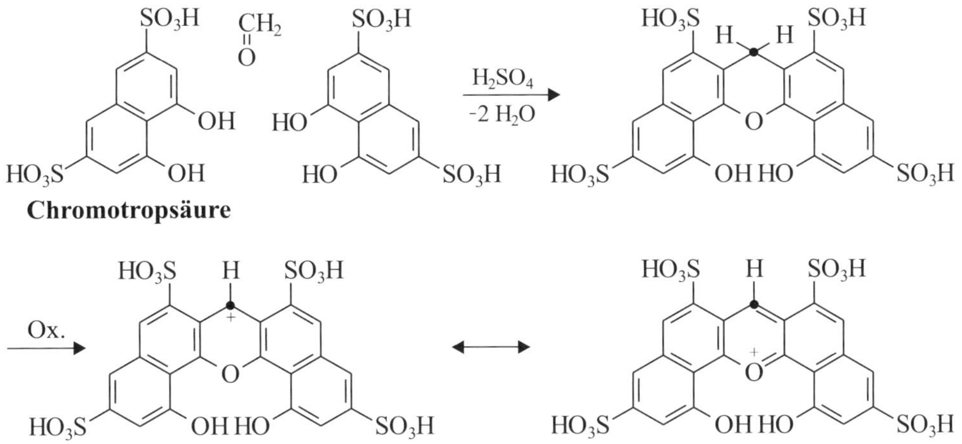

Chromotropsäure

(b) **Marquis-Reaktion:** Nach dem allgemeinen Prinzip

Phenol/Aldehyd/wasserentziehende Säure

gibt Formaldehyd in Gegenwart von konzentrierten Säuren nicht nur mit Chromotropsäure sondern auch mit zahlreichen anderen Phenolen farbige Reaktionsprodukte. So bildet sich mit **Salicylsäure** ein *tiefroter*, mit **Guajacol** ein *violetter* und mit **Morphin** ein *blauvioletter* Farbstoff.

Die Marquis-Reaktion ist ein klassischer Nachweis für *Alkaloide*, insbesondere Morphin-Derivate (wie z.B. **Apomorphin**, **Codein**, **Morphin**). Der Mechanismus der Reaktion ist nicht für alle Substanzen, die ein farbiges Reaktionsprodukt ergeben, bekannt. Man diskutiert, dass aus zwei Molekülen Morphin (über C-1 und C-2 verknüpft) mit Formaldehyd in schwefelsaurer Lösung ein teilhydriertes Anthracen-Derivat gebildet wird, das in einem nachfolgenden Oxidationsschritt ein mesomeriestabilisiertes Kondensationsprodukt ergibt.

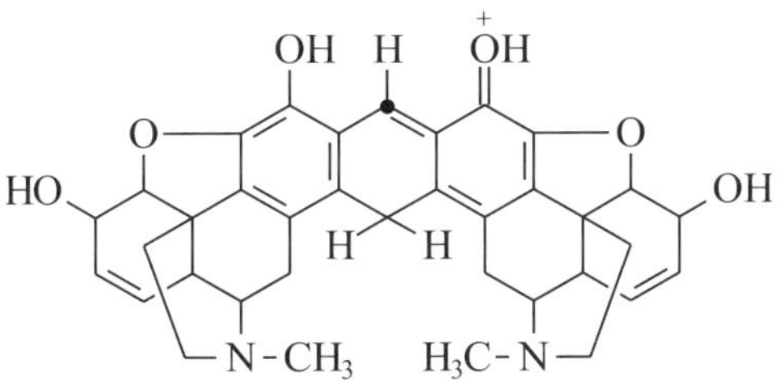

(c) **Fällung mit Dimedon:** Ein Derivat des Dihydroresorcins, das 5,5-Dimethylcyclohexan-1,3-dion (*Dimedon*), ist ein empfindliches Reagenz zur gravimetrischen Bestimmung von Formaldehyd [vgl. **MC-Fragen Nr. 651, 652, 821**].

$$2\ \text{Dimedon} + O{=}CH_2 \xrightarrow{-H_2O} \text{(Dimedon)}{-}CH_2{-}\text{(Dimedon)} \downarrow$$

Dimedon

(d) Formazan-Bildung: Eine Methode, die auch zum *Methanol-Nachweis in Ethanol* dient, ist die Umsetzung mit Phenylhydrazin in Anwesenheit von Kaliumhexacyanoferrat(III). Nach Oxidation des Methanols zu Formaldehyd kondensiert die Carbonylverbindung mit Phenylhydrazin zum Phenylhydrazon. Parallel dazu wird überschüssiges Phenylhydrazin vom Hexacyanoferrat(III) zum Diazoniumsalz oxidiert, das anschließend mit dem Phenylhydrazon zum *roten 1,5-Diphenylformazan* kuppelt.

$$H_2C{=}O + H_2N{-}NH{-}C_6H_5 \xrightarrow{-H_2O} H_2C{=}N{-}NH{-}C_6H_5$$

Phenylhydrazin **Phenylhydrazon**

$$C_6H_5{-}NH{-}NH_2 \xrightarrow{+[Fe(CN)_6]^{3-}} C_6H_5{-}N_2^+$$

Benzendiazonium-Ion

$$C_6H_5{-}N_2^+ + H_2C{=}N{-}NH{-}C_6H_5 \rightarrow C_6H_5{-}NH{-}N{=}CH{-}N{=}N{-}C_6H_5$$

1,5-Diphenylformazan

Ph. Eur. lässt dagegen in den Ethanol-Monographien gaschromatographisch auf Methanol als Verunreinigung prüfen.

(e) Oxidationsreaktionen: Formaldehyd reduziert eine ammoniakalische Silbernitrat-Lösung zu metallischem Silber und wird dabei selbst zu Formiat oxidiert *(Tollens-Reaktion)*. Darüber hinaus scheidet Formaldehyd aus einer alkalischen Kupfer(II)-tartrat-Lösung *(Fehling-Lösung) gelbes* Kupfer(I)-oxid (Cu_2O) ab. Auch eine alkalische Iod-Lösung oxidiert Formaldehyd quantitativ zu Formiat ($HCOO^-$). Als Oxidationsmittel fungiert das in alkalischer Lösung gebildete Hypoiodit (IO^-) [siehe auch Ehlers, **Analytik II**, ▸ Kap. 7.2.3.5 und **MC-Fragen Nr. 650, 654**].

(f) Imidazol-Bildung: Aus Formaldehyd-Lösungen scheidet sich beim Versetzen mit 1,2-Dianilinoethan allmählich 1,3-Diphenyltetrahydroimidazol ab, das bei 126 °C schmilzt.

$$C_6H_5{-}NH{-}CH_2{-}CH_2{-}NH{-}C_6H_5 + O{=}CH_2 \xrightarrow{-H_2O} \text{1,3-Diphenyltetrahydroimidazol} \downarrow$$

1,2-Dianilinoethan

(g) Hantzsch-Reaktion: Zum Nachweis von Formaldehyd kann auch die Umsetzung mit *Acetylaceton* (Pentan-2,4-dion) [CH_3-CO-CH_2-CO-CH_3] in Gegenwart von Ammonium-Ionen (*Nash-Reagenz*) herangezogen werden. Dabei bildet sich als *gelbes* Kondensationsprodukt *3,5-Diacetyl-1,4-dihydrolutidin*, das photometrisch erfasst wird. Die Reaktion ist eine der Methoden zur Grenzprüfung auf „*Freier Formaldehyd*". Im entstehenden Dihydropyridin-Derivat liegt ein kurzkettiges *Merocyanin* (vinyloges Carbonsäureamid) [-HN-C=C-C=O-] vor. Als vinyloges Amid bezeichnet man ein Strukturelement, in dem die Säureamid-Funktion (-CONH-) durch konjugierte C=C-Doppelbindungen [-CO-$(C{=}C)_n$-NH-] voneinander getrennt ist [siehe auch ▸ Kap. 3.6.4.6 und **MC-Fragen Nr. 647, 650–652, 655–657, 846**].

Acetylaceton

(h) Probe von Denigés: Formaldehyd ergibt mit *Schiff-Reagenz* (*Fuchsin-Schweflige Säure*) einen roten Triarylmethan-Farbstoff. Die Reaktion diente früher zur *Grenzprüfung auf Methanol* in Ethanol, die heute nach *Ph. Eur.* gaschromatographisch durchgeführt wird [vgl. **MC-Fragen Nr. 636, 650–654, 795**].

Fuchsin (1), ein Triphenylmethan-Farbstoff, ist ein Gemisch (R = –H, –CH_3) tiefrot gefärbter Salze. Durch Anlagerung von Hydrogensulfit-Ionen (HSO_3^-) bildet sich eine farblose, zwitterionische Sulfonsäure (2), die von überschüssigem Hydrogensulfit zum Monokation (3) bzw. zum Dikation (4) protoniert werden kann. Das Verschwinden der Farbe ist darauf zurückzuführen, dass mit der Hydrogensulfit-Anlagerung das zentrale C-Atom aus einer sp^2- in eine sp^3-Hybridisierung übergeht. Bei Zugabe eines Aldehyds (R'–CH=O), beispielsweise **Formaldehyd** (R'=H) oder **Acetaldehyd** (R'=CH_3), bilden sich in einer *Mannich-Reaktion* aus den Verbindungen (2) und (3) α-Aminosulfonsäuren (5). Infolge des starken -I-Effektes der SO_3-Gruppe ist die Basizität der Aminogruppen in (5) um ca. 4 pK-Einheiten geringer als die der Aminogruppen in (2). Deshalb erfolgt eine rasche Deprotonierung und Abspaltung von Sulfit unter Bildung des *roten* mesomeriestabilisierten Kations (6).

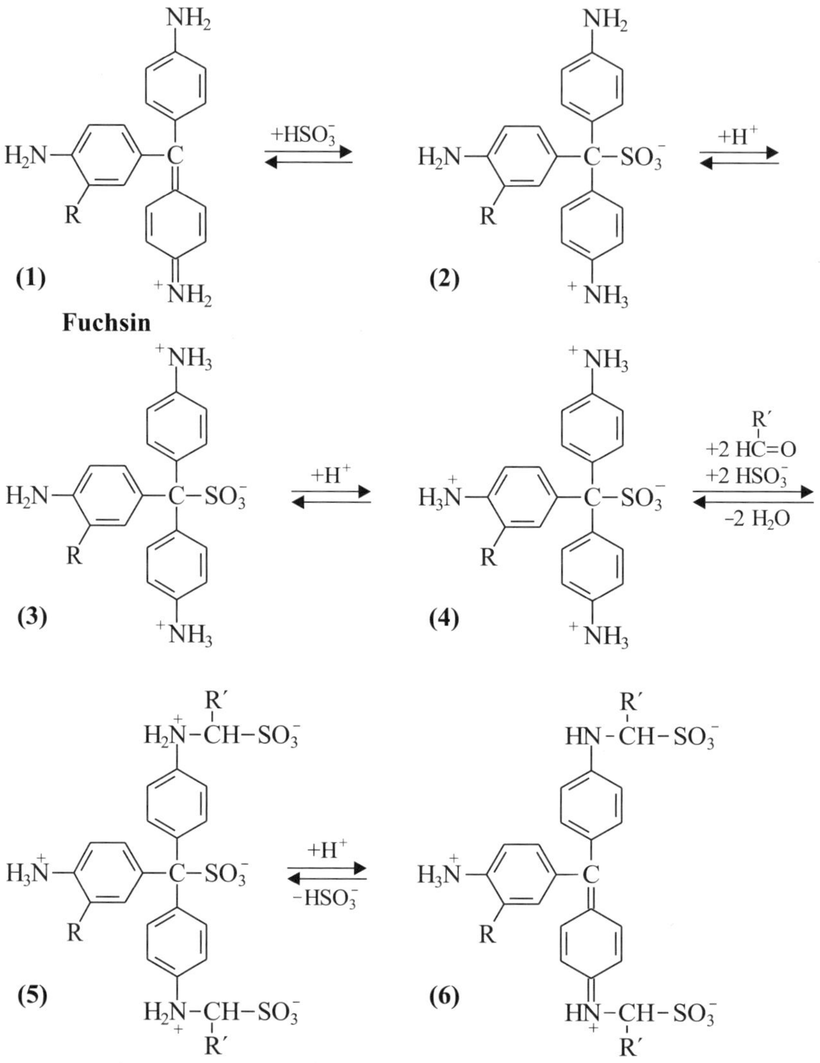

Fuchsin

(1) ⇌ (+HSO_3^-) (2) ⇌ (+H^+) (3) ⇌ (+H^+) (4) → (+2 R′HC=O, +2 HSO_3^-, −2 H_2O) (5) ⇌ (+H^+, −HSO_3^-) (6)

R`;R = H;CH_3

Die oben beschriebenen Nachweisreaktionen von Formaldehyd, insbesondere die Chromotropsäure-Reaktion und die Hantzsch-Synthese mit dem Nash-Reagenz, können auch zur Identitätsprüfung von Wirkstoffen genutzt werden, bei deren Hydrolyse *Formaldehyd freigesetzt* wird. Beispiele hierfür sind: **Hexetidin, Hydrochlorothiazid, Metamizol, Methenamin** und **Primidon.** In den nachfolgend vorgestellten Formeln sind die Methylengruppen, aus denen beim hydrolytischen Abbau Formaldehyd entsteht, durch einen Pfeil gekennzeichnet [vgl. **MC-Frage Nr. 660**].

Hydrochlorothiazid **Metamizol** **Hexetidin**

$R = -CH_2-CH(C_2H_5)-(CH_2)_3-CH_3$

Methenamin **Primidon**

Darüber hinaus lässt sich Formaldehyd aus verschiedenen Aminosäuren auch auf *oxidativem* Wege freisetzen. Zum Beispiel wird **Glycin** mit Natriumhypochlorit oxidativ zu Formaldehyd abgebaut, wobei die instabile *Iminoessigsäure* als Zwischenstufe durchlaufen wird.

$$\underset{\textbf{Glycin}}{H_2N-CH_2-COOH} + ClO^- \xrightarrow{-HO^-} Cl-NH-CH_2-COOH \xrightarrow{-HCl}$$

$$\underset{\textbf{Iminoessigsäure}}{HN=CH-COOH} \xrightarrow{+H_2O} \mathbf{CH_2=O} + NH_3\uparrow + CO_2\uparrow$$

Serin lässt sich aufgrund seiner Aminoalkohol-Struktur durch Periodat oxidativ spalten (*Malaprade-Reaktion*), wobei Formaldehyd und Glyoxylsäureimin entstehen. Letzteres hydrolysiert zu Glyoxylsäure und Ammoniak.

$$\underset{\textbf{Serin}}{H_2N-CH(COOH)-CH_2OH} \xrightarrow[-IO_3^-,\ -H_2O]{+IO_4^-} \mathbf{CH_2=O} + HC(COOH)=NH \xrightarrow[-NH_3]{+H_2O} \underset{\textbf{Glyoxylsäure}}{HC(COOH)=O}$$

In analoger Weise reagiert **Threonin** mit Periodat unter Bildung von Glyoxylsäure und **Acetaldehyd** (CH_3–CH=O).

$$CH_3-CHOH-CHNH_2-COOH \xrightarrow{-(IO_4^-)} CH_3-CH=O + NH_3\uparrow + O=CH-COOH$$

Auch aus **Dimercaprol** (2,3-Disulfanylpropan-1-ol) kann mit Natriumbismutat(V) Formaldehyd abgespalten werden.

- **Paraldehyd (2,4,6-Trimethyl-1,3,5-trioxan) (*Ph. Eur.*)**

Paraldehyd (Kp = 124 °C; Fp = 12,6 °C), das cyclische Trimer des Acetaldehyds, ist eine farblose Flüssigkeit mit aromatischem Geruch. Die Verbindung ist löslich in Wasser und mischbar mit Ethanol, Ether und Chloroform. Aufgrund seiner Acetalstruktur zeigt Paraldehyd keine der für Aldehyde charakteristischen Reaktionen. Beim Erhitzen mit Mineralsäuren bzw. durch Thermolyse tritt aber Depolymerisation zu **Acetaldehyd** [CH_3-CH=O] ein, der an seinem charakteristischen Geruch erkannt und durch folgende Prüfungen nachgewiesen werden kann:

- die Tollens-Probe (*Ph. Eur.*) (siehe voran stehender Abschnitt),
- die Legal-Probe (siehe nachfolgender Abschnitt),
- eine positive Simon-Awe-Reaktion (siehe ▸ Kap. 3.6.3.5),
- mit Fehling-Lösung (siehe voran stehender Abschnitt),
- eine positive Iodoform-Probe (siehe voran stehender Abschnitt),
- die Farbreaktion mit Guajacol (siehe ▸ Kap. 3.6.3.17, *Lactat-Nachweis*).
- die Bildung des Oxims mit Hydroxylaminhydrochlorid, die auch zur *quantitativen* Bestimmung von Acetaldehyd genutzt werden kann (siehe Ehlers, **Analytik II**, ▸ Kap. 6.2.4.1 „*Oxim-Titration*").

Das Arzneibuch nutzt die Acetaldehyd-Freisetzung indirekt auch zum *Ethanol-Nachweis* sowie als Identitätsprüfung auf *Ethylester*. Beispielsweise kann man **Benzocain** (4-Aminobenzoesäureethylester) verseifen, das gebildete Ethanol mit einer Chrom(VI)-Verbindung zu Acetaldehyd oxidieren und diesen anschließend mithilfe der Simon-Awe-Reaktion nachweisen.

- **Chloralhydrat (Trichloracetaldehydhydrat, 2,2,2-Trichlorethan-1,1-diol) [$Cl_3C-CH(OH)_2$] (*Ph. Eur.*)**

Chloralhydrat wird von konzentrierten Alkalihydroxid-Lösungen in Formiat ($HCOO^-$) und Chloroform ($HCCl_3$) gespalten. Letzteres kann an seinem Geruch erkannt oder durch Umsetzung mit *Anilin* als *Phenylisonitril* identifiziert werden.

$$Cl_3C-CH(OH)_2 + HO^- \longrightarrow H_2O + HCOO^- + HCCl_3$$

$$HCCl_3 + HO^- \xrightarrow{-H_2O} \underset{\textbf{Dichlorcarben}}{CCl_2} \xrightarrow{+C_6H_5-NH_2} \underset{\textbf{Phenylisonitril}}{C_6H_5-\overset{+}{N}\equiv C|^-}$$

Darüber hinaus bildet Chloralhydrat mit Natriumsulfid-Lösungen *braunrot* gefärbte Produkte, deren Bildungsweg noch nicht endgültig gesichert ist.

● **Vanillin (4-Hydroxy-3-methoxybenzaldehyd) (*Ph. Eur.*)**

Als phenyloge Ameisensäure besitzt Vanillin einen pK_S-Wert von 4,7 und ist somit stärker sauer als Phenol. Zur seiner Prüfung auf Identität lässt das Arzneibuch die Schmelztemperatur bestimmen und das IR-Spektrum aufnehmen. Darüber hinaus sind als Nachweisreaktionen von Vanillin geeignet:

(a) Oxidation zu Dehydrodivanillin: Vanillin bildet aufgrund seines phenolischen Hydroxyls mit $FeCl_3$-Lösung in der Kälte den typischen *blauen* Farbkomplex, der aber beim Erhitzen auf 80 °C nach *graubraun* umschlägt. Hierbei erfolgt durch Oxidation mit Fe^{3+}-Ionen die Bildung von **Dehydrodivanillin**, das beim Abkühlen als *weißer* Niederschlag ausfällt und bei 302–305 °C schmilzt.

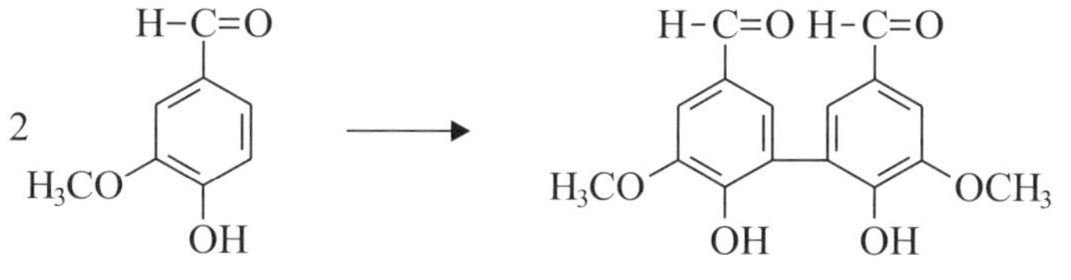

H-C=O
2
H_3CO
OH
Vanillin

H-C=O H-C=O
H_3CO OCH_3
OH OH
Dehydrodivanillin

(b) Kondensationsreaktionen: Vanillin kondensiert als Carbonylverbindung in saurer Lösung mit **Phloroglucin** zu einem *roten* Diphenylmethan- oder Triphenylmethan-Farbstoff. Auch das daraus durch Wasserabspaltung entstehende Xanthylium-Ion wird als farbgebende Komponente diskutiert.

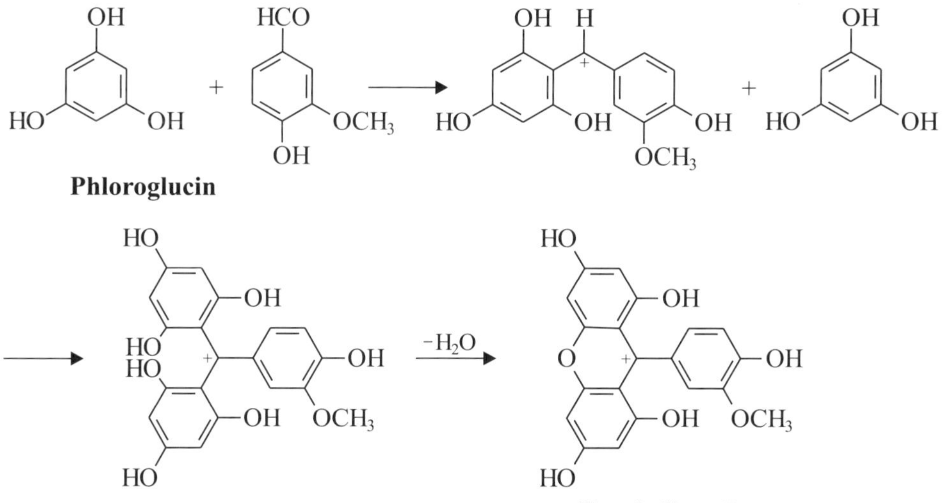

OH HO OH
Phloroglucin
+ HCO OCH_3 OH
OH H + HO OH OH OCH_3
+ OH HO OH

HO OH HO HO OH OH OH OCH_3 HO
$-H_2O$
HO OH O OH OH OCH_3 HO
Xanthylium-Ion

Die Kondensation von Vanillin mit *Aceton* wird nachfolgend vorgestellt und die Umsetzung von Vanillin mit *Isonicotinsäurehydrazid* wird im ▸ Kap. 3.6.3.14 beschrieben. Des Weiteren reagiert Vanillin als aromatische Carbonylverbindung (Ar-CH=O) mit den üblichen Stickstoff-Nucleophilen wie z.B. 2,4-Dinitrophenylhydrazin zu den in Ziffer (3) genannten Kondensationsprodukten [vgl. **MC-Frage Nr. 649**].

• Aceton (Dimethylketon, Propanon) [CH_3-CO-CH_3] (*Ph. Eur.*)

Aceton, eine farblose Flüssigkeit (Kp = 56,5 °C), ist mit Wasser, Chloroform, Ethanol, Diethylether und Petroläther in jedem Verhältnis mischbar, bildet aber mit Wasser *kein* azeotropes Gemisch.

Aceton reagiert als Keton mit den üblichen Stickstoff-Nucleophilen zu kristallinen Derivaten mit charakteristischem Schmelzpunkt wie z.B. das 2,4-Dinitrophenylhydrazon, das bei 126 °C schmilzt. Darüber hinaus nutzen die Arzneibücher folgende Identitätsprüfungen [vgl. **MC-Fragen Nr. 649, 661, 662**]:

(a) Iodoform-Probe: Aceton bildet mit Hypoiodit (I_2/HO^-) Iodoform (CHI_3) und Acetat (CH_3COO^-).

$$H_3C-\underset{\underset{O}{\|}}{C}-CH_3 \xrightarrow[-3\,HO^-]{+3\,IO^-} I_3C-\underset{\underset{O}{\|}}{C}-CH_3 \xrightarrow{+HO^-} I_3C-H\downarrow + {}^-OOC-CH_3$$

Aceton **Triiodaceton** **Iodoform** **Acetat**

(b) Legal-Probe: Das aus Aceton und Alkalihydroxid-Lösung gebildete Carbanion reagiert mit der N=O-Gruppe im Pentacyanonitrosylferrat(II)-Anion [Nitroprussidnatrium] – einer heteroanalogen Carbonylgruppe – in einer aldolartigen Reaktion zu einem *roten* Farbstoff, der zu einem *violetten* Folgeprodukt protoniert werden kann [vgl. **MC-Fragen Nr. 648, 792**].

$$H_3C-\underset{\underset{O}{\|}}{C}-CH_3 \xrightarrow[-H_2O]{+HO^-} H_3C-\underset{\underset{O}{\|}}{C}-\overset{-}{\underline{C}}H_2 + [Fe(CN)_5NO]^{2-} \xrightarrow{-H^+}$$

$$\left[(CN)_5Fe-\underset{\underset{^-O}{|}}{N}=CH-\underset{\underset{O}{\|}}{C}-CH_3\right]^{4-} \xrightarrow{+H^+} \left[(CN)_5\,Fe-\underset{\underset{HO}{|}}{N}=CH-\underset{\underset{O}{\|}}{C}-CH_3\right]^{3-}$$

Durch die Anlagerung des Carbanions ändert sich die Ligandenfeldstärke der ursprünglichen Nitroso-Gruppe, was mit einer Veränderung der Lichtabsorption des Eisenkomplexes einhergeht. Die alkalische Hydrolyse bei 40 °C zerstört den Komplex unter Bildung von *Nitrosoaceton*, das zu *Isonitrosoaceton* tautomerisiert.

$$O{=}N{-}CH_2{-}CO{-}CH_3 \rightleftharpoons HO{-}N{=}CH{-}CO{-}CH_3$$

Nitrosoaceton **Isonitrosoaceton**

Die Legal-Probe ist *nicht spezifisch* für Aceton, sondern wird von allen Substanzen mit *aktiven Methyl- oder Methylengruppen* hinreichender CH-Acidität gegeben (Acetaldehyd, Acrolein, Hexosen, einige Heterocyclen, Methylketone u. a. m.). Der Farbumschlag beim Ansäuern erfolgt jedoch meistens nur bei Ketonen, während bei Aldehyden die Färbung auf Säurezusatz verblasst [vgl. **MC-Frage Nr. 789**].

Die Reaktion wird auch zum *Nachweis von Citraten* verwendet, die sich zu *Acetondicarbonsäure* oxideren lassen. Letztere decarboxyliert in situ zu Aceton und kann wie oben beschrieben nachgewiesen werden (siehe hierzu ▸ Kap. 3.6.3.17).

(c) Zimmermann-Reaktion: Setzt man Aceton mit Natriumhydroxid-Lösung und *m-Dinitrobenzen* um, so entsteht eine *rotviolette* Färbung, die beim Stehenlassen an der Luft rotbraun wird. Mit 1,3-Dinitrobenzen bildet das Carbanion des Acetons einen violett gefärbten σ-Komplex vom Typ der *Meisenheimer-Salze* (Janovsky-Produkt). Durch Luft oder einen Überschuss an Polynitroaromaten entstehen daraus *rotbraune* Oxidationsprodukte, darunter wahrscheinlich auch die **Zimmermann-Verbindung** (siehe auch nachfolgendes ▸ Kap. 3.6.3.13).

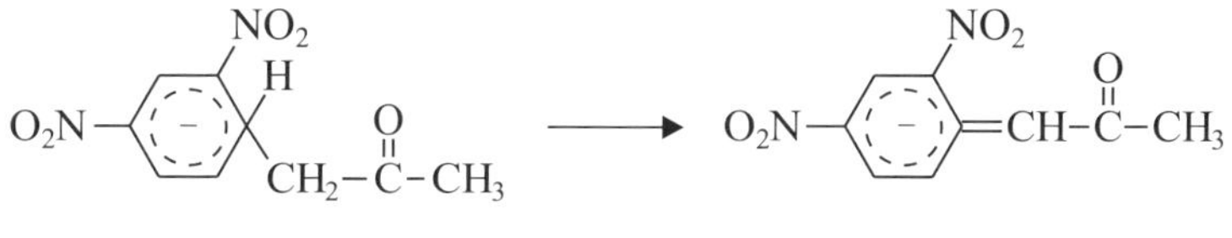

Janovski-Produkt **Zimmermann-Produkt**

(d) Bildung eines Quecksilbersalzes: Aceton bildet in alkalischer Lösung mit Quecksilber(II)-sulfat ($HgSO_4$) oder Kaliumtetraiodomercurat(II), $K_2[HgI_4]$, einen schwer löslichen, *weißen* Niederschlag, vermutlich der Zusammensetzung $[Hg(CH_2COCH_3)_2]$.

(e) Kondensationsreaktionen: Mit **Vanillin** kondensiert Aceton in alkalischer Lösung in einer aldolähnlichen Reaktion zu einem mesomeriestabilisierten Anion nachfolgender Struktur:

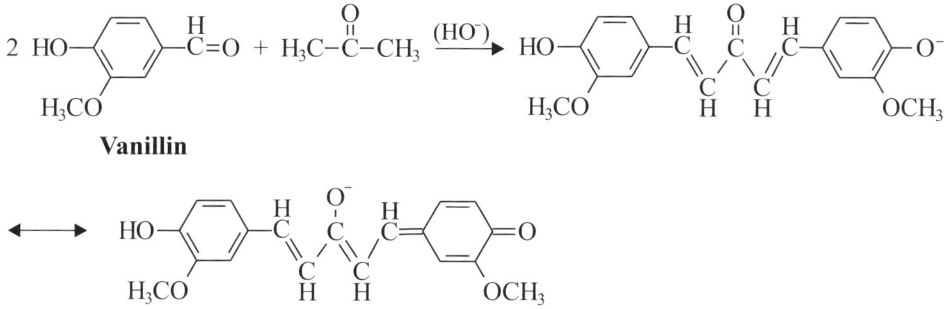

Vanillin

(f) Zur Umsetzung von Aceton mit ***o*-Nitrobenzaldehyd** zu **Indigo** siehe ▸ Kap. 3.6.3.17.

• Butan-2-on (Ethylmethylketon) [CH_3CH_2-CO-CH_3]

Butanon ist eine etherisch riechende Flüssigkeit (Kp = 79,6 °C) und wird seit 1982 *Ethanol* in einer Konzentration von 0,75 Vol% zu dessen vollständiger *Vergällung* zugesetzt. Zu seinem Nachweis können folgende Reaktionen herangezogen werden:

(a) Nachweis als Dimethylglyoxim: Bei der Nitrosierung von Butan-2-on mit Amylnitrit tautomerisiert die zunächst gebildete Nitrosoverbindung zur Isonitrosoverbindung (Oxim). Das entstandene Diacetylmonoxim wird anschließend in alkalischer Lösung mit Hydroxylaminhydrochlorid in **Dimethylglyoxim** umgewandelt, das sich mit Ni(II)-Ionen als flockig ausfallender, *roter* Niederschlag identifizieren lässt (siehe ▸ Kap. 2.3.2.10, Ziffer 3). Die Methode ist sehr empfindlich und erlaubt Konzentrationen bis zu 0,005% an Butan-2-on nachzuweisen.

$$CH_3-CH_2-C(=O)-CH_3 \xrightarrow[-C_6H_{11}-OH]{+C_6H_{11}-O-N=O} CH_3-CH(-N=O)-C(=O)-CH_3 \rightleftharpoons CH_3-C(=N-OH)-C(=O)-CH_3 \xrightarrow[-H_2O]{+H_2NOH} CH_3-C(=N-OH)-C(=N-OH)-CH_3$$

Dimethylglyoxim

(b) Iodoform-Reaktion: Butan-2-on ergibt eine positive Iodoform-Probe unter Bildung von Propionat [vgl. **MC-Frage Nr. 661**].

$$CH_3\text{-}CO\text{-}CH_2CH_3 \rightarrow I_3CH + CH_3CH_2\text{-}COO^-$$

Butan-2-on **Propionat**

Darüber hinaus kann Butan-2-on auch durch die Herstellung schwer löslicher, kristalliner Derivate identifiziert werden, wie sie für die C=O-Doppelbindung typisch sind.

3.6.3.12 Nachweise von Ketolen (α-Ketoalkohole)

α-Ketoalkohole, wie sie in *Glucocorticoiden* auftreten, stehen mit ihrer Endiol-Form in einem tautomeren Gleichgewicht und besitzen reduzierende Eigenschaften; sie können zu 1,2-Dicarbonylverbindungen oxidiert werden.

$$-C(=O)-CH(OH)- \rightleftharpoons -C(OH)=C(OH)- \xrightarrow{(-2\,H)} -C(=O)-C(=O)-$$

Ketol **Endiol** **Diketon**

Zum Nachweis der Ketolstruktur eignen sich folgende Reaktionen:
(1) TTC-Reaktion: Die TTC-Reaktion beruht auf der Reduktion von farblosem Triphenyltetrazoliumchlorid (TTC) zum *roten* **Triphenylformazan** (TF). Als Reduktionsmittel dienen Ketole (R–CO–CH_2OH) wie **Betamethason** oder **Hydrocortison.**

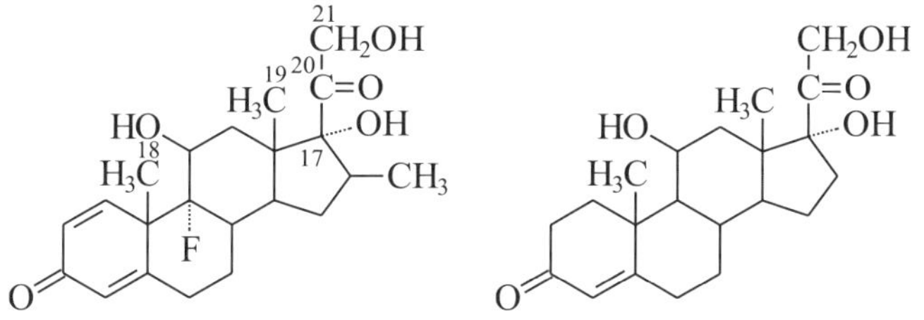

Betamethason **Hydrocortison**

$$= R-\overset{\displaystyle O}{\overset{\|}{\underset{\alpha}{C}}}-CH_2OH$$

Während der Reaktion wird das Ketol zum α-Oxoaldehyd dehydriert, der aber unter den alkalischen Reaktionsbedingungen spontan eine intramolekulare Cannizzaro-Reaktion zur α-Hydroxycarbonsäure eingeht. Als Dehydrierungsmittel (Oxidationsmittel) für den Reaktionsschritt vom α-Ketol zum α-Oxoaldehyd fungiert Triphenyltetrazoliumchlorid (TTC) [vgl. **MC-Fragen Nr. 649, 665–667, 796, 819**].

$$\underset{\textbf{α-Ketol}}{R-\underset{\underset{\displaystyle O}{\|}}{C}-CH_2OH} \xrightarrow{-2H^+/-2e^-} \underset{\textbf{α-Oxoaldehyd}}{R-\underset{\underset{\displaystyle O}{\|}}{C}-CH=O} \xrightarrow{(HO^-)} \underset{\textbf{α-Hydroxycarboxylat}}{R-\underset{\underset{\displaystyle OH}{|}}{CH}-COO^-}$$

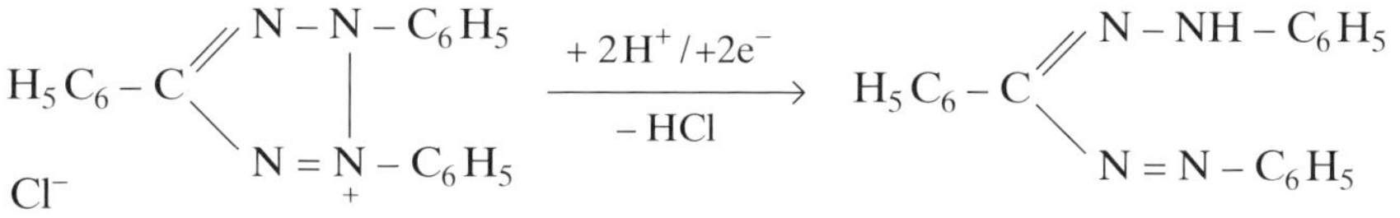

$$\underset{\textbf{TTC}}{H_5C_6-C\begin{cases} {/\!\!/}N-N-C_6H_5 \\ \qquad\quad | \\ \diagdown N=\overset{+}{N}-C_6H_5 \end{cases} Cl^-} \xrightarrow[-HCl]{+2H^+/+2e^-} \underset{\textbf{TF}}{H_5C_6-C\begin{cases} {/\!\!/}N-NH-C_6H_5 \\ \diagdown N=N-C_6H_5 \end{cases}}$$

Die Nachweis-Methode wird stark beeinflusst durch eine Reihe äußerer Faktoren wie z. B. Licht (Photolabilität des TTC), Sauerstoff, Temperatur, Änderung in der Reihenfolge der Reagenzienzugabe sowie Veränderungen der Reaktionszeit. Vorteile bietet die Verwendung von **Tetrazolblau**, das unter den angewandten Reaktionsbedingungen weniger lichtempfindlich ist.

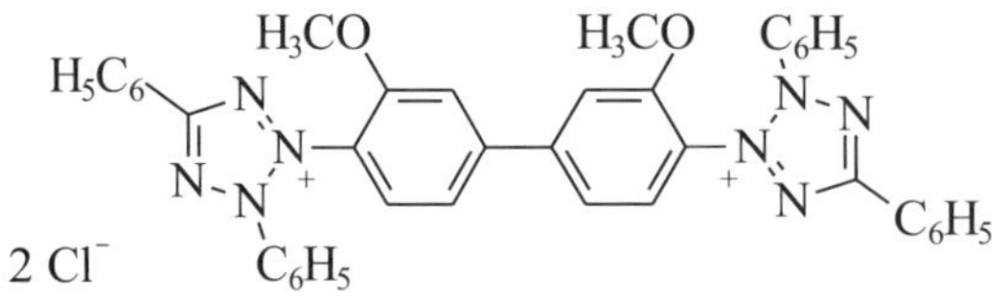

$2\,Cl^-$

Tetrazolblau

(2) Porter-Silver-Reaktion: Charakteristisch für 17,21-Dihydroxy-20-ketosteroide wie z.B. **Dexamethason** ist, dass sie beim Erhitzen ihrer ethanolischen Lösung mit Phenylhydrazin/H_2SO_4 eine intramolekulare Reduktion erleiden. Dabei liefert die Enolisierung des Ketols mit nachfolgender Wasserabspaltung zunächst einen Enolaldehyd (a), der zum α-Ketoaldehyd (b) tautomerisiert und sich anschließend mit Phenylhydrazin zum gelben 17-Deoxy-21-phenylhydrazon (c) umsetzt, das bei $\lambda = 419$ nm ein Absorptionsmaximum besitzt.

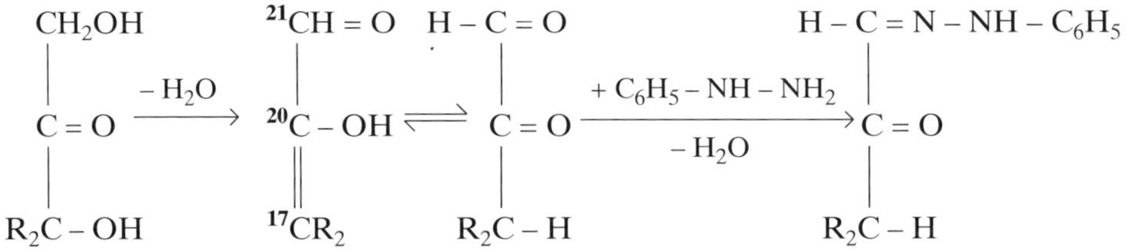

Steroid		(a)		(b)		(c)
CH_2OH		$^{21}CH = O$		$H - C = O$		$H - C = N - NH - C_6H_5$
$C = O$	$\xrightarrow{-H_2O}$	$^{20}C - OH$	$\rightleftharpoons$	$C = O$	$\xrightarrow[-H_2O]{+C_6H_5 - NH - NH_2}$	$C = O$
$R_2C - OH$		$^{17}CR_2$		$R_2C - H$		$R_2C - H$

Nach jüngsten Befunden soll **Betamethason** aber *nicht* das typische Produkt der Porter-Silver-Reaktion ergeben. Vielmehr entsteht das nachfolgend abgebildete 17-Deoxybetamethason, dessen Reaktion mit Schwefelsäure zu einer Absorption bei $\lambda = 450$ nm führt.

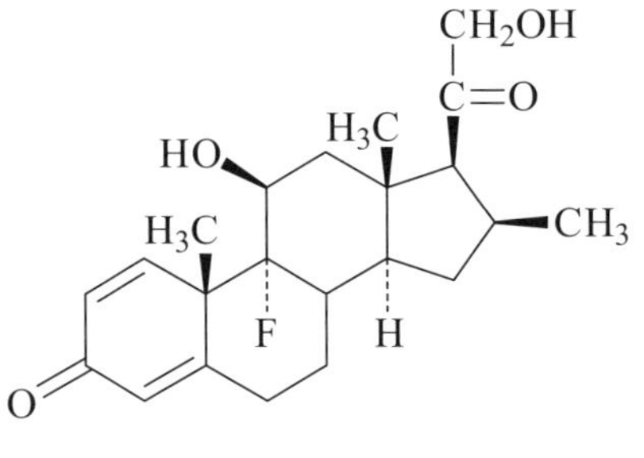

(3) Tollens-Probe: Ketole der allgemeinen Formel R^{17}-CO-CH_2OH, wie sie z.B. im **Cortison** oder **Prednison** vorliegen, reduzieren eine ammoniakalische Silbernitrat-Lösung unter Abscheidung von elementarem Silber.

Weiterhin zeigen solche Steroide aufgrund ihrer En-on-Struktur (C=C-C=O) im Ring A des Steroid-Gerüstes ein charakteristisches Absorptionsmaximum bei etwa $\lambda = 240$ nm [vgl. **MC-Fragen Nr. 769, 770**].

3.6.3.13 Nachweise aktivierter Methylgruppen und Methylengruppen

(1) Zimmermann-Reaktion: Zum Nachweis aktivierter Methylgruppen (**CH_3**-CO-R) oder aktivierter Methylengruppen (R-**CH_2**-CO-R´) eignet sich nach Arzneibuch vor allem die Umsetzung mit aromatischen Polynitroverbindungen im alkalischen Milieu. Bei der Identifizierung *herzwirksamer Glykoside* spricht man je nach dem verwendeten Reagenz von:

- **Kedde-Reaktion** mit 3,5-Dinitrobenzoesäure
- **Baljet-Reaktion** mit Pikrinsäure
- **Raymond-Reaktion** mit 1,3-Dinitrobenzen

All diesen Reaktionen ist gemeinsam, dass sich im reversiblen ersten Schritt aus dem *Carbanion* einer CH-aciden Verbindung und dem Polynitroaromaten ein σ-Komplex (*Meisenheimer-Salz*), das sog. **Janovsky-Produkt** bildet, das die hauptsächliche farbgebende Komponente darstellt. Daraus entsteht in irreversibler Reaktion infolge Oxidation durch den überschüssigen Nitroaromaten das sog. **Zimmermann-Produkt**, wobei die Nitrogruppe des Reagenzes zum Hydroxylamin reduziert wird. Oxidation tritt auch ein, wenn man das Janovsky-Produkt längere Zeit an der Luft stehen lässt.

$$R^1-\overset{O}{\overset{\|}{C}}-CH_2-R^2 \underset{-H_2O}{\overset{HO^-}{\rightleftharpoons}} R^1-\overset{O}{\overset{\|}{C}}-\overset{-}{C}H-R^2 + O_2N-C_6H_4-NO_2 \rightleftharpoons$$

Carbanion

$$\xrightarrow[-2\,H]{Ox.}$$

Janovski-Produkt **Zimmermann-Produkt**

Die Zimmermann-Reaktion wird in den Pharmakopöen zur Identifizierung von Cardenoliden, 17-Ketosteroiden und Morphin-Abkömmlingen mit einer Ketofunktion genutzt.

In den **Cardenoliden** wie **Digitoxin** oder **Digoxin** besitzt der α,β-ungesättigte Lactonring eine aktivierte Methylengruppe und reagiert mit Polynitroaromaten im alkalischen Medium. Auch im Überschuss des Polynitroaromaten entsteht hier aber nur das Janovsky-Produkt [vgl. **MC-Frage Nr. 670**]:

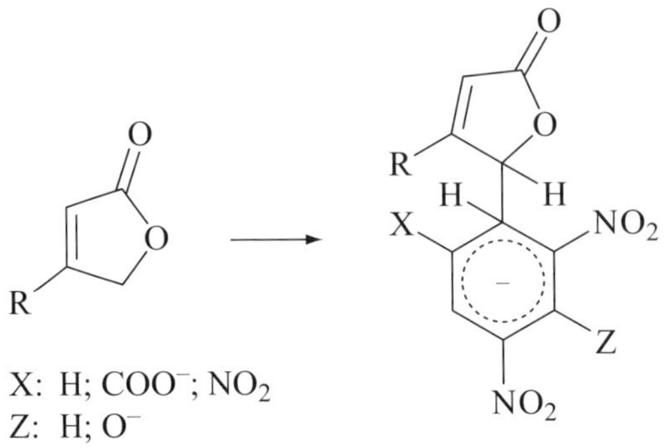

X: H; COO^-; NO_2
Z: H; O^-

Als weitere Beispiele zum Nachweis aktivierter Methylengruppen seien **Hydromorphon**, **Oxycodon** und **Methadon** genannt. Die Positionen in diesen Molekülen, in denen im alkalischen Milieu Carbanion-Bildung erfolgt, sind durch einen Pfeil markiert.

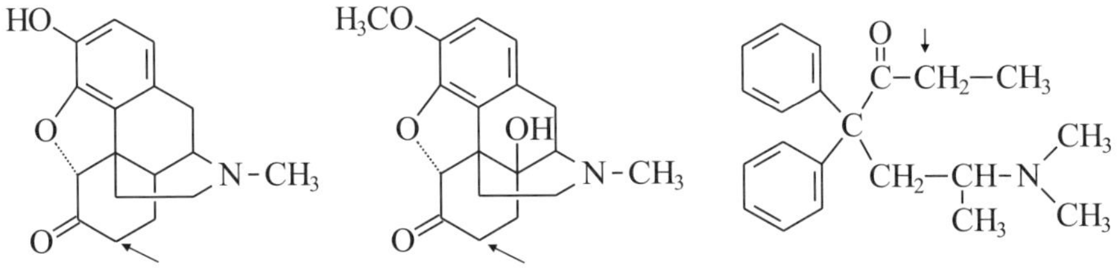

Hydromorphon **Oxycodon** **Methadon**

Darüber hinaus nutzt *Ph. Eur.* die Zimmermann-Reaktion als Gruppennachweis der Butyrophenon-Teilstruktur, wie sie z. B. im **Benperidol, Bromperidol, Droperidol** und **Haloperidol** enthalten ist. Die aktivierte Methylengruppe ist in der nachfolgenden Formel wiederum durch einen Pfeil gekennzeichnet.

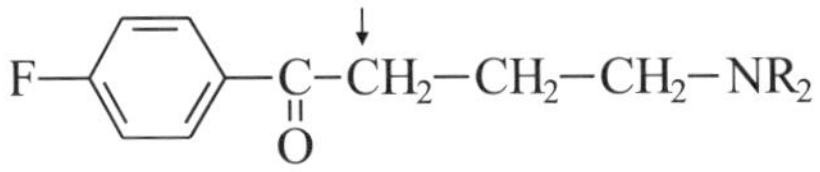

Butyrophenon-Derivat

Durch Variationen in der Reaktionsführung gelingt es, das Prinzip der Zimmermann-Reaktion auch zum Nachweis nitrierbarer aromatischer Strukturen bzw. zum Nitrat-Nachweis zu nutzen. Aceton dient im Allgemeinen als CH-acide Komponente [siehe auch ▸ Kap. 2.2.3.18 und **MC-Fragen Nr. 216–220, 853, 883, 892**].

(a) Reaktion nach Canbäck: Durch Einwirkung von Nitriersäure wird der Phenylrest des **Methylphenobarbital** in Position 2 und 4 nitriert. Das 2,4-Dinitroprodukt wird in Aceton (= CH-acide Komponente) gelöst und mit Hydroxid-Ionen versetzt. Es bildet sich ein *rotes* Meisenheimer-Addukt, das wahrscheinlich auch zum Zimmermann-

Produkt dehydriert wird. Noch unklar ist, warum die Reaktion bei *Phenobarbital negativ* verläuft.

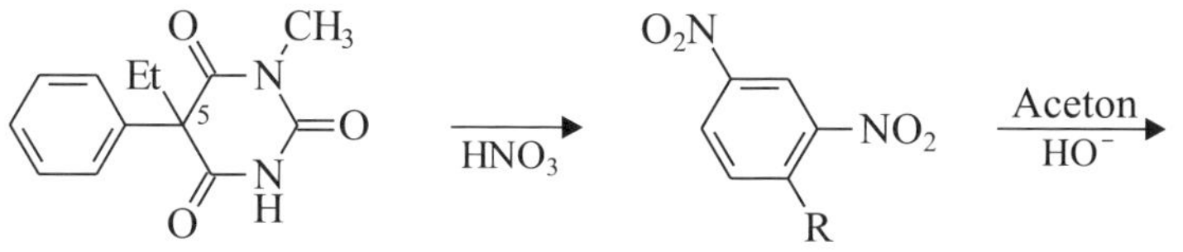

Methylphenobarbital

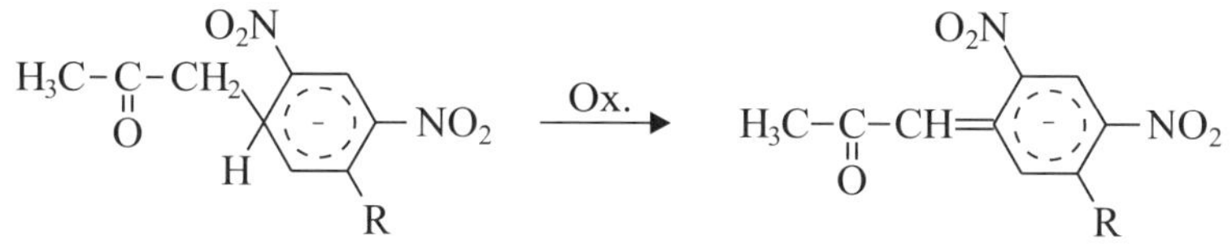

(b) **Lidocain-Nachweis:** Das Lokalanästhetikum **Lidocain** wird mit konz. HNO_3 in die 3,5-Dinitroverbindung umgewandelt. Diese bildet mit dem Carbanion des Acetons an C-4 einen *grünen* Meisenheimer-Komplex.

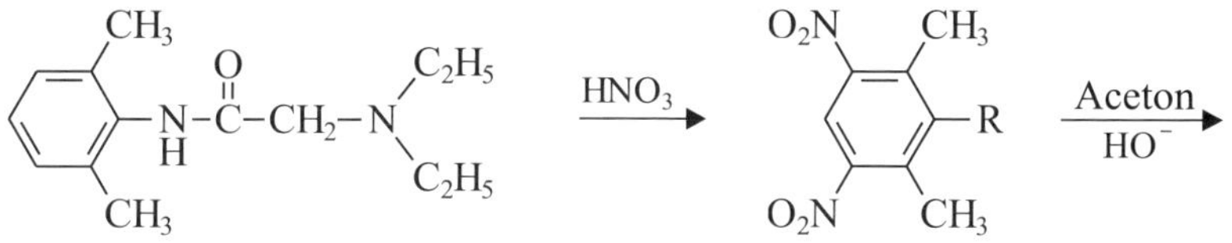

Lidocain

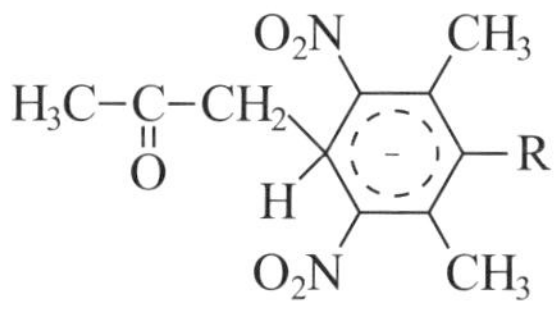

(c) **Vitali-Morin-Reaktion:** Bei der Nitrierung von **Tetracain** entsteht zunächst eine Trinitroverbindung, die mit dem Carbanion des Acetons zu einem *violett* gefärbten Meisenheimer-Addukt reagiert.

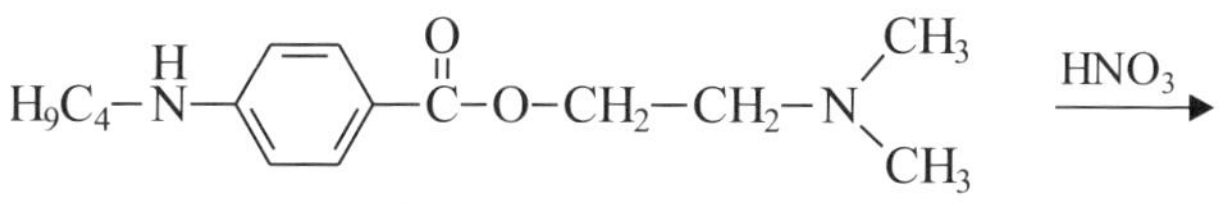

Tetracain

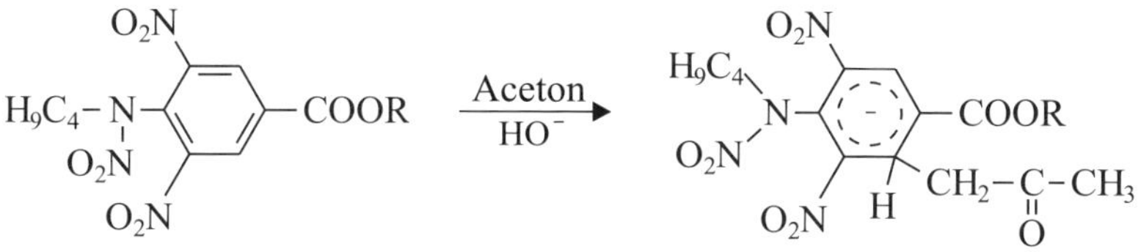

3.6.3.14 Nachweise von Aminen

Etwa drei Viertel aller aktuellen Wirkstoffe sind stickstoffhaltig und der überwiegende Teil davon sind Amine. Amine sind Derivate des Ammoniaks und besitzen wie Ammoniak eine *pyramidale* Struktur. Je nach der Anzahl der unmittelbar an das N-Atom gebundenen Alkyl- oder Arylreste unterscheidet man zwischen *primären, sekundären* und *tertiären Aminen*. Analytisch sinnvoll ist auch eine Unterteilung in *aliphatische* und *aromatische Amine*. Letztere enthalten mindestens einen Arylrest als Substituenten am Stickstoffatom.

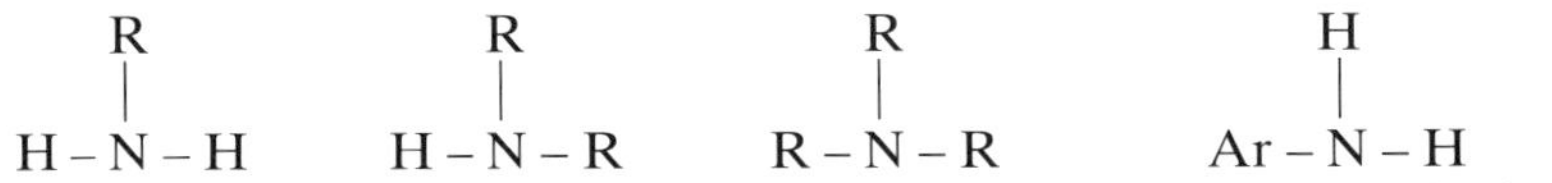

R | H – N – H	R | H – N – R	R | R – N – R	H | Ar – N – H
prim. Amin	**sek. Amin**	**tert. Amin**	**prim. arom. Amin**

Primäre und sekundäre Amine, die über ein stickstoffständiges Wasserstoffatom verfügen, sind zur Ausbildung von Wasserstoffbrückenbindungen befähigt. Dies erklärt die gute Wasserlöslichkeit vieler Amine.

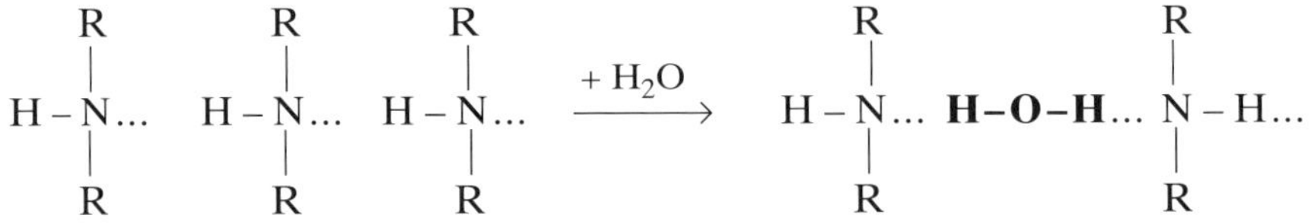

$$\mathrm{H{-}N(R)_2}\ldots\ \mathrm{H{-}N(R)_2}\ldots\ \mathrm{H{-}N(R)_2}\ldots \xrightarrow{+\,H_2O} \mathrm{H{-}N(R)_2}\ldots\ \mathbf{H{-}O{-}H}\ldots\ \mathrm{N(R)_2{-}H}\ldots$$

Das freie Elektronenpaar am N-Atom verleiht den Aminen einen basischen (nucleophilen) Charakter. *Alkylamine* sind aufgrund des +I-Effektes der Alkylgruppen stärkere Basen als Ammoniak, wobei in wässriger Lösung die Basenstärke in der Reihenfolge primäres, tertiäres und sekundäres Amin zunimmt. Die in Wasser im Vergleich zu sekundären Aminen geringere Basizität tertiärer Amine wird dadurch verursacht, dass die drei Alkylgruppen die Solvatation und die Protonierung sterisch behindern. In Lösungmitteln wie Chloroform oder Chlorbenzen, in denen keine H-Brückenbindungen möglich sind, korreliert die Basizität mit dem Alkylierungsgrad. *Arylamine* vom Typ des *Anilins* (C_6H_5-NH_2) sind aufgrund des –M-Effektes der Phenylgruppe schwächer basisch als ihre aliphatischen Analogen.

Zum allgemeinen Nachweis von Aminen können folgende Eigenschaften und Reaktionen beitragen:

(1) Basizität: Sofern Amine wasserlöslich sind, kann ihr basischer Charakter aufgrund der alkalischen Reaktion in wässriger Lösung mithilfe von Indikatorpapieren erkannt werden. Die Basizität ist weiterhin nachweisbar durch Salzbildung mit Mineralsäuren wie Salzsäure. Darüber hinaus bilden Amine mit einer Reihe organischer Säuren wie Pikrinsäure oder 3,5-Dinitrobenzoesäure gut kristallisierende, schwer lösliche Salze.

$$R{-}NH_2 + Ar{-}COOH \rightarrow R{-}NH_3^+\,Ar{-}COO^- \downarrow$$

(2) Acylierung: Zur Herstellung kristalliner *Carbonsäureamide* werden für die Acylierung von Aminen häufig folgende Reagenzien eingesetzt [vgl. **MC-Fragen Nr. 599, 672**]:

- Acetanhydrid (CH_3–CO–O–CO–CH_3) bzw. Acetylchlorid (CH_3–COCl)
- Benzoylchlorid (C_6H_5–COCl) oder 3,5-Dinitrobenzoylchlorid
- 3-Nitrophthalsäureanhydrid.

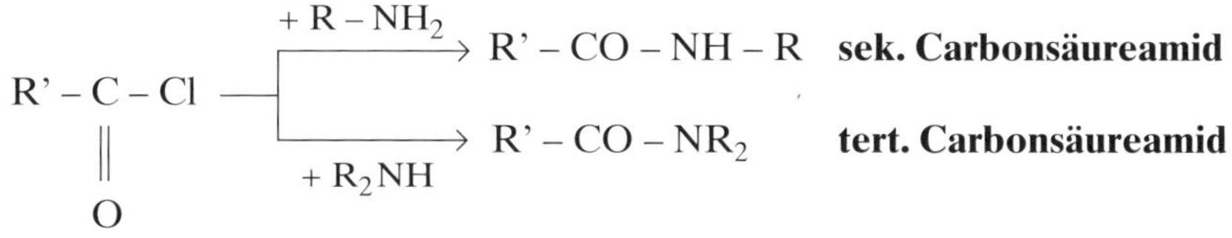

$$R'-\underset{\underset{O}{\|}}{C}-Cl \begin{cases} \xrightarrow{+R-NH_2} R'-CO-NH-R & \textbf{sek. Carbonsäureamid} \\ \xrightarrow[+R_2NH]{} R'-CO-NR_2 & \textbf{tert. Carbonsäureamid} \end{cases}$$

Beispielsweise lässt das Arzneibuch zur Identifizierung von **Amantadin** (1-Aminoadamantan) durch Reaktion mit Acetanhydrid das *N*-Acetyl-Derivat herstellen und **Ethylendiamin** (H_2N-CH_2-CH_2-NH_2) wird in die *N*,*N*-Diacetyl-Verbindung umgewandelt. **Amfetamin** und **Piperazin** werden mit Benzoylchlorid zu den jeweiligen Benzamiden acyliert. Bei der Umsetzung von **Adenin** mit Propionsäureanhydrid bildet sich das kristalline *N*-6-Monopropionyladenin. Die gebildeten Amid-Derivate werden durch ihren Schmelzpunkt charakterisiert.

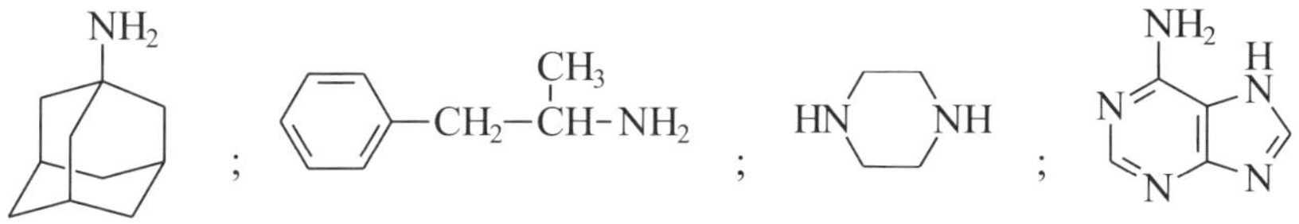

NH_2 ; CH_3 —CH_2—CH-NH_2 ; HN NH ; NH_2 H N N N N

Amantadin **Amfetamin** **Piperazin** **Adenin**

Die Darstellung der Carbonsäureamide bietet aber *keine* Möglichkeit zur Unterscheidung zwischen primären (RNH_2) und sekundären Aminen (R_2NH), da die gebildeten Carbonsäureamide weitgehend ähnliche Löslichkeitseigenschaften besitzen. Tertiäre Amine werden nicht acyliert [vgl. **MC-Fragen Nr. 600, 601, 684–686**].

(3) Sulfonierung (Hinsberg-Trennung): Die Umsetzung von Aminen mit Benzen- (C_6H_5-SO_2-Cl) oder Toluensulfonylchlorid (CH_3-C_6H_4-SO_2-Cl) ist eine wichtige Methode zur präparativen *Trennung* von primären, sekundären und tertiären Aminen [vgl. **MC-Fragen Nr. 673, 684, 685**].

Aus einem *primären Amin* und Benzensulfonsäurechlorid entsteht ein monosubstituiertes Sulfonamid, das als NH-acide Verbindung in wässriger Alkalihydroxid-Lösung löslich ist. Beim Ansäuern der alkalischen Lösung mit verdünnter HCl fällt das Sulfonamid wieder aus.

$$R{-}NH_2 + C_6H_5{-}SO_2{-}Cl \xrightarrow{-HCl} C_6H_5{-}SO_2{-}NH{-}R \xrightarrow{+NaOH/-H_2O}$$

$$[C_6H_5{-}SO_2{-}N{-}R]^- Na^+ \xrightarrow{+HCl/-NaCl} C_6H_5{-}SO_2{-}NH{-}R\downarrow$$

Sekundäre Amine bilden *N,N*-disubstituierte Sulfonamide, die in alkalischer Lösung *unlöslich* sind.

$R_2NH + C_6H_5{-}SO_2{-}Cl \xrightarrow{-HCl} C_6H_5{-}SO_2{-}NR_2\downarrow \xrightarrow{+NaOH} +$ keine Reaktion//

Tertiäre Amine reagieren *nicht* und werden aus dem Ansatz mit verdünnter HCl als Hydrochloride ($R_3NH^+Cl^-$) abgetrennt.

(4) Alkylierung: Als Alkylierungsmittel verwendbar sind Benzylchlorid ($C_6H_5{-}CH_2Cl$) oder 4-Nitrobenzylchlorid. Auch die Umsetzung mit Methyliodid (CH_3I) hat sich bewährt. Sie dient vor allem zur Umwandlung von *tertiären Aminen* in quartäre Ammoniumiodide (*Methoiodide*).

$R_3N + CH_3I \rightarrow R_3N^+{-}CH_3\ I^-\downarrow$ **Methoiodid**

(5) Arylierung: Analytisch einsetzbare Arylierungsreagenzien für S_NAr-Reaktionen mit Aminen sind [vgl. **MC-Frage Nr. 686**]:

- 2,4-Dinitrochlorbenzen oder 2,4-Dinitrofluorbenzen (*Sanger-Reagenz*)
- 2,4,6-Trinitrochlorbenzen (Pikrylchlorid).

$(O_2N)_2C_6H_3{-}Cl + R_2NH \rightarrow (O_2N)_2C_6H_3{-}NR_2 + HCl$

(6) Kondensationsreaktionen: Additionsreaktionen von Aminen mit nachfolgender Kondensation werden vor allem mit Aldehyden, Ketonen und heteroanalogen Carbonylverbindungen durchgeführt. An wichtigen Reagenzien seien genannt:

- Benzaldehyd oder 4-Dimethylaminobenzaldehyd siehe (11)
- Ninhydrin (1,2,3-Indantrion) ▸ Kap. 3.6.3.21
- 2,5-Diethoxytetrahydrofuran siehe (9)
- 1,2-Naphthochinon-4-sulfonat (Folins-Reagenz) siehe (8)
- Phenylisocyanat oder Naphthylisocyanat siehe (6c)
- Salpetrige Säure siehe (6a)
- Dichlorcarben (Chloroform/Lauge) siehe (7)
- Kohlenstoffdisulfid (Schwefelkohlenstoff) siehe (6d).

(a) Verhalten gegenüber Salpetriger Säure: Die Umsetzung mit Salpetriger Säure (in situ hergestellt aus $NaNO_2/HCl$ oder $NaNO_2/CH_3COOH$) bietet die Möglichkeit zur Differenzierung zwischen primären, sekundären und tertiären Aminen.

Primäre aromatische Amine werden in saurer Lösung mit Alkalinitriten diazotiert und können durch nachfolgende Kupplung der gebildeten Aryldiazonium-Ionen ($Ar{-}N_2^+$) mit aktivierten Aromaten wie z. B. *2-Naphthol* als farbige Azoverbindungen nachgewiesen werden [siehe auch *„Diazotierungs-Kupplungs-Reaktion“*, Ziffer (12) und **MC-Fragen Nr. 674, 679–682, 687–690**].

$NO_2^- + 2\,H_3O^+ + Cl^- \rightarrow NOCl + 3\,H_2O$

$Ar{-}NH_2 + NOCl \rightarrow H_2O + Cl^- + Ar{-}N_2^+ \rightarrow$ Azokupplung

Primäre aliphatische Amine werden in der Kälte von Salpetriger Säure (HNO_2) zu Alkyldiazonium-Ionen ($R–CH_2–CH_2–N_2^+$) diazotiert. Diese sind aber unter den angewandten Reaktionsbedingungen instabil und spalten spontan Stickstoff ab unter Bildung von Carbenium-Ionen ($R–CH_2–CH_2^+$). Letztere reagieren nach einem S_N1- oder E1-Mechanismus spontan weiter zu Alkoholen und/oder Alkenen [vgl. **MC-Frage Nr. 684**].

$$R-CH_2-CH_2-NH_2 \xrightarrow{(HNO_2)} R-CH_2-CH_2-N_2^+ \xrightarrow{-N_2\uparrow}$$

$$R-CH_2-CH_2^+ \xrightarrow{+H_2O/-H^+} R-CH_2-CH_2OH \quad \textbf{Alkohol}$$

$$R-CH_2-CH_2^+ \xrightarrow{-H^+} R-CH=CH_2 \quad \textbf{Alken}$$

Die Reaktion kann in Form der **van-Slyke-Methode** zur quantitativen Bestimmung von NH_2-Gruppen genutzt werden, indem der freigesetzte *Stickstoff* aufgefangen und sein Volumen ermittelt wird.

Das Arzneibuch nutzt das Verhalten primärer Amine gegenüber Salpetriger Säure beispielsweise bei der Identitätsprüfung von **Amantadin** (1-Aminoadamantan). Schwer lösliches 1-Hydroxyadamantan (*Adamantol*) fällt aus.

Liegt ein *sekundäres Amin* vor, so bildet sich bei der Umsetzung mit HNO_2 ein in Wasser häufig schwer lösliches *gelbes Nitrosamin*, das leicht zum Hydrazin-Derivat reduziert und nachgewiesen werden kann.

$$R_2NH + HNO_2 \xrightarrow{-H_2O} \underset{\textbf{Nitrosamin}}{R_2N-N=O} \xrightarrow{Red.} \underset{\textbf{Hydrazin}}{R_2N-NH_2}$$

Zur Reduktion von *N*-Nitrosaminen hat sich besonders Zink in Eisessig bewährt. Die gebildeten Hydrazin-Derivate können anschließend durch Umsetzung mit *p*-Dimethylaminobenzaldehyd als *Hydrazon* identifiziert werden [vgl. **MC-Frage Nr. 698**].

$$R_2N-N=O \xrightarrow[-H_2O]{4\,H} R_2N-NH_2 + O=CH-C_6H_4-N(CH_3)_2$$

$$\xrightarrow[-H_2O]{} R_2N-N=CH-C_6H_4-N(CH_3)_2$$

Tertiäre Amine reagieren normalerweise nicht mit HNO_2, jedoch reagieren *N,N-Dialkylaniline* durch elektrophile Substitution am aromatischen Strukturelement zu *p*-Nitrosoverbindungen, die sich beim Alkalisieren durch eine *grüne* Farbe zu erkennen geben.

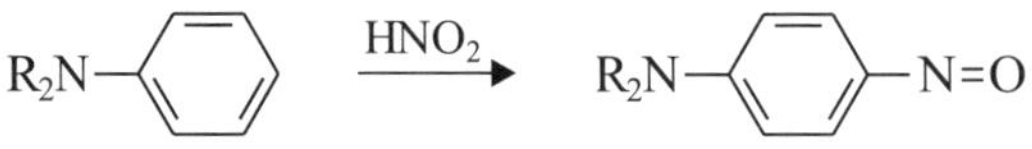

$$R_2N-C_6H_5 \xrightarrow{HNO_2} R_2N-C_6H_4-N{=}O$$

So können z. B. bestimmte Arzneistoffe durch ***N,N*-Dimethylanilin** [$(CH_3)_2N\text{-}C_6H_5$] verunreinigt sein. Zur kolorimetrischen Bestimmung dieser Verunreinigung wird die saure wässrige Lösung der Prüfsubstanz mit Natriumnitrit versetzt. Es bildet sich durch elektrophile Substitution des Phenylrestes *gelbes* *N*,*N*-Dimethyl-4-nitrosoanilin [vgl. **MC-Frage Nr. 896**].

(b) Verhalten gegenüber Carbonylverbindungen: *Primäre Amine* bilden mit aromatischen Aldehyden wie *p*-Dimethylaminobenzaldehyd gefärbte *Azomethine* (*Schiffsche Basen*), *sekundäre Amine* bilden unter diesen Bedingungen *Aminale*. Die Umsetzung mit *p*-Dimethylaminobenzaldehyd wird nachfolgend noch detaillierter beschrieben [siehe Ziffer (11) und **MC-Fragen Nr. 674, 681, 684**].

$$Ar-CH=O \xrightarrow{+RNH_2} Ar-CH=N-R \quad \textbf{Azomethin}$$

$$Ar-CH=O \xrightarrow{+R_2NH} Ar-CH(NR_2)_2 \quad \textbf{Aminal}$$

(c) Bildung von Harnstoff-Derivaten: *Primäre* und *sekundäre Amine* addieren sich an Phenylisocyanat oder Naphthylisocyanat unter Bildung gut kristallisierender Harnstoff-Derivate [vgl. **MC-Fragen Nr. 672, 686**].

$$C_6H_5-NH-C(=O)-NR_2 \xleftarrow{+R_2NH} \underset{\textbf{Phenylisocyanat}}{C_6H_5-N=C=O} \xrightarrow{+RNH_2} C_6H_5-NH-C(=O)-NH-R$$

(d) Senföl-Reaktion: *Primäre Amine* reagieren mit Schwefelkohlenstoff (Kohlenstoffdisulfid) (CS_2) in alkalischer Lösung zu Dithiocarbaminaten, die anschließend mit Hg(II)-chlorid partiell entschwefelt werden unter Bildung widerlich riechender *Senföle* [Isothiocyanate] (R-N=C=S) [vgl. **MC-Fragen Nr. 673–676, 686**].

$$2\,R-NH_2 + S=C=S \rightarrow [R-NH-C(=S)-S^-][R-NH_3^+]$$

Dithiocarbaminat

$$[R\text{-}NH\text{-}CSS]^-[R\text{-}NH_3]^+ + HgCl_2 \rightarrow \mathbf{R\text{-}N{=}C{=}S} + R\text{-}NH_2 + HgS\downarrow + 2\,HCl$$

Senföl

Sekundäre Amine reagieren zwar auch mit Schwefelkohlenstoff zu Dithiocarbaminaten, diese lassen sich aber *nicht* in Senföle umwandeln [vgl. **MC-Frage Nr. 676**].

$$2\ R_2NH + CS_2 \rightarrow [R_2N-CSS^-][R_2NH^+] \xrightarrow{+\,HgCl_2} \text{keine Reaktion}$$

Als weitere für **primäre Amine** *spezifische* Reaktionen seien genannt:
(7) Isonitril-Probe: Primäre Amine bilden mit Chloroform in alkalischer Lösung *Isonitrile*, die man an ihrem sehr intensiven, unangenehmen Geruch leicht erkennen kann. Bei der Reaktion entsteht aus $CHCl_3$ und der zugesetzten Lauge zunächst Dichlorcarben (CCl_2), das mit dem primären Amin, z. B. *Anilin*, zu einem Addukt reagiert, aus dem leicht durch HCl-Eliminierung das Isonitril gebildet wird [vgl. **MC-Fragen Nr. 671–674, 681, 684–686**].

$$CHCl_3 + HO^- \rightarrow CCl_2 + H_2O + Cl^-$$

$$C_6H_5-NH_2 + CCl_2 \rightarrow C_6H_5-N=CH-Cl + HCl$$

Anilin

$$C_6H_5-N=CH-Cl \rightarrow HCl + C_6H_5-\overset{+}{N}\equiv Cl^-$$

Phenylisonitril

(8) Verhalten gegenüber Folins-Reagenz: Mit 1,2-Naphthochinon-4-natriumsulfonat reagieren primäre Amine mit tertiärem C-Atom (R_3C-NH_2) und primäre aromatische Amine ($Ar-NH_2$) unter Abspaltung von Natriumhydrogensulfit ($NaHSO_3$) und Bildung von farbigen *Chinoniminen* [vgl. **MC-Fragen Nr. 674, 677, 678, 685, 801**].

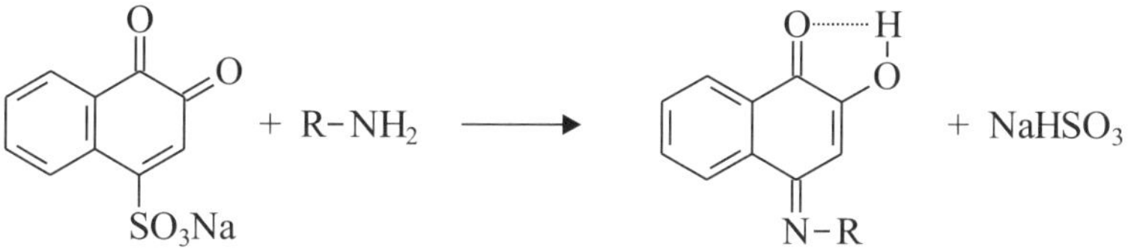

Im Arzneibuch wurde diese Methode früher zur Bestimmung von **Noradrenalin** (*Norepinephrin*) in **Adrenalin** (*Epinephrin*) genutzt. Als primäres Amin reagiert nur Noradrenalin mit Folins-Reagenz, während Adrenalin als sekundäres Amin nicht kondensiert. Da die Methode jedoch relativ unempfindlich ist, wurde sie in *Ph. Eur.* durch eine LC-Prüfung ersetzt.

Darüber hinaus wird im Arzneibuch die *ortho-Diphenol-Struktur* (Brenzcatechin-Einheit) zur Identitätsprüfung von **Noradrenalin, Adrenalin** oder **Isoprenalin** herangezogen.

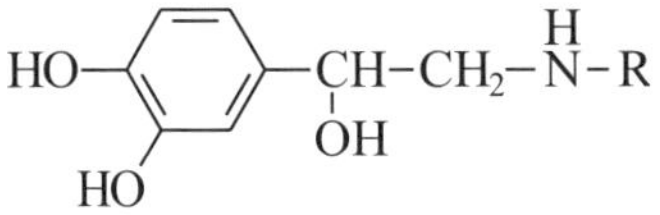

$R = H$ **Noradrenalin**
CH_3 **Adrenalin**
$CH(CH_3)_2$ **Isoprenalin**

Adrenochrom-Reaktion: Als ortho-Diphenol ist **Adrenalin** ein starkes Reduktionsmittel, das leicht von Luftsauerstoff, HNO_2, $K_3[Fe(CN)_6]$, HIO_3 oder Iod oxidiert wird. Dabei bilden sich zunächst Semichinon-Radikale, die zu *rotem Adrenochrom* (A) cyclisieren. Mit Iod entsteht in einer nachgeschalteten Reaktion *7-Iodadrenochrom* (B) und **Methyldopa** wandelt sich schließlich in *Methyldopachrom* (C) um.

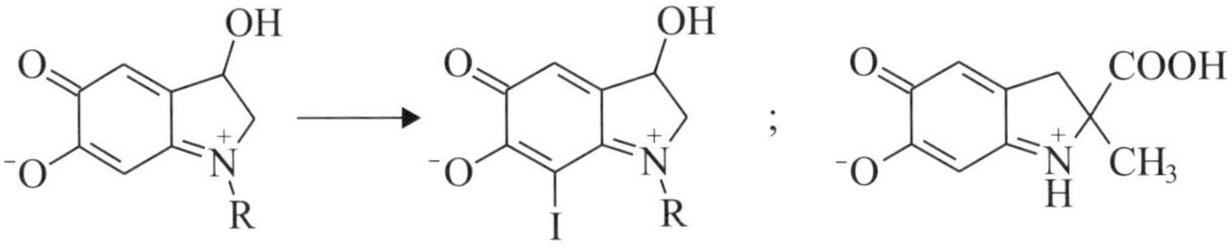

(A) **(B)** **(C)**

R: H; CH_3; $CH(CH_3)_2$

Die Reaktionsgeschwindigkeit ist stark pH-abhängig; **Adrenalin** reagiert bei pH = 3,6 bereits innerhalb weniger Minuten, Noradrenalin setzt sich dagegen erst bei pH = 6,6 mit vergleichbarer Geschwindigkeit um. Bei pH 3,6 erzeugt Noradrenalin nach einigen Minuten lediglich eine schwach rötliche Färbung.

Reaktion nach Arnow: Die Umsetzung von ortho-Diphenolen mit Natriumnitrit/Ammoniummolybdat-Reagenz in salzsaurem Milieu führt durch elektrophile Nitrosierung zu einem Arylnitroso-Derivat (Ar-N=O), das von Molybdat zu einem Nitro-Derivat (Ar-NO_2) oxidiert wird. Auf Zusatz von Natriumhydroxid-Lösung schlägt die *gelbe* Farbe der Lösung in einen *roten* Farbton um. Durch Deprotonierung des phenolischen Hydroxyls bildet sich ein mesomeriestabilisiertes Anion, dessen langwelliges Absorptionsmaximum bei $\lambda = 500\,nm$ liegt. Die Reaktion nach Arnow ist charakteristisch für ortho-Diphenole.

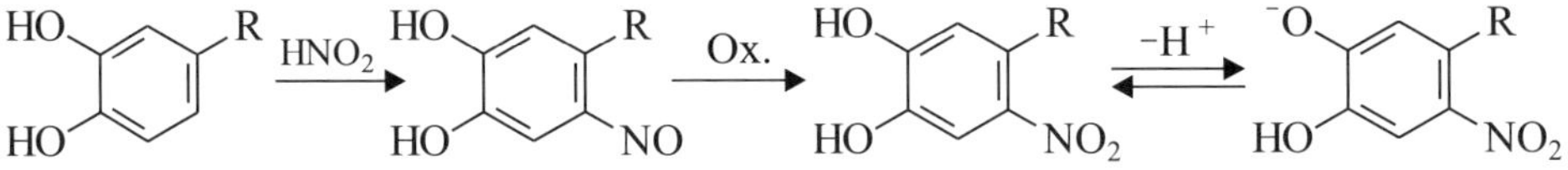

Ortho-Diphenole, welche die Reaktion nach Arnow eingehen, sind zum Beispiel **Dopamin, Levodopa** und **Methyldopa**, deren Strukturen nachfolgend vorgestellt werden.

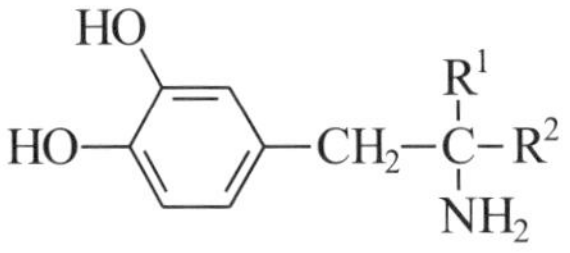

Wirkstoff	**R^1**	**R^2**
Dopamin	H	H
Levodopa	H	COOH
Methyldopa	CH_3	COOH

(9) Reaktion mit 2,5-Diethoxytetrahydrofuran: Im sauren Milieu wird 2,5-Diethoxytetrahydrofuran zu Succindialdehyd gespalten, der mit *primären Aminen* ein N-substituiertes *Pyrrol-Derivat* bildet. Letzteres kondensiert mit *p*-Dimethylaminobenzaldehyd zu einem *rotvioletten* Polymethinfarbstoff.

H_5C_2O–(Tetrahydrofuran)–OC_2H_5 ⟶ O=C(H)–CH₂–CH₂–C(H)=O $\xrightarrow{RNH_2}$ N-R-Pyrrol

Man nutzt beispielsweise die Kondensationsreaktion mit 2,5-Diethoxytetrahydrofuran zur Unterscheidung von **Adrenalin (Epinephrin)** und **Noradrenalin (Norepinephrin)**. Als sekundäres Amin reagiert Adrenalin *nicht*.

(10) Prüfung auf primäre aromatische Amine: Für die Identitätsprüfung primärer aromatischer Amine (Ar–NH_2) werden bevorzugt folgende Nachweisreaktionen angewandt:

(a) Reaktion mit 2-Naphthol: *Eine salzsaure Prüflösung wird mit Natriumnitrit-Lösung versetzt. Fügt man nach 1–2 Minuten 2-Naphthol-Lösung hinzu, so tritt eine intensive Orange- bis Rotfärbung und meistens auch ein gleichfarbener Niederschlag auf (Ph. Eur.).*

Primäre aromatische Amine (Ar-NH_2) werden in mineralsaurer Lösung durch die aus Natriumnitrit ($NaNO_2$) freigesetzte Salpetrige Säure (HNO_2) in ein Aryldiazoniumsalz (Ar-N≡N^+X^-) überführt, das mit **2-Naphthol** (β-Naphthol) zu gefärbten Azoverbindungen (Ar-N=N-Ar´) kuppelt [vgl. **MC-Fragen Nr. 674, 679–683, 776, 779, 780, 782, 798, 804, 808, 858, 898**].

R-C₆H₄-NH_2 $\xrightarrow[\text{2. β-Naphthol}]{\text{1. } HNO_2}$ R-C₆H₄-N=N-(2-Hydroxy-1-naphthyl) (HO)

Ein primäres aromatisches Amin (Ar-NH_2) liegt vor in *Sulfonamiden* (H_2N-C_6H_4-SO_2-NH-R) wie **Sulfanilamid** und *p-Aminobenzoesäureestern* (H_2N-C_6H_4-COOR) wie **Benzocain** oder in *p-Aminosalicylsäure-Derivaten*. Darüber hinaus lassen sich viele *1,4-Benzodiazepine* wie **Nitrazepam** mit Salzsäure in der Siedehitze zu Derivaten des 2-Aminobenzophenons spalten. Das Spaltprodukt kann dann als primäres aromatisches Amin nachgewiesen werden [vgl. **MC-Frage Nr. 874**].

(b) Reaktion mit Ehrlich-Reagenz: *Wird ein primäres aromatisches Amin mit p-Dimethylaminobenzaldehyd-Lösung versetzt, so tritt eine Gelb- bis Orangefärbung auf.*

4-Dimethylaminobenzaldehyd (Ehrlich-Reagenz) kondensiert mit primären aromatischen Aminen zu gefärbten Iminen (Schiffsche Basen, Azomethine).

Qualitative Analytik

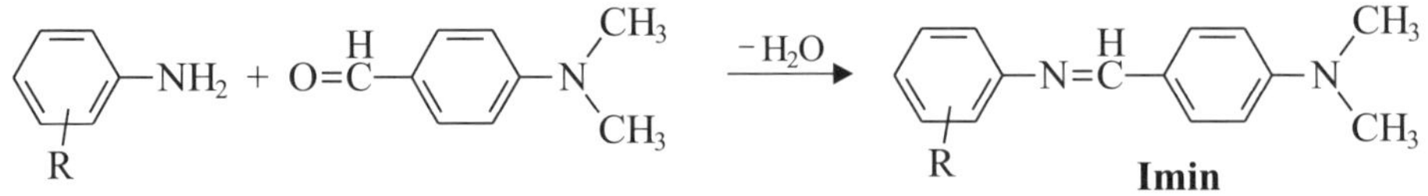

$$\text{R-C}_6\text{H}_4\text{-NH}_2 + \text{O=CH-C}_6\text{H}_4\text{-N(CH}_3)_2 \xrightarrow{-\text{H}_2\text{O}} \text{R-C}_6\text{H}_4\text{-N=CH-C}_6\text{H}_4\text{-N(CH}_3)_2$$

Imin

Die beiden, zur Identifizierung von primären aromatischen Aminen genutzten Reaktionen besitzen in der Wirkstoffanalytik einen breiten Anwendungsbereich und sollen deshalb in den folgenden Abschnitten nochmals detaillierter beschrieben werden.

(11) Reaktionen mit 4-Dimethylaminobenzaldehyd (Ehrlich-Reagenz): Die Kondensation von primären aromatischen Aminen mit Ehrlichs Reagenz zu gefärbten Azomethinen wird häufig zu Identitätsprüfungen von pharmazeutischen Wirkstoffen angewandt [vgl. **MC-Fragen Nr. 674, 692–700, 778, 782, 804, 834**].

Beispielsweise bildet sich bei der Umsetzung von ***p*-Aminosalicylsäure** mit dem Ehrlich-Reagenz folgendes Kondensationsprodukt.

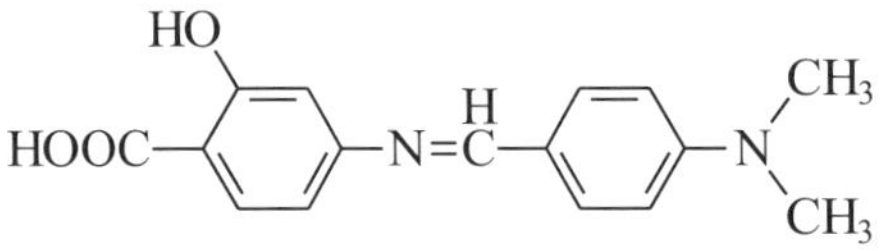

$$\text{HOOC-C}_6\text{H}_3(\text{OH})\text{-N=CH-C}_6\text{H}_4\text{-N(CH}_3)_2$$

Positiv reagieren mit 4-Dimethylaminobenzaldehyd auch *p-Aminobenzoesäureester* wie **Benzocain** oder **Procain** sowie *Sulfonamide* wie **Sulfanilamid** (*p*-Aminobenzensulfonamid). In den nachfolgend vorgestellten Formeln dieser Wirkstoffe ist die reagierende NH_2-Gruppe durch einen Pfeil markiert.

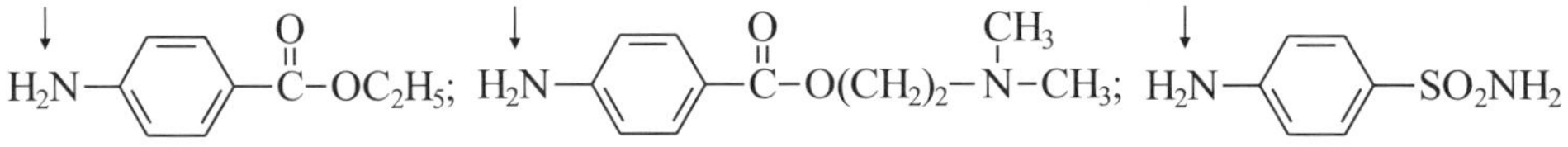

$$\downarrow\text{H}_2\text{N-C}_6\text{H}_4\text{-C(=O)-OC}_2\text{H}_5;\quad \downarrow\text{H}_2\text{N-C}_6\text{H}_4\text{-C(=O)-O(CH}_2)_2\text{-N(CH}_3)\text{-CH}_3;\quad \downarrow\text{H}_2\text{N-C}_6\text{H}_4\text{-SO}_2\text{NH}_2$$

Benzocain **Procain** **Sulfanilamid**

Darüber hinaus nutzt das Arzneibuch die Kondensationsreaktion mit dem Ehrlich-Reagenz für Reinheitsprüfungen. Ein Beispiel hierfür ist der Nachweis von *2,6-Dimethylanilin*, das aufgrund des Herstellungsprozesses im **Lidocainhydrochlorid** als Verunreinigung enthalten sein kann. *Ph. Eur.* lässt den Gehalt an 2,6-Dimethylanilin flüssigchromatographisch bestimmen.

Mit **Phenazon** ergibt *p*-Dimethylaminobenzaldehyd einen *roten* Farbstoff nachfolgender Konstitution.

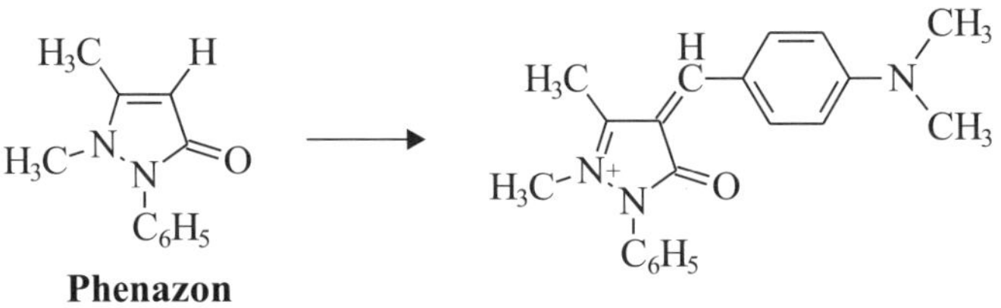

[Strukturformeln: Phenazon (H_3C, H, H_3C-N, N-C_6H_5, =O) → Farbstoff (H_3C, H_3C-N^+, N-C_6H_5, =O, =CH-C_6H_4-$N(CH_3)_2$)]

Phenazon

Die Reaktion mit dem Ehrlich-Reagenz kann auch zur Identifizierung von Substanzen herangezogen werden, aus denen sich erst durch eine vorgelagerte *Hydrolyse* primäre aromatische Amine abspalten lassen. Als Beispiel sei die Verseifung von **Furosemid** zu einem Anthranilsäure-Derivat genannt, das anschließend durch Umsetzung mit 4-Dimethylaminobenzaldehyd nachgewiesen wird.

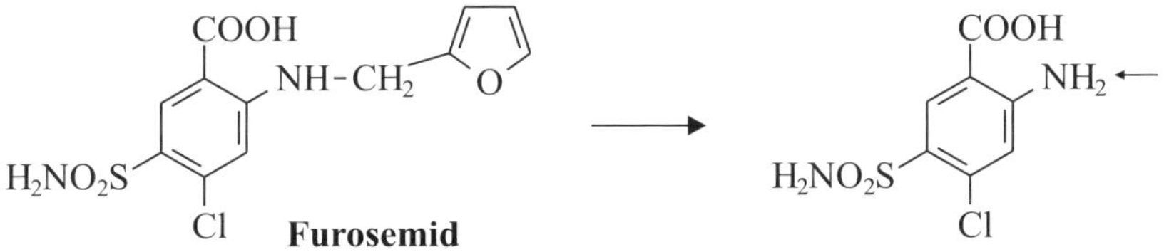

COOH NH-CH_2 O H_2NO_2S Cl **Furosemid** → COOH NH_2 ← H_2NO_2S Cl

Mit monosubstituierten *Hydrazin-Derivaten* kondensiert das Ehrlich-Reagenz zu *Hydrazonen* und mit **Hydrazin** ($H_2N–NH_2$) selbst ergibt es ein *Azin* nachfolgender Struktur.

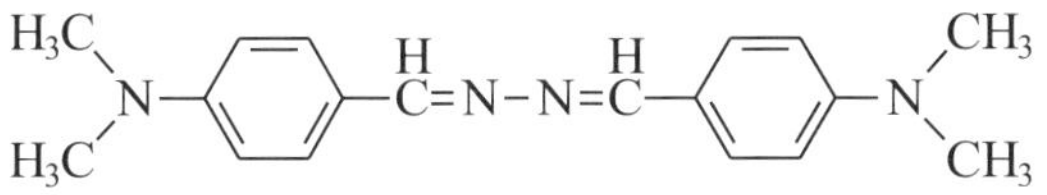

H_3C N H_3C H C=N-N=C H N CH_3 CH_3

Zum Nachweis von Hydrazin als Verunreinigung wird beim **Dihydralazin** Benzaldehyd zur Kondensation eingesetzt, während das Arzneibuch bei der Grenzwertbestimmung von Hydrazin im **Hydralazin** Salicylaldehyd als Carbonylkomponente verwendet (siehe auch ▸Kap. 2.1.12).

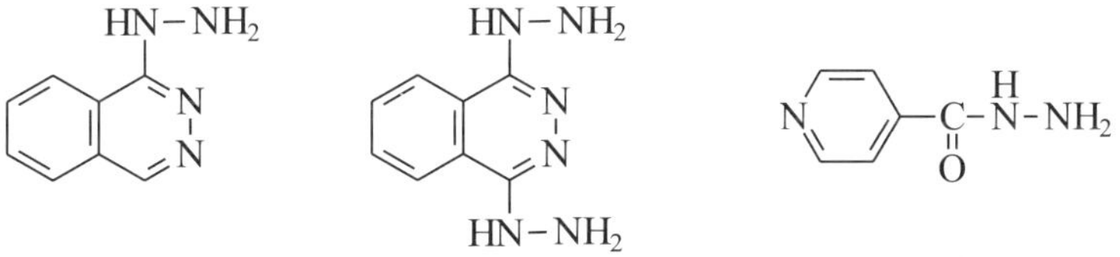

HN-NH_2 N N **Hydralazin**

HN-NH_2 N N HN-NH_2 **Dihydralazin**

N C-N-NH_2 H O **Isoniazid**

Die Bildung von *orangefarbenem* 4,4'-Bis(dimethylamino)benzalazin, das bei der Reaktion von 4-Dimethylaminobenzaldehyd mit Hydrazin entsteht, dient dem Arzneibuch auch als Reinheitsprüfung von **Isoniazid** (Isonicotinsäurehydrazid, INH). Der Wirkstoff kann das *toxische Hydrazin*, dessen Gehalt zu begrenzen ist, aufgrund des Herstellungsprozesses oder infolge eines hydrolytischen Abbaus als Verunreinigung enthalten.

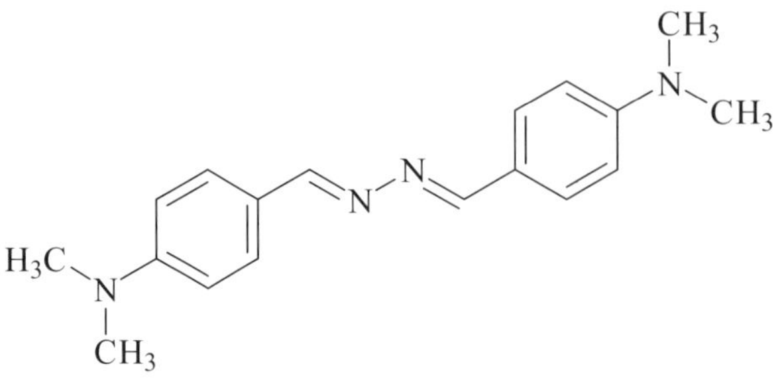

4,4'-Bis(dimethylamino)benzalazin

Isoniazid reagiert ebenfalls mit dem Ehrlich-Reagenz zum nachfolgend abgebildeten Hydrazid, das jedoch einen anderen R_f-Wert besitzt und nur schwach *gelb* gefärbt ist [vgl. **MC-Frage Nr. 696**].

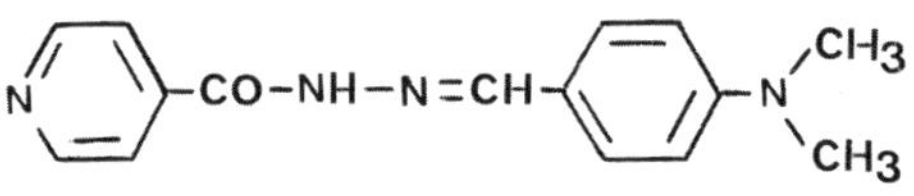

Darüber hinaus können neben der Aufnahme des IR-Spektrums folgende Reaktionen zur Prüfung auf Identität von **Isoniazid** beitragen [vgl. **MC-Fragen Nr. 633–635, 696, 748, 786**]:

(a) Hydrazon-Bildung: Durch Umsetzung mit *Vanillin* (4-Methoxy-3-hydroxybenzaldehyd) entsteht aus INH ein schwer lösliches, *gelbes* Hydrazon, dessen Schmelzpunkt bei 226–231 °C liegt.

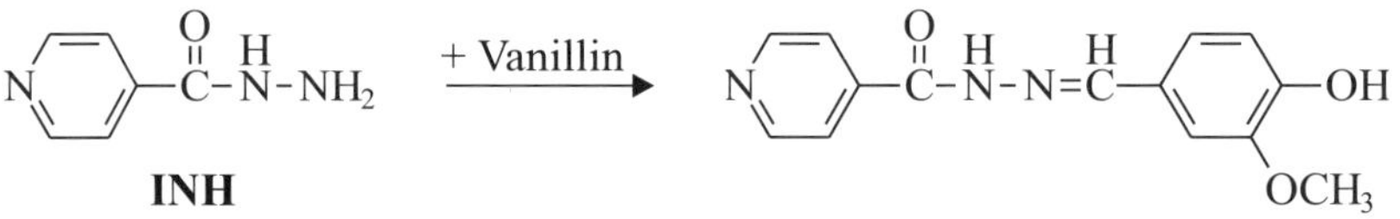

+ Vanillin

INH

(b) Nucleophile Substitution: Die nucleophile Substitution des Chloratoms im 2,4-Dinitrochlorbenzen führt zu einem Dinitrophenyl-Derivat des Isoniazid, das im Alkalischen ein mesomeriestabilisiertes Anion bildet.

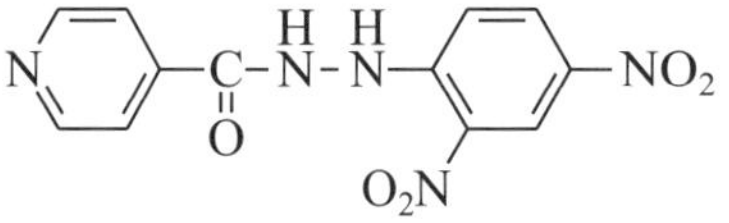

Die Reaktion von 4-Dimethylaminobenzaldehyd mit **Isopropanol** zu fulvenartigen Farbstoffen wurde bereits im ▸ Kap. 3.6.3.5 vorgestellt.

Auch *CH-acide Verbindungen* kondensieren mit dem Ehrlich-Reagenz im Sinne einer Aldolreaktion. Ein Beispiel hierfür ist die Identitätsprüfung auf **Methaqualon**, bei der die acide Methylgruppe mit der Carbonylfunktion unter Ausbildung einer C=C-Doppelbindung reagiert. Es entsteht eine *orangerote* Färbung.

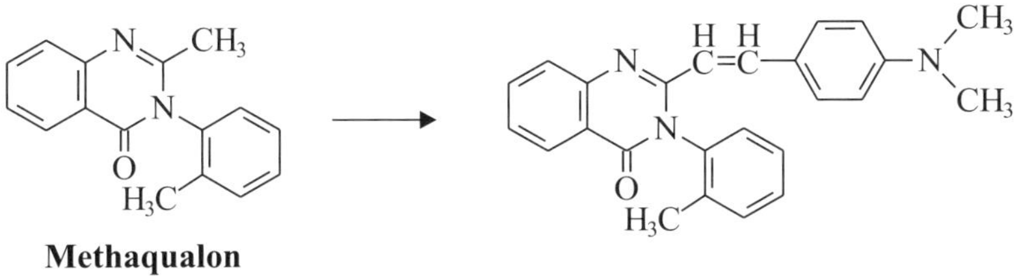

Methaqualon

van Urk-Reaktion: *Mutterkornalkaloide* wie **Ergometrin** oder **Ergotamin** geben als *Indol-Derivate* mit 4-Dimethylaminobenzaldehyd in Fe(III)-haltiger Schwefelsäure eine *Blaufärbung*. Das Reagenz greift am unsubstituierten C-2 an und es entstehen durch Kondensation mit nachfolgender Dehydrierung uneinheitliche Verbindungen vermutlich nachfolgenden Typs [vgl. **MC-Frage Nr. 700**]:

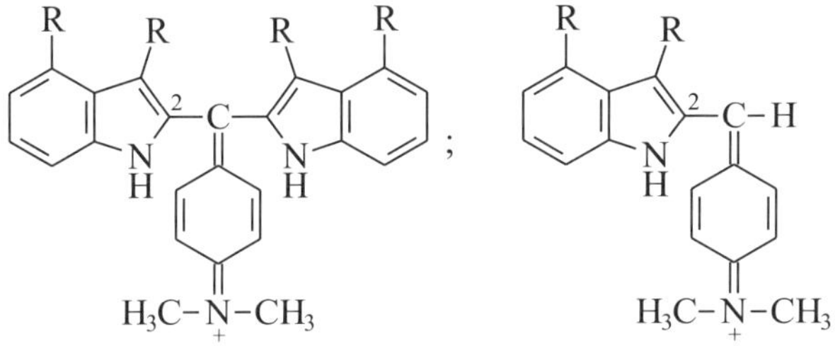

Bei freier Position 3 am Indolgerüst kann die Kondensation mit dem Ehrlich-Reagenz auch in dieser Stellung ablaufen.

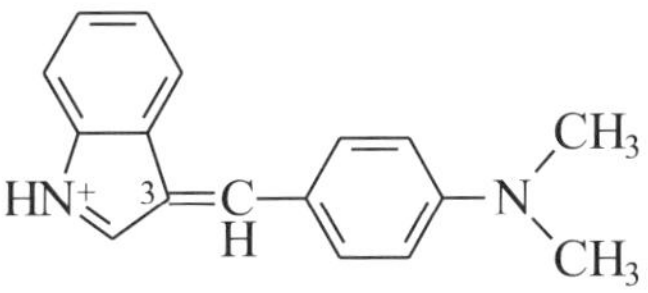

Sind beide Positionen an C-2 und C-3 besetzt, so erfolgt, wie im Falle des **Indometacin,** Substitution an C-6 unter Bildung von Diaryl- bzw. Triarylmethan-Farbstoffen. Dabei wird beim Indometacin in ethanolischer Lösung der *p*-Chlorbenzoyl-Rest als *p*-Chlorbenzoesäureethylester abgespalten.

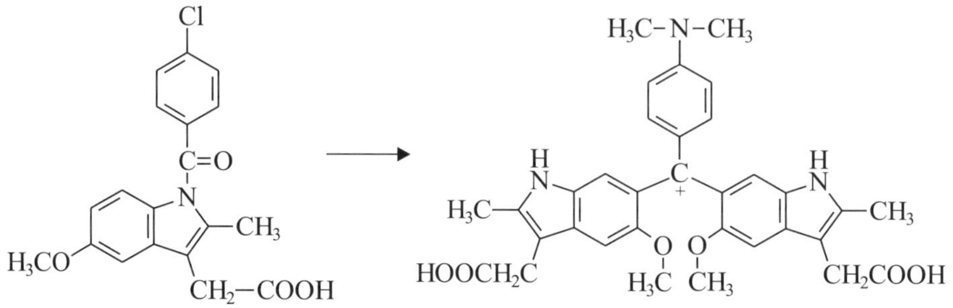

Indometacin

Beim **Reserpin,** einem Indolalkaloid, sind die Positionen C-2 und C-3 des Indolringes besetzt, sodass hier eine elektrophile Substitution des Aldehyds an C-10 des aromatischen Ringes im Reserpin-Molekül eintritt. Auch *Phenol* und *Pyrrol* reagieren als aktivierte Aromaten bzw. Heteroaromaten mit 4-Dimethylaminobenzaldehyd [vgl. **MC-Frage Nr. 700**].

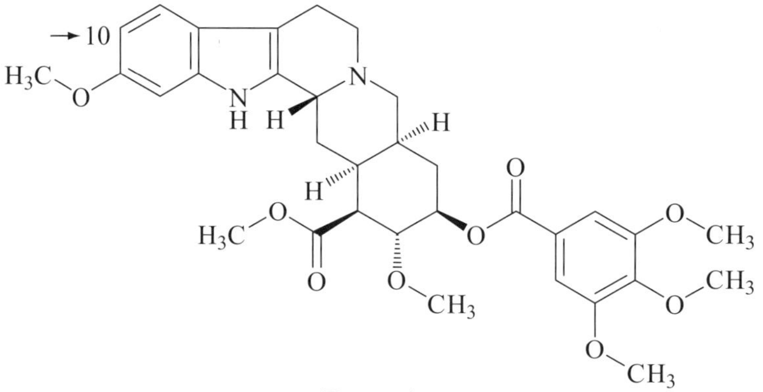

Reserpin

(12) Diazotierungs-Kupplungs-Reaktion (Azokupplung): Die Herstellung charakteristisch gefärbter Azoverbindungen (Ar–N=N–Ar) ist eine wichtige Methode zum analytischen Nachweis von *Phenolen* (mit freier ortho- oder para-Stellung) und von *aromatischen Aminen*. Als Kupplungskomponente können auch *aktivierte Heteroaromaten* eingesetzt werden.

Beispielsweise reagieren Imidazol-Derivate wie **Histamin** oder **Histidin** leicht mit Diazoniumsalzen zu Azoverbindungen. Im Allgemeinen wird zuerst die Position 2 und anschließend die 4-Stellung des Imidazolringes angegriffen. Darüber hinaus kann die Diazotierungs-Kupplungs-Reaktion auch zur Identifizierung von *Nitrit* genutzt werden.

Zur *Azokupplung* wird ein primäres aromatisches Amin (Ar-NH_2) als *Diazokomponente* mit Salpetriger Säure diazotiert. Das entstandene Diazonium-Ion (Ar-N_2^+) greift anschließend als Elektrophil den aktivierten Aromaten (Phenol, Amin) oder

Heteroaromaten als *Kupplungskomponente* an unter Bildung der betreffenden Azoverbindung (Ar-N=N-Ar'). Desaktivierte Aromaten wie z. B. 2-Naphthoesäureamid reagieren *nicht* als Kupplungskomponente [vgl. **MC-Fragen Nr. 608, 609, 611, 687–691, 798, 808, 858, 898**]:

$NO_2^- + 2\,H_3O^+ + Cl^- \rightarrow NOCl + 3\,H_2O$

$Ar{-}NH_2 + NOCl \rightarrow Ar{-}N_2^+ + H_2O + Cl^-$

$Ar{-}N_2^+ + Ar'{-}X \rightarrow Ar{-}N{=}N{-}Ar'{-}X + (H^+)$

Zum *Nachweis von Phenolen* setzt man diese meistens mit Diazobenzensulfonsäure (diazotierte Sulfanilsäure) in schwach alkalischem Milieu zu Azofarbstoffen um. Die Methode kann auch zum *Nachweis von Phenolestern* dienen, wenn diese zuvor verseift werden. Ein Beispiel hierfür ist die Identitätsprüfung von **Neostigminbromid**. Das quartäre Ammoniumsalz bildet bei der alkalischen Hydrolyse *3-Dimethylaminophenol*, das mit Diazobenzensulfonsäure unter Bildung eines *roten* Azofarbstoffes kuppelt [vgl. **MC-Frage Nr. 776**].

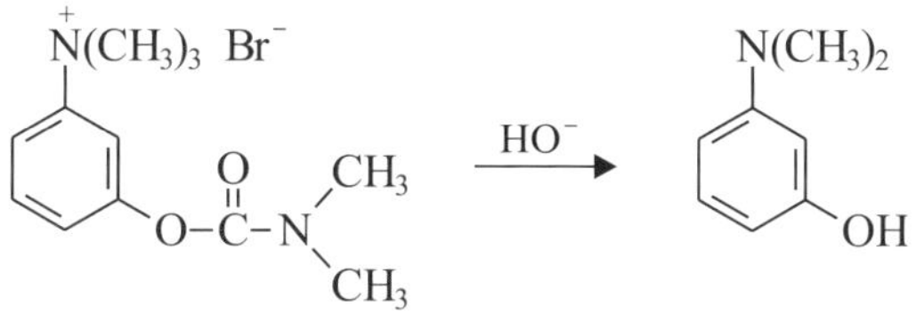

Neostigminbromid

Zur *Identifizierung von primären aromatischen Aminen* nutzt das Arzneibuch im Allgemeinen die Kupplung im schwach sauren pH-Bereich mit 2-Naphthol oder *N*-(1-Naphthyl)-ethylendiamin (**Bratton-Marshall-Reagenz**). Der Überschuss an Nitrit wird nach erfolgter Diazotierung am besten mit Sulfaminsäure ($H_2N{-}SO_3H$) oder Ammoniumsulfamat ($H_2N{-}SO_3^-\,NH_4^+$) zerstört.

Die Methode kann auch zur Prüfung auf Wirkstoffe verwendet werden, bei denen erst durch eine vorgelagerte chemische Reaktion eine diazotierbare primäre aromatische Aminogruppe gebildet wird. Als Beispiel sei **Furosemid** genannt, dessen Hydrolyse zu einem Anthranilsäure-Derivat führt, das nach Diazotierung und anschließender Kupplung mit dem Bratton-Marshall-Reagenz zu einem *rotvioletten* Azofarbstoff nachfolgender Struktur reagiert:

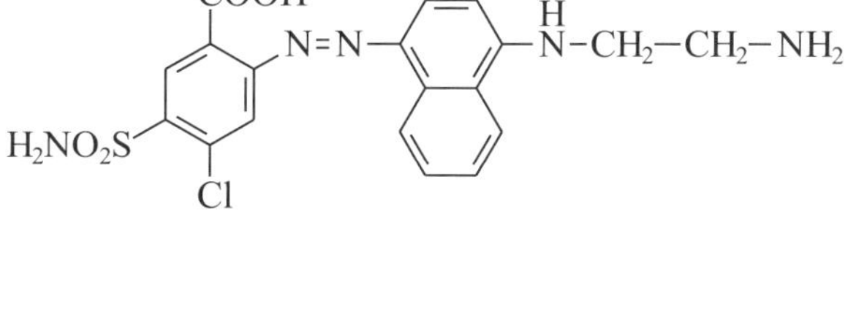

Ein weiteres Beispiel ist **Diazoxid**, dessen Hydrolyse 2-Amino-5-chlor-benzensulfonamid ergibt. Letzteres lässt sich nach Diazotierung mit dem Bratton-Marshall-Reagenz kuppeln.

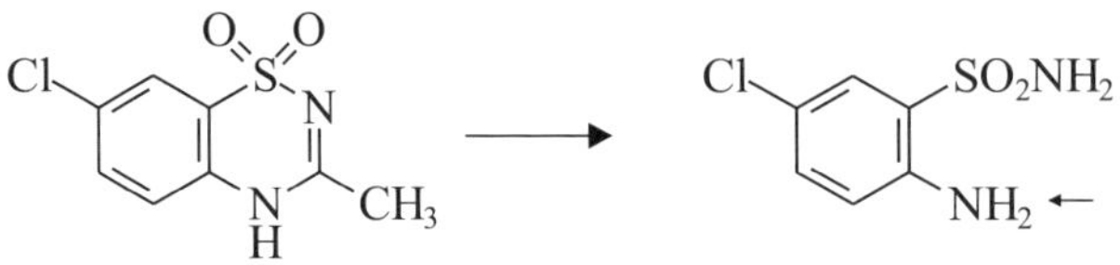

Diazoxid

1,4-Benzodiazepine, wie beispielsweise **Chlordiazepoxid** oder **Nitrazepam**, liefern bei der Hydrolyse in salzsaurem Milieu ein substituiertes *2-Aminobenzophenon-Derivat*, das durch Azokupplung nachgewiesen werden kann [vgl. **MC-Frage Nr. 874**].

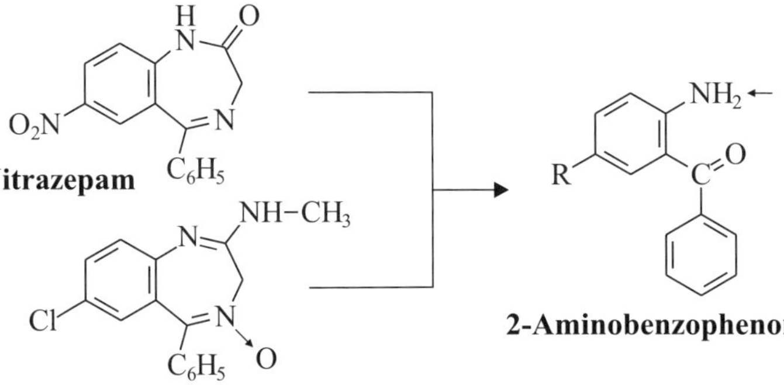

Nitrazepam

Chlordiazepoxid

2-Aminobenzophenon

Phenylbutazon ergibt beim Erhitzen in 36%iger HCl-Lösung *Hydrazobenzen*, das sich zu *Benzidin* umlagert. Benzidin wird anschließend durch Diazotierung mit $NaNO_2$ und Kupplung mit 2-Naphthol identifiziert.

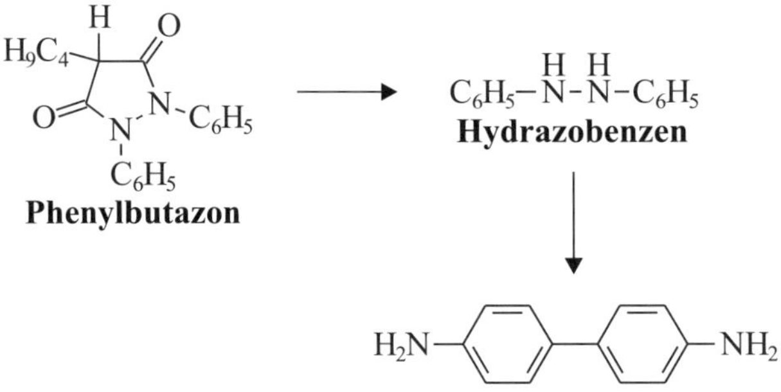

Phenylbutazon

$C_6H_5-NH-NH-C_6H_5$
Hydrazobenzen

Benzidin

Viele Arzneibücher nutzen die Azokupplung auch bei Reinheitsprüfungen. Zum Beispiel können *Anthranilsäure* und *o-Toluidin* als Ausgangsstoffe der Synthese im **Methaqualon** als Verunreinigungen enthalten sein. Zudem entstehen beide Substanzen bei der sauren Hydrolyse von Methaqualon. Deshalb ist es notwendig ihren Gehalt im Wirkstoff zu begrenzen. Dies erfolgt durch Diazotierung und anschließende Kupplung des jeweils gebildeten Diazoniumsalzes mit Naphthylethylendiamin zum Nachweis von Anthranilsäure und mit 2-Naphthol zur Identifizierung von *o*-Toluidin.

In ähnlicher Weise erfolgt nach *Ph. Eur.* die Prüfung auf 2-*Chlor*-4-*nitroanilin*, das aufgrund des Herstellungsprozesses in **Niclosamid** enthalten sein kann. Auch Niclosamid lässt sich diazotieren und mit dem Bratton-Marshall-Reagenz zu einem Azofarbstoff kuppeln, wenn man die Nitrogruppe *zuvor* mit Zinkstaub in salzsaurer Lösung zum primären aromatischen Amin reduziert (siehe nachfolgender Abschnitt).

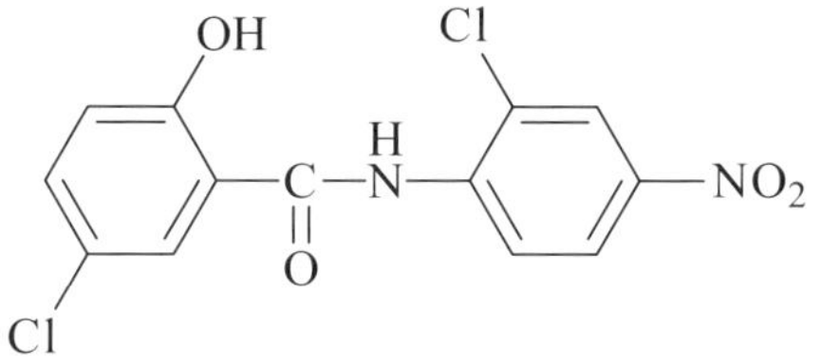

Niclosamid 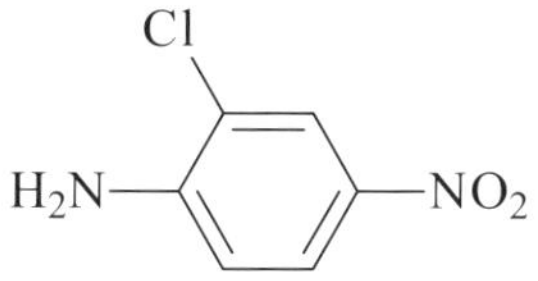 **2-Chlor-4-nitroanilin**

3.6.3.15 Nachweise von Nitroverbindungen und Nitrosoverbindungen

Nitroalkane sind farblose, angenehm riechende Flüssigkeiten, die sich nur wenig in Wasser lösen. Im Gegensatz zu *tertiären* ($R_3C{-}NO_2$) besitzen *primäre* ($RCH_2{-}NO_2$) und *sekundäre* ($R_2CH{-}NO_2$) Nitroalkane saure (CH-acide) Eigenschaften und gehen in wässrigen Alkalilaugen allmählich unter Salzbildung in Lösung.

$$R{-}CH_2{-}NO_2 + HO^- \rightarrow [R{-}CH{-}NO_2]^- + H_2O$$

Zum Nachweis von Nitroalkanen, Nitroarenen oder C- bzw. N-Nitrosoverbindungen eignen sich folgende Reaktionen:

(1) Reduktion zum Hydroxylamin-Derivat: Hinweise auf das Vorhandensein von Nitro- oder Nitrosogruppen in einem Molekül erhält man durch die *Reduktion mit Zink* in gesättigter NH_4Cl-Lösung. Hierbei entstehen Hydroxylamin-Derivate, die mit *Tollens-Reagenz* unter Abscheidung von metallischem Silber reagieren.

$$R{-}NO_2 \xrightarrow{Zn/NH_4Cl} R{-}NHOH \xrightarrow{[Ag(NH_3)_2]^+} Ag\downarrow$$

Eine Variante dieser Reaktion nutzt das Arzneibuch zur Identitätsprüfung von **Chloramphenicol.** Die Substanz wird in *neutraler*, $CaCl_2$-enthaltender Lösung mit Zink zum Arylhydroxylamin-Derivat reduziert. Dieses reagiert mit Benzoylchlorid zur *N*-Arylbenzhydroxamsäure, die mit Fe^{3+}-Ionen einen *violetten* Chelatkomplex bildet (siehe auch „*Hydroxamsäure-Reaktion*“, ▸ Kap. 3.6.3.20).

$$Ar-NO_2 \xrightarrow{+Zn} Ar-NHOH + C_6H_5-COCl \rightarrow \underset{\displaystyle Ar-N-OH}{C_6H_5-\overset{}{C}=O} \xrightarrow{+Fe^{3+}} C_6H_5-C=O \cdots Fe/3 \text{ (Ar-N-O-Fe/3 Chelat)}$$

Benzhydroxamsäure

(2) Umsetzung mit Salpetriger Säure: Eine analytische *Unterscheidung* zwischen primären und sekundären Nitroalkanen gelingt durch Umsetzung mit Salpetriger Säure. Primäre Nitroverbindungen ergeben *farblose* Nitrolsäuren, die sich in Alkalihydroxid-Lösung unter Bildung *tiefrot* gefärbter Salze lösen. Aus sekundären Nitroalkanen entstehen *blaugrün* gefärbte Pseudonitrole, die keine löslichen Alkalisalze bilden.

$$R-CH_2-NO_2 + HNO_2 \rightarrow R-\underset{\displaystyle NO_2}{C}=N-OH + H_2O$$

prim. Nitroalkan **Nitrolsäure**

$$R_2CH-NO_2 + HNO_2 \rightarrow R_2\underset{\displaystyle NO_2}{C}-N=O + H_2O$$

sek. Nitroalkan **Pseudonitrol**

(3) Reduktion zum Amin: Zu ihrer Identifizierung können Nitro- oder Nitrosogruppen im *sauren Milieu* (mit Zn/HCl, Natriumdithionit oder Hydrazinhydrat/RaNi) bis zum entsprechenden primären Amin reduziert und anschließend als Amin derivativ nachgewiesen werden.

Handelt es sich z. B. um Nitroarene oder Nitroheteroarene wie bei den Wirkstoffen **Azathioprin, Chloramphenicol, Metronidazol, Niclosamid, Nifedipin** oder **Nitrazepam,** so können die gebildeten primären aromatischen Amine mit *p*-Dimethylaminobenzaldehyd oder durch Diazotierung mit Salpetriger Säure und anschließender Azokupplung mit Phenolen oder Arylaminen identifiziert werden. Beispielsweise lässt das Arzneibuch die genannten Verbindungen mit Zn/HCl oder Zn/H_2SO_4 zum Arylamin reduzieren, mit $NaNO_2$/HCl in ein Diazoniumsalz überführen und danach mit 2-Naphthol oder dem Bratton-Marshall-Reagenz zu Azofarbstoffen kuppeln.

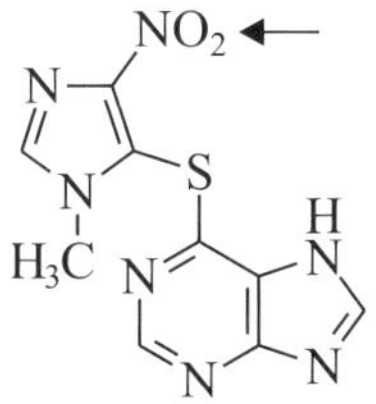

Azathioprin

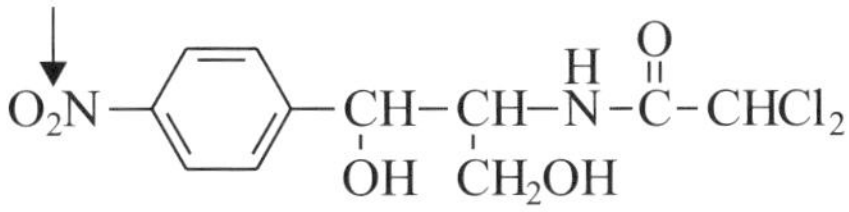

Chloramphenicol

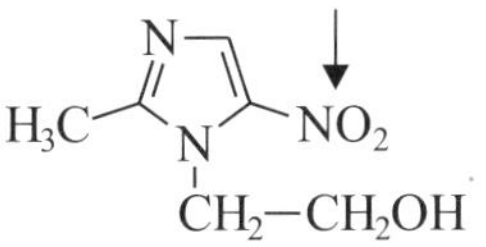

Metronidazol

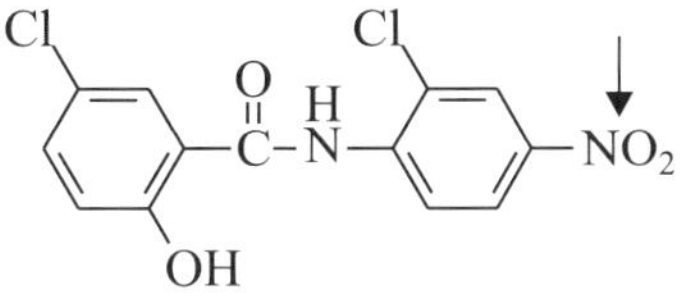

Niclosamid

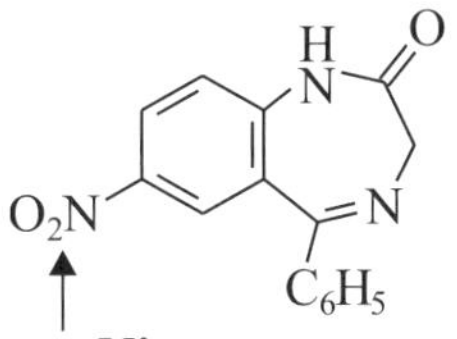

Nitrazepam

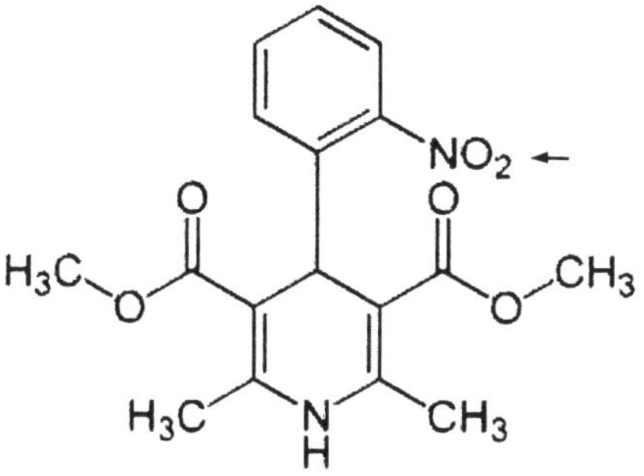

Nifedipin

(4) Hydrazonbildung: Primäre Nitroalkane lassen sich als stark CH-acide Verbindungen mit Aryldiazoniumsalzen zu Hydrazonen umsetzen.

$$R-CH_2-NO_2 + Ar-N_2^+ + HO^- \longrightarrow Ar-NH-N=\underset{\displaystyle R}{\underset{|}{C}}-NO_2 + H_2O$$

Hydrazon

3.6.3.16 Nachweise von Carbonsäuren

Die ersten drei Glieder der aliphatischen Carbonsäuren (R–COOH) (*Ameisensäure*, *Essigsäure*, *Propionsäure*) sind stechend riechende Flüssigkeiten, die sich in jedem Verhältnis mit Wasser mischen. Carbonsäuren mit 4–9 C-Atomen haben einen ranzigen Geruch und höhere Carbonsäuren ab C-10 (*Fettsäuren*) sind Feststoffe. Im Gegensatz zu Mineralsäuren sind Carbonsäuren nur schwache Säuren. Außer durch den Nachweis ihrer *Acidität* können Carbonsäuren auch durch die Herstellung von Derivaten wie Carbonsäureester oder Carbonsäureamide charakterisiert werden [vgl. **MC-Frage Nr. 701**].

(1) Acidität: Der saure Charakter von Carbonsäuren ist nachweisbar:

- mithilfe von Indikatorpapieren bei gelösten Säuren,
- durch die Löslichkeit von Carbonsäuren in wässrigen Laugen,
- indirekt durch Umsetzung mit Natriumnitrit in Anwesenheit von Sulfanilsäure und 1-Naphthylamin. Hierbei setzt die Carbonsäure aus Natriumnitrit Salpetrige Säure frei, wodurch Sulfanilsäure diazotiert wird. Das Diazoniumsalz kuppelt anschließend mit 1-Naphthylamin zu einem Azofarbstoff [siehe ▸ Kap. 3.6.3.14, Ziffer (12)].

(2) Nachweis als Hydroxamsäure: Carbonsäuren lassen sich auch über ihre *Hydroxamsäuren* als farbige Komplexe mit Eisen(III)-chlorid ($FeCl_3$) nachweisen (siehe ▸ Kap. 3.6.3.20). Aliphatische Carbonsäuren bilden mit Hydroxylamin unter Ni^{2+}-Katalyse direkt Hydroxamsäuren, während aromatische Carbonsäuren oder Aminosäuren *nicht* reagieren. In diesen Fällen ist eine vorherige Aktivierung der Carbonsäure erforderlich, z. B. durch Zugabe von Dicyclohexylcarbodiimid oder durch die vorherige Umwandlung der Säure in das betreffende Carbonsäurechlorid (R–COCl).

$$\text{R–COOH} + \text{H}_2\text{N–OH} \xrightarrow{(\text{Ni}^{2+})} \text{R–CO–NHOH} + \text{H}_2\text{O}$$

Hydroxamsäure

(3) Veresterung: Zur Charakterisierung von Carbonsäuren ist aus analytischer Sicht vor allem die *Veresterung* mit *p-Bromphenacylbromid* ($Br\text{-}C_6H_4\text{-}CO\text{-}CH_2Br$) oder *p-Nitrobenzylbromid* ($O_2N\text{-}C_6H_4\text{-}CH_2Br$) bedeutsam, weil in diesen Reagenzien das Halogenatom sehr leicht zu substituieren ist und die entstehenden Ester gut kristallisieren. Man führt die Reaktionen am besten in Aceton als Lösungsmittel aus und setzt Triethylamin als säurebindendes Mittel hinzu.

R–COOH

$$\text{Br–C}_6\text{H}_4\text{–C(=O)–CH}_2\text{–Br} \xrightarrow{\text{-HBr}} \text{Br–C}_6\text{H}_4\text{–C(=O)–CH}_2\text{–O–C(=O)–R}$$

Phenacylester

$$\text{O}_2\text{N–C}_6\text{H}_4\text{–CH}_2\text{–Br} \xrightarrow{\text{-HBr}} \text{O}_2\text{N–C}_6\text{H}_4\text{–CH}_2\text{–O–C(=O)–R}$$

Benzylester

(4) Bildung von Carbonsäureamiden: Darüber hinaus können Carbonsäuren – mit Ausnahme der *Ameisensäure* – mit Thionylchlorid in die betreffenden *Carbonsäurechloride* (R–COCl) übergeführt und anschließend mit *Ammoniak* (NH_3), *Anilin* ($C_6H_5NH_2$) oder *Benzylamin* ($C_6H_5CH_2NH_2$) zu kristallinen *Carbonsäureamiden* umgesetzt werden. Der Nachweis kann u.U. bei niedrig siedenden Carbonsäurechloriden (*Acetylchlorid*, *Oxalylchlorid*) aufgrund ihrer hohen Flüchtigkeit versagen.

$$\mathbf{R{-}COOH} \rightarrow R{-}COCl \begin{cases} + NH_3 \rightarrow R-\underset{\underset{O}{\|}}{C}-NH_2 + HCl \\ \quad\textbf{prim. Carbonsäureamid} \\ + C_6H_5-CH_2-NH_2 \rightarrow R-\underset{\underset{O}{\|}}{C}-NH-CH_2-C_6H_5 + HCl \\ \quad\textbf{Carbonsäure-}\textbf{\textit{N}}\textbf{-benzylamid} \\ + C_6H_5-NH_2 \rightarrow R-\underset{\underset{O}{\|}}{C}-NH-C_6H_5 + HCl \\ \quad\textbf{Carbonsäureanilid} \end{cases}$$

Statt Carbonsäurechloride können auch Carbonsäureanhydride (R–CO–O–CO–R) als Acylierungsmittel verwendet werden, sodass auf diese Weise indirekt auch Anhydride charakterisierbar werden.

$$\underset{\textbf{Anhydrid}}{R{-}CO{-}O{-}CO{-}R} + C_6H_5{-}NH_2 \rightarrow \underset{\textbf{Carbonsäureanilid}}{R{-}CO{-}NH{-}C_6H_5} + R{-}COOH$$

Das Arzneibuch nutzt die Anilid-Bildung zur Identitätsprüfung von **Undecylensäure** ($CH_2{=}CH{-}(CH_2)_8{-}COOH$). Beim Erhitzen mit Anilin bildet sich das *Undecylenanilid* [$H_2C{=}CH{-}(CH_2)_8{-}CO{-}NH{-}Ph$], das nach Umkristallisieren durch seinen Schmelzpunkt (Fp = 66–68 °C) charakterisiert werden kann.

(5) Bildung von Methylestern: Zur Identifizierung höherer, schwer flüchtiger **Fettsäuren** werden diese mit *Diazomethan* (CH_2N_2) oder Methanol in Gegenwart von Bortrifluorid-Etherat in die entsprechenden Fettsäuremethylester übergeführt und z. B. gaschromatographisch analysiert (siehe auch Ehlers, **Analytik II,** ▸Kap. 12.4.4).

$$R{-}COOH + CH_2N_2 \rightarrow \underset{\textbf{Fettsäuremethylester}}{R{-}COOCH_3} + N_2\uparrow$$

Einige ausgewählte, pharmazeutisch wichtige Carbonsäuren werden im nachfolgenden Abschnitt zusammen mit ihren Salzen vorgestellt.

3.6.3.17 Nachweise von Carboxylat-Ionen (Salze von Carbonsäuren)

- **Acetat ($CH_3{-}COO^-$)**

Acetate sind die Salze der Essigsäure. **Essigsäure** ($CH_3{-}COOH$) ist eine klare, stark hygroskopische Flüssigkeit, die bei 118,2 °C siedet. Essigsäure erstarrt unter Volumenvergrößerung bei 16,75 °C zu farblosen Kristallen. Der Erstarrungspunkt ist ein wichtiges Reinheitskriterium und kann zur Gehaltsbestimmung von Essigsäure/Wasser-Gemischen genutzt werden. Wasserfreie Essigsäure wird auch *Eisessig* genannt. Essigsäure-Dämpfe bestehen weitgehend aus dimeren, über Wasserstoffbrücken assoziierten Molekülen, die erst bei sehr hohen Temperaturen in das Monomer zerfallen.

```
        O – H... O
       /          \\
CH3 – C            C – CH3
       \\          /
        O... H – O
```

Essigsäure ist eine *schwache* Säure ($pK_s = 4{,}76$). Die wässrigen Lösungen von Alkaliacetaten wie *Natriumacetat* reagieren daher alkalisch. Von wenigen Ausnahmen abgesehen [z. B. Hg(I)- und Ag(I)-acetat] sind Acetate in Wasser leicht löslich. Essigsäure ist in Kälte gegenüber Oxidationsmitteln (z.B. CrO_3, $KMnO_4$) sehr beständig.

Zum Nachweis von Acetaten können folgende Reaktionen und Eigenschaften beitragen:

(1) Freisetzung von Essigsäure: Erhitzt man ein Acetat mit der gleichen Menge an Oxalsäure, so entstehen saure Dämpfe mit dem charakteristischen Geruch nach Essigsäure. Die stärkere, *nichtflüchtige* Oxalsäure ($pK_{s1} = 1{,}46$) setzt die schwächere, flüchtige Essigsäure aus ihren Salzen in Freiheit. Beim Erhitzen schmilzt das Gemisch im Kristallwasser der Oxalsäure und Essigsäure entweicht mit dem Wasserdampf *(Ph. Eur.)*.

$$2\ CH_3–COO^- + HOOC–COOH \xrightarrow{\Delta} 2\ CH_3–COOH\uparrow + {}^-OOC–COO^-$$

An Stelle von Oxalsäure können auch andere im Vergleich zu Essigsäure stärkere Säuren wie Schwefelsäure ($pK_{S1} = –3$), Hydrogensulfat ($pK_{S2} = 1{,}92$) oder Phosphorsäure ($pK_{S1} = 1{,}96$) verwendet werden. Die Freisetzung von Essigsäure mittels nichtflüchtiger schwacher Säuren wie Dihydrogenphosphat ($pK_{S2} = 7{,}12$) oder Hydrogenphosphat ($pK_{S3} = 12{,}32$) gelingt hingegen *nicht*.

Die Bildung anderer stark riechender, flüchtiger Substanzen stört. Man schränkt diese Störung ein durch Zusatz von Ag^+-Ionen zur Bindung von Halogeniden und Pseudohalogeniden als schwer lösliche Silbersalze. Der Zusatz von MnO_4^--Ionen dient zur Oxidation von Sulfit oder Thiosulfat zu schwer flüchtigem Sulfat bzw. zur Oxidation von Nitrit zu Nitrat [vgl. **MC-Fragen Nr. 702–705, 728, 873**].

(2) Geruch nach Ethylacetat: Essigsäure oder Acetate bilden mit *Ethanol* in saurer Lösung in Anwesenheit wasserentziehender Mittel (H_2SO_4) **Ethylacetat** (Essigsäureethylester), das an seinem fruchtartigen Geruch leicht zu erkennen ist [vgl. **MC-Frage Nr. 703**].

$$CH_3–COOH + CH_3–CH_2OH \xrightarrow{(H_2SO_4)} CH_3–COO–CH_2–CH_3\uparrow + H_2O$$

Essigsäureethylester

(3) Geruch nach Kakodyloxid: Acetate setzen sich mit Diarsentrioxid (As_2O_3) unter Bildung von *Kakodyloxid* um, das widerlich riecht. Aufgrund der hohen Giftigkeit von

Kakodyloxid sollte dieser Nachweis nicht mehr durchgeführt werden [vgl. **MC-Frage Nr. 504**].

$$As_2O_3 + 4\,CH_3COONa \rightarrow (H_3C)_2As-O-As(CH_3)_2 \uparrow + 2\,CO_2\uparrow + 2\,Na_2CO_3$$

Kakodyloxid

(4) Bildung von Lanthanacetat: Eine Acetat enthaltende Prüflösung wird nacheinander mit Lanthannitrat-, Iod- und Ammoniak-Lösung versetzt und zum Sieden erhitzt. Nach kurzer Zeit entsteht ein *blauer* Niederschlag oder eine tiefblaue Färbung *(Ph. Eur.)* [vgl. **MC-Fragen Nr. 268, 501, 706, 725, 730**].

Man vermutet, dass bei dieser Reaktion Iod an basisches Lanthanacetat adsorbiert wird oder die Bildung einer Einschlussverbindung wie bei der Iod-Stärke-Reaktion erfolgt. Nur im pH-Bereich von 9–11 reagiert basisches Lanthanacetat (oder auch Lanthanpropionat) mit Iod. Unterhalb von pH = 9 liegt kein basisches Lanthanacetat vor und oberhalb von pH = 11 disproportioniert Iod zu Iodid und Iodat.

Die Reaktion wird durch Ionen gestört, die mit La(III) schwer lösliche Salze (z. B. Borat, Fluorid, Oxalat, Phosphat, Sulfat) oder stabile Komplexe (z. B. Citrat, Tartrat) bilden [vgl. **MC-Frage Nr. 707**].

In Gegenwart von Reduktionsmitteln, die Iod entfärben, tritt ebenfalls keine Blaufärbung auf. Überwiegend lassen sich diese Störungen vermeiden, wenn man die Essigsäure vor dem eigentlichen Nachweis durch Destillation aus dem Reaktionsgemisch abtrennt, wie dies bei der *Identitätsprüfung auf Acetyl* vom Arzneibuch vorgeschrieben wird (siehe ▸ Kap. 3.6.4.1).

(5) Reaktion mit $FeCl_3$: Eisen(III)-chlorid ($FeCl_3$) bildet in neutraler Lösung mit Acetaten *tiefrote*, mehrkernige Komplexe, $[Fe_3O(H_2O)(CH_3COO)_6]^+$, die beim Erwärmen zu basischen Fe(III)-acetaten von *rotbrauner* Farbe hydrolysieren. Beim Ansäuern löst sich der Niederschlag auf und die Farbe der Lösung schlägt nach Gelb um. Bei längerem Erwärmen unter Rückfluss fällt schließlich $Fe(OH)_3$ aus [vgl. **MC-Frage Nr. 703**].

$$[Fe_3O(H_2O)(CH_3COO)_6]^+ + 8\,H_2O \rightarrow 3\,Fe(OH)_3\downarrow + 6\,CH_3COOH + H_3O^+$$

(6) Bildung von Silberacetat: Eine Acetat enthaltende, gegen Phenolphthalein neutralisierte Natriumhydroxid-Lösung wird mit $AgNO_3$-Lösung versetzt. Dabei entsteht ein *weißer*, kristalliner Niederschlag von *Silberacetat* (CH_3COOAg).

(7) Bildung von Aceton: Vermischt man ein Acetat mit Calciumoxid (CaO) und erhitzt das trockene Gemisch, so entweicht **Aceton** aus dem intermediär entstandenen Calciumacetat.

$$Ca(OOC{-}CH_3)_2 \xrightarrow{\Delta} CaCO_3 + CH_3{-}CO{-}CH_3\uparrow$$

Aceton

Qualitative Analytik

Das gebildete Aceton kann anschließend durch Kondensation mit *2-Nitrobenzaldehyd* in alkalischer Lösung unter Bildung von blauem **Indigo** nachgewiesen werden. Zweckmäßigerweise hält man für den Nachweis ein mit ethanolischer *o*-Nitrobenzaldehyd-Lösung getränktes und mit NaOH-Lösung befeuchtetes Filterpapier in die entweichenden Aceton-Dämpfe. Die Reaktion ist gleichfalls ein Nachweis für die Acetylgruppe der **Acetylsalicylsäure**.

2 (H, C=O, NO_2) $\xrightarrow[\text{NaOH}]{H_3C-CO-CH_3}$ (O····H, N, N, H····O)

Indigo

● Benzoat ($C_6H_5-COO^-$)

Benzoate sind die Salze der Benzoesäure. **Benzoesäure** (C_6H_5–COOH) ist ein geruchloser, weißer, sublimierbarer Feststoff. Die aromatische Säure ist schwer löslich in kaltem Wasser, löst sich aber in den gängigen organischen Solvenzien. Die folgenden Reaktionen können zur Identifizierung von Benzoesäure und Benzoaten herangezogen werden [vgl. **MC-Fragen Nr. 720, 721, 872**].

(1) Sublimation: Die Substanz wird mit H_2SO_4 angefeuchtet und schwach erwärmt. Es entsteht ein *weißes Sublimat* aus Benzoesäure, das sich an der Innenseite des kälteren Teils des Reagenzglases wieder niederschlägt *(Ph. Eur.)*.

(2) Fällung von Benzoesäure: Die Lösung eines Benzoats in Wasser wird mit 36%iger HCl versetzt. Es bildet sich ein *weißer* Niederschlag, der nach Umkristallisation aus siedendem Wasser bei 120–124 °C schmilzt *(Ph. Eur.)*.

In beiden Nachweisen wird die schwächere Benzoesäure ($pK_s = 4{,}21$) durch starke Mineralsäuren aus ihren Salzen in Freiheit gesetzt.

$$C_6H_5\text{–}COO^- + H_3O^+ \rightarrow C_6H_5\text{–}COOH\downarrow + H_2O$$

(3) Reaktion mit $FeCl_3$: Wird zur neutralen Lösung eines Benzoats eine $FeCl_3$-Lösung hinzugegeben, so entsteht ein *beigefarbener* Niederschlag eines Hexabenzoatodihydroxyeisen(III)-Komplexes nachfolgender Zusammensetzung, der sich in Diethylether löst *(Ph. Eur.)*.

$$[Fe_3(C_6H_5\text{–}COO)_6\,(OH)_2]^+\ C_6H_5\text{–}COO^-\downarrow$$

● Citrat [$^-OOC-CH_2-C(OH)(COO^-)-CH_2-COO^-$]

Citrate sind die Salze der Citronensäure. **Citronensäure** ist ein weißer, kristalliner Feststoff, der sehr leicht löslich in Wasser ist, sich auch in Ethanol aber nur wenig in Ether löst. Citronensäure ist eine mittelstarke Hydroxytricarbonsäure ($pK_{s1} = 3{,}14$; $pK_{s2} = 4{,}77$; $pK_{s3} = 6{,}39$), so dass bei der Acidimetrie *drei* Äquivalente Lauge verbraucht werden [vgl. **MC-Fragen Nr. 766, 847**].

Citronensäure ist in der 1. Protolysestufe stärker sauer als Essigsäure ($pK_s = 4{,}76$). Eine 1%ige Citronensäure-Lösung besitzt einen pH-Wert von 2,3. Aufgrund ihrer symmetrischen Struktur ist Citronensäure *achiral* (optisch inaktiv).

Wasserfreie Citronensäure schmilzt bei 153 °C unter Zersetzung und Bildung von *Aconitsäure*. Bei raschem Erhitzen auf hohe Temperaturen entsteht *Aconitsäureanhydrid*, das leicht zum *Itaconsäureanhydrid* bzw. zum tautomeren *Citraconsäureanhydrid* decarboxyliert.

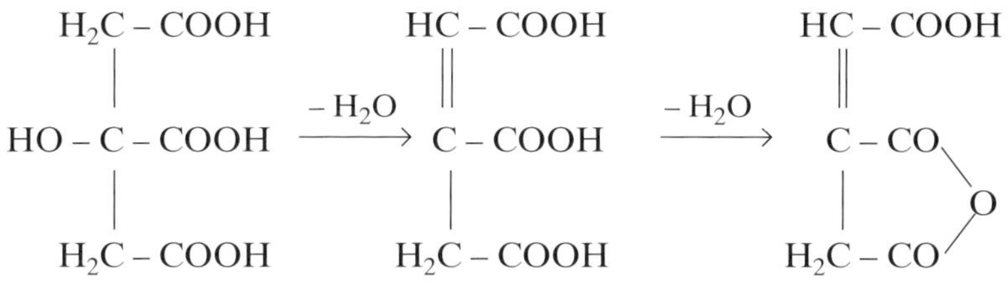

$$\begin{array}{c} H_2C-COOH \\ | \\ HO-C-COOH \\ | \\ H_2C-COOH \end{array} \xrightarrow{-H_2O} \begin{array}{c} HC-COOH \\ \| \\ C-COOH \\ | \\ H_2C-COOH \end{array} \xrightarrow{-H_2O} \begin{array}{c} HC-COOH \\ \| \\ C-CO \diagdown \\ | \quad\quad O \\ H_2C-CO \diagup \end{array}$$

Citronensäure **Aconitsäure** **Aconitsäureanhydrid**

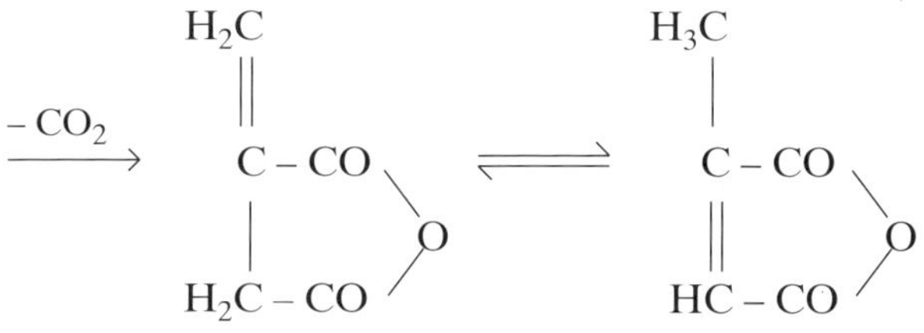

$$\xrightarrow{-CO_2} \begin{array}{c} H_2C \\ \| \\ C-CO \diagdown \\ | \quad\quad O \\ H_2C-CO \diagup \end{array} \rightleftharpoons \begin{array}{c} H_3C \\ | \\ C-CO \diagdown \\ \| \quad\quad O \\ HC-CO \diagup \end{array}$$

Itaconsäureanhydrid **Citraconsäureanhydrid**

Die Alkalisalze der Citronensäure sind in Wasser löslich und besitzen, wie die freie Säure, eine hohe Tendenz zur Komplexbildung mit mehrwertigen Schwermetall-Ionen [vgl. **MC-Fragen Nr. 766, 847**].

Citrate und Citronensäure zeigen folgende analytisch auswertbare Eigenschaften und Reaktionen:

(1) Bildung von Aceton: Versetzt man eine schwefelsaure Prüflösung mit $KMnO_4$, so erfolgt bei Temperaturen unterhalb von 35 °C Oxidation zu *Acetondicarbonsäure* (3-Oxoglutarsäure), die beim Erwärmen zu *Aceton* decarboxyliert. Nach Verkochen des überschüssigen Permanganats zu Sauerstoff wird das gebildete Aceton mit Natriumpentacyanonitrosylferrat(II) [Nitroprussidnatrium] in ammoniakalischer Lösung als *violetter* Komplex nachgewiesen (*Ph.Eur.*) [zur „*Legalschen Probe*" siehe auch ▸ Kap. 3.6.3.11 und **MC-Fragen Nr. 575, 712, 766, 847, 900**].

Oberhalb von 35 °C erfolgt eine direkte Oxidation von Citronensäure mit $KMnO_4$ zu *Oxalsäure* (HOOC-COOH).

$$\begin{array}{c} CH_2-COOH \\ | \\ HO-C-COOH \\ | \\ CH_2-COOH \end{array} \xrightarrow[-CO_2]{\Delta} \begin{array}{c} CH_2-COOH \\ | \\ HO-C-H \\ | \\ CH_2-COOH \end{array} \xrightarrow{(KMnO_4)} \begin{array}{c} CH_2-COOH \\ | \\ C=O \\ | \\ CH_2-COOH \end{array}$$

Citronensäure **Acetondicarbonsäure**

$$\xrightarrow{-2CO_2} CH_3-CO-CH_3 \textbf{ Aceton} \rightarrow \textit{Legalsche Probe}$$

$$\xrightarrow{+Br_2} Br_3C-CO-CHBr_2 \textbf{ Pentabromaceton}$$

$$\xrightarrow{+Hg^{2+}} Hg[OOC-CH_2-CO-CH_2-COO] \downarrow$$

Die insgesamt bei der **Legalschen Probe** zum Nachweis von Citronensäure und Citraten nacheinander ablaufenden Teilschritte können wie folgt formuliert werden [vgl. **MC-Frage Nr. 860**]:

(1) $5\ HOOC\text{-}COH(CH_2COOH)_2 + 2\ MnO_4^- + 6\ H_3O^+ \rightarrow$
$5\ O{=}C(CH_2COOH)_2 + 2\ Mn^{2+} + 5\ CO_2\uparrow + 14\ H_2O$

(2) $O{=}C(CH_2COOH)_2 \xrightarrow{\Delta T} O{=}C(CH_3)_2 + 2\ CO_2\uparrow$

(3) $4\ MnO_4^- + 12\ H_3O^+ \xrightarrow{\Delta T} 4\ Mn^{2+} + 5\ O_2\uparrow + 18\ H_2O$

(4) $[Fe(CN)_5NO]^{2-} + O{=}C(CH_3)_2 + 2\ NH_3 \rightarrow [Fe(CN)_5NOCHCOCH_3]^{4-} + 2\ NH_4^+$

(2) Nachweis als Acetondicarbonsäure: Citronensäure selbst bildet *kein* schwer lösliches Quecksilber(II)-Salz, aber die nach der Oxidation mit Permanganat-Lösung gebildete Acetondicarbonsäure kann nach Zugabe von $HgSO_4$-Lösung als schwer lösliches Hg(II)-Salz gefällt werden [vgl. **MC-Fragen Nr. 712, 731, 732**].

Darüber hinaus setzt sich *Acetondicarbonsäure* mit Brom unter Decarboxylierung zu *Pentabromaceton* um, das bei 72–75 °C schmilzt und durch eine Schmelzpunktbestimmung identifiziert werden kann.

(3) Bildung von Calciumcitrat: Wird die neutrale Lösung eines Citrats in der Kälte mit einer $CaCl_2$-Lösung versetzt, so entsteht kein Niederschlag. Erst beim Aufkochen der Lösung fällt ein *weißer*, in Essigsäure löslicher Niederschlag aus. Citronensäure bildet ein in heißem Wasser schwer, in kaltem Wasser leicht lösliches Calciumsalz [vgl. **MC-Fragen Nr. 766, 847**].

(4) Verhalten gegenüber Schwefelsäure: Beim Erwärmen von Citronensäure oder Citraten mit konz. H_2SO_4 tritt lediglich eine *Gelbfärbung* auf. Weinsäure und Tartrate färben sich hingegen braun.

(5) *Citronensäure* reagiert mit *Acetanhydrid* (Ac_2O) in Pyridin zu einem *rotgefärbten* Produkt, dessen exakte Struktur noch unklar ist. Als zentrales Zwischenprodukt der Reaktion wird das durch Dehydratisierung mit nachfolgender Acetylierung gebildete Acetylcitronensäure-γ-anhydrid postuliert, das sich auch in Abwesenheit von Ac_2O mit Pyridin oder anderen Aminen *rot* färbt. Die Reaktion kann zwar zur Unterscheidung von Weinsäure herangezogen werden, ist aber generell wenig spezifisch, da Stoffe wie Aconitsäure, Citraconsäure, Itaconsäure oder Maleinsäure gleichfalls positiv reagieren.

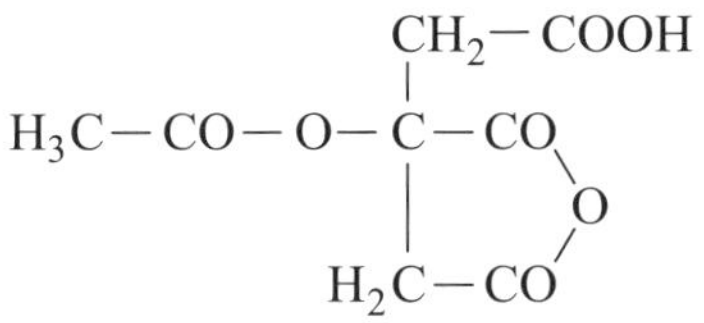

```
                 CH2— COOH
                  |
H3C— CO— O— C— CO
                  |        \
                  |         O
                  |        /
             H2C— CO
```

Acetylcitronensäure-γ-anhydrid

- **Lactat [CH_3–CH(OH)–COO^-]**

Lactate sind die Salze der Milchsäure (2-Hydroxypropionsäure). **Milchsäure** (pK_s = 3,88) ist ein geruchloser Feststoff, der bei 18 °C schmilzt. Die Säure ist mit Wasser, Ethanol oder Ether mischbar, jedoch schwer löslich in Chloroform. Das Milchsäure-Molekül besitzt ein Chiralitätszentrum und kann deshalb in zwei optisch aktiven Formen auftreten. Synthetische Milchsäure ist jedoch optisch inaktiv; sie liegt als Racemat vor.

Milchsäure bildet als Hydroxycarbonsäure Ester mit sich selbst, so genannte *Estolide*. Neben der *Lactoylmilchsäure* treten auch oligomere Estolide auf. Das Gleichgewicht zwischen 2-Hydroxypropionsäure und ihren Kondensationsprodukten hängt in hohem Maße von der Konzentration der Lösung und der Temperatur ab.

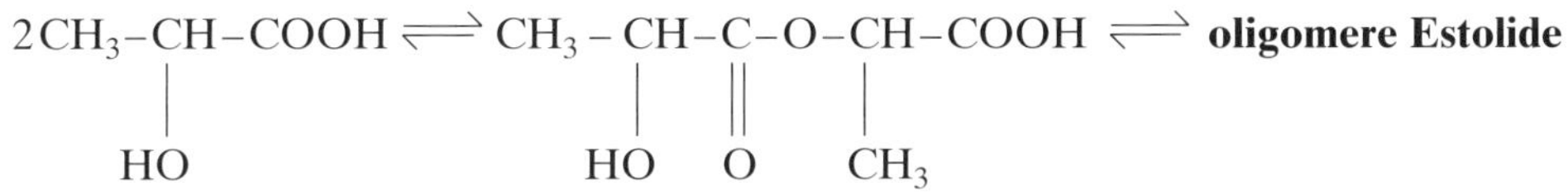

```
2CH3–CH–COOH ⇌ CH3 – CH–C–O–CH–COOH ⇌ oligomere Estolide
      |                 |  ||   |
      HO                HO O    CH3
```

Milchsäure **Lactoylmilchsäure**

Zur Identifizierung von Milchsäure oder Lactaten können folgende Reaktionen dienen [vgl. **MC-Frage Nr. 711**]:

(1) Legal-Probe: Eine wässrige, schwefelsaure Probelösung wird mit Bromwasser bis zur Entfärbung erhitzt. Man gibt Ammoniumsulfat hinzu, unterschichtet mit einer schwefelsauren Natriumpentacyanonitrosylferrat(II)-Lösung und stellt ammoniakalisch. Wird die Lösung 30 Minuten lang stehengelassen, so tritt an der Berührungsfläche beider Schichten ein *dunkelgrüner* Ring auf *(Ph. Eur.)*.

Milchsäure wird bei diesem Nachweis durch das zugesetzte Brom zu *Brenztraubensäure* oxidiert, die unter den Reaktionsbedingungen zu *Acetaldehyd* decarboxyliert. Der gebildete Acetaldehyd ergibt als CH-acide Verbindung mit Natriumpentacyanonitrosylferrat(II) eine positive *Legalsche Probe* [vgl. **MC-Fragen Nr. 830, 843**].

Qualitative Analytik

$$\underset{\textbf{Milchsäure}}{H-\overset{CH_3}{\underset{COOH}{C}}-OH} \xrightarrow[-2HBr]{+Br_2} \underset{\textbf{Brenztraubensäure}}{\overset{CH_3}{\underset{COOH}{C}}=O} \xrightarrow[-CO_2]{\Delta} \underset{\textbf{Acetaldehyd}}{\overset{CH_3}{\underset{H}{C}}=O}$$

(2) Weitere Nachweise von Acetaldehyd: Wird die Lösung eines Lactats mit H_2SO_4/ $KMnO_4$ versetzt und erhitzt, so entsteht gleichfalls *Acetaldehyd*, der an seinem Geruch erkennbar ist bzw. mit Schiff-Reagenz nachgewiesen werden kann [siehe ▸Kap. 3.6.3.11 und **MC-Frage Nr. 711**].

(3) Reaktion mit Guajacol: Schüttelt man ein Lactat in wässrig-schwefelsaurer Lösung mit Guajacol Lösung, so färbt sich die Lösung *rot*. Hierbei bildet sich aus dem Lactat durch Oxidation und Decarboxylierung *Acetaldehyd*, der in der sauren Lösung mit Guajacol zu einem 1,1-Diphenylethan-Derivat kondensiert, das wahrscheinlich zu einem *roten*, mesomeriestabilisierten Oxonium-Ion oxidiert wird [vgl. **MC-Frage Nr. 711**].

2 Guajacol (OCH_3, OH) + $H_3C-\overset{H}{C}=O$ ⟶ HO–(OCH₃-Phenyl)–$\overset{H}{C}(CH_3)$–(OCH₃-Phenyl)–OH

Guajacol

$\xrightarrow{Ox.}$ HO–(OCH₃-Phenyl)–$C(CH_3)$=(OCH₃-Cyclohexadienyliden)=OH^+

(4) Iodoform-Reaktion: Wird ein Lactat mit Iod und überschüssiger NaOH-Lösung behandelt, so entsteht ein *gelber* Niederschlag von *Iodoform* (CHI_3), das sich mit Ether ausschütteln lässt und an seinem Geruch bzw. durch seinen Schmelzpunkt von Fp = 118–125 °C identifiziert wird.

Als sekundäres, zu einem Methylketon oxidierbares Methylcarbinol gibt Lactat eine positive Iodoform-Reaktion, wobei folgende Teilprozesse ablaufen [siehe auch ▸Kap. 3.6.3.11 und **MC-Fragen Nr. 661, 662, 711, 733**]:

$I_2 + 2\,HO^- \rightarrow IO^- + I^- + H_2O$

$CH_3–CHOH–COO^- + IO^- \rightarrow CH_3–CO–COO^- + I^- + H_2O$

$CH_3–CO–COO^- + 3\,IO^- \rightarrow I_3C–CO–COO^- + 3\,HO^-$

$I_3C–CO–COO^- + HO^- \rightarrow CHI_3\downarrow + {}^-OOC–COO^-$

(5) Nachweis als Brenztraubensäurehydrazon: Bei *schonender* Oxidation lässt sich Milchsäure in *Brenztraubensäure* überführen, die nach Zugabe von 2,4-Dinitrophenylhydrazin über den Schmelzpunkt des gebildeten Brenztraubensäure-2,4-dinitrophenylhydrazons näher zu charakterisieren ist.

- **Maleat ($^-OOC-CH=CH-COO^-$)**

Maleate sind die Salze der Maleinsäure. **Maleinsäure** (Z-Butendisäure) ist ein geruchloser, farbloser Feststoff, der leicht löslich in Wasser und Ethanol, jedoch wenig löslich in Ether ist. Maleinsäure zeigt keinen definierten Schmelzpunkt, da beim Erhitzen unter Wasserspaltung das cyclische *Maleinsäureanhydrid* entsteht. Maleinsäure ist eine relativ starke zweibasige Säure (pK_{s1} = 1,03, pK_{s2} = 6,27). Zum Nachweis von Maleaten ist folgende Reaktion geeignet:

(1) Tartrat-Bildung: In alkalischer Lösung wird Maleinsäure in der Hitze mit Brom behandelt. Dabei entsteht durch Addition von Hypobromit 2-Brom-3-hydroxysuccinat, das zu Tartrat hydrolisiert. Tartrat lässt sich anschließend nach Zugabe von Resorcin mithilfe der *Pesez-Reaktion* nachweisen.

$$\begin{array}{c} HC-COOH \\ \| \\ HC-COOH \end{array} \xrightarrow{(Br_2/HO^-)} \begin{array}{c} Br-CH-COOH \\ | \\ HO-CH-COOH \end{array} \longrightarrow \begin{array}{c} HO-CH-COOH \\ | \\ HO-CH-COOH \end{array}$$

Maleinsäure **Weinsäure**

- **Oxalat ($^-OOC - COO^-$)**

Oxalate sind die Salze der Oxalsäure. **Oxalsäure** ist eine zweibasige Säure. In der ersten Dissoziationsstufe entspricht sie einer mittelstarken (pK_{s1} = 1,46), in der zweiten Protolysestufe (pK_{s2} = 4,19) einer schwachen Säure. Oxalsäure und ihre Alkalisalze sind in Wasser leicht löslich. Dagegen lösen sich die Erdalkalioxalate, insbesondere *Calciumoxalat* (CaC_2O_4) nur schwer in Wasser. Die Erdalkalioxalate sind jedoch in Mineralsäuren löslich. Oxalate neigen zur Bildung von Doppelsalzen und ergeben mit geeigneten Zentralionen leicht Komplexe, wobei Oxalat als zweizähniger Ligand fungiert. Oxalsäure und Oxalate zeigen folgende Eigenschaften und Reaktionen, die zu ihrem Nachweis dienen können:

(1) Verhalten gegenüber Schwefelsäure: Charakteristisch für Oxalsäure und Oxalate ist ihr Verhalten gegenüber Schwefelsäure. Diese Substanzen zerfallen beim Erhitzen in konzentrierter Schwefelsäure in ein Gemisch aus Kohlendioxid (CO_2) und Kohlenmonoxid (CO). Letzteres brennt mit *blauer* Flamme [vgl. **MC-Fragen Nr. 51, 52**].

$$C_2O_4^{2-} + (2\,H^+) \rightarrow H_2C_2O_4 \rightarrow H_2O + CO_2\uparrow + CO\uparrow$$

(2) Bildung schwer löslicher Salze: Zur Bildung schwer löslicher Salze fällt man aus neutralen Lösungen *weißes Silberoxalat* ($Ag_2C_2O_4$) oder *Calciumoxalat* (CaC_2O_4) aus, die beide in verdünnter Essigsäure schwer löslich sind. Im Gegensatz dazu lösen sich Barium- und Strontiumoxalat in Essigsäure [vgl. **MC-Fragen Nr. 132–134, 270, 311, 313, 410, 411, 734**].

$$Ca^{2+} + C_2O_4^{2-} \rightarrow CaC_2O_4\downarrow$$

Die Fällung von Calciumoxalat wird durch Fluorid, Sulfit, Phosphat, Borat, Hexacyanoferrate oder Tartrat gestört, die alle Niederschläge mit ähnlichen Löslichkeitseigenschaften ergeben [vgl. **MC-Fragen Nr. 709, 710**].

Deshalb nutzen einige Arzneibücher auch die Fällung von schwer löslichem, *weißem Cer(III)-oxalat* im schwach sauren Medium zur Identifizierung von Oxalat.

$$2\,Ce^{3+} + 3\,C_2O_4^{2-} \rightarrow Ce_2(C_2O_4)_3\downarrow$$

Alle Fällungen von schwer löslichen Oxalaten können *spezifischer* gestaltet werden, wenn man den Oxalat-Niederschlag isoliert, in verdünnter H_2SO_4 löst und anschließend $KMnO_4$-Lösung hinzugibt. Bei Anwesenheit von Oxalat tritt Entfärbung des Permanganats ein unter gleichzeitiger Entwicklung von Kohlendioxid [siehe Ziffer (3) und **MC-Frage Nr. 726**].

Darüber hinaus bildet festes Calciumoxalat mit Diphenylamin und sirupöser Phosphorsäure in der Wärme *Diphenylaminblau* (siehe ▸Kap. 2.2.3.18 „*Nitrat-Nachweis*“, Ziffer 6). Auch dieser wenig empfindliche Oxalat-Nachweis erlaubt eine weitergehende Charakterisierung von Oxalat-Fällungen.

Versetzt man eine neutrale bis schwach saure Prüflösung mit etwa der gleichen Menge einer gesättigten Lösung von S-Benzylthiuroniumchlorid, so fällt *weißes S-Benzylthiuroniumoxalat* aus, das aus Wasser umkristallisiert werden kann.

$$2\left[C_6H_5{-}CH_2{-}S{-}\underset{\displaystyle NH_2}{\underset{|}{C}}{=}\overset{+}{N}H_2\right]Cl^- + C_2O_4^{2-} \xrightarrow{-2\,Cl^-} \left[C_6H_5{-}CH_2{-}S{-}\underset{\displaystyle NH_2}{\underset{|}{C}}{=}\overset{+}{N}H_2\right]_2 C_2O_4^{2-}\downarrow$$

S-Benzylthiuroniumoxalat

(3) Oxidation mit Permanganat: Kaliumpermanganat oxidiert Oxalat in saurer Lösung zu Kohlendioxid (CO_2) und wird selbst zu Mn(II) reduziert. Man nutzt diese Reaktion auch zur Einstellung einer volumetrischen Permanganat-Lösung (siehe Ehlers, **Analytik II**, ▸Kap. 7.1.4 und ▸Kap. 7.2.1 „*Permanganometrie*“).

$$2\,MnO_4^- + 5\,C_2O_4^{2-} + 16\,H_3O^+ \rightarrow 2\,Mn^{2+} + 10\,CO_2\uparrow + 24\,H_2O$$

Durch die Anwesenheit von Mn(II)-Ionen wird die Reaktion beschleunigt, d. h. die Umsetzung verläuft ohne Mn(II)-Zusatz zunächst sehr langsam. Die Reaktionsgeschwindigkeit nimmt jedoch im Verlaufe der Oxidation in dem Maße zu, wie die Mn^{2+}-Konzentration ansteigt. Die Umsetzung von Oxalat mit Permanganat ist somit ein Beispiel für eine *autokatalysierte* Reaktion [vgl. **MC-Fragen Nr. 106–108, 708**].

(4) Bildung von Diphenylformazan: Oxalsäure wird mit Zn/HCl zu **Glyoxylsäure** reduziert, die mit Phenylhydrazin zum betreffenden Phenylhydrazon kondensiert. Danach zugesetztes Kaliumhexacyanoferrat(III), $K_3[Fe(CN)_6]$, oxidiert überschüssiges Phenylhydrazin zum Benzendiazonium-Ion, das unter Decarboxylierung mit dem gebildeten Phenylhydrazon zum *rot* gefärbten 1,5-Diphenylformazan kuppelt.

$$HOOC-COOH \xrightarrow{Zn/HCl\ (1\ min/100\ °C)} O=CH-COOH$$

Oxalsäure **Glyoxylsäure**

$$HOOC-CH=O + H_2N-NH-C_6H_5 \rightarrow HOOC-CH=N-NH-C_6H_5 + H_2O$$

Phenylhydrazin **Phenylhydrazon**

$$C_6H_5-NH-NH_2 \xrightarrow{K_3[Fe(CN)_6]} C_6H_5-\overset{+}{N}\equiv\overset{-}{N}$$

Benzendiazonium-Ion

$$C_6H_5-N_2^+ + C_6H_5-NH-N=CH-COOH \longrightarrow$$

$$C_6H_5-N=N-CH=N-NH-C_6H_5 + CO_2\uparrow + (H^+)$$

1,5-Diphenylformazan

Die angegebenen Reaktionsbedingungen müssen eingehalten werden, weil sonst die gebildete Glyoxylsäure weiter zur Glycolsäure ($HOCH_2$–COOH) reduziert wird, was eine weniger intensive Färbung oder u.U. sogar ein völliges Ausbleiben der Nachweisreaktion zur Folge haben würde. Neben Glyoxylsäure gibt auch **Formaldehyd** eine positive Reaktion (siehe ▸Kap. 3.6.3.11).

Die Bildung von 1,5-Diphenylformazan aus Oxalsäure nutzt das Arzneibuch bei der Reinheitsprüfung von *Citronensäure* oder *Weinsäure*, die Oxalsäure als Verunreinigung aus dem Herstellungsprozess enthalten können.

• Salicylat (o-HO–C_6H_4–COO^-)

Salicylate sind die Salze der Salicylsäure. **Salicylsäure** (2-Hydroxybenzoesäure) ist eine zweibasige Säure (pK_{s1} = 2,75; pK_{s2} = 12,38). Die erste Dissoziationsstufe ist stärker sauer als Benzoesäure, die zweite schwächer sauer als Phenol. Salicylsäure ist wenig löslich in kaltem Wasser, kann jedoch in der Siedehitze aus Wasser umkristallisiert werden. Eine gesättigte wässrige Salicylsäure-Lösung besitzt einen pH-Wert von 2,4. Die Säure ist leicht löslich in Ethanol und Ether, jedoch wenig löslich in Chloroform. Salicylsäure ist aufgrund intramolekularer Wasserstoffbrücken relativ flüchtig. Beim Erhitzen auf über 200 °C decarboxyliert die Säure zu Phenol. Zur Identifizierung von Salicylsäure und ihren Salzen können folgende Reaktionen und Eigenschaften beitragen [vgl. **MC-Fragen Nr. 722–724, 727**]:

(1) $FeCl_3$-Reaktion: Versetzt man eine Probelösung mit Eisen(III)-chlorid ($FeCl_3$), so entsteht eine in 30%iger Essigsäure stabile *Violettfärbung (Ph. Eur.)*. Salicylsäure gibt als Phenol eine positive Eisen(III)-chlorid-Reaktion. Es bildet sich ein Chelatkomplex der Zusammensetzung [Fe(III) : Salicylat = 1 : 3]. Die *erhöhte Beständigkeit* dieses Chelatkomplexes in Essigsäure dient zu Unterscheidung von anderen, einfachen Phenolen und ist auf die Stabilisierung des Chelats durch die ortho-ständige Carboxylgruppe zurückzuführen. Die Carboxylgruppe erhöht auch die *Farbintensität* des

Eisen(III)-Komplexes [vgl. **MC-Fragen Nr. 617–621, 623–626, 722–724, 799, 833, 857, 870**].

(2) Freisetzung von Salicylsäure: Die mit starken Mineralsäuren aus wässrigen Salicylat-Lösungen ausgefällte Salicylsäure kann – nach Umkristallisation aus Wasser – durch ihren Schmelzpunkt von Fp = 156–161 °C charakterisiert werden *(Ph. Eur.)*.

(3) Bromierung: Bei Zugabe von Bromwasser zu einer Salicylsäure-Lösung fällt farbloses 2,4,4,6-Tetrabrom-2,5-cyclohexadien-1-on in flockiger Form aus (siehe Ehlers, **Analytik II**, ▸ Kap. 7.2.5.4 *„Koppeschaar-Titration"*).

(4) Kondensationsreaktionen: Salicylsäure bildet mit einem Gemisch von Formaldehyd/Schwefelsäure ein *tiefrot* gefärbtes Kondensationsprodukt.

(5) Esterbildung: Beim Erhitzen von Salicylsäure mit Methanol/konzentrierter H_2SO_4 tritt der charakteristische Geruch von **Methylsalicylat** (Salicylsäuremethylester) auf.

Die genannten Nachweisreaktionen fasst das nachfolgende Schema nochmals formelmäßig zusammen, wobei darauf hinzuweisen ist, dass Salicylsäure (*o*-Hydroxybenzoesäure) aufgrund des phenolischen Hydroxyls und freier para-Position bei zahlreichen *Phenol-Nachweisen* (Azokupplung, Emerson-Reaktion, Gibbs-Reaktion) positiv reagiert.

Weitere Phenolnachweise

OH **Phenol** · O, Br, Br, Br, Br · $COOCH_3$, OH **Methylsalicylat**

Δ, $-CO_2$ · Br_2, $-CO_2$ · H_2SO_4, CH_3OH

COO^-, OH **Salicylat** → H^+ → COOH, OH **Salicylsäure** → Fe^{3+} → OH, O, O, Fe/3

Salicylsäure → CH_2O → Rotes Kondensationsprodukt

- **Tartrat ($^-OOC-CH(OH)-CH(OH)-COO^-$)**

Tartrate sind die Salze der Weinsäure [2,3-Dihydroxybernsteinsäure – 2,3-Dihydroxybutandisäure]. **Weinsäure** ist eine mittelstarke, zweibasige Säure (pK_{s1} = 2,98; pK_{s2} = 4,34). Die Säure ist löslich in Ethanol und sie löst sich – ebenso wie ihre neutralen Alkalisalze – auch leicht in Wasser. Dagegen sind Kalium- und Ammoniumhydrogentartrat in Wasser relativ schwer löslich. Eine wässrige 0,1%ige Weinsäure-Lösung zeigt einen pH-Wert von 2,2. Das Weinsäure-Molekül enthält zwei identische Chiralitätszentren und kann daher in zwei optisch aktiven Formen (D- und L-Weinsäure) und einer meso-Form (meso-Weinsäure) auftreten. Das Racemat der beiden optisch aktiven Formen wird *Traubensäure* genannt.

Weinsäure und ihre Salze reduzieren eine ammoniakalische Silbersalzlösung zu metallischem Silber (*Tollens-Probe*). Darüber hinaus bildet Weinsäure als Dihydroxydicarbonsäure mit zahlreichen Metall-Ionen stabile Chelatkomplexe. Beispielsweise lösen alkalische Tartrat-Lösungen manche schwer löslichen Hydroxide [$Al(OH)_3$, $Fe(OH)_3$, $Cr(OH)_3$, $Pb(OH)_2$, $Cu(OH)_2$] auf, sodass viele Nachweisreaktionen dieser Kationen in Gegenwart von Tartrat ausbleiben. Tartrat muss deshalb, wie Oxalat, vor der Kationentrennung aus dem Analysengang entfernt werden. Dies geschieht am besten durch Kochen mit Schwefelsäure/Ammoniumperoxodisulfat (siehe auch ▸ Kap. 2.3.1.7). Alle Tartrate werden bei der Herstellung des Sodaauszuges in lösliche Alkalitartrate umgewandelt.

Die *blaue* Lösung des Kupfer(II)-tartrat-Komplexes – hergestellt aus Kupfer(II)-sulfat ($CuSO_4$), Kaliumnatriumtartrat und NaOH-Lösung – dient als *Fehling-Reagenz* zur Prüfung auf oxidierbare Substanzen (Reduktionsmittel) [siehe ▸ Kap. 3.6.2 und **MC-Fragen Nr. 713–715**].

Zum Nachweis von Weinsäure und ihren Salzen können folgende Eigenschaften und Reaktionen genutzt werden:

(1) Thermisches Verhalten: Beim trockenen Erhitzen von Tartraten in Abwesenheit von Oxidationsmitteln erfolgt Verkohlung und *Brenzreaktion*, die sich durch ihren charakteristischen Geruch zu erkennen gibt.

Beim Erhitzen mit konz. H_2SO_4 erfolgt in Abwesenheit von Oxidationsmitteln ebenfalls eine Zerstörung des Moleküls unter Decarboxylierung und Bildung von Kohlendioxid (CO_2) und unter gleichzeitiger Decarbonylierung und Bildung von Kohlenmonoxid (CO) [vgl. **MC-Fragen Nr. 51, 52, 713**].

(2) Bildung schwer löslicher Salze: Silbernitrat bildet mit löslichen Tartraten einen *weißen* Niederschlag, der in Essigsäure, Mineralsäuren und Ammoniak löslich ist. Verwendet man Weinsäure, so bleibt die Fällung aufgrund der Acidität der Säure aus.

Mit Ba^{2+}- und Ca^{2+}-Ionen entstehen gleichfalls schwer lösliche Niederschläge; *Bariumtartrat* ($BaC_4H_4O_6$) ist im Gegensatz zu *Calciumtartrat* ($CaC_4H_4O_6$) in verdünnter Essigsäure löslich.

Versetzt man eine essigsaure Tartrat-Lösung mit einer KCl-Lösung, so fällt *weißes Kaliumhydrogentartrat* ($KHC_4H_4O_6$) aus. Ein Zusatz von Essigsäure ist notwendig, damit eine hinreichend hohe Hydrogentartrat-Konzentration vorliegt [siehe auch ▸ Kap. 2.3.2.23 und **MC-Fragen Nr. 419, 714**].

(3) Reaktion nach Fenton: Eine leicht saure, wässrige Tartrat-Lösung wird mit Wasserstoffperoxid (H_2O_2) und Eisen(II)-sulfat ($FeSO_4$) versetzt. Es tritt eine vorübergehende Gelbfärbung auf. Gibt man anschließend NaOH-Lösung hinzu, so resultiert eine intensive *Blaufärbung (Ph. Eur.)* [vgl. **MC-Fragen Nr. 713, 714, 716, 717, 719, 815**].

In Gegenwart von Fe^{2+}-Ionen oxidiert H_2O_2 Weinsäure zu *Dihydroxyfumarsäure*, die mit Fe(II) in alkalischem Milieu *blauviolett* gefärbte Komplexe bildet.

$$H_2O_2 + Fe^{2+} \rightarrow Fe^{3+} + HO^- + HO^\bullet$$

Qualitative Analytik

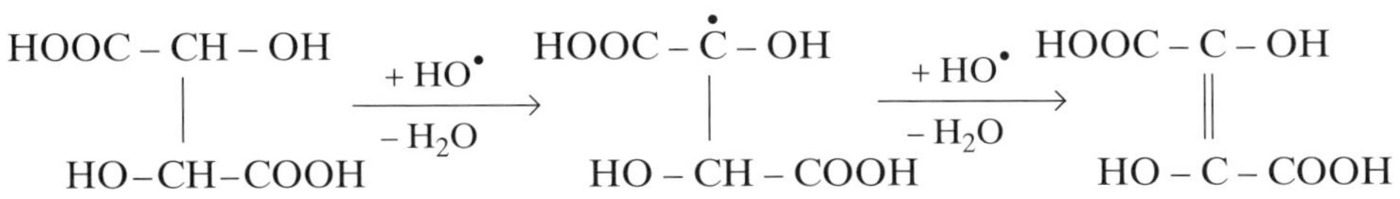

Weinsäure **Dihydroxyfumarsäure**

(4) Reaktion nach Pesez: Eine schwefelsaure Weinsäure-Lösung wird mit Kaliumbromid (KBr) und Resorcin-Lösung versetzt und erhitzt. Dabei entsteht eine *tiefblaue* Farbe, die nach Eingießen in Wasser nach *Rot* umschlägt *(Ph. Eur.)* [vgl. **MC-Fragen Nr. 713, 714, 718, 729, 735, 816**].

Aus Weinsäure bildet sich zunächst durch Oxidation mit KBr/H_2SO_4 *Glyoxylsäure*, die mit *Resorcin* zu einem Diphenylmethan-Derivat kondensiert. Die weitere Oxidation soll zu einem chinoiden System führen, das anschließend von Brom unter Farbvertiefung elektrophil angegriffen wird und in saurer Lösung wahrscheinlich als bromiertes Oxoniumion vorliegt [vgl. **MC-Frage Nr. 840**].

$$\underset{\textbf{Weinsäure}}{HOOC-CHOH-CHOH-COOH} \xrightarrow[-\,CO_2/CO/H_2O]{(H_2SO_4)}$$

$$\underset{\textbf{Glycolsäure}}{HOCH_2-COOH} \xrightarrow{Ox} \underset{\textbf{Glyoxylsäure}}{O=CH-COOH}$$

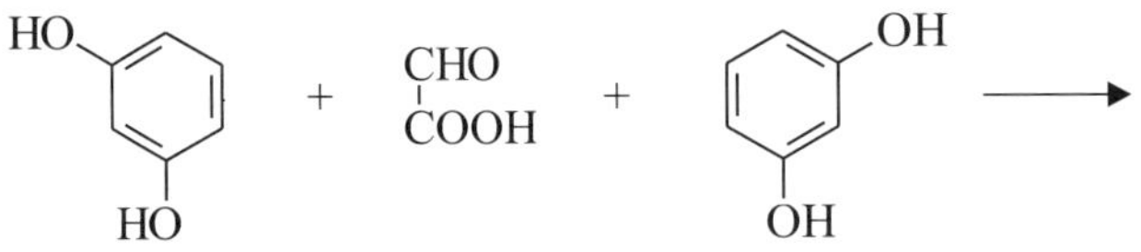

Resorcin

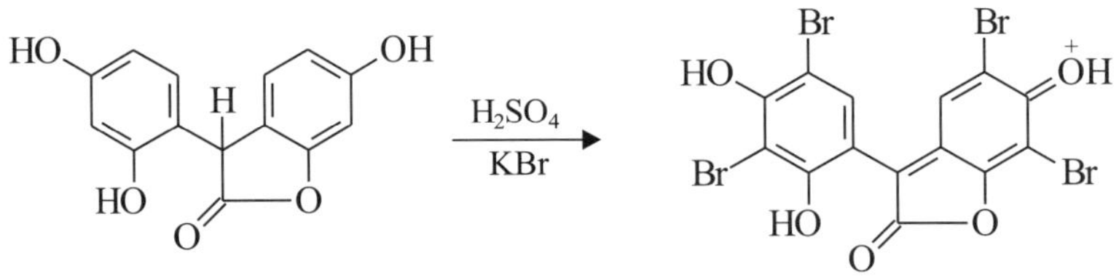

3.6.3.18 Nachweise von Carbonsäureamiden

Primäre (R–$CONH_2$), *sekundäre* (R–CONHR') und *tertiäre* Carbonsäureamide (R–$CONR_2$') sind acylierte Derivate des Ammoniaks bzw. Acylderivate von primären und sekundären Aminen. Die wässrigen Lösungen von Amiden reagieren neutral. Zur Analytik von Carbonsäureamiden können folgende Reaktionen beitragen:

(1) Verseifung von Amiden: Die meistens im alkalischen Milieu durchgeführte Verseifung von Amiden führt zu Carbonsäuren und Aminen, die zu ihrer weiteren Identifizierung entsprechend derivatisiert werden.

Bei der Verseifung von primären Carbonsäureamiden (R-CO-NH_2) kann beim Erhitzen mit Natriumhydroxid-Lösung (ca. 10%ig) zum Sieden der charakteristische Geruch nach *Ammoniak* (NH_3) wahrgenommen werden. Manche Arzneibücher nutzen dies beispielsweise bei der Identitätsprüfung auf **Nicotinamid** (Pyridin-3-carboxamid) [vgl. **MC-Fragen Nr. 748, 785, 835, 885**].

(2) Hydroxamsäure-Reaktion: Zur Hydroxamsäure-Reaktion von Carbonsäureamiden siehe nachfolgendes ▸ Kap. 3.6.3.20 [vgl. **MC-Frage Nr. 747**].

(3) Xanthydrol-Reaktion: Primäre Carbonsäureamide (R–$CONH_2$) und primäre Sulfonamide (R–SO_2NH_2) sowie einige NH-acide Verbindungen wie *Barbiturate* und manche Heterocyclen mit einer Carbonsäureamid-Gruppierung bilden mit 9-Hydroxyxanthen (*Xanthydrol*) gut kristallisierende 9-Acylxanthene (R'= R–CO–) bzw. 9-Sulfonylxanthene (R'= R–SO_2–) [vgl. **MC-Frage Nr. 749**].

Xanthydrol (9-OH) $\xrightarrow[-H_2O]{R'-NH_2}$ 9-(HN–R')-xanthen ↓

Xanthydrol

R' = R–C(=O)— ; R–S(=O)(=O)— ; Barbiturat

3.6.3.19 Nachweise von Carbonsäurenitrilen (Nitrile)

Die niederen aliphatischen Nitrile (Alkylcyanide) (R–C≡N) sind beständige, farblose Flüssigkeiten von relativ angenehmen Geruch, die höheren sind kristalline Substanzen. Nitrile sind bei weitem nicht so giftig wie Cyanwasserstoff (Blausäure). Die saure Hydrolyse von Nitrilen führt zu *Carbonsäuren* (R–COOH), ihre Reduktion ergibt *primäre Amine* (R–CH_2–NH_2).

$$R-CH_2-NH_2 \xleftarrow{\text{Reduktion}} R-C\equiv N \xrightarrow{\text{Verseifung}} R-COOH$$

primäres Amin | **Nitril** | **Carbonsäure**

$$R-CH_2-NH_2 \xrightarrow{+\,C_6H_5-COCl} R-CH_2-NH-CO-C_6H_5$$ **Benzamid**

Zur *Reduktion von Nitrilen* eignet sich besonders die **Bouveault-Blanc-Reaktion** mit metallischem Natrium in Ethanol. Am zweckmäßigsten wird das dabei gebildete primäre Amin anschließend direkt mit Benzoylchlorid zu einem Benzamid-Derivat umgesetzt. Benzamide sind gut kristallisierende Verbindungen, die über ihren

Schmelzpunkt charakterisiert werden können. *Carbonsäureamide* werden unter diesen Bedingungen *nicht* reduziert.

3.6.3.20 Nachweise von Carbonsäureestern (Ester)

Die niederen Glieder der Carbonsäureester (R–COOR') sind farblose Flüssigkeiten von fruchtartigem Geruch, die höheren sind geruchlos. Carbonsäureester reagieren neutral; sie sind spezifisch leichter als Wasser und lösen sich darin nur wenig. Im Gegensatz zu Carbonsäuren sind ihre Ester nicht-assoziierte Flüssigkeiten (keine H-Brücken) und sieden daher tiefer als die betreffenden Carbonsäuren. Zur Identifizierung von Estern verseift man normalerweise die Verbindungen und weist die Spaltprodukte – Carbonsäure und Alkohol – einzeln nach. In vielen Fällen erhält man aber direkt durch Umesterung oder Aminolyse leicht charakterisierbare Derivate.

(1) Umesterung: Die Umesterung eines Carbonsäureesters mit Essigsäure/Schwefelsäure spielt bei vielen Ethylestern eine wichtige Rolle, da das entstehende *Ethylacetat* (Essigsäureethylester) leicht an seinem charakteristischen Geruch nachgewiesen werden kann. Dieses Verhalten nutzt man z. B. bei der Prüfung auf Identität von **Benzocain** [*p*-Aminobenzoesäureethylester] (*p*-H_2N-C_6H_4-$COOCH_2CH_3$) [siehe auch ▸ Kap. 3.6.4.9 und **MC-Frage Nr. 782**].

$$\text{R–CO–}\mathbf{OC_2H_5} + \text{CH}_3\text{–COOH} \xrightarrow{(\text{H}^+)} \text{R–COOH} + \text{CH}_3\text{–CO–}\mathbf{OC_2H_5}\uparrow$$

Essigsäureethylester

(2) Hydroxamsäure-Reaktion: Zur allgemeinen Identitätsprüfung auf Ester schreibt das Arzneibuch die Hydroxamsäure-Reaktion vor. Hierzu wird die zu prüfende Substanz in ethanolischer Kaliumhydroxid-Lösung nach Zusatz von in Methanol gelöstem Hydroxylaminhydrochlorid zum Sieden erhitzt. Nach dem Abkühlen wird mit Wasser verdünnt und Eisen(III)-chlorid-Lösung ($FeCl_3$) hinzugegeben. Es tritt eine *bläulich rote* bis *rote* Färbung auf [vgl. **MC-Fragen Nr. 625, 736–747, 807, 829, 859, 884, 897**].

Carbonsäureester (R–COOR') reagieren mit Hydroxylamin (H_2NOH) unter Bildung von Hydroxamsäuren (R–CO–NHOH), die mit Fe(III) einen roten bis blauroten Chelatkomplex (*Hydroxamat-Komplex*) bilden. Die Reaktion gelingt sowohl mit unsubstituierten (R^3 = H) als auch mit monosubstituierten Hydroxylamin-Derivaten (R^3 = Alkyl). Die Komplexbildung erfolgt jedoch *nicht* mit am Sauerstoff-substituierten Hydroxylaminen (H_2N–OR).

$$\underset{\textbf{Ester}}{R^1\text{–C(=O)–}OR^2} + \text{HN(}R^3\text{)–OH} \xrightarrow{-R^2OH} \underset{\textbf{Hydroxamsäure}}{R^1\text{–C(=O)–N(}R^3\text{)–OH}} \xrightarrow{+Fe^{3+}} R^3\text{–N–O–Fe/3}\cdots\text{O=C(}R^1\text{)–N}$$

Die Pharmakopöen nutzen beispielsweise die Hydroxamsäure-Reaktion zur Identifizierung von Wirkstoffen wie **Aspartam** oder **Clofibrat.**

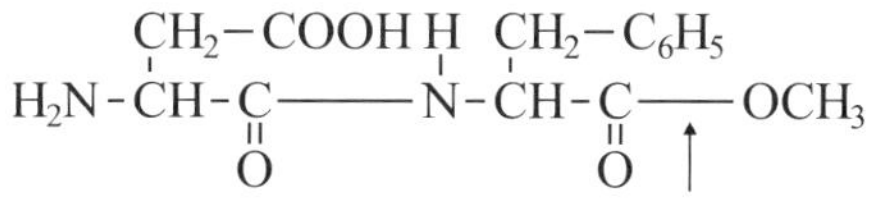

Aspartam 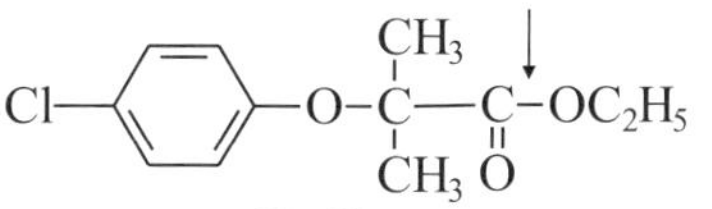 **Clofibrat**

Neben Carbonsäureestern reagieren auch Lactone, Carbonsäurechloride und Carbonsäureanhydride mit Hydroxylamin. Carbonsäuren lassen sich ebenfalls durch die Hydroxamsäure-Reaktion nachweisen, wenn sie zunächst in Carbonsäurechloride umgewandelt werden. Darüber hinaus können sie in Anwesenheit von *N,N'*-Dicyclohexylcarbodiimid auch direkt mit Hydroxylamin in Hydroxamsäuren übergeführt werden [vgl. **MC-Fragen Nr. 736–744, 829, 859, 884**].

$$R\text{–}COOH + H_2N\text{–}OH + C_6H_{11}\text{–}N{=}C{=}N\text{–}C_6H_{11} \rightarrow R\text{–}CO\text{–}NHOH + C_6H_{11}\text{–}NH\text{–}CO\text{–}NH\text{–}C_6H_{11}$$

Säure **Dicyclohexylcarbodiimid** **Hydroxamsäure** **Dicyclohexylharnstoff**

Bei **β-Lactamen** wie *Penicillinen* und *Cephalosporinen* erfolgt die Bildung der Hydroxamsäure unter Aufspaltung des β-Lactamringes.

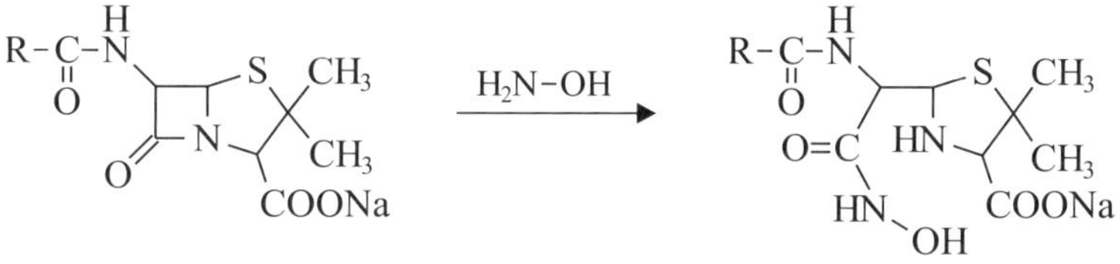

$H_2N\text{-}OH$

Carbonsäureamide (R^1–CO–NH–R^2) und **Carbonsäureimide** (R–CO–NH–CO–R) erfordern wegen ihrer geringeren Reaktivität gegenüber Hydroxylamin längere Reaktionszeiten und erhöhte Reaktionstemperaturen [vgl. **MC-Frage Nr. 747**].

$$R^1\text{–}CO\text{–}NH\text{–}R^2 + H_2N\text{–}OH \rightarrow R^1\text{–}CO\text{–}NHOH + R^2\text{–}NH_2$$

Carbonsäureamid **Hydroxamsäure**

Das Arzneibuch nutzt zum Beispiel diese Variante bei der Identitätsprüfung von **Indometacin.** Bei diesem Wirkstoff wird vermutlich durch den nucleophilen Angriff des Hydroxylamins die *p*-Chlorbenzoesäure als Hydroxamsäure (*p*–Cl–C_6H_4–CO–NHOH) abgespalten.

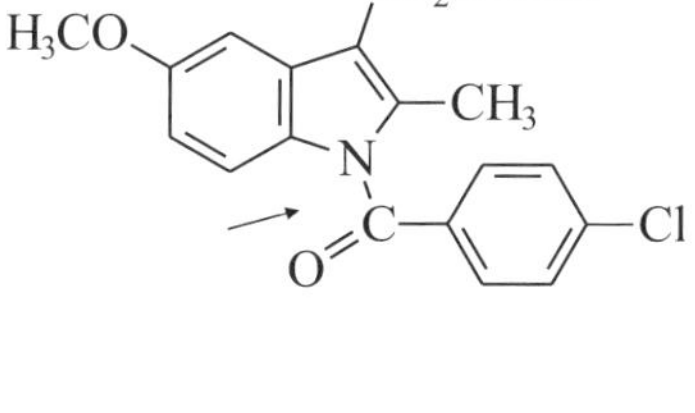

Indometacin

Kohlensäureester, Urethane, Nitrile, Sulfonsäureester, Ether, Alkohole oder quartäre Ammoniumverbindungen gehen die Hydroxamsäure-Reaktion *nicht* ein.

Von den zahlreichen Wirkstoffen des Arzneibuches, die eine Esterfunktion enthalten, sollen nachfolgend nur die *Ester der Tropasäure* (3-Hydroxy-2-phenylpropionsäure) näher vorgestellt und ihre Nachweisreaktionen beschrieben werden. Tropasäureester liegen z. B. vor im **Atropin, Hyoscyamin**, **Scopolamin** und ihren quartären Ammonium-Derivaten. Als eine empfindliche und spezifische Nachweisreaktion für diese Ester hat sich die *Vitali-Reaktion* erwiesen [vgl. **MC-Fragen Nr. 760, 772, 773**].

H_3C–N ... H, O, C=O, C–H, CH_2OH

Atropin **Scopolamin**

(3) Vitali-Reaktion (in der Modifikation nach Morin): Hierzu wird die betreffende Substanz mit Salpetersäure zur Trockne eingedampft. Der Rückstand wird in Aceton aufgenommen und mit methanolischer Kaliumhydroxid-Lösung versetzt. Es entsteht eine *Violettfärbung*.

Behandelt man Atropin und verwandte Verbindungen mit rauchender Salpetersäure, so wird der Phenylring der Tropasäure in para-Stellung nitriert. Der nach dem Eindampfen erhaltene gelbe Rückstand besteht hauptsächlich aus den Nitraten des 4'-Nitroatropinsalpetersäureesters (A) und des 4'-Nitroatropamins (B). Daneben bilden sich zahlreiche weitere Reaktionsprodukte. In alkalischer Lösung entstehen daraus violett-gefärbte, mesomeriestabilisierte Anionen, wobei die Verbindung (A) ihr Proton im Benzylstellung verliert, während die Verbindung (B) von der Base im Sinne einer Michael-Addition am endständigen C-Atom der Doppelbindung angegriffen wird.

C_6H_5–CH(COOR)–CH_2OH ⟶ O_2N–C_6H_4–CH(COOR)–CH_2ONO_2 **(A)** ⟶ O_2N–C_6H_4–C(COOR)=CH_2 **(B)**

(A) + HO^- ⟶ O_2N–C_6H_4–C^-(COOR)–CH_2ONO_2

(B) + HO^- ⟶ O_2N–C_6H_4–C^-(COOR)–CH_2OH

Der Aceton-Zusatz soll lediglich die Empfindlichkeit der Reaktion erhöhen, beeinträchtigt jedoch auch ihre Spezifität. *Tropasäure* [C_6H_5-CH(CH_2OH)-COOH] selbst ergibt *keine* positive Vitali-Reaktion, wahrscheinlich aufgrund eines oxidativen Molekülabbaus. Auch **Homatropin**, ein Ester der Mandelsäure (Hydroxyphenylessigsäure), reagiert *nicht* im Sinne der Vitali-Reaktion.

An einfachen Carbonsäureestern wurde Ethylacetat als Monographie in *Ph. Eur.* aufgenommen.

- **Ethylacetat (Essigsäureethylester) [CH_3–COO–CH_2–CH_3] (*Ph. Eur.*)**

Ethylacetat ist eine farblose, klare Flüssigkeit von angenehm fruchtartigem Geruch. Mit Wasser (6,1 Vol%) bildet der Ester ein azeotropes Gemisch, das bei 70,4 °C siedet. Ethylacetat ist löslich in den gängigen organischen Solvenzien.

Zur Identitätsprüfung lässt das Arzneibuch den Siedebereich (Kp = 76–78 °C) bestimmen und nimmt das IR-Spektrum auf. Darüber hinaus zeigt Ethylacetat die Hydroxamsäure-Reaktion und reagiert auch positiv bei einer Acetylgruppenbestimmung (siehe ▸ Kap. 3.6.4.1).

3.6.3.21 Nachweise von Aminosäuren (Aminocarbonsäuren)

Die Bezeichnungen Aminosäure und Aminocarbonsäure werden häufig synonym verwendet. Je nach der Stellung der Aminogruppe relativ zur Carboxylfunktion unterscheidet man zwischen α-, β-, γ-Aminosäuren usw. Wird nur von *„Aminosäuren"* gesprochen, so sind in der Regel **α-Aminocarbonsäuren** gemeint, die als Bausteine von *Peptiden* und *Proteinen* eine große Bedeutung besitzen.

α – C – COOH | NH_2	β α – C – C – COOH | NH_2	γ β α – C – C – C – COOH | NH_2
α-Aminosäure	**β-Aminosäure**	**γ-Aminosäure**

Daneben spielen in der Biochemie und Physiologie auch Aminodicarbonsäuren (*saure Aminosäuren*) und Diaminocarbonsäuren (*basische Aminosäuren*) eine wichtige Rolle. Im weiteren Sinne zählen zur Substanzklasse der Aminosäuren aber auch Wirkstoffe wie **Levodopa** oder **Methyldopa**.

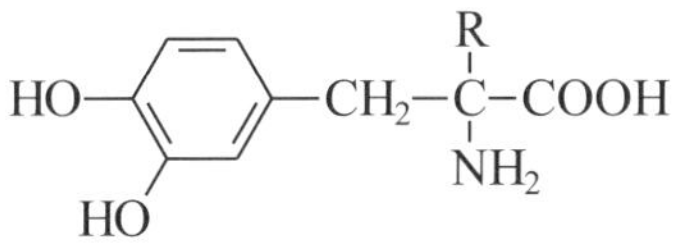

(HO)₂-Phenyl–CH_2–C(R)(NH_2)–COOH

R: H **Levodopa**
CH_3 **Methyldopa**

Mit Ausnahme von **Glycin** (H_2N–CH_2–COOH) und **β-Alanin** (H_2N–CH_2–CH_2–COOH) besitzen Aminosäuren mindestens ein Chiralitätszentrum und treten in zwei optisch aktiven Formen auf. L-Aminosäuren schmecken meistens bitter, dagegen besitzen

D-Aminosäuren einen süßlichen Geschmack. Proteinogene Aminosäuren sind L-konfiguriert.

Aminosäuren sind kristalline, nicht flüchtige Substanzen mit hohen Zersetzungstemperaturen. In unpolaren Lösungsmitteln sind Aminosäuren generell unlöslich, in polaren organischen Solvenzien sind sie schwer löslich. Einigermaßen gut lösen sich Aminosäuren nur in solvatisierenden Lösungsmitteln wie Wasser. Ihre wässrigen Lösungen zeigen pH-Werte um 5,5 bis 6,0. Aufgrund ihres *Ampholytcharakters* lösen sich Aminosäuren unter Salzbildung in Mineralsäuren *und* in Alkalihydroxid-Lösungen.

$$R-\underset{\underset{NH_3^+\,Cl^-}{|}}{CH}-COOH \xleftarrow{+\,HCl} R-\underset{\underset{NH_2}{|}}{CH}-COOH \xrightarrow{+\,NaOH} R-\underset{\underset{NH_2}{|}}{CH}-COO^-Na^+$$

All diese Eigenschaften von Aminosäuren sind auf den dipolaren Charakter der Moleküle mit basischer Aminogruppe und saurer Carboxylfunktion zurückzuführen. In festem Zustand und in wässriger Lösung an ihrem isoelektrischen Punkt liegen Aminosäuren als Zwitterionen vor.

$$R-\underset{\underset{NH_2}{|}}{CH}-COOH \rightleftharpoons R-\underset{\underset{NH_3^+}{|}}{CH}-COO^-$$

Zwitterion

Aus analytischer Sicht zeigen Aminosäuren die Eigenschaften eines *primären Amins* und die einer *Carbonsäure*. Beispielsweise lassen sich Aminosäuren am N-Atom acetylieren oder benzoylieren bzw. ihre Carboxylgruppe kann in ein Estercarbonyl umgewandelt werden. Zum Nachweis und zur Identifizierung von α-Aminosäuren eignen sich folgende Reaktionen:

(1) Chelat-Bildung: α-Aminosäuren sind vortreffliche Chelatbildner und geben z. B. im alkalischen Milieu mit Cu(II)-Salzen *blau* gefärbte Kupfer-Chelatkomplexe [vgl. **MC-Frage Nr. 607**].

```
               H  H
                \ /        R
  O≈C—O          N—C  /
     |    \     ↙    C\
 R—  |     Cu        |  H
    \C—N  ↗   \      C≈O
  H/    |       O—/
       / \
      H   H
```

(2) Nachweis als Aldehyd: Mit Oxidationsmitteln (HgO, *N*-Bromsuccinimid) reagieren Aminosäuren zu Iminosäuren, die zu α-Oxocarbonsäuren hydrolysieren. Letztere spalten beim Erwärmen Kohlendioxid ab unter Bildung von Aldehyden, die mit den gängigen Methoden näher charakterisierbar sind.

$$\underset{\textbf{Aminosäure}}{\underset{NH_2}{R{-}CH{-}COOH}} \xrightarrow{-H_2} \underset{\textbf{Iminosäure}}{\underset{NH}{R{-}\overset{}{C}{-}COOH}} \xrightarrow[-NH_3]{+H_2O} \underset{\alpha\textbf{-Ketosäure}}{\underset{O}{R{-}C{-}COOH}} \longrightarrow \underset{\textbf{Aldehyd}}{\underset{O}{R{-}C{-}H}} + CO_2\uparrow$$

(3) Ninhydrin-Reaktion: Ninhydrin, das stabile Hydrat des 1,2,3-Triketoindans (1,2,3-Indantrion), reagiert mit Aminosäuren zu Azomethinen. Durch Decarboxylierung bildet sich daraus ein tautomeres Azomethin, das zu 2-Amino-1,3-indandion hydrolysiert. Durch die nachfolgende Kondensation dieses primären Amins mit überschüssigem Ninhydrin entsteht ein *blauvioletter* Farbstoff (*Ruhmanns-Purpur*), der bei $\lambda = 570$ nm absorbiert *(Ph. Eur.)* [vgl. **MC-Fragen Nr. 751–753, 813**].

Ninhydrin + $H_2N{-}CH(R){-}COOH \xrightarrow{-H_2O}$ $=N{-}CH(R){-}COOH$ $\xrightarrow{-CO_2}$ $=N{-}CH_2{-}R \rightleftarrows$ H, $N{=}CH{-}R$ $\xrightarrow[-RCHO]{+H_2O}$ H, NH_2 + HO, HO $\xrightarrow{-H_2O}$ H, $N=$ $\rightleftarrows$ OH, $N=$

Blauviolett

Da die Ninhydrin-Reaktion eine freie, primäre Aminogruppe erfordert, muss z. B. die Acetylgruppe in *N*-Acetylaminosäuren (Acetyltryptophan, Acetyltyrosin) zuvor mit Schwefelsäure abgespalten werden.

Mit sekundären Aminosäuren wie *Prolin* oder *Hydroxyprolin* entsteht ein gelber, zwitterionischer Farbstoff, der bei $\lambda = 440$ nm detektierbar ist, und in dem das Prolin-Ringgerüst als Bindeglied zwischen zwei Ninhydrin-Molekülen fungiert.

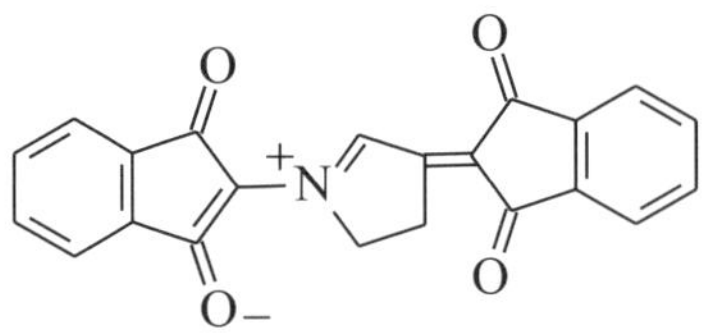

(4) Sanger-Reaktion: Bei der Kondensation von 2,4-Dinitrofluorbenzen (*Sanger-Reagenz*) wird der aktivierte Aromat nucleophil von der Aminosäure angegriffen und unter Abspaltung von Fluorwasserstoff (HF) bilden sich farbige 2,4-Dinitroanilin-Derivate.

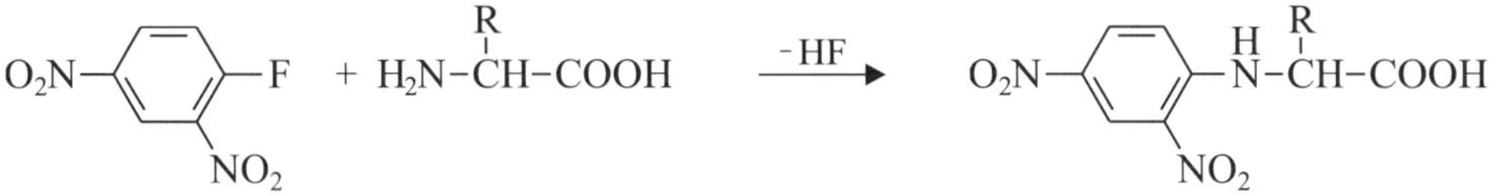

$O_2N-C_6H_3(NO_2)-F + H_2N-CH(R)-COOH \xrightarrow{-HF} O_2N-C_6H_3(NO_2)-NH-CH(R)-COOH$

(5) Reaktion nach Waser und Karrer: Aminosäuren ergeben mit 4-Nitrobenzoylchlorid neben dem erwarteten Benzamid-Derivat auch ein *Azlacton*, das von Pyridin oder siedender Soda-Lösung zu einem farbigen, mesomeriestabilisierten Anion deprotoniert wird.

$O_2N-C_6H_4-C(=O)-NH-CH(R)-COOH \longrightarrow$ **Azlacton** $\underset{}{\overset{-H^+}{\rightleftharpoons}}$

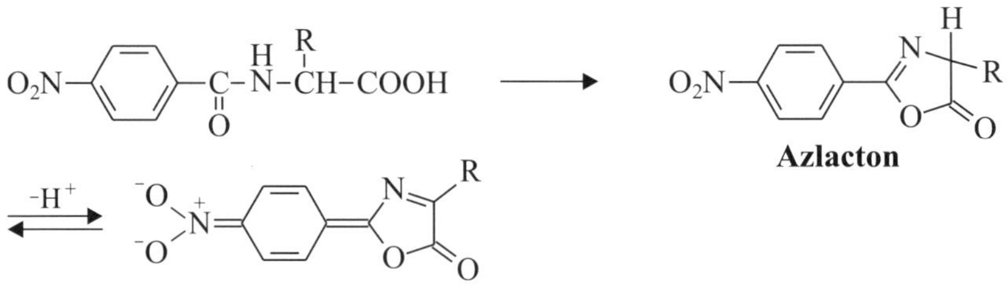

Die Reaktion nach Waser und Karrer kann auch zur Unterscheidung von **Levodopa** und **Methyldopa** herangezogen werden. Während Methyldopa unter den Nachweisbedingungen nur ein *gelb* gefärbtes Azlacton (b) bildet, reagiert Levodopa unter den Bedingungen zu einem Azlacton (a), das durch das alkalische Medium zu einem mesomeriestabilisierten, *rotvioletten* Anion deprotoniert wird.

a

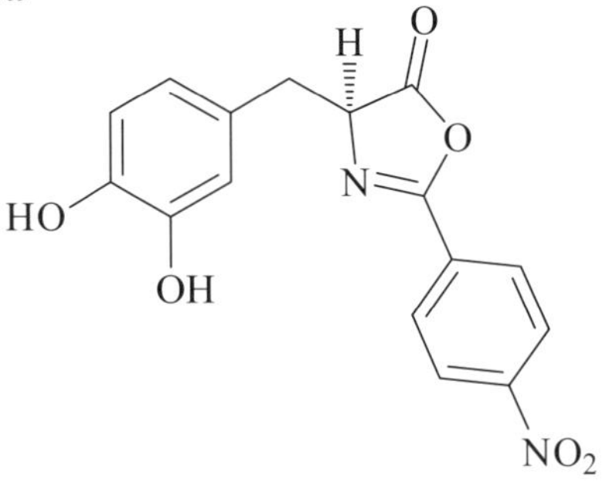

b

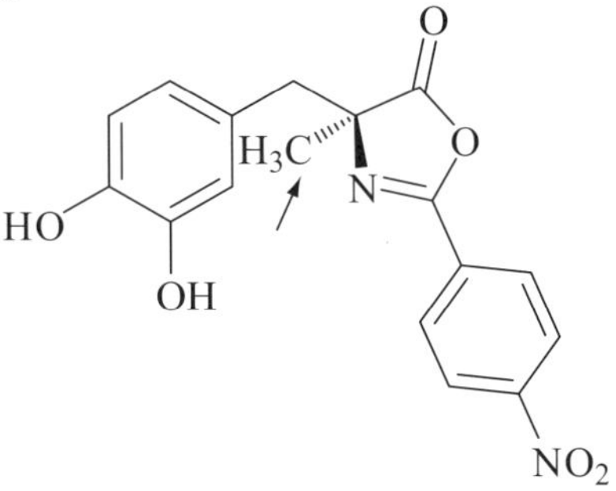

(6) OPA-Methode: *o*-Phthalaldehyd (OPA) reagiert mit primären Aminosäuren in Gegenwart von Thiolen (Ethanthiol, 2-Mercaptoethanol, Mercaptopropionsäure, *N*-Acetyl-L-cystein) zu stark fluoreszierenden *Isoindol-Derivaten*. Die Umsetzung findet bei Raumtemperatur im alkalischen Bereich bei etwa pH 9,5 statt. Die Stabilität der gebildeten Isoindol-Derivate hängt stark vom eingesetzten Thiol ab. Die Isoindole können mittels UV-Detektion bei $\lambda = 230$ nm oder nach entsprechender Anregung (bei 340 nm) durch Fluoreszenz-Detektion bei $\lambda = 455$ nm nachgewiesen werden. Das OPA-Reagenz reagiert *nicht* mit sekundären Aminosäuren wie Prolin oder Hydroxyprolin.

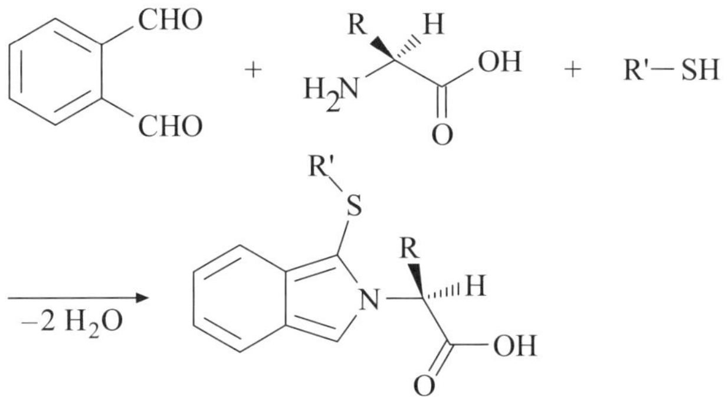

CHO CHO + R H H_2N OH O + R'—SH

$\xrightarrow{-2\,H_2O}$ R' S N R H OH O

(7) PITC-Verfahren: Das Edmann-Reagenz Phenylisothiocyanat (Phenylsenföl) (PITC), C_6H_5–N=C=S, reagiert mit primären Aminosäuren, H_2N–CHR–COOH, bei Raumtemperatur zu Thioharnstoff-Derivaten, die sich anschließend mit Trifluoressigsäure zu stabilen Phenylthiohydantoin-Derivaten cyclisieren lassen.

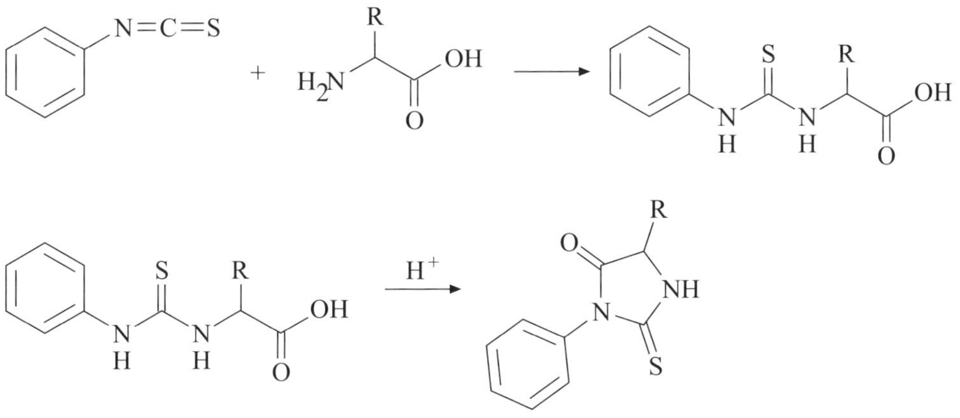

N=C=S + R H_2N OH O ⟶ S R N H N H OH O

S R N H N H OH O $\xrightarrow{H^+}$ R O NH N S

(8) Van Slyke-Reaktion: Mit Salpetriger Säure reagieren Aminosäuren mit primärer Aminofunktion in wässriger Lösung über instabile Diazonium-Ionen und nachfolgender Freisetzung von Stickstoff zu *α-Hydroxycarbonsäuren*. Das Verfahren kann auch zur volumetrischen Bestimmung von Aminosäuren genutzt werden [vgl. **MC-Frage Nr. 750**].

$$\underset{\displaystyle NH_2}{R-\underset{|}{CH}-COOH} + HNO_2 \rightarrow \underset{\displaystyle OH}{R-\underset{|}{CH}-COOH} + H_2O + N_2\uparrow$$

Beispielsweise führt die van Slyke-Reaktion von **Alanin** (R = CH_3) zu *Milchsäure* (α-Hydroxypropionsäure), die durch eine positive Iodoform-Probe nachgewiesen werden kann.

Unter *Sörensen-Titration* oder *Formoltitration* versteht man die titrimetrische Bestimmung von Aminosäuren nach vorherigem Zusatz von Formaldehyd [siehe auch Ehlers, **Analytik II**, ▸ Kap. 6.2.4.2 und **MC-Frage Nr. 750**].

(9) Acylierung: Die Acylierung der Aminogruppe kann mit einem Säurechlorid oder einem Säureanhydrid in Gegenwart von säurebindenden Mitteln wie Pyridin durchgeführt werden. Die entstehenden *N*-Acylaminosäuren reagieren stärker sauer (pH < 3) als Aminosäuren, weil die gebildete Carbonsäureamidgruppe nahezu keine basischen Eigenschaften besitzt. Im Gegensatz zu den freien Aminosäuren haben die *N*-Acyl-Derivate definierte Schmelztemperaturen.

$$\underset{\displaystyle NH_2}{R-\underset{|}{CH}-COOH} + R'-COCl \rightarrow \underset{\displaystyle HN-CO-R'}{R-\underset{|}{CH}-COOH} + HCl$$

Aminosäure **N-Acylaminosäure**

Weiterhin lässt das Arzneibuch Aminosäuren durch ihr *IR-Spektrum* sowie über ihre *spezifische Drehung* charakterisieren.

(10) Fällungsreaktionen: Saure Aminosäuren (Aminodicarbonsäuren) wie Glutaminsäure, Aspartinsäure (Asparaginsäure) werden durch Hg^{2+}-Ionen als *weißer* Niederschlag gefällt. Basische Aminosäuren (Diaminocarbonsäuren) wie Arginin, Histidin, Lysin oder Ornithin bilden dagegen mit Molybdatophosphorsäure schwer lösliche Niederschläge.

3.6.3.22 Aminosäurenanalyse

Natürliche und rekombinante Proteine (Peptide) stellen wichtige Wirkstoffe mit breitem therapeutischem Einsatz dar. Die Aminosäurenanalyse ist daher ein wichtiger Teilaspekt der pharmazeutischen Proteinanalytik und dient durch Bestimmung der Aminosäurenzusammensetzung zur

- Identifizierung,
- Strukturaufklärung,
- Quantifizierung

von Proteinen und Peptiden. Die Aminosäurenanalyse besteht aus zwei Teilschritten:

- Hydrolyse des Proteins oder Peptids unter Freisetzung der einzelnen Aminosäuren,
- chromatographische Identifizierung und Quantifizierung der gebildeten Aminosäuren nach entsprechender Derivatisierung.

Hydrolyse: Die Proteinhydrolyse kann chemisch oder enzymatisch erfolgen; ein ideales, universell anwendbares Verfahren existiert jedoch nicht. Oft sind Hydrolyse des Proteins und Zersetzung von Aminosäuren im Hydrolysat simultan ablaufende Prozesse. Sie hängen stark von der jeweils gewählten Temperatur, Reaktionszeit und den eingesetzten Reagenzien ab. Am gebräuchlichsten ist noch die saure Hydrolyse des Proteins oder Peptids in HCl (6 mol·L^{-1}) über 24 Stunden bei 110 °C.

Trennung und Identifizierung: Für die Trennung und den Nachweis der einzelnen Aminosäuren stehen folgende Verfahren zur Verfügung:

- direkte Trennung der Aminosäuren mittels Kationenaustauscherchromatographie (siehe Ehlers, **Analytik II**, ▸ Kap. 6.2.4.6) mit nachgeschalteter Derivatisierung zur Identifizierung der eluierten Aminosäuren (*Nachsäulenderivatisierung*),
- Derivatisierung der Aminosäuren mit nachfolgender chromatographischer Trennung der gebildeten Derivate an einem Umkehrphasen-Träger (reversed phase-Träger) (*Vorsäulenderivatisierung*).

Die Aminosäuren(derivate) zeigen bei ihrer chromatographischen Auftrennung ein charakteristisches Retentionsverhalten und können somit durch ihre Retentionszeit identifiziert werden.

Derivatisierung: Eine Derivatisierung ist notwendig, weil die meisten Aminosäuren keinen Chromophor besitzen, der ihre Detektion durch eine UV- oder Fluoreszensmessung erlaubt. An wichtigen Derivatisierungsverfahren seien beispielhaft genannt:

- Umsetzung mit *Ninhydrin* unter Bildung eines blauvioletten Farbstoffes (*Ruhmanns-Purpur*, wichtigstes Verfahren zur Nachsäulenderivatisierung),
- Umsetzung mit *ortho-Phthalaldehyd* (OPA) in Gegenwart von Thiolen unter Bildung von Isoindol-Derivaten (zur Vor- und Nachsäulenderivatisierung geeignet),
- Umsetzung mit *Phenylisothiocyanat* (PITC), C_6H_5–N=C=S, das sog. *Edmann-Reagenz* unter Bildung von Phenylthiocarbamoyl-Derivaten (für Vorsäulenderivatisierung).

Diese Verfahren wurden im Detail schon im voranstehenden Abschnitt beschrieben. Für weitere Derivatisierungsmethoden wird auf die Lehrbücher zur Proteinanalytik verwiesen. Abschließend ist noch darauf hinzuweisen, dass die Verfahren der Aminosäurenanalyse zur Identifizierung und Quantifizierung von unbekannten und bekannten Proteinen gegenüber *massenspektrometrischen Verfahren* doch erheblich an Bedeutung verloren hat.

3.6.3.23 Nachweise von Sulfonsäuren und ihren Derivaten

Alkansulfonsäuren (R–SO_3H) sind stark hygroskopische Substanzen, deren Acidität mit der Säurestärke von Mineralsäuren vergleichbar ist. Die Alkali- und Erdalkalisalze von Alkansulfonsäuren sind wasserlöslich. Auch *aromatische Sulfonsäuren* (Ar–SO_3H) sind hygroskopische, in Wasser leicht lösliche Substanzen. Sie sind vollständig in Wasser dissoziiert. Die Acidität der *Benzensulfonsäure* [C_6H_5–SO_3H] (pK_s = 0,7) entspricht der von Schwefelsäure.

$$Ar\text{–}SO_3H + H_2O \rightarrow Ar\text{–}SO_3^- + H_3O^+$$

Die Calcium-, Barium- und Bleiarylsulfonate sind im Gegensatz zu den entsprechenden Sulfaten wasserlöslich. Die Charakterisierung von Sulfonsäuren gelingt weitgehend mit den gleichen Methoden wie sie auch für die Identifizierung von Carbonsäuren angewandt werden.

(1) Nachweis als Sulfonsäureanilid: Im Allgemeinen überführt man Sulfonsäuren, z. B. durch Umsetzung mit Phosphorpentachlorid (PCl_5), in die betreffenden Sulfonsäurechloride (Sulfochloride) [$R{-}SO_2Cl$], die man durch nachfolgende Reaktion mit Anilin als kristalline Sulfonsäureanilide nachweisen kann.

$$R{-}SO_3H \rightarrow R{-}SO_2Cl + 2\,C_6H_5{-}NH_2 \rightarrow \underbrace{R{-}SO_2{-}NH{-}C_6H_5\downarrow}_{\textbf{Sulfonsäureanilid}} + C_6H_5{-}NH_3^+Cl^-$$

Zur Darstellung der Sulfonsäureanilide muss das Sulfonsäurechlorid jedoch mit so viel Anilin versetzt werden, damit der gebildete Chlorwasserstoff von der überschüssigen Base vollständig gebunden wird. Die Sulfonsäureanilide lassen sich anschließend durch Fällen mit verdünnter Salzsäure isolieren.

(2) Nachweis als S-Benzylisothioharnstoffsulfonat: Bewährt hat sich auch die Darstellung der S-Benzylisothioharnstoffsulfonate (S-Benzylisothiuroniumsulfonate) in natronalkalischer Lösung durch Umsetzung von Sulfonsäuren oder ihren Salzen mit S-Benzylthioharnstoffchlorid.

$$R{-}SO_3H + NaOH + \left[C_6H_5-CH_2-S-\underset{\displaystyle NH_2}{\underset{|}{C}}=\overset{+}{N}H_2\right]Cl^- \xrightarrow[-\,H_2O]{-\,NaCl}$$

$$\left[C_6H_5-CH_2-S-\underset{\displaystyle NH_2}{\underset{|}{C}}=\overset{+}{N}H_2\right]R-SO_3^-\downarrow$$

S-Benzylisothioharnstoffsulfonat

In das Arzneibuch wurde als Monographie aufgenommen:

- **Methansulfonsäure [$CH_3{-}SO_3H$] (DAB)**

Methansulfonsäure ist ein ätzender, hygroskopischer Feststoff, der bei 20 °C schmilzt. Die Substanz ist eine starke, nichtoxidierende Säure, deren Acidität mit der von Mineralsäuren vergleichbar ist. Ihre Salze werden als *Mesilate* (Methansulfonate) bezeichnet.

Erdalkali- und Alkalimesilate sowie Blei- und Ammoniummesilat sind gut wasserlöslich, jedoch bildet Methansulfonsäure im ammoniakalischen Milieu ein schwer lösliches Silbersalz (CH_3SO_3Ag). Das S-Benzylisothiuroniummesilat schmilzt bei 148–149 °C. Darüber hinaus bildet Methansulfonsäure wie viele Alkansulfonsäuren mit

Phenylhydrazin ein kristallines Salz, das durch seinen Schmelzpunkt (Fp = 193,5–194 °C) zu identifizieren ist.

$$CH_3–SO_3H + C_6H_5–NH–NH_2 \rightarrow [CH_3–SO_3^- + C_6H_5–NH–NH_3^+]\downarrow$$

Beim Glühen von Mesilaten mit wasserfreiem Natriumcarbonat wird der Sulfonatschwefel zu Sulfat oxidiert. Löst man anschließend den farblosen Schmelzkuchen in wenig Wasser und gibt eine Bariumchlorid-Lösung hinzu, so fällt Bariumsulfat aus. Dagegen gibt das Mesilat-Ion auf Zusatz von $BaCl_2$-Lösung keinen Niederschlag, weil Bariummesilat wasserlöslich ist. Diesen Sachverhalt nutzt das Arzneibuch als Identitätsprüfung bei den Wirkstoffen **Betahistindimesilat**, **Bromocriptinmesilat**, **Deferoxaminmesilat** oder **Phentolaminmesilat**.

Beim **Busulfan** [Butan-1,4-diyl-di(methansulfonat), Tetramethylenbis(methansulfat)] (CH_3-SO_2-O-$(CH_2)_4$-O-SO_2-CH_3) lässt *Ph. Eur.* dagegen durch eine Oxidationsschmelze im alkalischen Milieu (KNO_3/NaOH-Schmelze) den Sulfonatschwefel in Sulfat umwandeln und anschließend als $BaSO_4$ mit $BaCl_2$-Lösung nachweisen.

3.6.3.24 Nachweise von Sulfonamiden

Chemotherapeutisch wirksame Sulfonamide (*p*-H_2N–C_6H_4–SO_2–NHR) sind Derivate der ***p*-Aminobenzensulfonsäure** (*Sulfanilsäure*, *p*–H_2N–C_6H_4–SO_3H). Aufgrund der para-ständigen aromatischen Aminogruppe lösen sich die Wirkstoffe in Salzsäure und infolge des NH-aciden Charakters der Sulfonamidgruppe (–SO_2–N**H**–) bilden sie auch mit Alkalihydroxid-Lösungen lösliche Salze (siehe auch ▸Kap. 3.6.3.14 „*Hinsberg-Trennung*").

Arensulfonamide sind gut kristallisierende Verbindungen, die sich nur schwer hydrolysieren lassen. Am besten gelingt die Spaltung der Sulfonamid-Gruppierung noch durch Erhitzen mit 30 %iger Bromwasserstoffsäure in Eisessig als Lösungsmittel. Allgemein anwendbare und gebräuchliche Reaktionen zum Nachweis von Sulfonamiden sind [vgl. **MC-Fragen Nr. 771, 776, 779, 780, 898**]:

(1) Diazotierung: Sulfonamide lassen sich als primäre aromatische Amine mit Natriumnitrit/Essigsäure in Diazoniumsalze überführen und anschließend mit Phenolen wie 2-Naphthol zu *Azofarbstoffen* kuppeln.

(2) Kondensation mit Aldehyden: Analytisch genutzt werden auch Kondensationsreaktionen der para-ständigen Aminogruppe mit aromatischen Aldehyden wie *p*-Dimethylaminobenzaldehyd (*Ehrlich-Reagenz*) oder Furfural zu *Schiffschen Basen* [vgl. **MC-Fragen Nr. 692–697**].

(3) Acylierung: Durch Umsetzung mit Säurechloriden in Gegenwart säurebindender Mittel ist eine *Acylierung* der primären aromatischen Aminogruppe möglich.

(4) Bromierung: Bei der elektrophilen *Bromierung* von Sulfonamiden entstehen im Allgemeinen kristalline 3,5-Dibromverbindungen, die durch eine Schmelzpunktbestimmung näher zu charakterisieren sind (siehe auch Ehlers, **Analytik II,** ▸Kap. 7.2.5.4).

(5) Thermolyse: Bei der *thermischen Zersetzung* von Sulfonamiden werden häufig Ammoniak (Blaufärbung von Lackmus-Papier), Anilin und manchmal auch Schwefelwasserstoff (Schwarzfärbung von Bleiacetat-Papier) gebildet. Aus Sulfonamiden mit einem (gegebenenfalls substituierten) Pyrimidin-Rest lässt sich der Aminohetero-

cyclus durch Thermolyse abspalten und kann durch eine Schmelzpunktbestimmung identifiziert werden.
(6) Schwefelnachweis: Der *Nachweis von Schwefel* gelingt meistens durch Reduktion mit Zink/Schwefelsäure und anschließende Fällung als *Bleisulfid* (PbS), jedoch ist der Nachweis von Schwefel auch auf oxidativem Wege als Sulfat möglich, z. B. durch Behandeln der betreffenden Substanz mit Bromwasser (siehe auch ▸ Kap. 3.5.1.4).
(7) Kondensation mit Xanthydrol: Zur Kondensation von Sulfonamiden mit *Xanthydrol* siehe ▸ Kap. 3.6.3.18, Ziffer (3) [vgl. **MC-Frage Nr. 749**].
(8) Komplexierung: Manche Sulfonamide bilden mit Cu(II)-Ionen charakteristisch gefärbte *Komplexe*. Die Reaktion ist allerdings wenig spezifisch.
(9) IR-Spektroskopie: Die Aufnahme des *IR-Spektrums* ist eine oft genutzte Prüfung zur Feststellung der Identität von Sulfonamiden nach Arzneibuch.

Die wichtigsten Eigenschaften, der in der Regel in Wasser schwer löslichen Arylsulfonamide (p–H_2N–C_6H_4–SO_2–NHR) sind im nachfolgenden Schema nochmals zusammengefasst, wobei Wirkstoffe wie **Phthalylsulfathiazol** oder **Succinylsulfathiazol** aufgrund ihres para-ständigen Acylamino-Restes die für primäre aromatische Amine typischen Reaktionen und Nachweise nicht oder erst nach vorheriger Amidspaltung ergeben.

R′–CH=N–C₆H₄–SO₂–NHR ← (R′CHO) ← H₂N–C₆H₄–SO₂–NHR → (Br₂) → H₂N–C₆H₂Br₂–SO₂–NHR

R'–CH=N–C_6H_4–SO_2–NHR
H_2N–$C_6H_2Br_2$–SO_2–NHR
R′CH=O
Br_2
H_2N–C_6H_4–SO_2–$\overline{N}^{-}$–R Na^+ ← NaOH — H_2N–C_6H_4–SO_2–NHR — HCl → H_3N^+–C_6H_4–SO_2–NHR Cl^-
R–C(=O)–Cl
1. HNO_2
2. Phenol
R–C(=O)–NH–C_6H_4–SO_2–NHR
HO–C_6H_3(R″)–N=N–C_6H_4–SO_2–NHR

3.6.3.25 Nachweise von Peroxiden und Hydroperoxiden

Verschiedene Wirkstoffe oder ihre wässrigen Lösungen bilden – besonders unter Lichteinfluss – beim Stehenlassen an der Luft bzw. bei Einwirkung von Sauerstoff *Hydroperoxide* (R–O–OH) oder *Peroxide* (R–O–O–R).

Ein klassischer Nachweis solcher *Autoxidationsprodukte* besteht in der Oxidation von Iodid-Ionen zu elementarem Iod, das durch die Iod-Stärke-Reaktion erkannt wird.

$$\text{R–O–OH} + 2\,\text{HI} \rightarrow \text{R–OH} + H_2O + I_2$$
$$\text{R–O–O–R} + 2\,\text{HI} \rightarrow 2\,\text{R–OH} + I_2$$

Auf Peroxide lässt sich auch mit Vanadin/Schwefelsäure-Reagenz prüfen. Bei Anwesenheit von Peroxiden entsteht eine *braunrote* Färbung durch Oxidation des in schwefelsaurer Lösung vorliegenden Vanadinylkations $[VO]^{3+}$ zum Monoperoxovanadinyl-Ion $[VO_2]^{3+}$.

Eine sehr empfindliche Nachweisreaktion auf Peroxostrukturen beruht auf der Umsetzung mit Titan(IV)-Salzen. Sie liegen in saurer Lösung als Titanylkationen $[TiO]^{2+}$ vor und bilden unter dem Einfluss von Peroxoverbindungen *gelb* bis *gelborange* gefärbte Peroxotitanyl-Ionen $[TiO_2]^{2+}$. Fe(III)-Ionen stören den Nachweis und müssen mit Phosphorsäure als Phosphatoferrat(III) maskiert werden. Darüber hinaus wird die Reaktion durch gefärbte Verbindungen wie Chromat beeinträchtigt. Ebenso verhindern Fluorid-Ionen den Nachweis vollständig, weil sich das sehr stabile, komplexe Anion $[TiF_6]^{3-}$ bildet [vgl. **MC-Frage Nr. 802**].

3.6.4 Identitätsreaktionen und Grenzprüfungen des Arzneibuchs

Im voranstehenden Abschnitt über den Nachweis funktioneller Gruppen in organischen Molekülen wurden bereits die Identitätsprüfungen auf *„primäre aromatische Amine“* (siehe ▸ Kap. 3.6.3.14, Ziffer 10) und auf *„Ester“* (siehe ▸ Kap. 3.6.3.20, Ziffer 2) beschrieben. Die Arzneibuchprüfungen von pharmazeutisch wichtigen organischen Anionen waren Gegenstand des ▸ Kap. 3.6.3.17. An weiteren Identitäts- und Grenzprüfungen sieht das Arzneibuch vor:

3.6.4.1 Prüfung auf Acetyl

- *Die zu prüfende Substanz wird in einem Reagenzglas mit einer schwer flüchtigen Säure (z. B. 85 %iger Phosphorsäure) versetzt und im Wasserbad erwärmt. Die durch die Hydrolyse gebildete Essigsäure wird in ein zweites, wassergekühltes und mit Lanthannitrat-Lösung gefülltes Reagenzglas überdestilliert. Anschließend gibt man auf einer Tüpfelplatte zu einem Tropfen der Destillat-Lösung Iod- und Ammoniak-Lösung hinzu. Nach 1–2 Minuten entsteht allmählich an der Berührungszone beider Tropfen eine Blaufärbung.*

Bei der Verseifung von Substanzen, die Acetylgruppen (CH_3–CO–) enthalten wie Acetate (Essigsäureester) (H_3C–CO–OR) oder Acetamide (H_3C–CO–NHR), entsteht die flüchtige *Essigsäure* (CH_3–COOH), die abdestilliert und durch die Lanthannitrat-Probe nachgewiesen wird. Liegt ein schwer verseifbares Acetyl-Derivat vor, wird die Substanzprobe in der Siedehitze hydrolysiert. Konzentrierte Schwefelsäure ist aufgrund ihres Oxidationsvermögens gegenüber vielen organischen Verbindungen für die Verseifung nicht geeignet. Die bei diesen Oxidationsvorgängen gebildete Schweflige Säure würde anschließend durch Entfärben der zugesetzten Iod-Lösung den Nachweis stören. Phosphat und Tartrat bilden zwar mit La(III)-Ionen schwer lösliche Verbindungen bzw. Komplexe, sie stören aber nicht, da diese Komplexe bei der Prüfung nicht im Destillat vorliegen [vgl. **MC-Frage Nr. 754**].

Neben den Estern von Corticosteroiden wie **Cortisonacetat, Desoxycortonacetat, Hydrocortisonacetat**

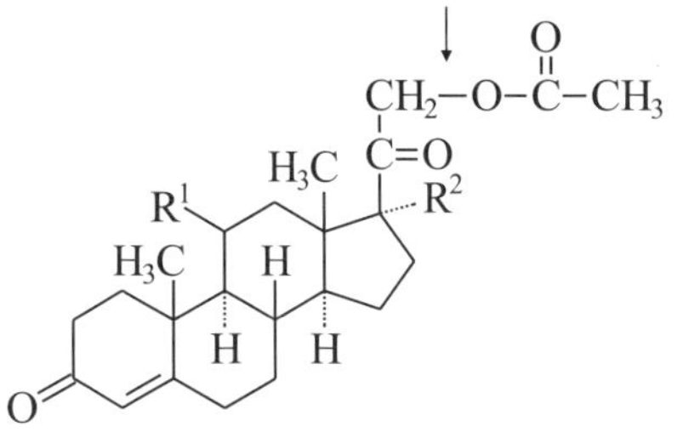

Wirkstoff	R^1	R^2
Cortisonacetat	=O	OH
Desoxycortonacetat	H	H
Hydrocortisonacetat	OH	OH

und *N*-acetylierten Aminosäuren wie **Acetylcystein, Acetyltryptophan, Acetyltyrosin** sind im Arzneibuch auch einige synthetische Wirkstoffe, z.B. **Acetazolamid, Acetylsalicylsäure, Paracetamol, Phenacetin** mit einer Acetylgruppierung enthalten. Bei diesen Substanzen verzichtet das Arzneibuch jedoch auf die Acetylgruppenbestimmung und lässt stattdessen andere, für die Moleküle zum Teil spezifischere Identitätsprüfungen durchführen, die im ▸Kap. 3.6.4.9 beschrieben werden.

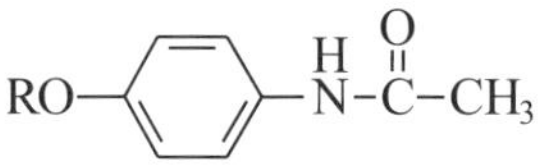

R: H **Paracetamol**

C_2H_5 **Phenacetin**

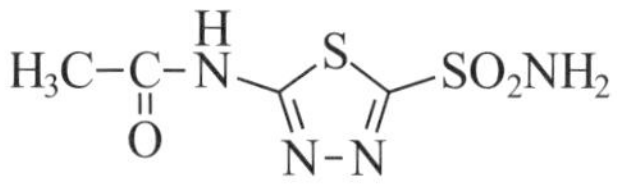

Acetazolamid

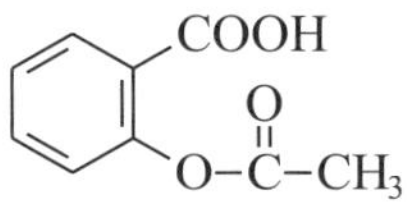

Acetylsalicylsäure

3.6.4.2 Prüfung auf Alkaloide

- *Die zu prüfende Substanz wird in Wasser gelöst und bis zur sauren Reaktion mit Salzsäure versetzt. Nach Zusatz von Dragendorff-Reagenz entsteht sofort ein orangefarbener bis orangeroter Niederschlag.*

Dragendorffs Reagenz ist eine Lösung vom *Kaliumtetraiodobismutat*(III), $K[BiI_4]$, und wird aus Bismut(III)-nitrat und Kaliumiodid in Essigsäure hergestellt.

Das Tetraiodobismutat(III)-Anion, $[BiI_4]^-$, bildet mit *Alkaloid-Kationen* wie *Atropinsulfat*, *Scopolaminbromid* oder *Methylscopolaminnitrat* gefärbte Reaktionsprodukte. Auch andere größere und basische Moleküle mit z. B. sekundärer oder tertiärer

Amin-Funktion wie im *Dextromethorphanhydrobromid* ergeben einen positiven Nachweis mit Dragendorffs Reagenz. Darüber hinaus eignet sich $K[BiI_4]$ als Sprühreagenz in der Dünnschichtchromatographie. Anzumerken ist, dass die Farbbildung mit Dragendorffs Reagenz relativ unspezifisch ist [vgl. **MC-Fragen Nr. 755–760, 805, 814, 845, 871**].

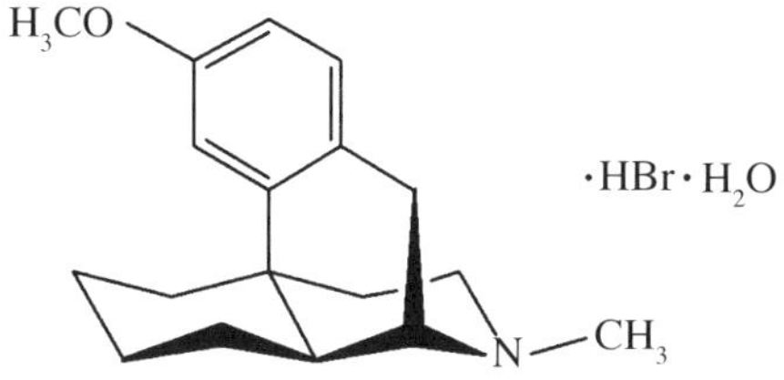

H_3CO ... $\cdot HBr \cdot H_2O$ ... N—CH_3

Dextromethorphanhydrobromid

3.6.4.3 Identitätsprüfung auf nicht am Stickstoff substituierte Barbiturate

- *Die methanolische Lösung der zu prüfenden Substanz wird mit Cobalt(II)-nitrat- und Calciumchlorid-Lösung versetzt. Nach Zugabe von verdünnter Natriumhydroxid-Lösung tritt eine blauviolette Färbung bzw. ein blauvioletter Niederschlag auf.*

Bei der oben beschriebenen **Zwikker-Reaktion** wurde immer wieder versucht durch Variation der basischen Komponente die Empfindlichkeit und Selektivität der Reaktion zu erhöhen. So wurden z. B. Ammoniak, Alkalihydroxide, Erdalkalihydroxide, Natriumtetraborat oder Amine wie Piperidin und Isopropylamin als Basen verwendet.

Trotzdem ist die Reaktion *wenig spezifisch* für Barbiturate und Thiobarbiturate. Die Prüfung fällt gleichfalls positiv aus bei Hydantoinen wie *Phenytoin* (Diphenylhydantoin). Auch Pyridin- und Piperidin-Derivate sowie einige Sulfonamide, Purine und Alkaloide ergeben eine positive Zwikker-Reaktion.

Allen Varianten der Zwikker-Reaktion dürfte jedoch gemeinsam sein, dass im ersten Reaktionsschritt ein Cobalt(II)-barbiturat gebildet wird. Verwendet man als basische Komponente für die Deprotonierung ein Amin im Überschuss, so entsteht wahrscheinlich ein tetraedrischer Komplex, in dem zwei Moleküle des Amins freie Ligandenstellen besetzen. In Abwesenheit von Aminen koordiniert das Co(II)-barbiturat vermutlich mit vier Solvensmolekülen (z. B. L = CH_3OH) zu einem oktaedrischen Komplex [vgl. **MC-Fragen Nr. 761, 806, 809**].

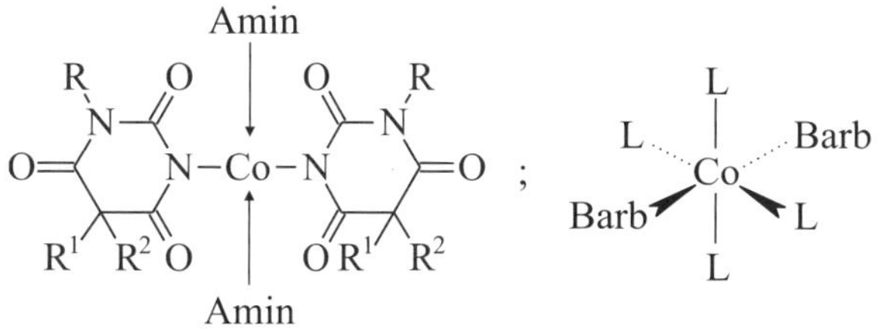

Amin
R O O R
N N
O= N–Co–N =O ;
R¹ R² O O R¹ R²
Amin

L
L Barb
Co
Barb L
L

An weiteren in den Pharmakopöen häufig genutzten **Barbiturat-Nachweisen** sind zu nennen:

(a) Umsetzung mit Pyridin und Kupfersulfat: In einer der Zwikker-Reaktion ähnelnden Umsetzung mit Pyridin und Kupfersulfat-Lösung ($CuSO_4$) ergeben Barbiturate *hellviolette* Niederschläge, die in Chloroform löslich sind. Thiobarbiturate färben die Chloroform-Phase *grün*.

(b) Umsetzung mit Quercksilberoxid: Am N-Atom unsubstituierte Barbiturate liefern mit Quecksilber(II)-oxid in salpetersaurer Lösung einen *weißen* Niederschlag, der in Ammoniak unter Anionenaustausch (NO_3^- gegen HO^-) löslich ist.

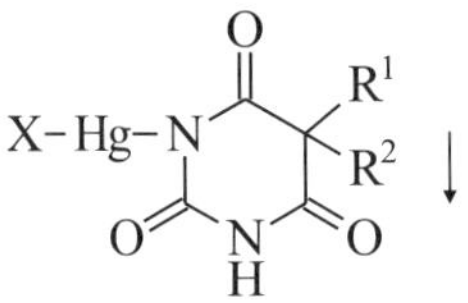

X = NO_3^- ; HO^-

Die Methode gestattet bei exakter Einhaltung der Fällungsvorschrift auch eine Unterscheidung zwischen nicht *N*-methylierten und *N*-methylierten Barbituraten. Letztere ergeben zeitlich verzögert einen Niederschlag, der sich *nicht sofort* in Ammoniak-Lösung (6 mol·L^{-1}) auflöst. Bei *N*-Methylbarbituraten wird nach NH_3-Zusatz der Quecksilberbarbiturat-Komplex unter Bildung von Quecksilberpräzipitat zerstört.

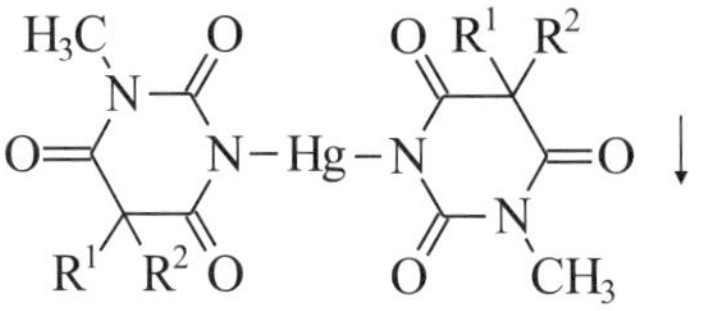

(c) Derivatisierung: Zur *Derivatisierung von Barbituraten* nutzt man die Umsetzung mit Xanthydrol (siehe ▸Kap. 3.6.3.18, Ziffer 3) oder mit 4-Nitrobenzylchlorid.

Während am Stickstoffatom unsubstituierte Barbiturate gut kristallisierende 1,3-Bis-(4-nitrobenzyl)-Verbindungen nachfolgender Struktur ergeben, fallen die Monoalkylierungsprodukte der *N*-Methylbarbiturate häufig als Öle an.

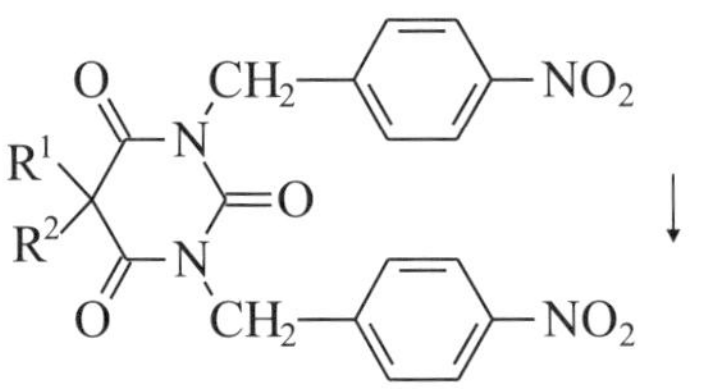

(d) Alkenylsubstituierte Barbiturate: Barbiturate mit ungesättigten Strukturelementen (Allyl-Gruppe, Cyclohexenyl-Rest) entfärben eine Brom- oder Kaliumpermanganat-Lösung. Die Addition von Brom an die C=C-Doppelbindung des Cyclohexenyl-

Rest im **Hexobarbital** wurde früher zu dessen Gehaltsbestimmung verwendet (siehe auch Ehlers, **Analytik II**, ▸ Kap. 7.2.5.3).

(e) Canbäck-Reaktion: Einige Barbiturate wie **Methylphenobarbital** mit einem Phenylrest in Position 5 sind nitrierbar und ergeben eine positive Canbäck-Reaktion (siehe ▸ Kap. 3.6.3.13).

Strukturell eng verwandt mit den Barbituraten sind *Hydantoine*. Als Hydantoin-Derivat wurde u. a. in das Arzneibuch aufgenommen:

- **Phenytoin (Diphenylhydantoin; 5,5-Diphenyl-imidazolidin-2,4-dion)**

Die NH-aciden Hydantoine besitzen den Barbituraten vergleichbare Eigenschaften. So bildet beispielsweise Phenytoin mit Cu(II)- oder Ag(I)-Ionen in ammoniakalischer Lösung einen schwer löslichen Niederschlag und mit 4-Nitrobenzylchlorid kann es in der Siedehitze und in Gegenwart von Soda am NH-aciden Stickstoff alkyliert werden. Das 3-(*p*-Nitrobenzyl)-phenytoin schmilzt bei 188–190 °C.

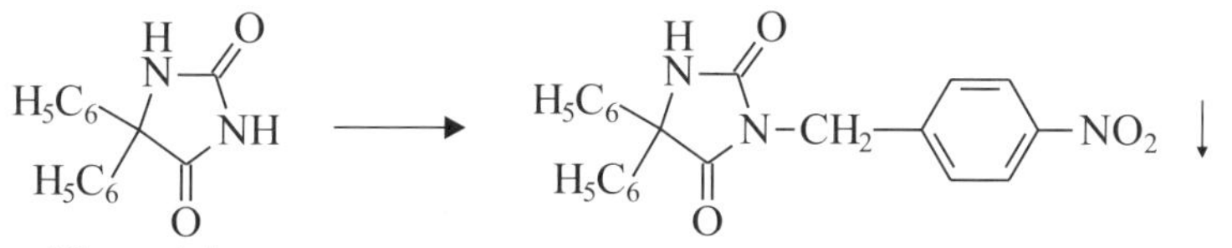

Phenytoin

Darüber hinaus schreibt das Arzneibuch die Aufnahme des IR-Spektrums als Identitätsprüfung für Phenytoin vor. Desweiteren ergibt Phenytoin eine positive Zwikker-Reaktion [vgl. **MC-Fragen Nr. 761, 780**].

3.6.4.4 Identitätsprüfung auf Xanthine

Unter dem Begriff „*Xanthine*" fasst man eine Reihe von 2,6-Dioxopurin-Derivaten zusammen. Als wichtige Beispiele seien genannt:

- **Coffein** (1,3,7-Trimethylxanthin)
- **Theobromin** (3,7-Dimethylxanthin)
- **Theophyllin** (1,3-Dimethylxanthin)

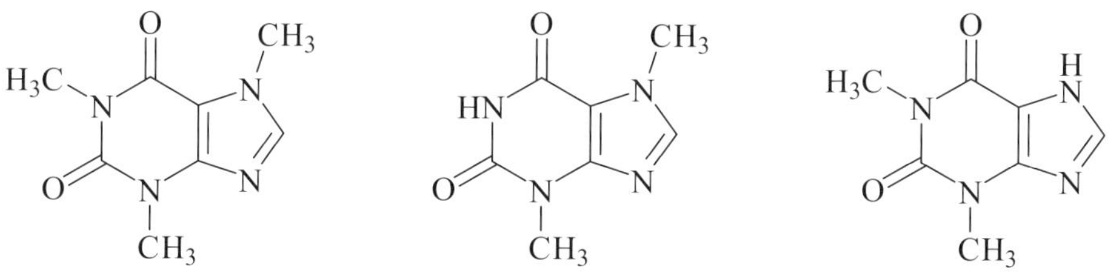

Coffein **Theobromin** **Theophyllin**

Diese Xanthin-Derivate lassen sich nach *Ph. Eur.* mit folgender Methode nachweisen:

- *Die zu prüfende Substanz wird in salzsaurer Wasserstoffperoxid-Lösung zur Trockne eingedampft. Der gelblich rote Rückstand färbt sich auf Zusatz von Ammoniak-Lösung rotviolett.*

Die **Murexid-Reaktion** ist ein wichtiger Gruppennachweis für Harnsäure und andere Purin-Derivate. Der *oxidative* Abbau dieser Heterocyclen mit Wasserstoffperoxid (H_2O_2) führt zu komplexen Reaktionsgemischen. Darunter befinden sich Komponenten, die nach Zusatz von Ammoniak das *violett gefärbte Ammoniumsalz der Purpursäure*, das sogenannte **Murexid** (R = H), ergeben. Sind die Stickstoffatome des Pyrimidinringes im Edukt alkyliert (methyliert), so bilden sich *N*-Alkylmurexide (*N*-Methylmurexide) (R = CH_3, Alkyl) [vgl. **MC-Fragen Nr. 762, 763, 803, 810, 811**].

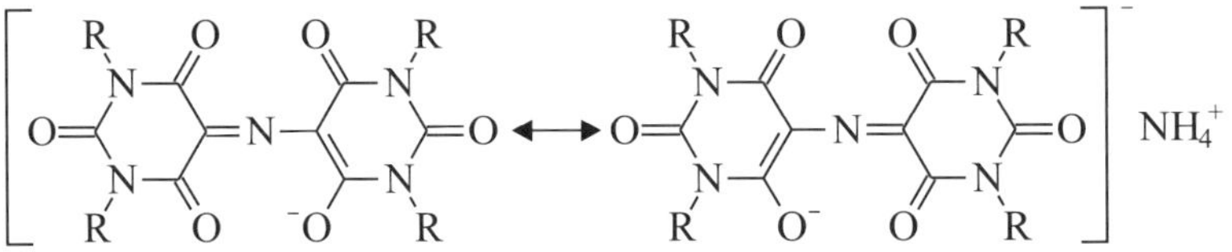

Murexid

Die Murexid-Reaktion verläuft *negativ* bei Purin, Hypoxanthin, 6-Mercaptopurin, Adenin und Guanin, während einfache Pyrimidin-Derivate wie *Uracil* und *Thiouracil* dagegen *positiv* reagieren.

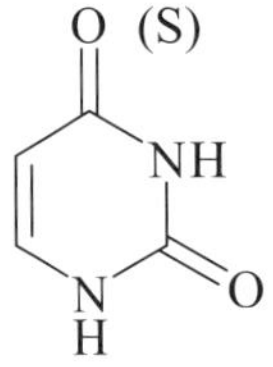

Uracil (Thiouracil)

Neben salzsaurem Wasserstoffperoxid können auch Brom (Br_2), Natriumhypochlorit (NaOCl), Chlorsäure ($HClO_3$), Salpetersäure (HNO_3) oder Chloramin (H_2NCl) zur Oxidation von Xanthinen verwendet werden. Setzt man an Stelle von Wasserstoffperoxid Salpetersäure als Oxidationsmittel ein, so kann zwischen methylierten Xanthinen (Coffein, Theobromin, Theophyllin), die unter diesen Bedingungen *nicht* reagieren, und anderen Verbindungen (*Harnsäure, Xanthin*) unterschieden werden, die positiv reagieren.

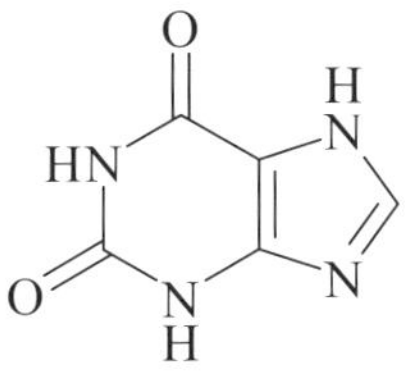

Xanthin 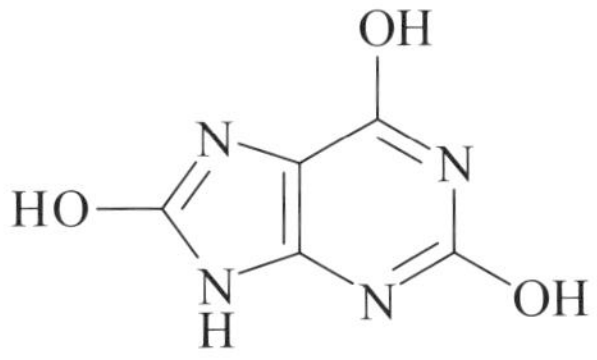 **Harnsäure**

Strukturelle Voraussetzung für das Gelingen der Murexid-Reaktion dürfte ein im Molekül vorhandener Pyrimidin-Baustein sein, dessen Oxidation zum *Alloxan* führt. Nach neueren Befunden ist es jedoch fraglich, ob Alloxan und verwandte Verbindungen überhaupt Zwischenprodukte der Murexid-Reaktion darstellen, wenn man eine H_2O_2/HCl-Lösung zur Oxidation verwendet.

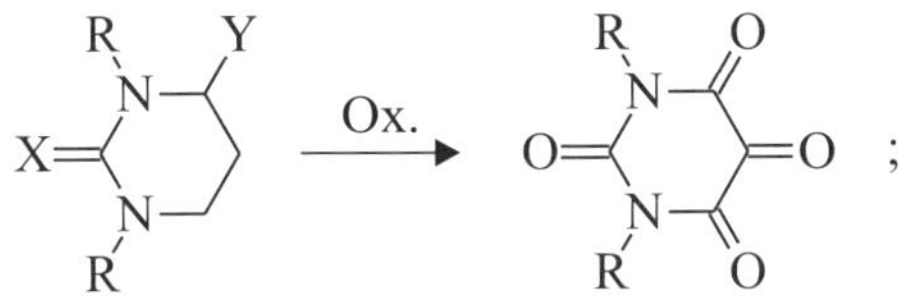

X: O, S; Y: HO, NH_2
R: H, Alkyl

Alloxan

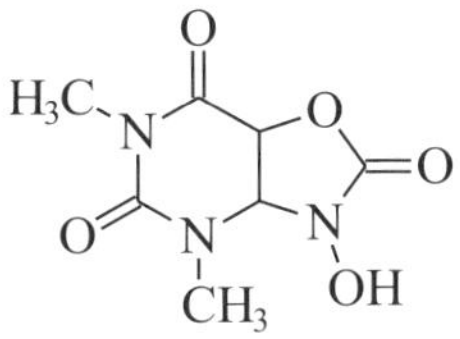

(a)

Bei der Umsetzung von Coffein mit Wasserstoffperoxid konnten vier verschiedene Verbindungen isoliert werden. Lediglich das Oxazolo[4.5-d]pyrimidin (Formel a) bildete auf Zusatz von Ammoniak Murexid.

An *N*-methylierten Purin-Derivaten wurden **Coffein, Theobromin** und **Theophyllin** in das Europäische Arzneibuch aufgenommen [vgl. **MC-Frage Nr. 763**]:

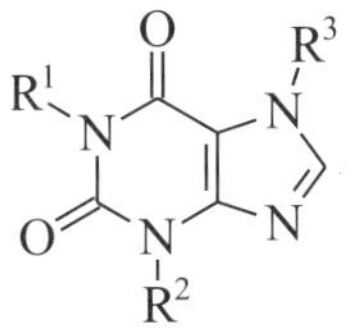

Wirkstoff	R^1	R^2	R^3
Coffein	CH_3	CH_3	CH_3
Theobromin	H	CH_3	CH_3
Theophyllin	CH_3	CH_3	H

Darüber hinaus enthält das Arzneibuch eine Reihe von Theophyllin-Abkömmlingen nachfolgender Struktur:

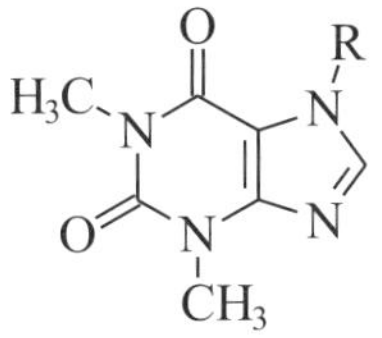

Wirkstoff	R
Diprophyllin	$CH_2CHOHCH_2OH$
Etofyllin	CH_2CH_2OH
Proxyphyllin	$CH_2CHOHCH_3$

Als weiteres Purin-Derivat wäre **Pentoxifyllin** zu nennen, ein Theobromin-Abkömmling.

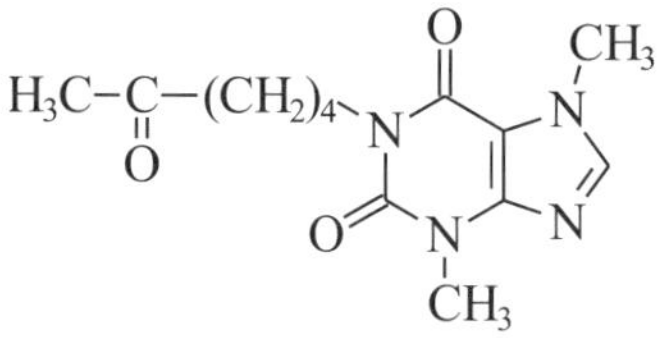

Pentoxifyllin

Neben der Murexid–Reaktion sieht das Arzneibuch als Identitätsprüfung für die erwähnten Wirkstoffe noch die Bestimmung der Schmelztemperatur sowie die Aufnahme des IR-Spektrums vor.

Die NH-aciden Substanzen **Theophyllin** und **Theobromin** bilden unter bestimmten Reaktionsbedingungen schwer lösliche Silbersalze, was auch zur ihrer quantitativen Bestimmung dienen kann (siehe Ehlers, **Analytik II**, ▸Kap. 6.2.4.3 „*Argentoalkalimetrie*" und **MC-Frage Nr. 771**].

Theophyllin-Derivate (Diprophyllin, Etofyllin, Proxyphyllin) mit hydroxylierter Seitenkette werden auch durch Umsetzung mit Acetanhydrid in ihre kristallinen O-Acetyl-Derivate (Essigester) übergeführt und über ihre Schmelzpunkte charakterisiert.

Pentoxifyllin bildet aufgrund seiner Carbonylfunktion (C=O) in der Seitenkette ein kristallines 2,4-Dinitrophenylhydrazon (Fp = 199–201 °C). Als α-Methylketon zeigt Pentoxifyllin eine positive Iodoform-Reaktion und ergibt mit *m*-Dinitrobenzen auch eine positive Zimmermann-Reaktion.

Zur Löslichkeit der Xanthin-Derivate ist auszuführen, dass **Theophyllin** und **Theobromin** amphoter sind und sich unter Salzbildung sowohl in Alkalihydroxid-Lösungen als auch in Mineralsäuren lösen. **Coffein** dagegen ist *unlöslich* in Alkalihydroxiden, weil es im Gegensatz zu Theophyllin und Theobromin *kein* acides Wasserstoffatom mehr besitzt. Es kann deshalb aus wässrig-alkalischem Milieu mit Chloroform extrahiert und auf diese Weise abgetrennt werden. Die Löslichkeit von Coffein in Wasser ist stark temperaturabhängig und wird durch die Alkalisalze schwacher organischer Säuren (z. B. Natriumbenzoat, Natriumsalicylat) beträchtlich erhöht.

3.6.4.5 Identitätsprüfung auf Phenothiazine

Charakteristisch für Phenothiazine aus analytischer Sicht ist ihr Verhalten gegenüber Oxidationsmitteln (PbO_2, HNO_3, $FeCl_3$). In wässrigen Phenothiazin-Lösungen entsteht beim Einwirken dieser Oxidantien unter Abgabe eines Elektrons ein *tiefrot* gefärbtes Radikalkation, das unter Abspaltung eines weiteren Elektrons ein Phenazathionium-Ion liefert. Dieses Dikation reagiert mit Wasser unter Bildung eines Sulfoxids ($R_2S{\rightarrow}O$) oder einer 3-Hydroxyphenothiazin-Verbindung. Als weitere Oxidationsprodukte von Phenothiazinen können das Sulfon und das Aminoxid (*N*-Oxid) auftreten. Die verschiedenen Oxidationsmöglichkeiten von Phenothiazinen seien nachfolgend am Beispiel des **Chlorpromazin** nochmals zusammenfassend vorgestellt.

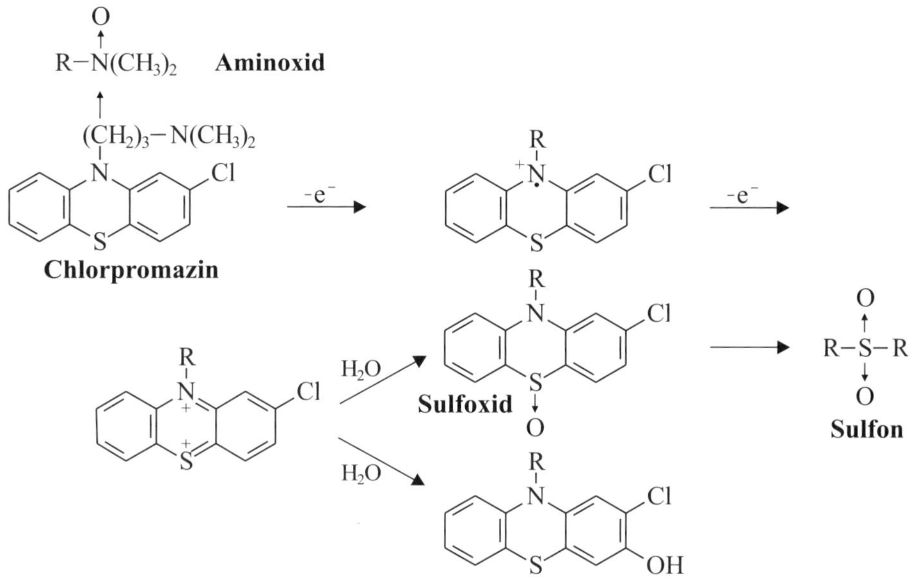

Aminoxid

Chlorpromazin

Sulfoxid

Sulfon

Die Identifizierung von Phenothiazinen nach *Ph. Eur.* erfolgt mittels Dünnschichtchromatographie an einer Kieselgur-Schicht.

3.6.4.6 Grenzprüfung auf freien Formaldehyd

Zur Grenzprüfung auf Formaldehyd sieht das Arzneibuch folgende Methoden vor:

- **Methode A:** *Eine wässrige Lösung der zu prüfenden Substanz wird mit einer ammoniumacetathaltigen Acetylaceton-Lösung versetzt und 40 Minuten auf 40 °C erwärmt. Die Untersuchungslösung darf nicht stärker gefärbt sein als eine Referenzlösung, die 20 µg/ml Formaldehyd enthält.*

Die **Hantzsch-Reaktion** von Formaldehyd mit Ammoniak/Acetylaceton (*Nash–Reagenz*) führt zu einem Dihydropyridin-Derivat. In dieser Dihydropyridin-Verbindung liegt auch ein kurzkettiges *Merocyanin* (vinyloges Amid) [-CO-C=C-NH-) vor, das für eine photometrische Bestimmung geeignet ist (λ_{max} = 412 nm, ε_{max} = 8000) [vgl. **MC-Fragen Nr. 650–652, 655–657, 846**].

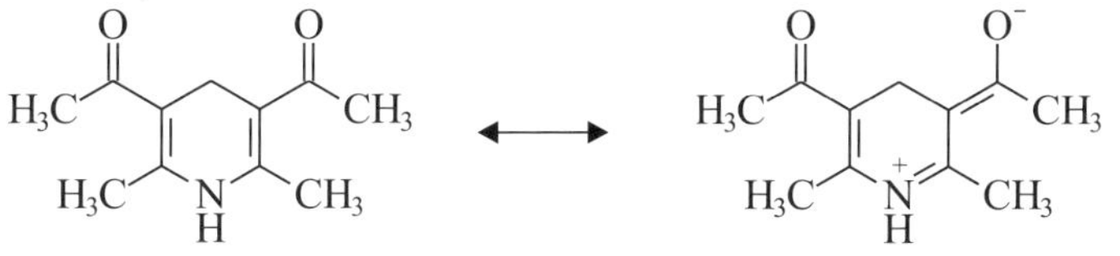

Die optimale Bildung des gelben *3,5-Diacetyldihydrolutidins* hängt stark von der Reaktionszeit und der angewandten Reaktionstemperatur ab. Die Reaktion ist nur dann recht spezifisch für Formaldehyd, wenn man die Reaktionsdauer auf ein Minimum begrenzt. Aceton, Chloral, Furfural und Glucose reagieren nicht, während aus

Acetaldehyd in deutlich langsamerer Reaktion ein Diacetyldihydrocollidin-Derivat gebildet wird, das bei λ = 388 nm absorbiert. Deshalb stören größere Mengen an Acetaldehyd neben wenig Formaldehyd.

Bei **Impfstoffen** lässt das Arzneibuch nach folgender Methode prüfen:

- **Methode B:** *Die Untersuchungslösung wird in einem Reagenzglas mit einer Lösung von Methylbenzthiazolonhydrazonhydrochlorid versetzt. Die Prüflösung wird verschlossen, geschüttelt und 60 Minuten lang stehen gelassen. Nach Zusatz von Eisen(III)-chlorid/Sulfaminsäure-Reagenz lässt man für weitere 15 Minuten stehen. Die bei λ = 628 nm gemessene Absorption der Untersuchungslösung darf nicht höher sein als die einer Referenzlösung, die 5 µg/ml an Formaldehyd enthält.*

Methode B zeichnet sich durch eine hohe Empfindlichkeit aus, mit der noch 0,05 ppm an Formaldehyd (R = H) kolorimetrisch erfasst werden. Die Reaktion gelingt auch mit Acetaldehyd (R = CH_3). Bei der Bestimmung von Formaldehyd nach Methode B kondensiert der Aldehyd mit zwei Molekülen Methylbenzthiazolonhydrazon (MTB) zu einer aminalähnlichen Zwischenstufe, die anschließend durch Fe^{3+}-Ionen zu einem farbigen, mesomeriestabilisierten Kation oxidiert wird, das charakteristische Absorptionsmaxima bei λ = 635 nm und 670 nm besitzt.

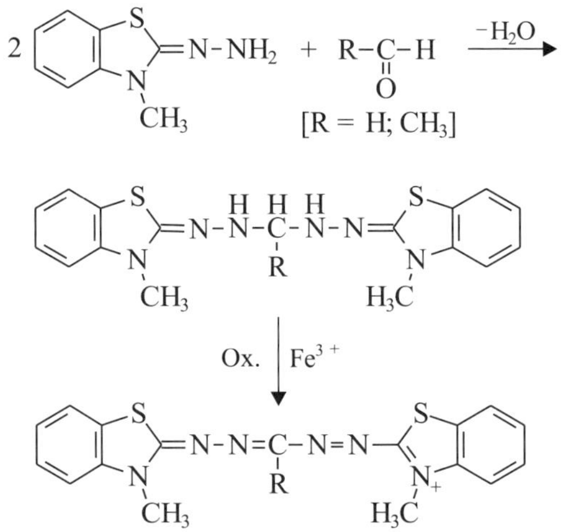

[R = H; CH_3]

3.6.4.7 Bestimmung von Phenol in Sera und Impfstoffen

- *Die zu prüfende Lösung, die etwa 15 µg/ml Phenol enthalten soll, wird bei pH = 9 mit Aminopyrazolon- und Kaliumhexacyanoferrat(III)-Lösung versetzt. Nach 10 Minuten wird die Farbintensität der Lösung bei λ = 546 nm gemessen. Referenzlösungen, die 5, 10, 15, 20 und 30 µg/ml an Phenol enthalten, werden in analoger Weise behandelt. Eine Kalibrierkurve wird erstellt und daraus die Konzentration der Untersuchungslösung an Phenol ermittelt.*

Phenol besitzt eine breite antimikrobielle Wirksamkeit. Impfstoffe und Sera dürfen nach Arzneibuch bis zu 0,25% Phenol als Konservierungszusatz enthalten. Zu dessen

Bestimmung lässt das Arzneibuch die **Emerson-Reaktion** durchführen, bei der Phenole mit Aminopyrazolon (4-Aminoantipyrin) oxidativ gekuppelt werden. Es bildet sich ein *roter* Indophenol-Farbstoff nachfolgender Konstitution [siehe auch ▸ Kap. 3.6.3.8, Ziffer 2 und **MC-Fragen Nr. 614–616**].

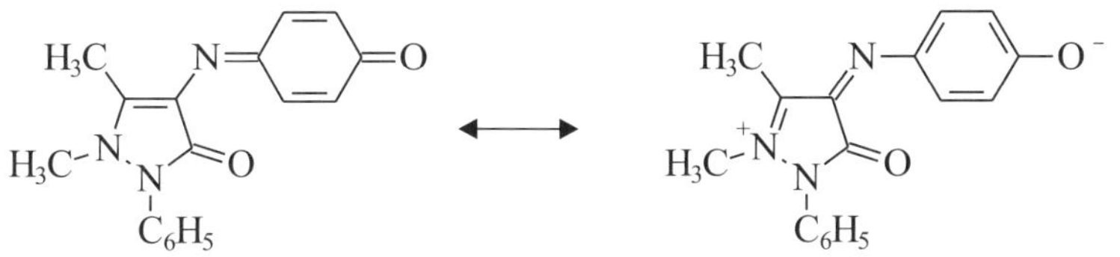

3.6.4.8 Prüfung auf Verdorbenheit

Die Prüfung von **Fetten** auf Verdorbenheit beruht auf dem Nachweis von **Malondialdehyd** [O=CH–CH_2–CH=O], der bei der *Fettautoxidation* als eines der Peroxid-Zerfallsprodukte gebildet und durch Hydrolyse mit konzentrierter Salzsäure freigesetzt wird. Malondialdehyd kondensiert anschließend in der salzsauren Lösung mit zwei Molekülen **Resorcin** zu einem *roten* Polymethinfarbstoff [vgl. **MC-Fragen Nr. 668, 669**].

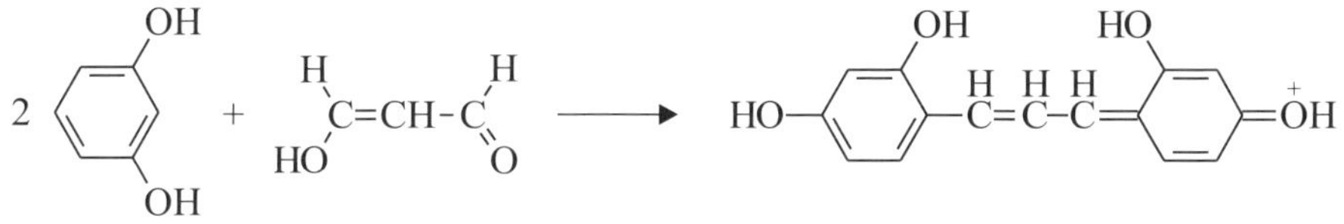

Diese auch als **Kreis-Reaktion** bekannte Bestimmungsmethode ist *nicht spezifisch* für Malondialdehyd, da bestimmte Allylverbindungen (Allylamin, Allylalkohol, Allylsulfid, Allylharnstoff) sowie höhermolekulare, ungesättigte Alkohole (Linalool, Geraniol, Zimtalkohol, Eugenol, Vanillin) gleichfalls positiv reagieren.

Eine weitere Möglichkeit zum Nachweis von Malondialdehyd ist seine Kondensation mit *Thiobarbitursäure* zu einem *roten* Polymethinfarbstoff. In stark saurem Milieu liegt wahrscheinlich ein protoniertes, mesomeriestabilisiertes Oxonol-Kation als farbgebende Komponente vor.

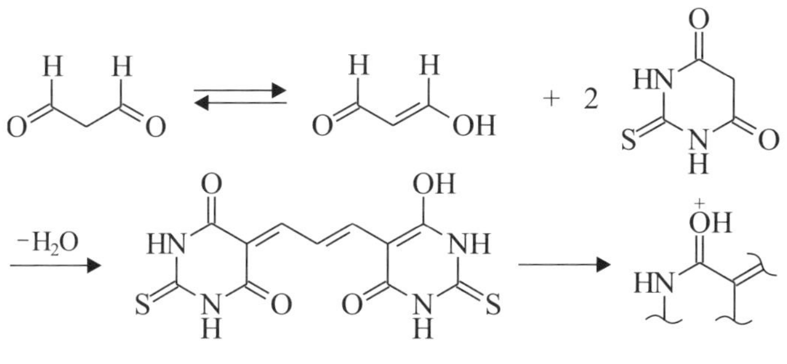

3.6.4.9 Spezielle Nachweisreaktionen ausgewählter Arzneistoffe

Nachfolgend sollen die Eigenschaften und Nachweisreaktionen einiger ausgewählter Wirkstoffe, die häufig Gegenstand von Multiple-choice-Fragen sind, detaillierter beschrieben werden.

● Acetazolamid

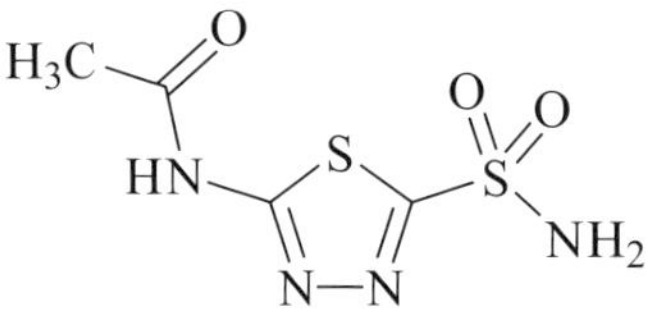

Acetazolamid ist eine bitter schmeckende, schwache Säure ($pK_s = 7{,}2$). Zur Identitätsprüfung lässt *Ph. Eur.* das IR-Spektrum sowie das UV-Vis-Spektrum in natronalkalischer Lösung aufnehmen. Darüber hinaus kann der Schwefel mit Zink/Salzsäure reduktiv entfernt und als *schwarzbraunes Bleisulfid* (PbS) nachgewiesen werden. Als unspezifischer Nachweis auf die Sulfamoyl-Gruppe (Het-SO_2-NH_2) dient die Bildung eines *bläulichgrünen* Niederschlags beim Versetzen mit $CuSO_4$/NaOH.

Andere Arzneibücher lassen den Wirkstoff verseifen und identifizieren das entstehende Aminothiazol-Derivat durch Diazotierung und anschließende Kupplung mit 2-Naphthol oder mit dem Bratton-Marshall-Reagenz. Der Acetylnachweis nach Arzneibuch fällt positiv aus (siehe ▸ Kap. 3.6.4.1).

● Acetylsalicylsäure [2-(Acetoxy)benzoesäure]

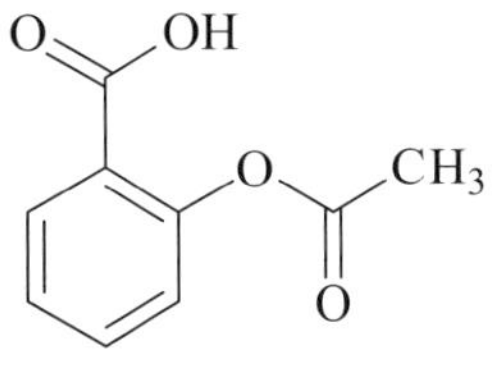

Acetylsalicylsäure ist eine einbasige, aromatische Carbonsäure mit einem pK_s-Wert von etwa 3,5. Die Substanz ist schwer löslich in Wasser, aber leicht löslich in Ethanol. Zur Identitätsprüfung lässt *Ph. Eur.* das IR-Spektrum aufnehmen bzw. die Substanz wird verseift und die gebildete *Salicylsäure* durch eine Schmelzpunktbestimmung (Fp = 156–161 °C) charakterisiert. Darüber hinaus kann die nach der Hydrolyse vorliegende Salicylsäure mit den in ▸ Kap. 3.6.3.17 beschriebenen Methoden identifiziert werden.

Beim trockenen Erhitzen von Acetylsalicylsäure mit Calciumhydroxid [$Ca(OH)_2$] entsteht *Calciumacetat* [$(CH_3COO)_2Ca$], das in der Hitze in Calciumcarbonat ($CaCO_3$) und *Aceton* [CH_3-CO-CH_3] zerfällt. Das gebildete Aceton kann anschließend mit *o*-Nitrobenzaldehyd zu *Indigo* kondensiert werden (siehe ▸ Kap. 3.6.3.17, Ziffer 7).

- **Ascorbinsäure**

Ascorbinsäure (Vitamin C) ist leicht löslich in Wasser, löslich in Ethanol jedoch praktisch unlöslich in Chloroform und Ether. Das Molekül besitzt zwei Chiralitätszentren (C-4, C-5), sodass vier optische Isomere existieren. Von diesen ist nur die L-xylo-Ascorbinsäure voll wirksam. Zur Identitätsprüfung lässt das Arzneibuch das IR-Spektrum aufnehmen und die UV-Absorption bei λ = 243 nm messen. Die spezifische Absorption im Maximum soll zwischen 545–585 liegen.

Darüber hinaus können zur Analytik der Ascorbinsäure noch folgende Eigenschaften und Reaktionen beitragen [vgl. **MC-Fragen Nr. 575, 632, 767–770**]:

(a) Acidität: Ascorbinsäure ist eine vinyloge Carbonsäure und besitzt eine stark acide HO-Gruppe an C-3 (pK_{s1} = 4,17). Die Hydroxylgruppe an C-2 ist weit weniger acid (pK_{s2} = 11,57).

Die Acidität der Ascorbinsäure ist ausreichend, um z. B. in einer wässrigen Lösung aus Hydrogencarbonaten Kohlendioxid (CO_2) freizusetzen. Ursache für den aciden Charakter des Moleküls ist die Bildung eines mesomeriestabilisierten Enolat-Anions beim Versetzen mit Alkalihydroxid-Lösung. Das Arzneibuch fordert einen pH-Wert von pH = 2,1 – 2,6 für eine 5%ige wässrige Ascorbinsäure-Lösung. Bei der Titration von Ascorbinsäure mit Natriumhydroxid-Maßlösung in Wasser wird aufgrund der pK_s-Werte *ein* Äquivalent Lauge verbraucht.

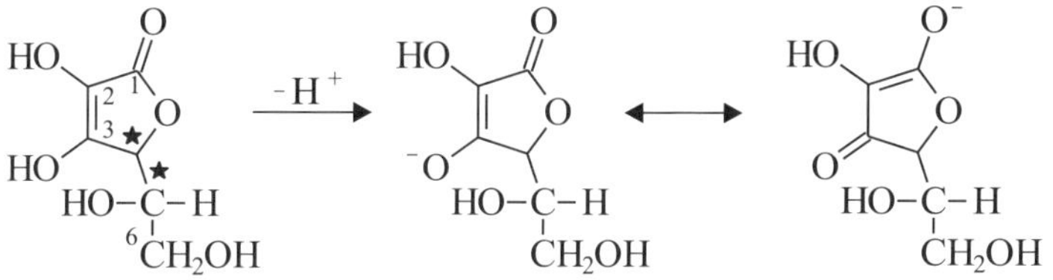

HO, O, 1, 2, 3, O, HO, HO–C–H, 6 CH_2OH —($-H^+$)→ HO, O, O, ^-O, HO–C–H, CH_2OH ⟷ HO, O^-, O, O, HO–C–H, CH_2OH

Ascorbinsäure

(b) Reduktionsvermögen: Wie alle *Reduktone*, so zeichnet sich auch die Ascorbinsäure aufgrund ihrer *Endiol-Struktur* (HO-C=C-OH) durch ein hohes Reduktionsvermögen aus. Ascorbinsäure reduziert *Fehling-Lösung*, ammoniakalische Silbernitrat-Lösung (*Tollens-Probe*), Iod, Kaliumpermanganat und zahlreiche andere Oxidationsmittel und geht dabei unter Abgabe von zwei Protonen und zwei Elektronen in *Dehydroascorbinsäure* über. Letztere liegt zunächst dimer vor und hydrolysiert langsam zur hydratisierten, monomeren Form. Die wasserfreie Form der Dehydroascorbinsäure ist in wässriger Lösung *nicht* beständig.

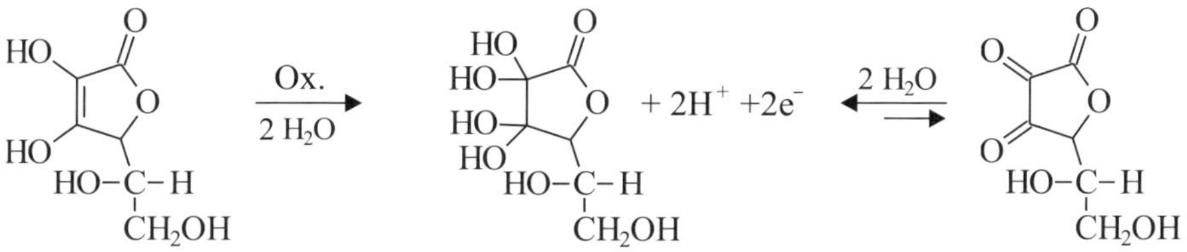

HO, O, O, HO, HO–C–H, CH_2OH —(Ox., 2 H_2O)→ HO, HO, O, O, HO, HO, HO–C–H, CH_2OH + $2H^+$ + $2e^-$ ⇌(2 H_2O) O, O, O, O, HO–C–H, CH_2OH

Ascorbinsäure **Dehydroascorbinsäure (Monomer)**

Das *Normalpotential* der Ascorbinsäure ist stark pH-abhängig und beträgt bei pH = 5 etwa E° = –0,2 Volt. Die Reduktion von Iod-Lösung wird auch zur Gehaltsbestimmung von Ascorbinsäure genutzt (siehe Ehlers, **Analytik II**, ▸ Kap. 7.2.3.4).

Hinsichtlich der *Tollens-Probe* ist anzumerken, dass anders als bei reduzierenden Zuckern, der Niederschlag von metallischem Silber bereits bei Raumtemperatur auftritt, während Monosaccharide diese Reaktion erst in der Wärme zeigen.

(c) Tillmans-Reaktion: Eine weitere Identitätsprüfung der Ascorbinsäure ist die Reduktion des blauen 2,6-Dichlorphenolindophenols (*Tillmans-Reagenz*) zur farblosen Leukobase. In saurer Lösung besitzt das Tillmans-Reagenz eine *rote* Farbe. Die Tillmans-Reaktion wird häufig zur Bestimmung von Vitamin C in Lebensmitteln und biologischem Material herangezogen [vgl. **MC-Fragen Nr. 610, 767, 768**].

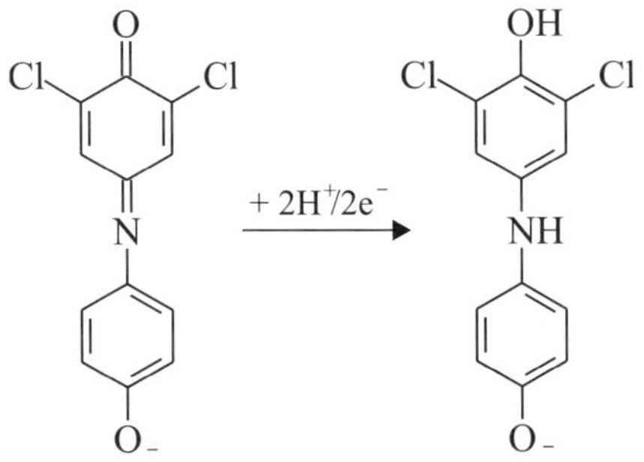

$+ 2H^+/2e^-$ →

Tillmans-Reagenz **Leukobase**

(d) Ascorbinsäure reagiert als *Endiol* in neutralem Milieu mit Fe(II)-Salzen zu einem *violett* gefärbten Komplex.

Die beschriebenen Reaktionen werden auch von **Calciumascorbat** und von **Palmitoylascorbinsäure** gegeben.

- **Benzocain [4-Aminobenzoesäureethylester, Ethyl(4-aminobenzoat)]**

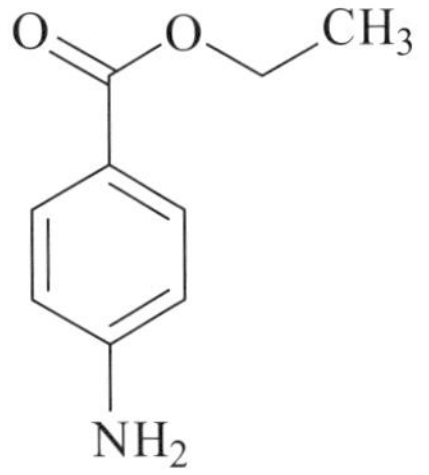

Zur Identitätsprüfung des farblosen, in Wasser schwer löslichen Feststoffes wird das IR-Spektrum aufgenommen. Darüber hinaus können folgende Eigenschaften zur Analytik von Benzocain beitragen [vgl. **MC-Fragen Nr. 607, 627, 699, 782, 834, 885**]:

(a) Primäre aromatische Aminogruppe ($Ar\text{-}NH_2$): Benzocain kondensiert mit 4-Dimethylaminobenzaldehyd (*Ehrlichs Reagenz*) oder Furfural (Furan-2-aldehyd) zu gefärbten Azomethinen. Mit Nitrit/HCl wird das Molekül diazotiert und kann anschließend mit 2-Naphthol zu einem Azofarbstoff gekuppelt werden.

Die primäre aromatische Aminogruppe wird auch zur nitritometrischen (Diazotitration) und bromometrischen (Koppeschaar-Titration) Bestimmung des Wirkstoffes genutzt (siehe ▸Kap. 3.6.3.14, Ziffer 10 und 11).

(b) Ethylester-Funktion: Beim Erwärmen von Benzocain mit Essigsäure in Gegenwart von H_2SO_4 als Katalysator tritt *Umesterung* ein unter Bildung von *Essigsäureethylester* (Ethylacetat), der an seinem charakteristischen Geruch erkannt wird.

Bei der Verseifung des Ethylesters entsteht *Ethanol*, das mit Chrom(VI)-oxid (CrO_3) zu Acetaldehyd oxidiert wird. Nachfolgend lässt sich der gebildete *Acetaldehyd* mit Nitroprussidnatrium/Piperazin als *blaue* Färbung nachweisen (siehe ▸Kap. 3.6.3.5 „*Simon-Awe-Reaktion*“).

• Bisacodyl

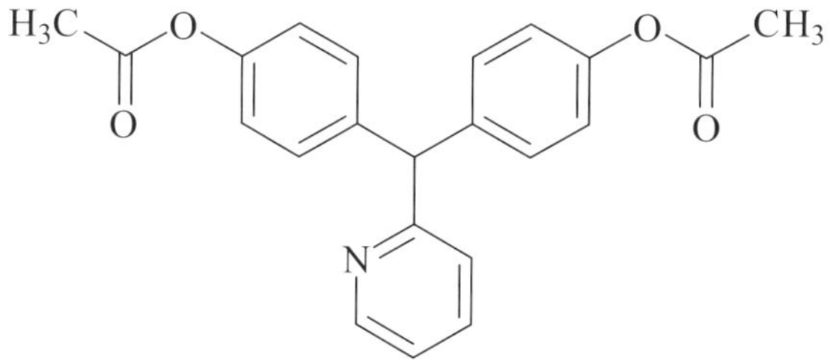

Die *achirale* Verbindung stellt die Leukoform eines Triarylmethanfarbstoffes [Ar_3CH] dar. Das schwach basische Bisacodyl (pK_b = 9,53) ist in verdünnten Mineralsäuren löslich und kann in wasserfreiem Milieu unter Verbrauch von einem Äquivalent Perchlorsäure-Maßlösung quantitativ bestimmt werden. Es wird der Pyridin-Stickstoff protoniert.

Ph.Eur. lässt zur Prüfung auf Identität die Schmelztemperatur (Fp = 131–135 °C) bestimmen und das IR- sowie das UV-Spektrum (λ_{max} = 248 nm) aufnehmen. Darüber hinaus zeigt der Wirkstoff folgende Eigenschaften [vgl. **MC-Frage Nr. 787**].

Beim Erhitzen mit Ethanol und konzentrierter Schwefelsäure erfolgt eine *Umesterung*. Es entsteht *Essigsäureethylester* (Ethylacetat), der an seinem fruchtartigen Geruch erkannt wird.

• Calciumgluconat

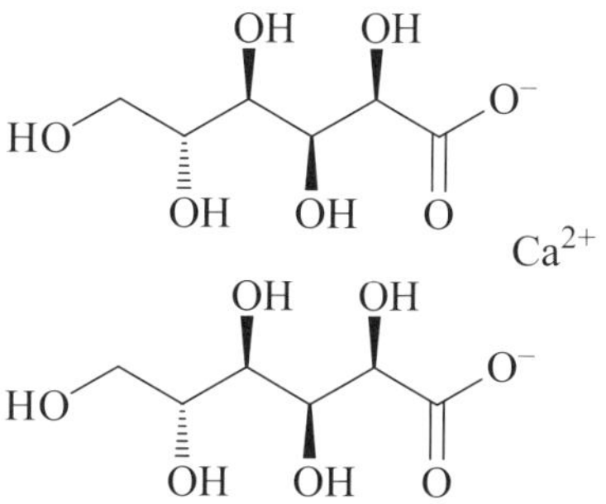

Gluconate sind die Salze der Gluconsäure, die zu den Fruchtsäuren zählen und je nach Bestimmungsmethode einen pK_s-Wert von 1,72–1,89 besitzen. Calciumgluconat zeigt eine positive *Tollens-Probe*. Darüber hinaus entsteht beim Erwärmen einer essigsauren, wässrigen Calciumgluconat-Lösung mit Phenylhydrazin das *Gluconsäurephenylhydrazid*, das durch seinen Schmelzpunkt bei 199 °C näher zu charakterisieren ist [vgl. **MC-Frage Nr. 765**].

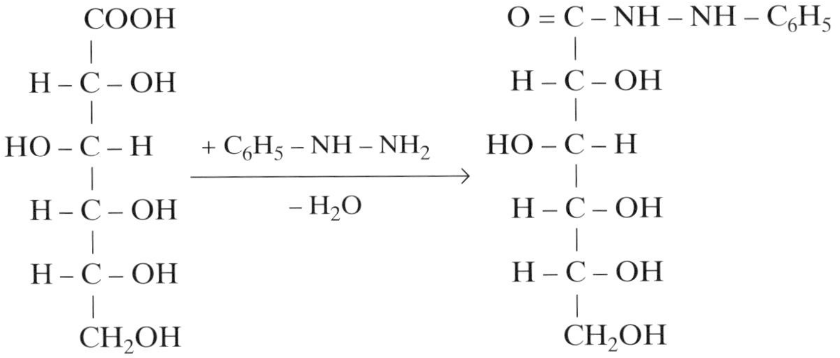

D-Gluconsäure **D-Gluconsäurephenylhydrazid**

- **Carbasalat-Calcium [Calcium-bis-(2-acetoxybenzoat)]**

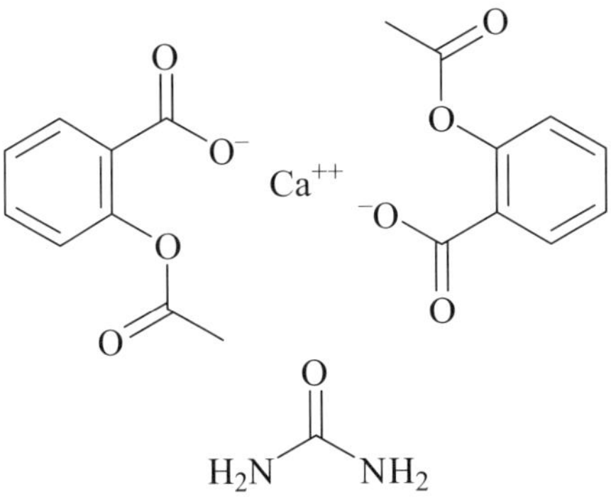

Carbasalat-Calcium ist ein wasserlöslicher Komplex aus dem Calciumsalz der Acetylsalicylsäure und Harnstoff. Das Salz ist eine farblose, wasserlösliche Substanz, die sich bei 243–245 °C zersetzt. *Ph. Eur.* lässt als Identitätsprüfung das IR- und UV-Vis-Spektrum aufnehmen. Darüber hinaus zeigt die Substanz die Identitätsreaktionen auf Calcium (Nachweis mit Glyoxalbishydroxyanil) und nach Hydrolyse auf Salicylat (Nachweis mit $FeCl_3$-Lösung) [vgl. **MC-Frage Nr. 868**].

- **Clofibrat**

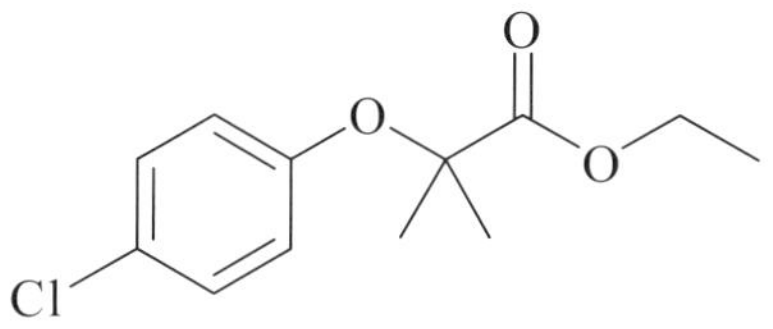

Cl O O O

Ph. Eur. lässt als Identitätsprüfungen das IR- und das UV-Vis-Spektrum aufnehmen. Darüber hinaus zeigt die Substanz eine positive Reaktion bei der Prüfung auf Ester. Andere Arzneibücher verseifen die Substanz und bestimmen den Schmelzpunkt (Fp = 118–122 °C) der resultierenden Säure [vgl. **MC-Frage Nr. 897**].

- **Codein [3-Methylmorphin]**

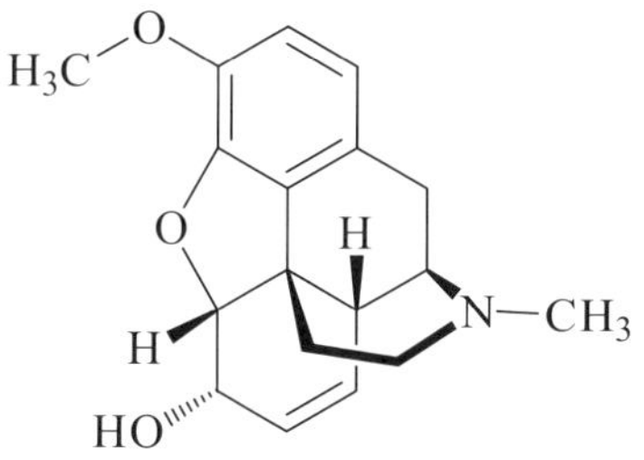

H_3C O O H H N—CH_3 HO

Codein schmilzt bei 155–159 °C und ist leicht löslich in Methanol und verdünnten Säuren, aber nahezu unlöslich in wässrigen Alkalihydroxid-Lösungen. *Ph. Eur.* lässt als Identitätsprüfungen das IR- und das UV-Vis-Spektrum aufnehmen. Die Substanz zeigt eine positive Reaktion mit Dragendorffs-Reagenz. Beim Erhitzen mit konzentrierter Schwefelsäure wird die Phenolether-Bindung (Ar-O-CH_3) gespalten unter gleichzeitiger Umlagerung zu *Apomorphin*, das sich als Phenol mit $FeCl_3$-Lösung *blau* und mit Salpetersäure *rot* verfärbt [vgl. **MC-Frage Nr. 871**].

- **Ephedrin**

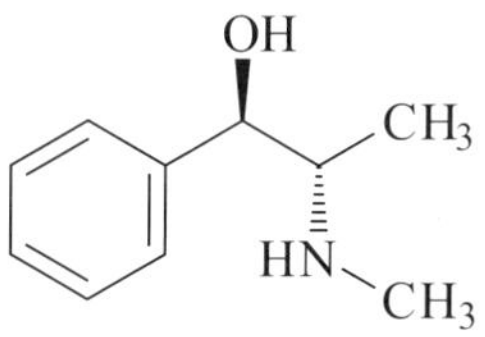

OH CH_3 HN CH_3

Ephedrin ist eine farblose Substanz, die in Wasser und Ethanol löslich ist. Zur Prüfung auf Identität lässt das Arzneibuch die spezifische Drehung ermitteln und das IR-Spektrum aufnehmen. Als *Ethanolamin-Derivat* ergibt Ephedrin in natronalkalischer Lösung mit Kupfer(II)-Ionen unter Bildung eines Chelatkomplexes eine *violette* Färbung (*Chen-Kao-Reaktion*). Der Chelatkomplex ist in Diethylether löslich [siehe ▸ Kap. 3.6.3.7 und **MC-Fragen Nr. 607, 783, 831**].

- **Epinephrin (Adrenalin)**

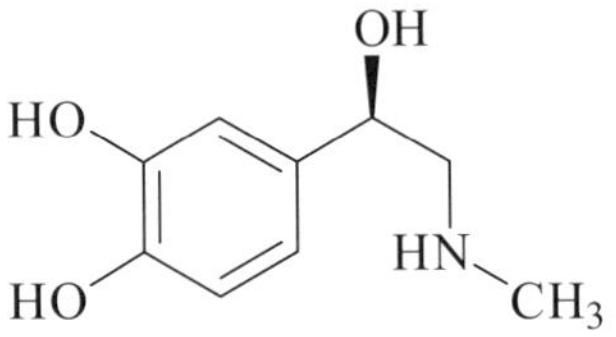

Adrenalin besitzt amphoteren Charakter; der isoelektrische Punkt liegt bei pH 9,4. Adrenalin ist unlöslich in Wasser und Ethanol. Zur Prüfung auf Identität lässt *Ph. Eur.* das IR-Spektrum aufnehmen und die spezifische Drehung bestimmen. Darüber hinaus nutzt man für die Analytik von Epinephrin vor allem die ortho-Diphenol-Struktur. Zum Nachweis dient die Bildung einer *grünen* Färbung mit $FeCl_3$-Lösung oder die Bildung von *rotem* 7-Iodadrenochrom bei der Behandlung mit Iod-Lösung [siehe auch ▸ Kap. 3.6.3.14 und **MC-Fragen Nr. 575, 784**].

- **Fructose [$HOCH_2-CO-(CHOH)_3-CH_2OH$]**

Fructose ist eine Ketohexose. Wasserfreie β-D-Fructopyranose kann aus Ethanol oder Methanol kristallisiert werden und schmilzt bei 102–104 °C. Fructose hat von den bekannten Zuckern die größte Süßkraft. In wässriger Lösung ist Fructose bei pH = 3–5 hinreichend stabil, wird aber von Mineralsäuren zu dunkel gefärbten Produkten zersetzt. Auch in alkalischer Lösung erfolgt ein rascher Abbau des Moleküls.

Fructose ist oxidierbar und kann durch die Reduktionsprobe mit Fehlingscher Lösung nachgewiesen werden [vgl. **MC-Fragen Nr. 575, 770**].

Zur kolorimetrischen Bestimmung eignet sich die *Farbreaktion nach Seliwanoff*. Die Farbbildung beruht auf der Kondensation des aus Fructose beim Behandeln mit verdünnten Mineralsäuren entstehenden 5-Hydroxymethylfurfurals mit zwei Molekülen Resorcin zu einem Triarylmethanfarbstoff.

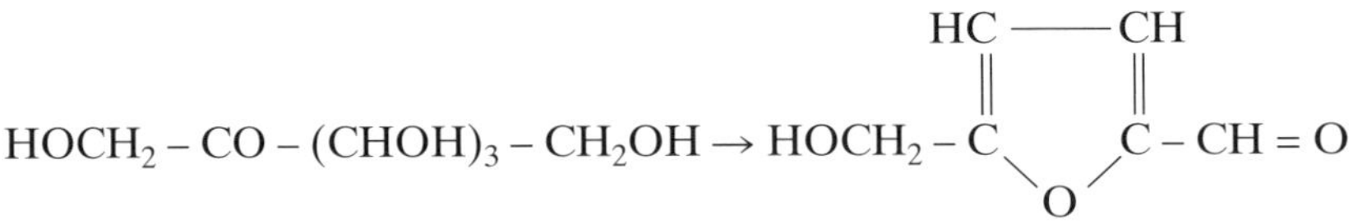

$$HOCH_2-CO-(CHOH)_3-CH_2OH \rightarrow HOCH_2-C_4H_2O-CH=O$$

5-Hydroxymethylfurfural

Auch andere Hexosen wie **Glucose** reagieren positiv, jedoch deutlich langsamer, sodass die Seliwanoff-Reaktion bei korrekter Ausführung relativ *spezifisch* für Fructose ist.

- **Furosemid**

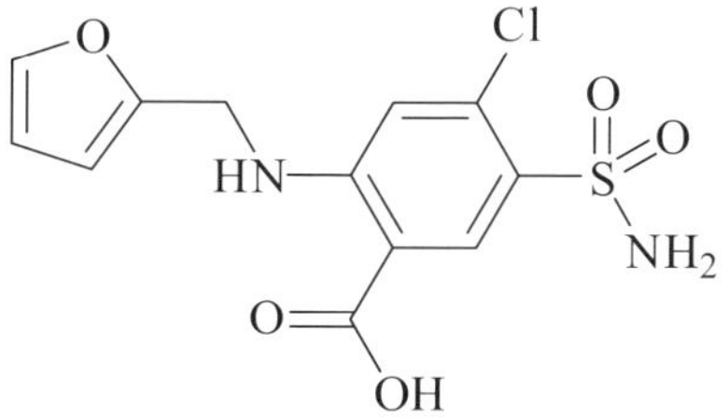

Furosemid ist eine farblose Substanz, die sich oberhalb von 205 °C zersetzt. Furosemid ist eine schwache zweibasige Säure [$pK_{s1}(COOH) = 2{,}55$; $pK_{s2}(SO_2NH_2) = 10{,}26$]. Die Substanz löst sich in Aceton, Methanol und DMF. Zur Identitätsprüfung lässt *Ph. Eur.* das IR- und das UV-Vis-Spektrum aufnehmen.

Die Hydrolyse von Furosemid führt zu einem Anthranilsäure-Derivat. Dieses kondensiert als primäres aromatisches Amin mit *p*-Dimethylaminobenzaldehyd zu einem zunächst *grün* dann *tiefrot* gefärbten Reaktionsprodukt. Als primäres aromatisches Amin kann das Hydrolyseprodukt auch mit Natriumnitrit diazotiert und mit dem Bratton-Marshall-Reagenz zu einem *violetten* Azofarbstoff nachfolgender Konstitution gekuppelt werden (*Ph. Eur.*).

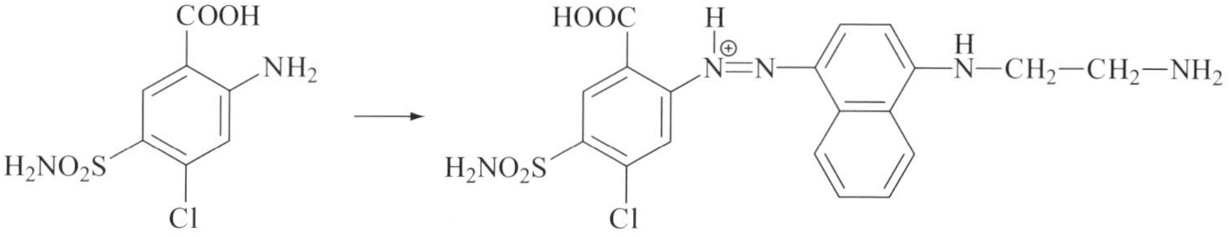

- **Hexetidin**

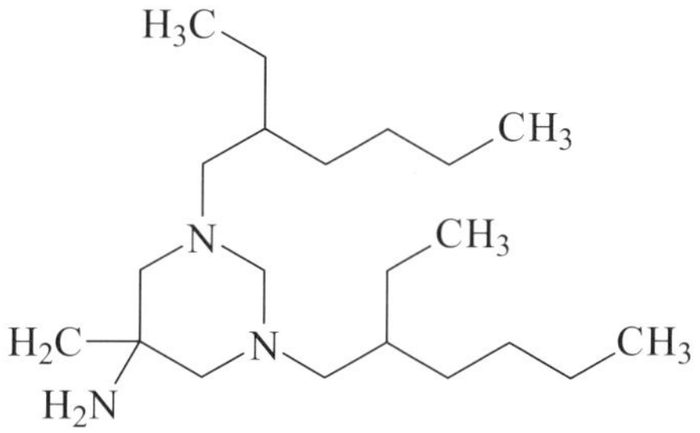

Hexetidin ist eine schwach *gelbe*, ölige Flüssigkeit, die sehr schwer in Wasser löslich ist, sich jedoch leicht in Ethanol, Aceton und Dichlormethan löst. Die Hydrolyse von Hexetidin mit Schwefelsäure liefert *Formaldehyd* als Spaltprodukt, der sich mit Chromotropsäure-Natrium nachweisen lässt. Es entwickelt sich eine *violette* Färbung [siehe auch ▸ Kap. 3.6.3.11 und **MC-Frage Nr. 660**].

Nach Umsetzung von Hexetidin mit Kupfer(II)-sulfat und ethanolischer Schwefelsäure in Dichlormethan resultiert eine intensive *Blaufärbung* der organischen Phase. Verantwortlich dafür ist die vicinale Aminfunktion (R_2N-CH_2-NR_2) [vgl. **MC-Frage Nr. 832**].

Ph. Eur. nutzt auch die Aufnahme des IR-Spektrums als Identitätsprüfung auf Hexetidin.

- **Hydralazinhydrochlorid**

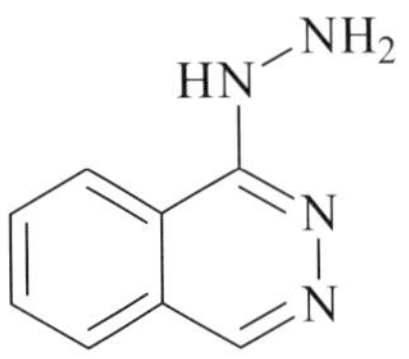

HN–NH₂ … N, N

Hydralazin

Das Salz ist eine farb- und geruchlose Substanz, die unter Zersetzung bei 273 °C schmilzt. Hydralazin bildet als freie Base ein kristallines Pikrat (Fp = 201–212 °C) und gibt mit Eisen(III)-Salzen eine *blauviolette* Färbung. Hydralazin fluoresziert in konz. H_2SO_4 und mit Ninhydrin-Lösung resultiert eine *blauviolette* Färbung. Hydralazin reduziert das Neßler-Reagenz.

Ph. Eur. lässt als Identitätsprüfungen das IR- sowie das UV-Vis-Spektrum aufnehmen. Mit Nitrit in salzsaurer-Lösung cyclisiert Hydralazin zum Tetrazolo[5,1a]phthalazin, das nachfolgende Struktur besitzt und bei 209–212 °C schmilzt. Wahrscheinlich verläuft die Bildung des Tetrazol-Ringsystems über eine N-Nitrosoverbindung (R-NH-NH-N=O) als Zwischenstufe.

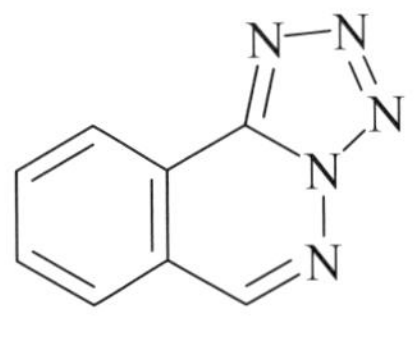

N–N, N, N, N

Mit zahlreichen aromatischen Aldehyden (Ar'-CH=O) reagiert Hydralazin zu farbigen, kristallinen Hydrazonen (Het-NH-N=CH-Ar'). Mit Nitrobenzaldehyd entsteht in ethanolischer Lösung ein *orangefarbener* Niederschlag.

- **para-Hydroxybenzoesäureester (*p*-Hydroxybenzoate)**

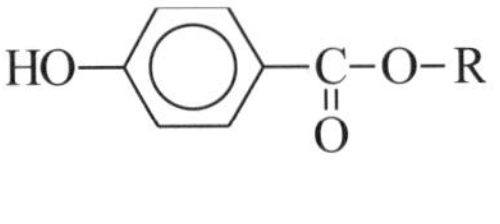

HO–C₆H₄–C(=O)–O–R

Die Ester der *p*-Hydroxybenzoesäure bezeichnet man auch als *Parabene* (kurz: **PHB-Ester**). Als Monographien sind im Arzneibuch folgende PHB-Ester enthalten [vgl. **MC-Frage Nr. 774**]:

- **Butyl-4-hydroxybenzoat** (4-Hydroxybenzoesäurebutylester) [$R{=}CH_2CH_2CH_2CH_3$]
- **Ethyl-4-hydroxybenzoat** (4-Hydroxybenzoesäureethylester) [$R{=}CH_2CH_3$]
- **Methyl-4-hydroxybenzoat** (4-Hydroxybenzoesäuremethylester) [$R{=}CH_3$]
- **Propyl-4-hydroxybenzoat** (4-Hydroxybenzoesäurepropylester) [$R{=}CH_2CH_2CH_3$]

Zur Identitätsprüfung lässt das Arzneibuch bei diesen Substanzen eine Schmelzpunktbestimmung durchführen und das IR- oder UV-Spektrum aufnehmen. Die *Bestimmung der Schmelztemperatur* kann auch zur Unterscheidung der niederen 4-Hydroxybenzoate herangezogen werden [Butylester: 68–71 °C; Ethylester: 115–118 °C; Methylester: 125–128 °C; Propylester: 96–99 °C].

Darüber hinaus kann man die Ester alkalisch verseifen. Nach dem Ansäuern fällt 4-*Hydroxybenzoesäure* aus und kann durch ihren Schmelzpunkt (Fp = 213–215 °C) näher charakterisiert werden.

Alle PHB-Ester zeigen aufgrund des phenolischen Hydroxyls eine positive Eisen(III)-chlorid-Reaktion und reagieren auch mit *Millons Reagenz*. Als Nachweisreagenz dient hierbei eine Lösung von Quecksilber(I)-nitrat [$Hg_2(NO_3)_2 \equiv 2\,HgNO_3$] im Gleichgewicht mit Quecksilber(II)-nitrat [$Hg(NO_3)_2$] in Salpetriger Säure (HNO_2), die aus elementarem Quecksilber und rauchender Salpetersäure hergestellt wird.

Die **Millon-Reaktion** ist eine Nachweisreaktion für *Proteine* und ist für die Aminosäure *Tyrosin* spezifisch. Sie funktioniert aber auch bei allen Verbindungen, die ein phenolisches Hydroxyl mit freier ortho-Position enthalten, z. B. PHB-Ester, Salicylaldehyd, Vanillin u. a. Die aktivierte ortho-Position wird zunächst durch Salpetrige Säure in einer S_EAr-Reaktion nitrosiert. Zwei solcher nitrosierten Moleküle komplexieren mit Hg^{2+}-Ionen zu einem *ziegelrot* gefärbten Chelatkomplex, wobei in der Literatur die Koordinierung der Nitroso-Gruppe mit dem Hg(II)-Zentralatom unterschiedlich formuliert wird (Koordinierung über N-Atom vs. Koordinierung über O-Atom).

R—C₆H₄—OH $\xrightarrow{HNO_2}$ [R—C₆H₃(N=O)—OH ⇌ R—C₆H₃(=N—OH)=O] $\xrightarrow{Hg^{2\oplus}}$ Hg-Chelatkomplex **(ziegelrot)**

Aufgrund der besetzten para-Position fällt der Nachweis des phenolischen Hydroxyls mit der *Emerson-Reaktion* bei den *unveränderten* PHB-Estern negativ aus. Erst nach *Verseifung* der Ester tritt die rötliche Farbe des Indophenols auf, weil die durch Hydrolyse erhaltene Carboxylgruppe der 4-Hydroxybenzoesäure bei der oxidativen Kupplung mit dem Aminopyrazolon decarboxyliert.

- **Isoprenalinsulfat**

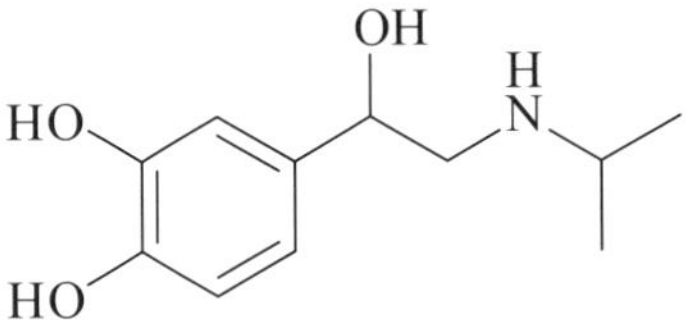

Isoprenalin

Das Salz ist leicht in Wasser, aber schwer löslich in Ethanol und kann aus 2-Propanol umkristallisiert werden. Die solvatfreie Substanz schmilzt bei 162 °C. Zur Prüfung auf Identität lässt *Ph. Eur.* das IR-Spektrum aufnehmen.

Aufgrund seiner ortho-Diphenol-Struktur (Brenzcatechin-Struktur) zeigt die Substanz eine positive $FeCl_3$-Reaktion. Es entsteht zunächst eine *grüne* Färbung, die auf Zusatz von Natriumcarbonat-Lösung in *Blau* und schließlich in *Rot* umschlägt.

Bei Zugabe von $AgNO_3$-Lösung (*Tollens-Reagenz*) zur einer wässrigen Isoprenalin-Lösung bildet sich ein glänzender *grauer* Niederschlag von elementarem Silber und der Überstand färbt sich durch Oxidationsprodukte des Isoprenalin *rosa*.

- **Mercaptopurin [*7H*-Purin-6-thiol]**

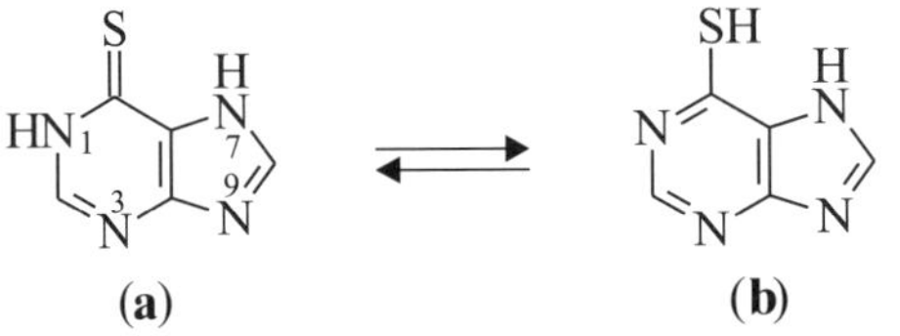

(a) (b)

Mercaptopurin liegt in DMSO gelöst zu etwa 93% als Thioamid (Formel a) vor. Die Substanz ist eine schwache, zweibasige Säure [pK_{s1} (N^1–H) = 7,5; pK_{s2} (N^7–H) = 10,8]. Die Verbindung ist weitgehend hydrolysestabil. Mercaptopurin ist unlöslich in Wasser, Aceton, Chloroform und Ether, jedoch löslich unter Salzbildung in Alkalihydroxid-Lösungen. In stark saurem Medium wird der Imidazolstickstoff protoniert unter Bildung eines mesomeriestabilisierten Kations [vgl. **MC-Frage Nr. 776**].

Zur Identitätsprüfung lässt *Ph. Eur.* das UV-Spektrum (λ = 325 nm) aufnehmen. Des Weiteren bildet Mercaptopurin mit vielen zweiwertigen Metall-Ionen (Co, Cu, Hg, Ni, Pb, Zn) schwer lösliche Komplexe, meistens im Verhältnis 2:1. Mit Quecksilber(II)-acetat entsteht ein *weißer*, mit Blei(II)-acetat ein *gelber* Niederschlag.

- **Metamizol-Natrium**

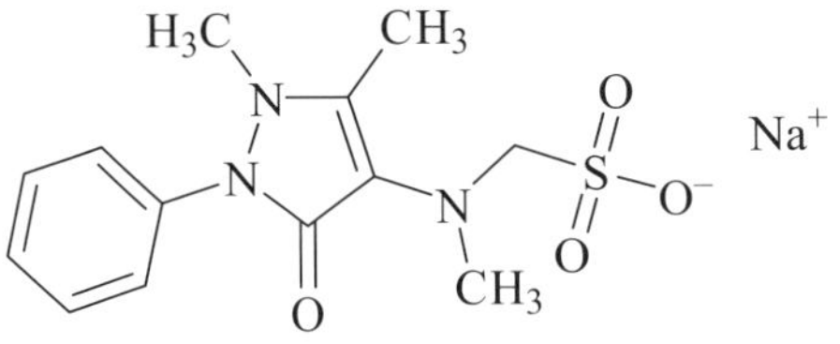

Zur Identitätsprüfung lässt *Ph.Eur.* das IR-Spektrum aufnehmen. Bei der sauren Hydrolyse von Metamizol entstehen Schwefeldioxid (SO_2) und Formaldehyd ($H_2C{=}O$), die beide an ihrem Geruch erkannt werden können. Darüber hinaus reduziert SO_2 hinzugefügtes Kaliumiodat zu elementarem Iod, das mithilfe der Iod-Stärke-Reaktion nachgewiesen wird. Der freigesetzte Formaldehyd wird durch die *Blauviolettfärbung* nach Zusatz von Chromotropsäure nachgewiesen. Andere Pharmakopöen setzen anstelle von Chromotropsäure das Schiffs Reagenz ein [siehe auch ▸Kap. 3.6.3.11 und **MC-Frage Nr. 776**].

Eine Metamizol-Lösung färbt sich auf Zusatz von Wasserstoffperoxid-Lösung *blau*. Nach dem raschen Verblassen der blauen Farbe tritt ein *roter* Farbton auf. Hierbei entsteht durch Hydrolyse zunächst das Methylamino-Derivat (CH_3-NH-Het), das zu verschiedenfarbigen Produkten mit H_2O_2 oxidiert wird.

- **Metforminhydrochlorid**

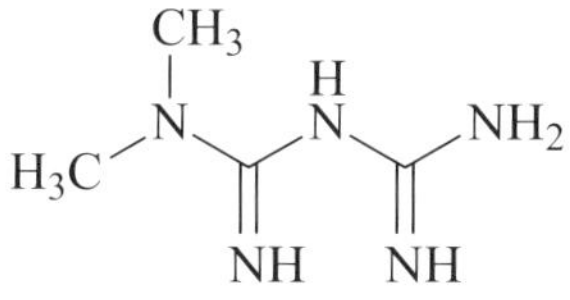

$$H_3C{-}N(CH_3){-}C({=}NH){-}NH{-}C({=}NH){-}NH_2$$

Metformin

Zur Prüfung auf Identität der hygroskopischen Substanz lässt das Arzneibuch den Schmelzbereich (Fp = 222–226 °C) bestimmen und das IR-Spektrum aufnehmen.

Die auch vom Arzneibuch genutzte **Sakaguchi-Reaktion** mit 1-Naphthol und Hypobromit (BrO^-) als Oxidationsmittel in alkalischer Lösung ist eine Nachweis-Reaktion für monosubstituierte Guanidin-Derivate und kann auch zur kolorimetrischen Bestimmung von anderen Guanidin-Derivaten wie **Arginin**, **Creatinin** oder **Guanethidinmonosulfat** herangezogen werden. Es entsteht ein Naphtho-1,4-chinonimin-Derivat. Die Guanidin-Derivate werden wahrscheinlich durch das Hypobromit in ein Semicarbazid umgewandelt, das anschließend oxidativ mit 1-Naphthol kuppelt. Im Alkalischen erfolgt dann Deprotonierung zum *orangerot*-gefärbten Chinonmonosemicarbazon nachfolgender Struktur.

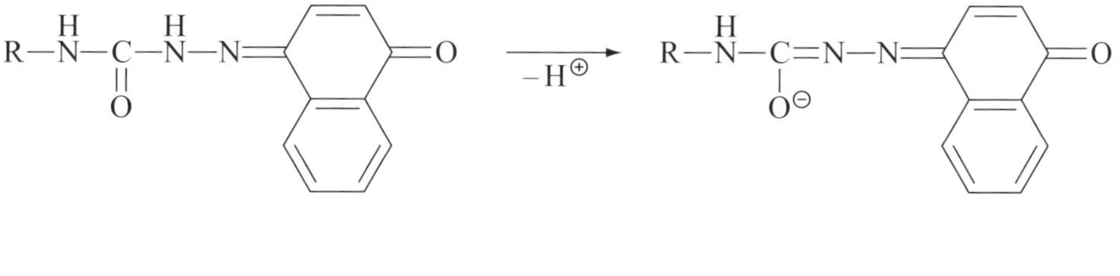

$$R{-}NH{-}C({=}O){-}NH{-}N{=}\text{(Naphtho-1,4-chinon)}{=}O \xrightarrow{-H^{\oplus}} R{-}NH{-}C(O^{\ominus}){=}N{-}N{=}\text{(Naphtho-1,4-chinon)}{=}O$$

Methenamin [Hexamethylentetramin, Urotropin, 1,3,5,7-Tetraazatricyclo [3.3.1.1$^{3.7}$]decan]

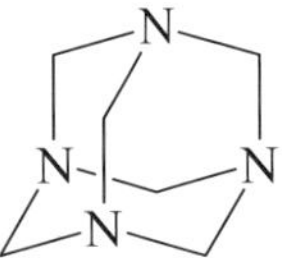

Methenamin ist ein *farbloser* Feststoff, der in Wasser, Ethanol und Dichlormethan löslich ist. Das Molekül besitzt eine Adamantan-ähnliche Struktur. Aus Methenamin bilden sich bei pH-Werten unter 6 in Umkehrung seiner Herstellung *Ammonium-Ionen* und *Formaldehyd*. Im alkalischen Milieu ist Methenamin als Aminal stabil. Das Molekül ist schwächer basisch ($pK_b = 9{,}4$) als Ammoniak ($pK_b = 4{,}76$) und wird zum Puffern saurer Lösungen sowie als Konservierungsmittel verwendet [vgl. **MC-Frage Nr. 764**].

Zur Prüfung auf Identität lässt *Ph.Eur.* das IR-Spektrum aufnehmen und die beiden Spaltprodukte (Ammonium-Ionen, Formaldehyd) nachweisen. Der Nachweis von Formaldehyd erfolgt mit Acetylaceton (*Nash-Reagenz*). Die Prüfung auf freien Formaldehyd als Verunreinigung im Methenamin geschieht mit *Tollens-Reagenz*. Methenamin reagiert positiv mit *Dragendorffs Reagenz*.

Methylatropiniumbromid, Methylatropiniumnitrat

Beide Substanzen enthalten identische Kationen. Daher reagieren beide Verbindungen positiv bei der Identitätsprüfung auf Alkaloide sowie bei der *Reaktion nach Vitali*. Eine Unterscheidung der Substanzen ist nur aufgrund der verschiedenen Anionen möglich. Beispielsweise kann das Nitrat durch die Blaufärbung mit Diphenylamin-Lösung nachgewiesen werden. Bromid ergibt diese Reaktion *nicht*. Umgekehrt lässt sich Bromid beim Versetzen mit einer Silbernitrat-Lösung als gelbliches Silberbromid (AgBr) fällen, das in Ammoniak schwer löslich ist [vgl. **MC-Fragen Nr. 772, 773**].

Die Blaufärbung einer verdünnten Prüflösung beim Versetzen mit Diphenylamin/Schwefelsäure kann auch zur Unterscheidung von *Trimethylammoniumbromid* $[(CH_3)_3NH^+Br^-]$ und *Trimethylammoniumnitrat* $[(CH_3)_3NH^+NO_3^-]$ herangezogen werden [vgl. **MC-Frage Nr. 775**].

Methylsalicylat [Salicylsäuremethylester, Methyl(2-hydroxybenzoat)]

$COOCH_3$
OH

Die Substanz zeigt als Phenol eine positive Eisen(III)-chlorid-Reaktion. Weiterhin kann durch Umsetzung mit Acetanhydrid oder Benzoylchlorid das phenolische Hydroxyl acetyliert oder benzoyliert und anschließend das daraus erhaltene Acetat bzw. Benzoat durch Bestimmung der Schmelztemperatur näher charakterisiert werden. Darüber hinaus lässt sich der Ester zur **Salicylsäure** verseifen und anschließend die nach Ansäuern ausfallende Säure isolieren und durch ihren Schmelzpunkt (Fp: 156–161 °C) charakterisieren [siehe auch ▸ Kap. 3.6.3.17 und **MC-Fragen Nr. 622, 623, 627**].

- **Metronidazolbenzoat**

O_2N N O N O CH_3

Das *achirale* Metronidazolbenzoat ist ein *weißes* bis schwach gelbliches Pulver, das unlöslich in Wasser, aber löslich in Dichlormethan und Aceton ist. Zur Prüfung auf Identität lässt *Ph.Eur* die Schmelztemperatur (Fp: 99–102 °C) bestimmen und das UV- (λ_{max}: 232 nm und 275 nm) sowie das IR-Spektrum aufnehmen.

Die *Nitrogruppe* kann mit Zink/Salzsäure zur primären Aminogruppe reduziert werden, die diazotiert und mit 2-Naphthol oder dem Bratton-Marshall-Reagenz zu einem Azofarbstoff gekuppelt wird. Darüber hinaus kann die *Esterfunktion* mit Hydroxylamin zur *Hydroxamsäure* umgewandelt und mit Eisen(III)-chlorid-Lösung zur einem *bläulich-roten* bis *roten* Komplex umgesetzt werden [vgl. **MC-Frage Nr. 869**].

- **Morphin-Derivate**

Die Strukturen einiger ausgewählter Morphin-Abkömmlinge, die als Monographien in das Arzneibuch aufgenommen wurden, sind nachfolgend abgebildet.

RO O N–CH_3 HO

RO O N–CH_3 O

R:		R:	
H	**Morphin**	H	**Hydromorphon**
CH_3	**Codein**	CH_3	**Hydrocodon**
C_2H_5	**Ethylmorphin**		

Einige Reaktionen zum Nachweis von Morphin-Derivaten wurden bereits in voranstehenden Kapiteln vorgestellt:

- **Marquis-Reaktion** von **Morphin** durch Umsetzung mit Formaldehyd/Schwefelsäure (siehe ▸ Kap. 3.6.3.11)
- **Zimmermann-Reaktion,** die von Wirkstoffen mit aktivierter Methylengruppe wie **Hydrocodon**, **Oxycodon** und **Hydromorphon** eingegangen wird (siehe ▸ Kap. 3.6.3.13).

Qualitative Analytik

An weiteren Reaktionen seien genannt:

(a) Reaktion nach Kiefer: Morphin wird durch Kaliumhexacyanoferrat(III), $K_3[Fe(CN)_6]$, zu einem Radikal oxidiert, das in ortho-Stellung zum phenolischen Hydroxyl zu *Pseudomorphin* (2,2'-Bimorphin) dimerisiert. Das gleichzeitig gebildete Hexacyanoferrat(II) reagiert anschließend mit Eisen(III)-chlorid zu *Berliner Blau.* Die Reaktion ist jedoch *wenig spezifisch* für Morphin, weil z. B. auch Pseudomorphin aufgrund seiner phenolischen Hydroxylgruppe mit dem zugesetzten Fe(III) eine Blaufärbung ergibt.

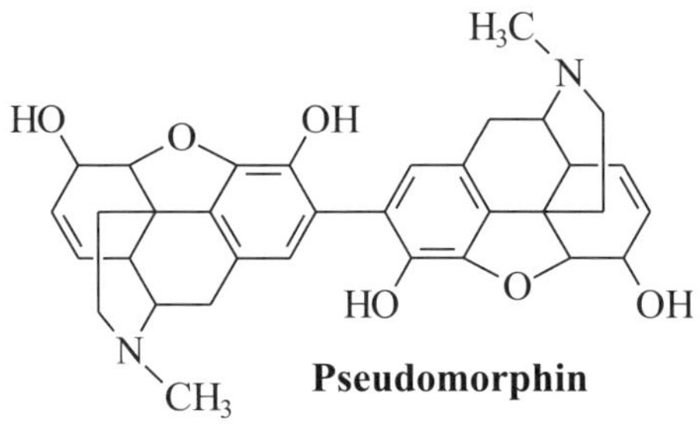

Pseudomorphin

Über das 2,2'-Bimorphin dürfte auch der Morphin-Nachweis nach Deniges verlaufen. Hierbei entsteht mit Morphin in ammoniakalischer $CuSO_4$-Lösung auf Zusatz von H_2O_2 eine Rotfärbung.

(b) Morphin-Apomorphin-Umlagerung: Alle Morphin-Derivate, also auch **Codein** und **Ethylmorphin**, mit einer HO-Gruppe in Position 6 und einer Doppelbindung (C^7–C^8) im Ring C zeigen diese säurekatalysierte Umlagerung, die wahrscheinlich nach folgendem Mechanismus abläuft:

Zunächst wird das alkoholische Hydroxyl an C-6 zum Oxonium-Ion protoniert und als Wasser eliminiert. Das gebildete Allylcarbenium-Ion stabilisiert sich unter Abspaltung des Protons an C-14 und Ausbildung eines konjugierten Systems. Durch die nachfolgende Protonierung am Sauerstoff öffnet sich schließlich die Etherbrücke (C^4–C^5) zwischen den Ringen A und C. Das hierbei entstehende Carbenium-Ion spaltet die benachbarte C–C-Bindung des *N*-Methylpiperidin-Ringes unter Aromatisierung des Ringes C. Dieser Ring wird von dem dabei gebildeten Carbenium-Ion unter Bildung von *Apomorphin* elektrophil angegriffen.

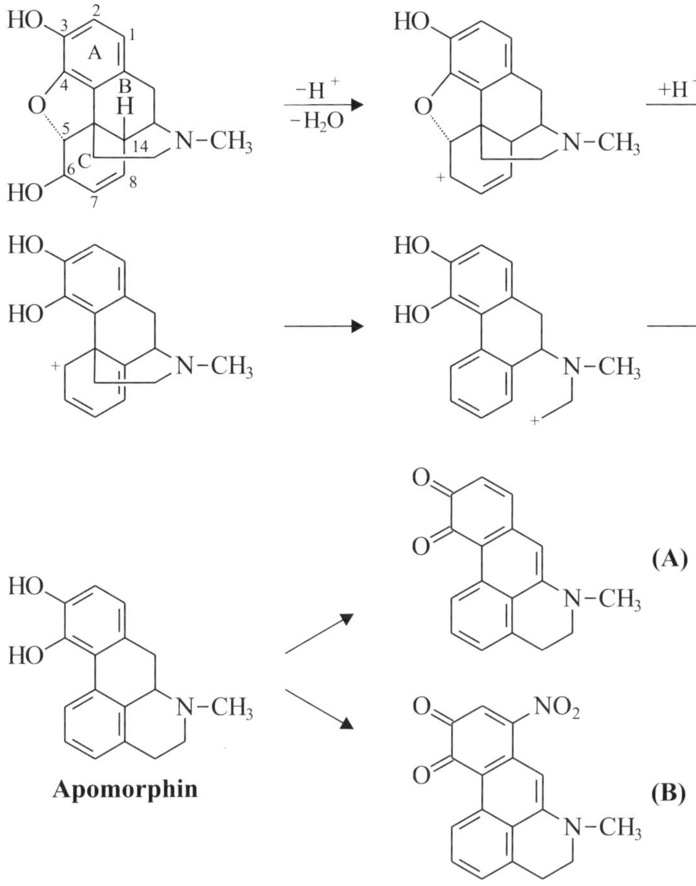

Apomorphin

(A)

(B)

Auf der Morphin-Apomorphin-Umlagerung basieren folgende Nachweisreaktionen:

- **Reaktion nach Fröhde:** Violettfärbung nach Zusatz von Schwefelsäure/Ammoniummolybdat unter Bildung des Chinons der Formel (A).
- **Reaktion nach Erdmann-Husemann:** Rotfärbung beim Versetzen mit Nitriersäure (H_2SO_4/HNO_3) unter Bildung des Nitrochinons der Formel (B).
- **Reaktion nach Mandelin:** Mit Schwefelsäure/Ammoniumvanadat entsteht das Chinon (A).
- **Reaktion nach Pellagri:** Beim Behandeln von Morphin-Derivaten mit Schwefelsäure und anschließend mit Iod färbt sich die organische Phase beim Ausschütteln mit Ether *rot*, während die wässrige Schicht *grün* gefärbt ist. Diese unterschiedliche Färbung in verschiedenen Lösungsmitteln beruht auf einer *Solvatochromie* des Chinons (A). Die Pellagri-Reaktion wird vom Arzneibuch auch als Identitätsprüfung für **Apomorphinhydrochlorid** vorgeschrieben.

• Nitrazepam

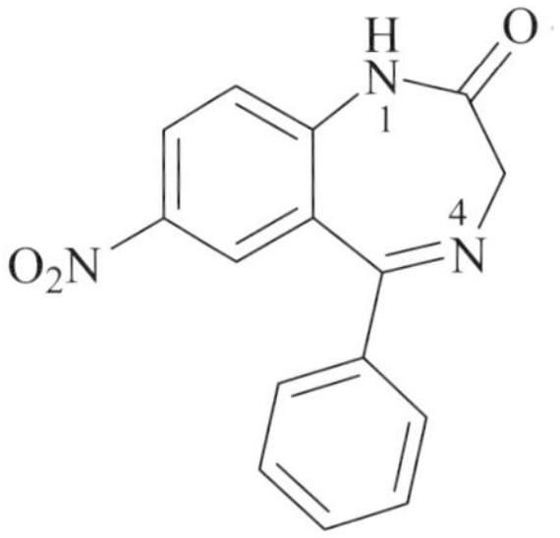

Nitrazepam ist ein *gelbes* Pulver, das unlöslich in Wasser und schwer löslich in Ethanol ist. Das Arzneibuch ließ früher die Schmelztemperatur (Fp: 224–226 °C) bestimmen und das UV- (λ_{max}: 275 nm, 306 nm in Methanol) sowie das IR-Spektrum aufnehmen. Nach *Ph. Eur.* 9 ist nur noch das IR-Spektrum als Identitätsprüfung vorgeschrieben.

Das Molekül besitzt am N-1 eine saure (NH-acide) und am N-4 (Iminstickstoff) eine basische Funktion. Daher verändert sich das UV-Spektrum signifikant bei Zugabe von Säure oder Lauge. Beispielsweise zeigt das UV-Spektrum in alkalischer Lösung im Vergleich zum Spektrum in neutraler Lösung eine bathochrome Verschiebung (Verschiebung des Absorptionsmaximums zu höheren Wellenlängen) [vgl. **MC-Frage Nr. 874**].

Der amphotere Charakter des Moleküls kann auch für unterschiedliche Verfahren zur Gehaltsbestimmung des Wirkstoffes genutzt werden. Bei der wasserfreien Titration mit Perchlorsäure-Maßlösung wird das Stickstoffatom N-4 protoniert und bei der Bestimmung mit Tetrabutylammoniumhydroxid-Maßlösung wird der Amidstickstoff N-1 deprotoniert.

Beim Behandeln der Substanz in der Siedehitze mit Salzsäure entsteht ein Aminonitrobenzophenon-Derivat, das eine positive Nachweisreaktion auf primäre aromatische Amine zeigt. Alternativ dazu kann die Nitrogruppe mit Zink/Salzsäure – bei Erhalt der Benzodiazepin-Struktur – zur primären Aminogruppe reduziert werden. Das entstehende Anilin-Derivat wird anschließend diazotiert und mit 2-Naphthol gekuppelt.

Bei der sauren Hydrolyse von Nitrazepam bildet sich die Aminosäure *Glycin*, die positiv mit Ninhydrin reagiert (siehe auch ▸ Kap. 3.6.3.21).

• Paracetamol [*N*-(4-Hydroxyphenyl)acetamid]

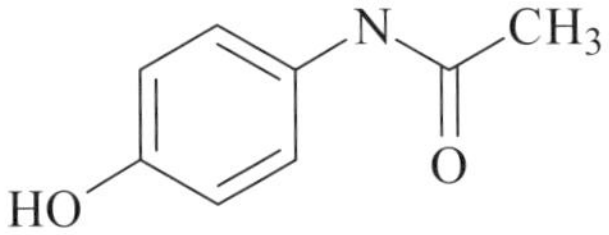

Paracetamol ist ein *weißes*, kristallines Pulver, dessen Herstellung vom 4-Nitrophenol ausgeht. 4-Nitrophenol wird durch Nitrierung von Phenol oder durch alkalische Hydrolyse von 4-Chlornitrobenzen gewonnen. Die Reduktion in saurer Lösung liefert 4-Aminophenol, das mit Acetanhydrid in Paracetamol umgewandelt wird. Parcetamol kann somit 4-Chloracetanilid ($Cl\text{-}C_6H_4\text{-}NH\text{-}CO\text{-}CH_3$) als Verunreinigung enthalten, wenn seine Herstellung von 4-Chlornitrobenzen als Startmaterial ausgeht [vgl. **MC-Fragen Nr. 781, 844**].

Zur Prüfung auf Identität lässt *Ph.Eur.* den Schmelzpunkt (Fp = 168–172 °C) bestimmen und das IR- sowie das UV-Spektrum (λ_{max} = 249 nm) in salzsaurem Methanol aufnehmen. Paracetamol zeigt als Phenol eine positive Eisen(III)-chlorid-Reaktion und als Acetanilid-Derivat eine positive Prüfung auf „*Acetyl*“ (siehe ▸ Kap. 3.6.3.8 und ▸ Kap. 3.6.4.1).

Bei der sauren Hydrolyse von Paracetamol entstehen *p-Aminophenol* und *Essigsäure*. Letztere kann mit Lanthannitrat/Iod nachgewiesen werden. *p*-Aminophenol zeigt die typischen Reaktionen eines Phenols und eines primären aromatischen Amins. So reagiert das Molekül positiv mit $FeCl_3$-Lösung und bildet mit 4-Nitrobenzoylchlorid ein kristallines 4-Nitrobenzoat, das durch seinen Schmelzpunkt (Fp = 211–218 °C) identifiziert wird.

p-Aminophenol besitzt eine Aza-analoge Hydrochinon-Struktur, die für eine oxidimetrische Bestimmung genutzt wird. *Ph.Eur.* lässt *p*-Aminophenol mit einer Ammoniumcer(IV)-sulfat-Maßlösung unter Bildung von *gelbem p*-Chinonimin titrieren. Ferroin dient als Redoxindikator.

Darüber hinaus wandelt sich das bei der salzsauren Hydrolyse gebildete ***p*-Aminophenol** in alkalischer Lösung in Gegenwart von Sauerstoff oder mit Kaliumdichromat-Lösung in einen *blauvioletten* Farbstoff um. Wahrscheinlich entsteht zunächst durch partielle Oxidation das gelbe *p*-Chinonimin, das sich mit überschüssigem 4-Aminophenol zum *blauvioletten* Indanilin umsetzt.

Indanilin

Alternativ dazu kann 4-Aminophenol in sodaalkalischer Lösung mit Natriumpentacyanonitrosylferrat(II) [Nitroprussidnatrium] als *blaugrüner* Komplex der Zusammensetzung $Na_3[Fe(CN)_5(H_2N\text{-}C_6H_4\text{-}OH)]$ nachgewiesen werden.

- **Pentoxyverincitrat**

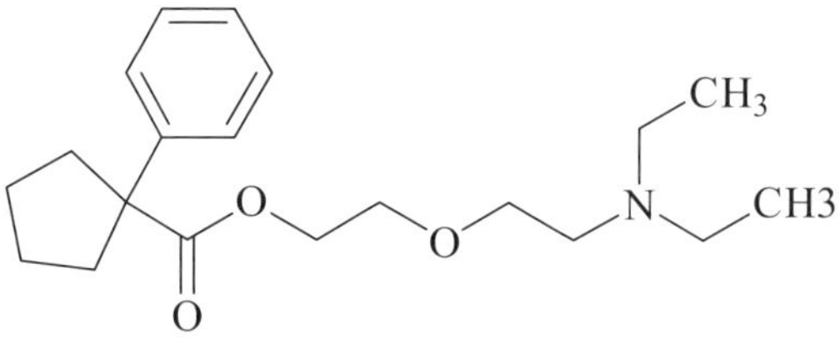

Pentoxyverin

Als Identitätsprüfung lässt *Ph. Eur.* das IR-Spektrum aufnehmen und die Identitätsreaktion auf *Citrat* durchführen (siehe ▸ Kap. 3.6.3.17). Als Hydrogencitrat reagiert eine wässrige Lösung des Arzneistoffs sauer.

Die freie Pentoxyverin-Base ist ein Öl mit einem Siedebereich von 165–170 °C (1,3 Pa). Als schwache Base wird der Gehalt der Substanz in wasserfreier Essigsäure durch Titration mit Perchlorsäure-Maßlösung gegen Kristallviolett unter Verbrauch von 1 Äquivalent Maßlösung bestimmt [vgl. **MC-Frage Nr. 900**].

- **Phenacetin [1-Acetamino-4-ethoxybenzen, 4-Ethoxyacetanilid]**

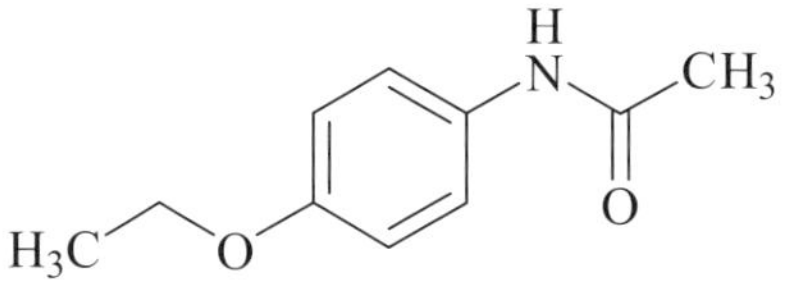

Die Substanz ist in *Ph. Eur.* 9 nicht mehr als Monographie enthalten. Neben der Ermittlung der Schmelztemperatur und der Aufnahme des IR-Spektrums können die beiden folgenden Reaktionen zur Identitätsprüfung herangezogen werden:

(a) Nitrierung: Durch *nitrosierende Nitrierung* entsteht beim Erhitzen mit verdünnter Salpetersäure ein Gemisch von etwa 83 % 4-Ethoxy-2-nitroacetanilid und 13 % 4-Ethoxy-3-nitroacetanilid, da sowohl die Position 2 als auch die Position 3 des aromatischen Rings für den elektrophilen Angriff eines NO^+-Kations hinreichend aktiviert sind. Durch Umkristallisation aus Ethanol erhält man das reine 2-Nitro-Derivat (Fp = 100–103 °C).

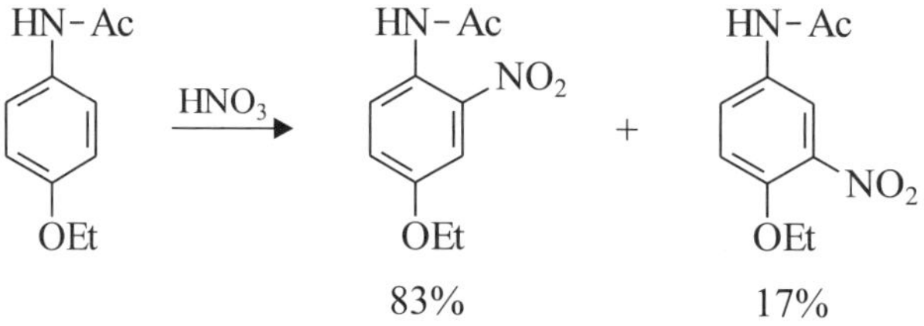

83% 17%

(b) Oxidation: Bei der sauren Hydrolyse von Phenacetin entsteht *p-Phenetidin* (4-Ethoxyanilin) [*p*-CH_3CH_2O-C_6H_4-NH_2], das anschließend aufgrund seiner Azaanalogen Hydrochinon-Struktur in schwefelsaurem Medium mit Dichromat-Lösung zu *roten* bis *violetten* Phenazin-Derivaten nachfolgender Struktur oxidiert werden kann.

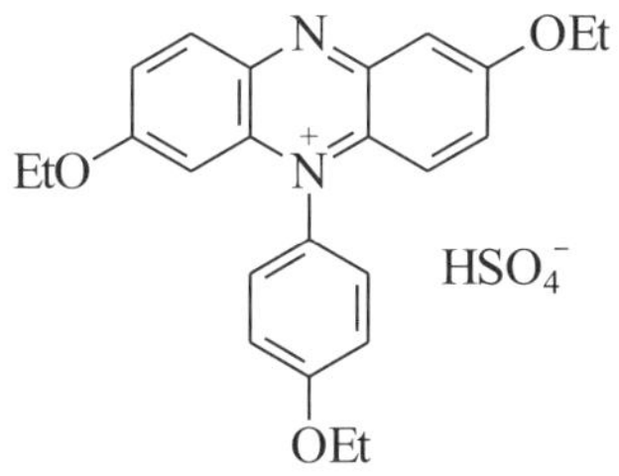

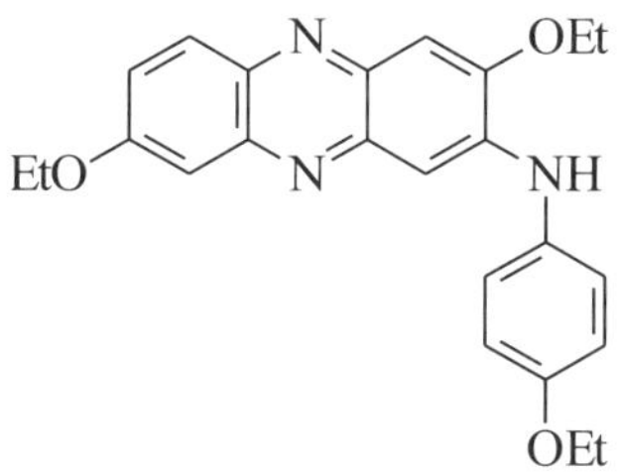

EtO N OEt N^+ HSO_4^- OEt ; EtO N OEt N NH OEt

Darüber hinaus kann *p*-Phenetidin als primäres aromatisches Amin nach Diazotierung durch Kuppeln mit 2-Naphthol nachgewiesen werden.

- **Procainhydrochlorid**

$H_2N-C_6H_4-C(=O)-O-CH_2-CH_2-N^+H(C_2H_5)_2\ Cl^-$

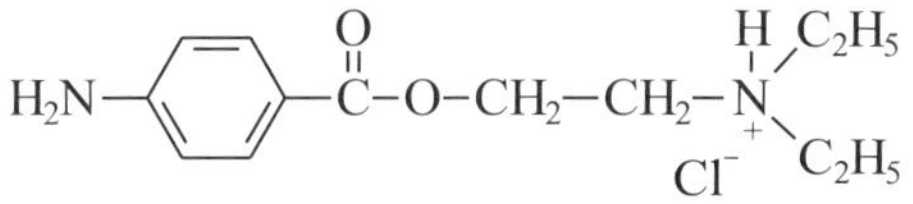

Zur Identitätsprüfung der bitter schmeckenden und wasserlöslichen Substanz lässt *Ph.Eur.* den Schmelzpunkt (Fp=154–158 °C) bestimmen und das IR-Spektrum aufnehmen.

Darüber hinaus können noch folgende Eigenschaften zur Charakterisierung von Procain und sein Salzen beitragen [vgl. **MC-Fragen Nr. 777, 778, 780, 798**]:

(a) Bestimmung als Anilin-Derivat: Die Substanz lässt sich als *primäres aromatisches Amin* mit Natriumnitrit/Salzsäure diazotieren und anschließend mit 2-Naphthol zu einem Azofarbstoff kuppeln. Die Diazotierung der Aminogruppe kann auch zur Gehaltsbestimmung des Wirkstoffes genutzt werden (siehe Ehlers, **Analytik II**, ▸ Kap. 7.2.7 „*Nitritometrie*").

Darüber hinaus kann der Wirkstoff unter Verbrauch von 4 Äquivalenten Brom und Bildung des 3,5-Dibrom-Derivates bromometrisch nach Koppeschaar titriert werden. Procainhydrochlorid lässt sich auch – nach Zusatz von Quecksilber(II)-acetat – unter Verbrauch von zwei Äquivalenten Perchlorsäure-Maßlösung im wasserfreien Milieu bestimmen. Ein Äquivalent Perchlorsäure wird für das Chlorid-Ion, ein zweites für die Protonierung der primären aromatischen Aminogruppe benötigt (siehe Ehlers, **Analytik II**, ▸ Kap. 6.3.4.11 und ▸ Kap. 7.2.5.4).

Als primäres aromatisches Amin ($Ar\text{-}NH_2$) reagiert Procain positiv mit 4-Dimethylaminobenzaldehyd (*Ehrlichs Reagenz*) und bildet ein farbiges Azomethin.

(b) Nachweis als Procain-Base: Auf Zusatz von Alkalilauge scheidet sich aus wässrigen Lösungen des Hydrochlorids die freie Procain-Base ab, die, aus Ligroin umkristallisiert, bei Fp = 50–52 °C schmilzt.

(c) Vitali-Morin-Reaktion: Die Substanz wird mit rauchender Salpetersäure versetzt und zur Trockne eingedampft. Der Rückstand wird mit Aceton/Kaliumhydroxid-Lösung behandelt. Es entwickelt sich eine *bräunlich rote* Farbe.

Die Vitali-Morin-Reaktion dient auch der Unterscheidung des **Procain** von anderen Lokalanästhetika wie **Tetracain** und **Lidocain**. Tetracain ergibt mit dem Anion des Acetons unter diesen Bedingungen eine *rotviolette*, Lidocain eine *grüne* Färbung. Zum Ablauf der Nachweisreaktion siehe ▸ Kap. 3.6.3.13.

(d) Dehydrierung und Dimerisierung: Bei der Einwirkung von Oxidationsmitteln wie Kaliumpermanganat erfolgt Dehydrierung der primären Aminogruppe und unter Dimerisierung bildet sich 4,4'-Di(2-diethylaminoethoxycarbonyl)-azobenzen.

$$2\ ROOC{-}C_6H_4{-}NH_2 \xrightarrow{(-4H)} ROOC{-}C_6H_4{-}N{=}N{-}C_6H_4{-}COOR$$

● Pyridin-Derivate

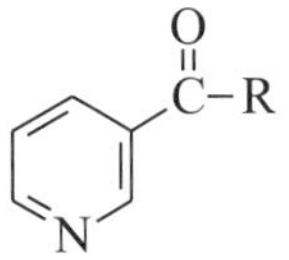

Wirkstoff	R
Nicotinsäure	OH
Nicotinamid	NH_2
Nicethamid	NEt_2

An einfachen Pyridin-Derivaten sind **Nicethamid** (Nicotinsäurediethylamid, *N,N*-Diethylpyridin-3-carboxamid), **Nicotinamid** (Pyridin-3-carboxamid) und **Nicotinsäure** (Pyridin-3-carbonsäure) als Monographien in das Arzneibuch aufgenommen worden.

Die Pyridin-2-carbonsäure trägt den Trivialnamen *Picolinsäure* und die Pyridin-4-carbonsäure wird auch *Isonicotinsäure* genannt. Ein pharmazeutisch wichtiges Derivat der Isonicotinsäure ist **Isoniazid** (Isonicotinsäurehydrazid), dessen analytische Eigenschaften im ▸ Kap. 3.6.3.14 vorgestellt wurden.

Zur Prüfung auf Identität von Nicotinsäure und seinen Amiden lässt *Ph. Eur.* den Schmelzpunkt bestimmen und das IR-Spektrum aufnehmen. Vom *Nicethamid* wird auch das UV-Spektrum (λ_{max} = 263 nm) in salzsaurer Lösung als Prüfkriterium herangezogen. Darüber hinaus lässt sich *Nicotinamid* in ein kristallines *Pikrat* überführen.

Des Weiteren können diese Wirkstoffe noch durch folgende Eigenschaften charakterisiert werden [vgl. **MC-Fragen Nr. 695, 696, 748, 785, 835, 848, 885**]:

(a) Acidobasisches Verhalten: *Nicotinsäure* ist amphoter (pK_s = 4,85; $pK_b \approx 12$). Nicotinsäure besitzt somit eine der Essigsäure vergleichbare Säurestärke und kann in Wasser mit Natriumhydroxid-Maßlösung gegen Phenolphthalein bestimmt werden. Es wird *ein* Äquivalent Lauge verbraucht. Der *farblose* Feststoff löst sich in verdünnten Alkalihydroxid- und Alkalicarbonat-Lösungen.

Nicethamid (pK_b = 10,5) und *Nicotinamid* (pK_b = 10,65) sind schwache Basen. Bei der wasserfreien Titration mit Perchlorsäure-Maßlösung in Eisessig werden jeweils *ein* Äquivalent Perchlorsäure verbraucht. Es wird das Pyridin-Stickstoffatom protoniert.

(b) Hydrolytische Spaltung: Beim Erhitzen von *Nicotinsäureamid* mit Natriumhydroxid-Lösung entsteht Ammoniak (NH_3), der an seinen Geruch erkannt wird. Bei der Verseifung von *Nicethamid* entsteht das flüchtige *Diethylamin* [$(CH_3CH_2)_2NH$], das rotes Lackmus-Papier *blau* färbt [vgl. **MC-Fragen Nr. 748, 785, 835, 885**].

(c) Reaktion nach König: Alle drei genannten Pyridin-Derivate ergeben ein positive König-Reaktion. Hierzu wird die wässrige Lösung der betreffenden Substanz mit Bromcyan-Lösung versetzt. Nach Zugabe von Anilin entsteht eine *Gelbfärbung*. Durch die Reaktion mit *Bromcyan* bildet sich zunächst 1-Cyano-pyridiniumbromid, das mit Anilin unter Aufspaltung des Pyridin-Ringes zu einem gelben Polymethinfarbstoff kondensiert. An Stelle von Anilin kann auch 4-Aminophenol eingesetzt werden.

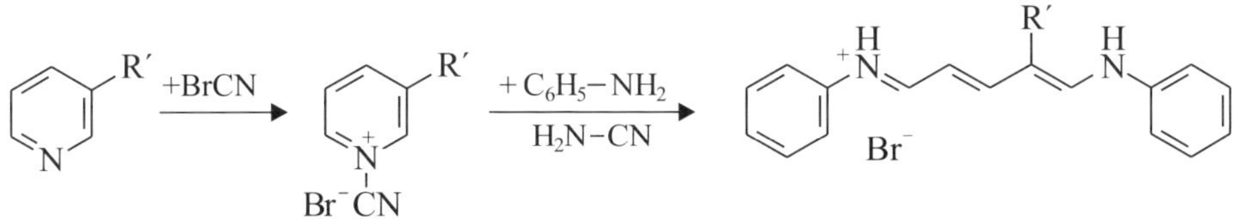

R′ +BrCN → R′ N^+ Br^- CN $+ C_6H_5{-}NH_2$ / $H_2N{-}CN$ → H ^+N R′ H N Br^-

Die König-Reaktion wird auch zur Identitätsprüfung pyridinsubstituierter Wirkstoffe wie **Chlorphenaminmaleat** und **Mepyraminmaleat** genutzt, jedoch verzichtet *Ph. Eur.* 9 – mit Ausnahme bei *Nicethamid* – auf den Nachweis der genannten Pyridin-Derivate mithilfe der König-Reaktion.

- **Saccharin/Saccharin-Natrium**

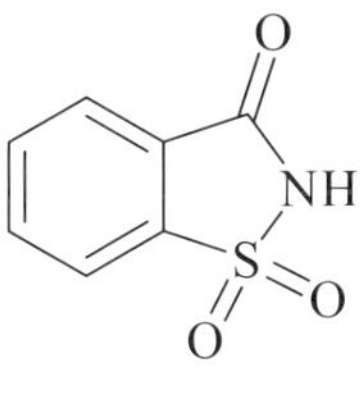

O NH S O O

Saccharin ist eine farblose Substanz, die – aus Wasser umkristallisiert – bei 226–230 °C schmilzt. Die NH-acide Verbindung löst sich unter Salzbildung in Alkalihydroxid- und Alkalicarbonat-Lösungen. Mit Natriumhydroxid-Lösung bildet sich *Saccharin-Natrium* [vgl. **MC-Frage Nr. 771**].

Zur Identitätsprüfung lässt das Arzneibuch den Schmelzpunkt bestimmen und das IR-Spektrum aufnehmen. Eine Unterscheidung von **Saccharin-Natrium** gelingt durch die Bestimmung der Sulfatasche.

Die *Alkalischmelze* von Saccharin führt zu *Salicylsäure*, die aufgrund ihrer positiven $FeCl_3$-Reaktion nachgewiesen werden kann. Darüber hinaus kondensieren Saccharin und Saccharin-Natrium mit zwei Molekülen Resorcin zu *Sulfofluorescein*, das in alkalischer Lösung *grün* fluoresziert.

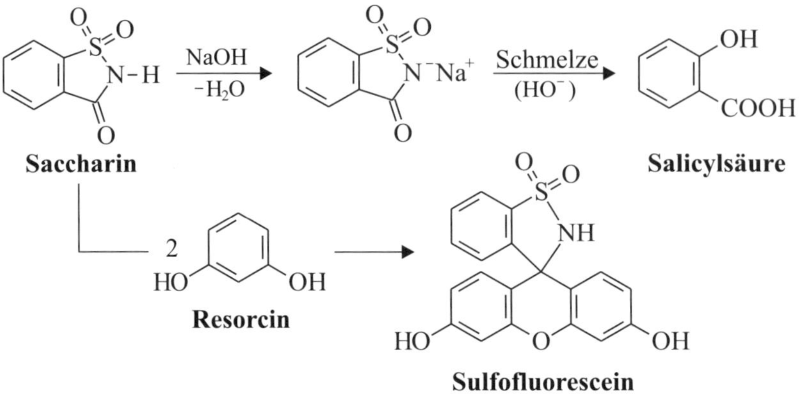

Saccharin

NaOH, $-H_2O$

Schmelze (HO^-)

Salicylsäure

2 Resorcin

Sulfofluorescein

- Sulfadimidin

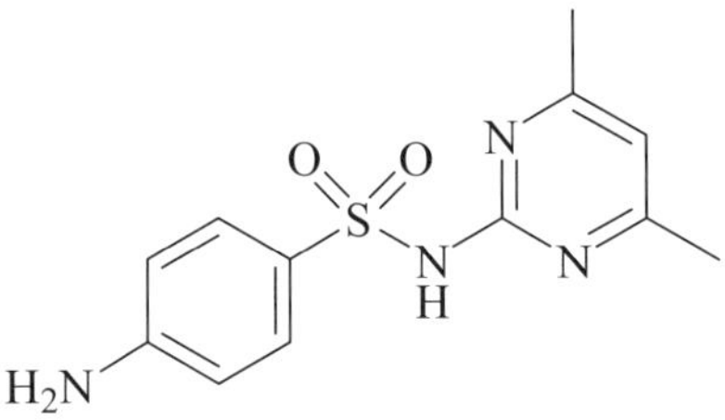

Die farblose, leicht bitter schmeckende Substanz schmilzt nach Umkristallisation aus Wasser bei 176–178 °C. Sie zeigt die Eigenschaften eines primären aromatischen Amins ($Ar\text{-}NH_2$) und kann deshalb diazotiert und mit 2-Naphthol gekuppelt werden. Auch die Umsetzung mit dem Ehrlich-Reagenz verläuft positiv [vgl. **MC-Fragen Nr. 779, 780, 898**].

Bei der thermischen Zersetzung von Sulfadimidin bei 270 °C entsteht 2-*Amino-4,6-dimethylpyrimidin*, das nach Umkristallisation aus Ethanol bei 199 °C schmilzt.

Die in der Therapie eingesetzten Sulfonamide sind Amid-Derivate der 4-Aminobenzensulfonsäure (*Sulfanilsäure*) [$H_2N\text{-}C_6H_4\text{-}SO_2\text{-}NH\text{-}\mathbf{R}$], so dass auch andere Sulfonamide wie z. B. **Sulfacetamid**, **Sulfadiazin** oder **Sulfoxazol** vergleichbare Nachweisreaktionen eingehen (siehe auch ▸ Kap. 3.6.3.24).

3.7 Prüfung auf anorganische Bestandteile

Zum Nachweis anorganischer Bestandteile in organischen Substanzen wendet das Arzneibuch eine Reihe von *Veraschungsmethoden* an. Die Verfahren zur Bestimmung der Gesamtasche, der Sulfatasche oder der salzsäureunlöslichen Asche sind ausführlich in Ehlers, **Analytik II,** ▸ Kap. 5.2.3 beschrieben. In diesem Kapitel werden auch die Methoden zur Bestimmung des *Trocknungsverlustes* sowie zur Bestimmung *unverseifbarer Anteile* diskutiert.

Anhang

Verzeichnis der Wortabkürzungen

A_E	elektrophile Addition
A_N	nucleophile Addition
A_R	radikalische Addition
AAS	Atomabsorptionsspektroskopie
Abb.	Abbildung
Abh.	Abhängigkeit
abh.	abhängig
absol.	absolut
AcO^-, Ac^-	Acetat-Ion
Ac_2O	Acetanhydrid
AES	Atomemissionsspektroskopie
aliph.	aliphatisch
alkal.	alkalisch
allg.	allgemein
ammon.	ammoniakalisch
anal.	analytisch
Anm.	Anmerkung
anorg.	anorganisch
App.	Apparatur
arith.	arithmetisch
arom.	aromatisch
ASS	Acetylsalicylsäure
asym.	asymmetrisch
Atm.	Atmosphäre
bas.	basisch
Bsp.	Beispiel
bzgl.	bezüglich
bzw.	beziehungsweise
ca.	circa
CGS	Centimeter-Gramm-Sekunden(-System)
CH	Chinon
chem.	chemisch
const.	konstant
cycl.	cyclisch
DAB	Deutsches Arzneibuch
DC	Dünnschichtchromatographie
dc	dünnschichtchromatographisch
DDTC	Diethyldithiocarbaminat
Dest.	Destillation
d. h.	das heißt
Diss.	Dissoziation
diss.	dissoziiert
disubst.	disubstituiert
DMF	Dimethylformamid
DMSO	Dimethylsulfoxid
E1	monomolekulare Eliminierung
E2	bimolekulare Eliminierung
EDTA	Ethylendiamintetraessigsäure
EG	Erfassungsgrenze
elektr.	elektrisch
ethanol.	ethanolisch
Et_2O	Diethylether
EtOH	Ethanol
evtl.	eventuell
flüss.	flüssig
gasf.	gasförmig
GC	Gaschromatographie
gc	gaschromatographisch
gem.	gemäß, geminal
gesätt.	gesättigt
GK	Gegenstandskatalog, Grenzkonzentration
Gl.	Gleichung
Hal^-	Halogenid-Ion
HAc	Essigsäure
HAm	Ameisensäure
HCH	Hydrochinon
HDDTC	Diethyldithiocarbaminsäure
HOAc	Essigsäure
INH	Isonicotinsäurehydrazid
IR	Infraroter Spektralbereich

Kap.	Kapitel
Kat.	Katalysator
kat.	katalysiert
Komm.	Kommentar
konj.	konjugiert
konst.	konstant
Konz.	Konzentration
konz.	konzentriert
krist.	kristallisiert
LC	Flüssigchromatographie (liquid chromatography)
lösl.	löslich
Lp.	Löslichkeitsprodukt
max.	maximal
MC	Multiple choice
methanol.	methanolisch
Min.	Minute
monosubst.	monosubstituiert
MTB	Methylbenzthiazolon-hydrazon
NaOAc	Natriumacetat
nasc.	nascierend
Nd.	Niederschlag
neg.	negativ
o. a.	oben angeführt
OPA	ortho-Phthalaldehyd
org.	organisch
Ox.	Oxidation, Oxinat
ox.	oxidiert
p. a.	pro analysi
PC	Papierchromatographie
pc	papierchromatographisch
PDTC	Pyrrolidinodithiocarbaminat
pharm.	pharmazeutisch
PHB	para-Hydroxybenzoesäure
Ph. Eur.	Europäisches Arzneibuch
phys.	physikalisch
PITC	Phenylisothiocyanat
pos.	positiv
prim.	primär
proz.	prozentig
PSE	Periodensystem der Elemente
qual.	qualitativ
quan.	quantitativ
rac.	racemisch
RaNi	Raney-Nickel
Red.	Reduktion
red.	reduziert
rel.	relativ
RT	Raumtemperatur
S.	Seite
s.	siehe
S_E	elektrophile Substitution
S_N1	monomolekulare nucleophile Substitution
S_N2	bimolekulare nucleophile Substitution
S_Ni	innere nucleophile Substitution
S_R	radikalische Substitution
SA	Sodaauszug
s. a.	siehe auch
Schmp.	Schmelzpunkt
Sdp.	Siedepunkt
Sek.	Sekunde
sek.	sekundär
SI	System International
spez.	spezifisch
sog.	so genannt
Std.	Stunde
s. u.	siehe unten
subst.	substituiert
swl.	schwer löslich
sym.	symmetrisch
Tab.	Tabelle
Temp.	Temperatur
tert.	tertiär
TF	Triphenylformazan
Tr.	Tropfen
TTC	Triphenyltetrazoliumchlorid

Uml.	Umlagerung
unabh.	unabhängig
undiss.	undissoziiert
unlösl.	unlöslich
unspez.	unspezifisch
unsubst.	unsubstituiert
US	Ursubstanz
usw.	und so weiter
UV	Ultravioletter Spektralbereich
Vak.	Vakuum
Verd.	Verdünnung
verd.	verdünnt
vic.	vicinal
Vis	sichtbarer Spektralbereich
Vol	Volumen
wässr.	wässrig
WHO	Weltgesundheitsorganisation
Zers.	Zersetzung
z. B.	zum Beispiel
z. T.	zum Teil

Verzeichnis der Zeichen und Symbole

[ ]	Kennzeichnung von Komplexverbindungen, Kennzeichnung der Konzentration in Gleichungen des Massenwirkungsgesetzes, Kennzeichnung der Dimension
$\rightarrow$	Zeichen für eine einseitig verlaufende Reaktion
$\rightleftharpoons$	Zeichen für umkehrbare Reaktionen (Gleichgewichte)
Δ	Erhitzen der Reaktanden
$\downarrow$	Zeichen für die Bildung eines schwer löslichen Niederschlags
$\uparrow$	Zeichen für die Bildung eines Gases
(I), (II),...	Zeichen für die Wertigkeit eines Ions (einwertig, zweiwertig,...)
%	Prozent
a	Aktivität
A	Absorption, Addition
aq	aquo, Wassermolekül
at	Atmosphäre
Alk	Alkylrest
Ar	Arylrest
c	Konzentration
C	Elementsymbol Kohlenstoff
C-2	C-Atom, nummeriert (etwa Kohlenstoffatom 2 der Glucose)
5-C	Anzahl der C-Atome
°C	Grad Celsius
cm	Zentimeter
d_{20}^{20}, d_{4}^{20}	Dichte bei 20 °C, bezogen auf Wasser bei 20 °C (4 °C)
dm	Dezimeter
e^-	Elektron, negative Elementarladung
E	Energie, Potential, Eliminierung
E^o	Normalpotential
Et	Ethylrest
F	Elementsymbol Fluor, Faktor
Fp	Schmelzpunkt
g	Gramm
h	Stunde
H	Elementsymbol Wasserstoff, Enthalpie
HA	allgemeines Symbol für Säure

Het	Heterocyclus
HX	Halogenwasserstoffsäure
I	Induktiver Effekt, Elementsymbol Iod
J	Joule
k	Proportionalitätsfaktor
K	Konstante, Elementsymbol Kalium, Kelvin
K_a, K_s	Säurekonstante
K_b	Basenkonstante
K_L	Löslichkeitsprodukt
kg	Kilogramm
kJ	Kilojoule
Kp	Siedepunkt
kPa	Kilopascal
l	Länge, Liter
L	Löslichkeitsprodukt, Liter
log (lg)	dekadischer Logarithmus
ln	natürlicher Logarithmus
m	Meter, Masse, meta
M	Mesomerieeffekt
M_r	relative Atommasse (Molmasse)
M^o	neutrales Molekül
M^+	Molekülkation
M^-	Molekülanion
Me	allgemeines Symbol Metall, Methylrest
Me^+	Metallkation
mg	Milligramm
min	Minute
ml	Milliliter
mL	Milliliter
mm	Millimeter
mPa	Millipascal
mPas	Millipascalsekunde
mol	Mol (molar)
n	Anzahl der übertragenen Elektronen, geradkettig
N	Elementsymbol Stickstoff, Anzahl der Teilchen (Atome)
nm	Nanometer
o	ortho
O	Elementsymbol Sauerstoff

p	para, Druck
P	Elementsymbol Phosphor
Pa	Pascal
pD	Empfindlichkeitsexponent
pH	Wasserstoffionenexponent (negativer dekadischer Logarithmus der Wasserstoffionenaktivität)
Ph	Phenylrest
pK	Gleichgewichtsexponent
pK_a, pK_s	Säureexponent
pK_b	Basenexponent
pK_L	Löslichkeitsexponent
ppm	parts per million
R	Reagenz des Arzneibuchs, organischer Rest (über C gebunden)
RO^-	Alkoholat-Ion
s	Sekunde
S	Elementsymbol Schwefel, Substitution
t	Temperatur in Grad Celsius, Zeit
T	absolute Temperatur in Kelvin
V	Elementsymbol Vanadin, Volumen
α	Drehwinkel, Nachbarposition zu einer funktionellen Gruppe
ε	Absorptionskoeffizient, Dieletrizitätszahl
ρ	Dichte
ρ_t	Dichte bei t Grad Celsius
λ	Wellenlänge
λ_{max}	Wellenlänge des Absorptionsmaximums
υ	Frequenz
µg	Mikrogramm
µm	Mikrometer
η	Viskosität

Sachregister

A
Abkühlungskurve 176
Acetalaldehyd, Bildung 264
Acetaldehyd 267; *s. a.* Ethanal
– Bestimmung 264
– Bildung 23, 64–65, 104, 226, 234–235, 238, 263, 299–300, 335
– Freisetzung 264
– Halogenierung 257
– Nachweis 234, 299–300
– Oligomere 264
– Reaktionen 69, 236, 261, 300, 329–330
Acetaldoxim, Bildung 264
Acetale, Hydrolyse 220
Acetamid
– Bestimmung 321
– Bildung 96
1-Acetamino-4-ethoxybenzen 350
Acetanhydrid 232, 244, 247, 275, 344
– Reaktionen 298
Acetanilid, Reaktionen 230
Acetat 41
– Bestimmung 321
– Bildung 65, 236, 257, 266
– Entfernung 113
– Identitätsprüfung 294
– Nachweis 10, 94, 293–294
Acetat-Ion
– Entfernung 113
– Identitätsprüfung 295
– Nachweis 293
Acetazolamid 322
– Hydrolyse 332
– Identitätsprüfung 213, 332
– pK_s-Wert 332
Acetessigsäureethylester 242
Acetohydroxamsäure, Nachweis 242
Aceton 266
– Bildung 231, 236, 258, 267, 295, 297, 332
– Bromierung 215, 298
– Carbanionbildung 77, 266–267, 272–273
– Eigenschaften 266
– Halogenierung 257–258
– Identitätsprüfung 266
– Iodierung 266
– Reaktionen 77, 236, 265–267, 296
– Siedepunkt 183, 266
– UV-Spektrum 254
Aceton-2,4-dinitrophenylhydrazon 266
Acetondicarbonsäure
– Bildung 221, 267, 297
– Decarboxylierung 267, 297–298
– Nachweis 298
– Quecksilbersalze 298
2-(Acetoxy)benzoesäure 332
Acetyl
– Identitätsprüfung 295
– Prüfung auf 321, 349
Acetylaceton 219, 234, 261, 344; *s. a.* Pentan-2,4-dion
– Nachweis 242
– Reaktionen 261, 329
N-Acetylaminosäuren 313
Acetylchlorid 232, 275, 292
Acetylcitronensäure-γ-anhydrid 299
Acetylcystein 322
Acetyl-Derivate, Hydrolyse 321
Acetylen, Hydratisierung 226
Acetylgruppe
– Bestimmung 311, 321–322
– Nachweis 332
Acetylide
– Bildung 226
– Fällung 226
Acetylierung 275
N-Acetyl-L-cystein 315
Acetylsalicylsäure 322, 336
– Acetylnachweis 296
– Identitätsprüfung 332
– pK_s-Wert 332
– Verseifung 332
Acetyltryptophan 313, 322
Acetyltyrosin 313, 322
Acidität, von Carbonsäuren 292
Aconitsäure 299
– Bildung 297
– Dehydratisierung 297
Aconitsäureanhydrid
– Bildung 297
– Decarboxylierung 297
Acrolein 234, 267
– Bildung 239
– Eigenschaften 239
– Nachweis 239
N-Acylaminosäuren, Bildung 316
Acylierung
– von Aminen 275
– von Aminosäuren 316
– primäre aromatische Amine 319
– von Sulfonamiden 319
Acylierungsmittel 293
9-Acylxanthene 307
Adamantol 277
Adenin, Acylierung 275
Adhäsionskräfte 208
Adrenalin 241, 281; *s. a.* Epinephrin
– Identitätsprüfung 279, 338
– Oxidation 222, 280
– Reinheitsprüfung 279
Adrenochrom-Reaktion 280
Adsorptionsindikator 218
Aether 250
AgBr 47
AgF 37
Aggregatzustandsänderungen 175
$AgNO_3$ 26
Aktivkohlen 29

Alanin 311
– Desaminierung 316
Alaune 150
– Eigenschaften 150
Aldehyde 253
– aliphatische 254
– aromatische 36, 221, 236, 254
– – Reaktionen 236, 278, 319, 340
– Bildung 215, 220–221, 228, 231, 312
– Derivatisierung 255
– IR-Spektrum 254
– Nachweis 117, 128, 253
– Oxidation 45, 128, 221, 253
– Reaktionen 69, 254, 259, 276, 319
Alizarin S 42, 151–152, 215–216
Alizarinsulfonsäure 217–218
Alkaliborate 91
Alkalicarbonatauszug 22
Alkalicarbonate 90
Alkalicarbonatschmelze 215
Alkalichloride, Löslichkeit 163
Alkalicyanide 50
– Reaktionen 71
Alkalielemente, Flammenfärbung 6
Alkalihexacyanoferrate 93
Alkalihydrogensulfate, Reaktionen 24
Alkalihydrogensulfite 68
Alkalihydroxide, Fällungsreaktionen 12
Alkalimesilate 318
Alkalinitrate, Zerfall 75
Alkalioxalate, Löslichkeit 301
Alkaliphosphate, Löslichkeit 82
Alkalischmelze 215
– oxidative 319
Alkalisilicate 88
Alkalisulfate 27, 150
Alkalisulfide 71
Alkalisulfite, Löslichkeit 68
Alkalisulfonate 317
Alkalixanthogenate 233
Alkaloide 323
– Identitätsprüfung 344
– Nachweis 125, 259
– Prüfung auf 322
Alkanhydrogensulfide 250
Alkansulfonsäuren, Eigenschaften 317
Alkanthiole 250
Alkene
– Additionsreaktionen 223
– Bildung 227, 277
– Bishydroxylierung 222–223
– Bromaddition 224
– Epoxidation 225
– Hydrierung 226
– Nachweis 223
– Oxidation 221–222
– Ozonisierung 223
– Ozonolyse 225
– Reaktionen 223
Alkine
– Hydratisierung 226
– Nachweis 226
– Oxidation 221, 226
– Reaktionen 226
Alkohole 231
– Bestimmung 232
– Bildung 215, 220, 227, 277
– Destillationsbereich 178
– Esterbildung 232
– Etherbildung 233
– mehrwertige 237
– – Nachweis 237
– Nachweis 231
– Oxidation 231
– primäre 231
– – Nachweis 231
– – Oxidation 221
– Reaktionen 231
– sekundäre 231
– – Nachweis 231
– – Oxidation 221
– Siedepunkte 231
– tertiäre 231
– – Nachweis 231, 233
– ungesättigte 331
– Urethanbildung 233
– Wasserlöslichkeit 231
– Wasserstoffbrücken 231
– Xanthogenatbildung 233
Alkoholmeter 206
Alkoxyborsäuren, Bildung 92
Alkylamine, Basizität 274
Alkylbromide, Bildung 249
Alkylchloride, Bildung 231, 233
Alkylcyanide, Eigenschaften 307
Alkyldiazonium-Ion 277
Alkylfluoride 216
Alkylhalogenide 227
– Bildung 220
– geminale 228
– Hydrolyse 215, 220
– Nachweis 227
Alkylierung, von Aminen 276
Alkyliodide, Bildung 249
S-Alkylisothiuroniumhalogenide 228
S-Alkylisothiuroniumpikrate 233, 249
N-Alkylmurexide 326
S-Alkylthiuroniumpikrate, Bildung 228
Alloxan 327
Allylalkohol 331
Allylamin 331
Allylharnstoff 331
Allylsulfid 331
Alterung
– Calciumcarbonat 159
– Niederschläge 150, 153
Aluminium
– Grenzprüfung 152
– Identitätsprüfung 149–150
– Nachweis 149–150
– Passivierung 17
– Reaktionen 75
– Schutzschicht 17
Aluminiumfluorid 41
Aluminiumhydroxid 95, 104, 212, 305
– Alterung 150
– Fällung 13, 23, 25, 104, 106–107, 150

– Löslichkeit 149
– Löslichkeitsprodukt 105
Aluminium-Ion
– Hydratisierung 150
– Nachweis 149–150
Aluminiumkaliumsulfat 150
Aluminiumkomplexe 150–151
Aluminiumnitrat 20
Aluminiumoxid
– Aufschluss 24–25, 150
– Löslichkeit 21
Aluminiumoxinat, Fällung 152
Aluminiumphosphat 151
Aluminiumsalze
– Nachweis 103
– schwer lösliche 151
Aluminiumsilicate, Aufschluss 25–26
Aluminium(III)-sulfat 150
Aluminiumsulfid, Hydrolyse 151
Alumosilicate 88
Amalgambildung 118
Amalgame, Bildung 118
Amantadin, Identitätsprüfung 275, 277
Ameisensäure 292
– Bildung 229, 238
– Eigenschaften 291
– Oxidation 39, 254
– phenyloge 265
Amfetamin, Benzoylierung 275
Amide; *s. a.* Carbonsäureamide
– Hydrolyse 220
– Verseifung 307
– vinyloge 329
Amidosulfonsäure 76, 80
Aminale, Bildung 256, 278
Amine
– Acylierung 275
– aliphatische 168, 274
– Alkylierung 276
– aromatische 79, 221, 274
– – Azokupplung 79
– – Nachweis 286
– – Reaktionen 79
– Arylierung 276
– Basizität 274
– Bildung 220, 290, 307
– Kondensationsreaktionen 276
– Löslichkeit 274
– Nachweis 274
– Oxidation 221
– primäre 79, 274
– – Bildung 307
– – Diazotierung 79
– – Eigenschaften 312
– – Nachweis 279
– – Reaktionen 278, 281, 306, 315
– – Sulfonierung 275
– primäre aliphatische, Diazotierung 277, 354
– primäre aromatische 274, 286, 334, 351
– – Acylierung 319
– – Bildung 283, 290
– – Diazotierung 276, 290, 335, 351, 354
– – Identitätsprüfung 287, 348
– – Nachweis 279, 281
– Salzbildung 274
– sekundäre 274
– – Nitrosierung 277
– – Reaktionen 278–279, 306
– – Sulfonierung 276
– Struktur 274
– Sulfonierung 275
– tertiäre 274, 277
– – Methylierung 276
– – Salzbildung 276
– Trennung 275
– Wasserstoffbrückenbindung 274
Aminhydrochloride 276
2-Amino-1,3-indandion 313
4-Amino-2,3-dimethyl-1-phenyl-3-pyrazolin-5-on 242
(2S)-2-Amino-3-methyl-3-sulfanylbutansäure 253
(2R)-2-Amino-3-sulfanylpropansäure 253
2-Amino-4,6-dimethylpyrimidin 354
2-Amino-5-chlor-benzensulfonamid 288
1-Aminoadamantan; *s. a.* Amantadin
– Acetylierung 275
Aminoalkohole 240
α-Aminoalkohole, primäre 237
4-Aminoantipyrin 242, 331
o-Aminobenzalphenylhydrazon 79
p-Aminobenzensulfonamid, Nachweis 282
p-Aminobenzensulfonsäure 319
p-Aminobenzoesäureester, Nachweis 281–282
4-Aminobenzoesäureethylester 264, 334
p-Aminobenzoesäureethylester, Umesterung 308
2-Aminobenzophenon-Derivate 281, 288
Aminocarbonsäuren, Nachweis 311
α-Aminocarbonsäuren 311
Aminodicarbonsäuren 311, 316
Aminomethylalizarindiessigsäure 44
1-Amino-naphtalin-4-sulfonsäure 79
4-Aminonbenzensulfonsäure 354
Aminophenol 221, 253
– Oxidation 222
4-Aminophenol
– Acetylierung 349
– Bildung 349
– Reaktionen 353
p-Aminophenol; *s. a.* 4-Aminophenol
– Bestimmung 349
– Bildung 349
– Oxidation 349

Aminopyrazolon 242, 246, 330–331
p-Aminosalicylsäure, Nachweis 282
p-Aminosalicylsäure-Derivate, Nachweis 281
α-Aminosäure 311
– Identifizierung 312
β-Aminosäure 311
γ-Aminosäure 311
Aminosäuren; *s. a.* Aminocarbonsäuren
– N-acetylierte 322
– Acylierung 316
– Ampholytcharakter 312
– basische 311, 316
– Bestimmung 315–316
– Bildung 316
– Chiralität 311
– Derivatisierung 317
– Löslichkeit 312
– Nachweis 240, 311
– Oxidation 263, 312
– proteinogene 312
– Reaktionen 315–316
– Salzbildung 312
– saure 311, 316
– spezifische Drehung 316
– Trennung 317
Aminosäurenanalyse 316
Aminosäurenzusammensetzung 316
Amminkomplexe
– Bildung 12–13, 107
– Farbe 12
Ammoniak
– Bildung 10, 16, 22, 27, 31, 75, 78, 167, 170, 212, 220, 263, 307, 320, 353
– Eigenschaften 35
– Identitätsprüfung 35
– pK_b-Wert 35, 168, 344
– Reaktionen 12–13, 35, 234, 292, 306, 326, 329
Ammoniumacetat 103
– Bildung 96
Ammoniumarsenat 84
Ammoniumcarbonat 90
– Reaktionen 108
– Zersetzung 167
Ammoniumcarbonat-Gruppe 95, 108
Ammoniumcer(IV)-sulfat, Maßlösung 349
Ammoniumchloride 276
– Bildung 35, 167
– quartäre 168
– Schmelzdiagramm 197
– Sublimation 194
– wässrige Lösung 197
– Zersetzung 167
Ammoniumdichromat, Zersetzung 167–168
Ammoniumdihydrogenphosphat 82
– Zersetzung 167
Ammoniumdisulfat 167
Ammoniumdodekamolybdatoarsenat 84, 87
Ammoniumdodekamolybdatophosphat 83
– Fällung 89
Ammoniumhexachloroplatinat(IV) 169
Ammoniumhydrogensulfat 167
Ammoniumhydrogentartrat 304
Ammoniumiodide, quartäre 276
Ammonium-Ion 95
– Bildung 103, 258, 344
– Grenzprüfung 169
– Identitätsprüfung 167
– Nachweis 111, 167
– Reaktionen 169
Ammoniummanganphosphat 148
Ammoniummesilat 318
Ammoniummolybdat 84
Ammoniummolybdatoarsenat 134
Ammoniumnatriumhexanitro cobaltat(III) 168–169
Ammoniumnitrat, Zersetzung 167–168
Ammoniumnitrit
– Bildung 81
– Komproportionierung 167
– Zerfall 81
– Zersetzung 167
Ammoniumperoxodisulfat 149
– Reaktionen 114
Ammoniumpolysulfid 94
Ammoniumpyrrolidincarbodithioat 124
Ammoniumpyrrolidindithiocarbaminat 124
Ammoniumsalze 95
– Flüchtigkeit 167
– Identitätsprüfung 167
– Nachweis 111, 167
– schwer lösliche 168, 274
– Thermolyse 167
– Zersetzung 10, 167
Ammoniumsulfamat 287
Ammoniumsulfat 51
– Bildung 27
– Zersetzung 167
Ammoniumsulfid 71
– Reaktionen 103
Ammoniumsulfid-Gruppe 95, 103
Ammoniumtetraphenylborat 169
Amylalkohole 178
Amylose 31
Analyse
– Elemente 211
– funktioneller Gruppen 220
Analysenergebnis, Abweichungen 5
Analysenmethode 33
Analysensubstanz, Löseprozess 21
Analyseverfahren
– Dokumentation 3
– Genauigkeit 5
– Grundbegriffe 3
– Präzision 5
– Richtigkeit 3, 5
– Robustheit 5
– Selektivität 3–4
– Spezifität 3
– Validierung 3
Anethol, Oxidation 224

Anhydride
– Hydrolyse 220
– Reaktionen 293
Anhydrit 159–160
Anilide, Bildung 318
Anilin
– Acylierung 293
– Basizität 274
– Reaktionen 230, 264, 279, 292, 318, 353
Anionen
– Analyse 36
– Entfernung 112
– Gruppenreaktionen 36–37
– Nachweis 36, 41, 93
– störende 112
– Vorproben 5, 37
Anionennachweis
– Reihenfolge 93
– Störungen 94
Anionentrennungsgänge 40
Anisol 245
– Nachweis 245
Anissäure 224
Anteile, unverseifbare 354
Anthranilsäure, Azokupplung 288
Anthranilsäure-Derivate 283, 339
Antimon
– Abscheidung 102
– Bildung 12
– Identitätsprüfung 134
– Nachweis 134
– Oxidationsstufen 134
Antimon(III)-hydroxid 134; *s. a.* Antimonige Säure
– Fällung 13
Antimon-Ion, Nachweis 134
Antimon(III)-Komplexe 137
Antimon(III)-oxid, Löslichkeit 21
Antimon(III)-oxidchlorid 135
Antimonspiegel 12, 131
Antimon(III)-sulfid 94
– Bildung 136
– Fällung 99, 135
– Löslichkeit 21
– pK_L-Wert 95
Antimon(V)-sulfid 94, 102
– Fällung 99, 101, 136
– Löslichkeit 21
– Reduktion 136
Antimonsulfide, Fällung 23
Antimonverbindungen, Nachweis 11
Antimon(III)-Verbindungen
– Nachweis 98, 135
– Oxidation 17
– Reduktion 135
Antimon(V)-Verbindungen
– Bildung 17
– Nachweis 98, 136
– Reduktion 72
– schwer lösliche 136
Antimonwasserstoff; *s. a.* Stibin
– Bildung 11
– Zersetzung 135
Antimonylchlorid, Hydrolyse 135
Antimonylverbindungen, Bildung 134
Antipyrin 80
Apomorphin 259
– Bildung 337, 346
Apomorphinhydrochlorid, Identitätsprüfung 347
Aräometer 201, 203, 205
Arensulfonamide 319
Arginin 316
– Nachweis 343
Arnow-Reaktion 280
Aromaten
– aktivierte 286
– desaktivierte 287
– Nachweis 227
– Nitrierung 227, 272
– Reaktionen 227
– Sulfochlorierung 227
Arsen
– Bildung 12, 84–86, 131
– Fällung 131
– Grenzprüfung 85
– Löslichkeit 12
– Nachweis 130
– Oxidation 12
– Oxidationsstufen 130
– Sublimation 130
Arsenate 23
– Bildung 12, 87, 102, 132–133
– Eigenschaften 130
– Nachweis 84
– Reduktion 38, 84–86, 132–133
Arsenat-Ion
– Identitätsprüfung 84
– Nachweis 84
Arsen(III)-chlorid
– Eigenschaften 130
– Flüchtigkeit 18
Arsengemische, Trennung 87
Arsenige Säure
– Bildung 12, 131, 133
– Eigenschaften 130
– Herstelllung 130
Arsenite 23, 130
– Bildung 12, 84, 86, 130, 132–133
– Nachweis 84
– Oxidation 39, 87, 132
– Reduktion 85, 133
Arsenit-Ion 84
Arsen(III)-oxid 194
– Flüchtigkeit 130
– Hydrolyse 130
– Löslichkeit 21, 130
– Reaktionen 294
– Sublimation 194
– Urtiter 132
Arsenoxide, Zersetzung 10
Arsensäure, Bildung 130, 134
Arsenspiegel 12, 84–86, 131
Arsen(III)-sulfid 84, 94
– Bildung 133
– Fällung 88, 99, 133
– Flüchtigkeit 130
– Hydrolyse 132
– Löslichkeit 21
– Oxidation 133
– pK_L-Wert 95
– Zersetzung 10
Arsen(V)-sulfid 84, 94
– Bildung 134
– Fällung 99, 101, 133

- Löslichkeit 21, 102
- pK_L-Wert 95
Arsensulfide, Fällung 23
Arsenverbindungen
- Flüchtigkeit 130
- Nachweis 11, 130
- Reduktion 130–131
- schwer lösliche 84
- Zersetzung 10
Arsen(III)-Verbindungen
- Bildung 131
- Nachweis 98, 132
- Oxidation 17, 130–131
- Reduktion 86
- schwer lösliche 132
Arsen(V)-Verbindungen
- Bildung 17
- Nachweis 98, 133
- Reduktion 72, 84, 131, 133
- schwer lösliche 133
Arsenwasserstoff 11
- Bildung 11, 85–86, 130
- Reaktionen 131
Arsen-Zinn-Gruppe 94, 99, 101
Arsin 85
- Bildung 11, 86, 130–131
- Zersetzung 12
Arylamine
- Basizität 274
- Nachweis 290
N-Arylbenzhydroxamsäure 289
Arylbenzoate 244
Aryldiazonium-Ion, Bildung 244, 276
Aryldiazoniumsalze
- Bildung 281
- Reaktionen 281, 291
Arylhalogenide 215, 228
- Dehalogenierung 220, 228
- Schmelze 220
Arylhydroxylamin-Derivate 289
Arylhydroxylamine, Bildung 227
Arylierung, von Aminen 276
Arylnitroso-Derivate 280
Aryloxyessigsäuren 245
Arylsulfochloride, Bildung 227
Arylsulfonamide, Bildung 227
Arzneibuch
- Grenzprüfungen 321
- Identitätsprüfungen 321
- Prüfungen 170
Arzneistoffe, Nachweisreaktionen 332
Asche 171
- salzsäureunlösliche 354
Ascorbinsäure 253–254
- Acidität 333
- B estimmung 333
- Eigenschaften 333
- Identitätsprüfung 333
- Löslichkeit 333
- Normalpotential 334
- Oxidation 221, 333
- pK_s-Werte 333
Asparaginsäure 316
Aspartam, Identitätsprüfung 308
Aspartinsäure 316
Atome 6
Atomisierung 6
Atropin 310
- Identitätsprüfung 310
Atropinsulfat 322
Ätzprobe 15, 42
Auflöseprozess 20
Aufschluss 23
- mit Alkalihydrogensulfaten 24
- basischer 25
- von Bleisulfat 27
- mit Disulfaten 24
- Freiberger- 24, 27, 138
- Kjeldahl 27
- mit Pyrosulfaten 24
- saurer 24
- Schöniger- 216
- schwer löslicher Rückstände 24
- von Silicaten 89
- Soda-Pottasche 25
Autoxidation 321
Azathioprin, Reduktion 290
Azeotrope 182, 205
- Zusammensetzung 183
Azeotropzusammensetzung 182
Azide 80
Azine, Bildung 36, 255, 283
Azlactone, Bildung 314
Azofarbstoffe, Bildung 76, 79, 244, 281, 286–287, 292, 319, 334, 339, 345, 351
Azokupplung 79, 244, 276, 281, 286, 348, 351
Azomethine
- Bildung 256, 278, 281, 313, 334
- Hydrolyse 220
Azoverbindungen; *s. a.* Azofarbstoffe
- Bildung 281, 286

B

Ba_3 163
Baeyer-Probe 223
Baljet-Reaktion 271
Barbiturate
- alkenylsubstitutierte 324
- Derivatisierung 324
- Identitätsprüfung 323
- Nachweis 307, 324
Barium, Nachweis 23, 162
Bariumarylsulfonate 318
Bariumborat 40
Bariumbromat 62
Bariumcarbonat 38, 95, 159, 162
- Bildung 22, 25, 162
- Fällung 4, 23, 29, 32, 90, 108, 160, 162, 211
- Löslichkeit 29, 32, 67
Bariumchlorid 162, 319
- Löslichkeit 21, 109–110
Bariumchromat 38, 40, 64, 154, 162
- Fällung 106, 109–110, 163
- Löslichkeit 162–163
Bariumdithionit 67
Bariumfluorid 38, 162
- Fällung 42, 91

– Löslichkeit 67
Bariumhexafluorosilicat 38, 40, 67
Bariumhydroxid 4, 29, 90, 159, 162, 211
Bariumhydroxid-Lösung 32, 90, 162; *s. a.* Barytwasser
Bariumiodat 40, 63, 67
Barium-Ion, Nachweis 162
Bariumnitrat 162
– Löslichkeit 109
Bariumnitrat-Gruppe 40
Bariumoxalat 38, 113, 159, 301
– Glühen 162
Bariumperchlorat, Maßlösung 218
Bariumphosphat 38, 67, 82, 113, 163
Bariumsalze
– Fällung 36, 38, 40
– Flammenfärbung 7, 162
– Nachweis 108
– schwer lösliche 38, 40, 67, 147, 162–163
Bariumselenat 67
Bariumsilicat 88
Bariumsulfat 40, 123, 159, 162
– Aufschluss 22, 25, 111
– Bildung 253
– Fällung 30, 38, 40, 66, 68, 74, 105, 110, 162, 218, 319
– Löslichkeit 17, 21, 27, 66
– Monographie 23
Bariumsulfit 4, 38, 67, 90
– Fällung 4, 69
Bariumtartrat 305
Bariumwolframat 67
Barytwasser 4, 90, 162, 211
Basizität, von Aminen 274
Bathochromie 348
Beilstein-Probe 126, 213
Benperidol, Identitätsprüfung 216, 272
Benzaldehyd 276
– Reaktionen 36
Benzaldehydazin 36
Benzamide, Bildung 307
Benzen, Siedepunkt 183
Benzendiazonium-Ion 302
– Bildung 260
Benzensulfonsäure, pK_s-Wert 317
Benzensulfonylchlorid 275
Benzhydroxamsäure, Bildung 290
Benzidin 288
Benzidinsulfat, Fällung 67
Benzin 178
Benzoate 296
Benzoat-Ion, Nachweis 296
Benzocain 281
– Bestimmung 334
– Diazotierung 334
– Hydrolyse 264
– Identitätsprüfung 282, 308, 334
– Umesterung 335
1,4-Benzodiazepine, Hydrolyse 281, 288
Benzoesäure 191, 194
– Bildung 222
– Eigenschaften 296
– Fällung 296
– pK_s-Wert 296
– Schmelzpunkt 296
– Sublimation 296
Benzophenon 191
Benzoylchlorid 232, 244, 247, 275, 289, 307, 344
Benzoylierung 275
Benzylalkohol 222
Benzylamin, Reaktionen 292
Benzylchlorid 276
Benzylester, Bildung 292
S-Benzylisothioharnstoffsulfonat 318
S-Benzylisothiuroniummesilat 318
S-Benzylisothiuroniumsulfonate 318
S-Benzylthioharnstoffchlorid 318
S-Benzylthiuroniumchlorid 302
S-Benzylthiuroniumoxalat 302
Berliner Blau 52, 346
– Bildung 53, 61, 93, 212
– Struktur 93, 146
Berliner-Blau-Reaktion 52
Berylliumhydroxid 107
– Fällung 107
Bestandteile
– anorganische 354
– organische 175
Bestimmung, von Acetylgruppen 311
Betahistindimesilat, Identitätsprüfung 319
Betain-Struktur 312
Betamethason 269
– Identitätsprüfung 216, 270
Bettendorf-Probe 131
Bettendorfsche Probe 85, 87
2,2'-Bimorphin 346
Bisacodyl
– Identitätsprüfung 335
– pK_b-Wert 335
– Schmelzpunkt 335
– Umesterung 335
4,4'-Bis(dimethylamino) benzalazin 283–284
Bishydroxylierung 223
– von Alkenen 222
Bismut
– Abscheidung 125, 254
– Bestimmung 125
– Bildung 125
– Nachweis 124–125
Bismutat(V) 149
Bismut(III)-hydroxid 124, 254
– Fällung 13, 100
Bismut(III)-iodid, Fällung 125
Bismut-Ion
– Identitätsprüfung 124–125
– Nachweis 124–125
Bismut(III)-Komplexe 125
Bismut(III)-nitrat 322
Bismut(III)-oxid 75
– Löslichkeit 21
Bismutoxidchlorid 124

Bismut(III)-oxidhydrat 100
Bismutoxidnitrat 124
– Bildung 75
– Zersetzung 75
Bismut(III)-oxinat 125
Bismutsalze 124
Bismut(III)-Salze
– Nachweis 98
– Reduktion 125
Bismut(III)-sulfid 94
– Fällung 99, 125
– Löslichkeit 21
– pK_L-Wert 95
Blausäure 55, 61; *s. a.* Cyanwasserstoff
– Eigenschaften 50
Blei 170
– Bestimmung 124
– Nachweis 122
– Oxidationsstufen 122
Blei(II)-acetat 71, 86, 212, 342
– Reaktionen 131
Bleiarylsulfonate 318
Blei(II)-bromid 47
Blei(II)-chlorid 44, 94, 122
– Bildung 73
– Fällung 97, 122
– Löslichkeit 21, 122
Blei(II)-chromat 64, 154
– Bildung 123
– Fällung 111
– Löslichkeit 123
Bleidioxid 122
Bleidithizonat 123
Blei(II)-fluorid 122
Blei(II)-hydroxid 305
– Fällung 13, 122
Blei(II)-iodid 49
– Bildung 73, 122
Blei(II)-Ion
– Identitätsprüfung 122
– Nachweis 122
Blei(II)-Komplexe 123
Blei(II)-mercaptide 250
Blei(II)-mesilat 318
Blei(IV)-oxid 47, 122, 149
– Normalpotential 59
Bleisalze, schwer lösliche 122
Blei(II)-Salze, Nachweis 97–98
Blei(I)-sulfat, Löslichkeit 21
Blei(II)-sulfat 100, 122, 163, 171
– Aufschluss 24–25, 27
– Bildung 20, 68, 122
– Fällung 17, 67, 72, 111, 114
– Löslichkeit 27, 66–67, 122–123
Blei(II)-sulfid 94, 170
– Bildung 72, 131, 212–213, 253, 320, 332
– Fällung 27, 71, 73, 86, 99, 122
– Löslichkeit 21
– Oxidation 122
– pK_L-Wert 95
Blei(II)-sulfit, Oxidation 68
Bleitetraacetat 122, 237
Blei(II)-thiocyanat 52
Blei(II)-Verbindungen, schwer lösliche 122
Blei(IV)-Verbindungen, Eigenschaften 122
Blutlaugensalz 92
Bodenkörper 19
Borate 22
– Entfernung 112
– Flammenfärbung 91
– Nachweis 91, 94
– Reaktionen 16, 89
– schwer lösliche 91
Borat-Ion
– Entfernung 112
– Identitätsprüfung 91
– Nachweis 91
Borax 9, 91
Boraxperle 9
Borosilicate 91
Borsalze, Flammenfärbung 7
Borsäure
– Bestimmung 92
– Bildung 16
– Kondensation 91
– pK_s-Wert 91
– Reaktionen 16, 42, 89
Borsäuretrimethylester
– Bildung 89, 92, 113
– Eigenschaften 92
– Flammenfärbung 7, 113, 234
– Siedepunkt 234
Bortrifluorid
– Bildung 15–16, 42, 89, 91
– Hydrolyse 16
Bortrioxid 91
Borverbindungen, Flammenfärbung 6
Bouveault-Blanc-Reaktion 307
Bratton-Marshall-Reagenz 287–290, 332, 339, 345
Braunstein 148; *s. a.* Mangan(IV)-oxid
– Bildung 11, 65–66
– Fällung 170
– Normalpotential 59
– Reaktionen 60
– Reduktion 45, 60
Brechweinstein 135
Brenzcatechin 222
Brenzreaktion 305
Brenztraubensäure
– Bildung 299, 301
– Decarboxylierung 299
– Halogenierung 257
Brenztraubensäure-2,4-dinitrophenylhydrazon 301
Brom
– Bestimmung 217
– Bildung 10, 14–15, 46–47, 55, 60, 62, 214–215, 217
– Disproportionierung 58
– Normalpotential 54, 59
– Reaktionen 215, 217, 224, 301, 306
– Reduktion 30, 70, 142, 149, 217, 299
2-Brom-2-chlor-1,1,1-trifluorethan 214
2-Brom-3-hydroxysuccinat 301
Bromaddition, an Alkene 224
Bromate
– Komproportionierung 62
– Nachweis 62, 94
– Reduktion 38, 62, 68
– schwer lösliche 62
– Zersetzung 10

Bromat-Ion, Nachweis 62
Bromchlorid, Bildung 47
Bromcyan 353
– Bildung 140
Bromide
– Bestimmung 217
– Nachweis 47, 54, 94, 215
– Oxidation 15, 39, 47, 54–55, 59–60, 81, 214–215
– Reaktionen 15
– schwer lösliche 47
– Zersetzung 10
Bromid-Ion
– Identitätsprüfung 47
– Nachweis 47
Bromierung
– Phenol 245–246
– von Sulfonamiden 320
Brom-Lösung, Entfärbung 223, 324
Brommonochlorid, Bildung 55
Bromocriptinmesilat, Identitätsprüfung 319
Bromperidol, Identitätsprüfung 272
p-Bromphenacylbromid 292
Bromphenolblau, Bildung 215
Bromwasser 221, 224
Bromwasserstoff 249
– Bildung 15, 217
– pK_s-Wert 47
Bunsenflamme 7
Busulfan 319
Butan-1,4-diyl-di(methansulfonat) 319
Butan-2-on; *s. a.* Ethylmethylkerton
– Eigenschaften 268
– Halogenierung 257
– Iodierung 268
– Nitrosierung 268
– Siedepunkt 268
Butanole 178
Butyl-4-hydroxybenzoat, Identitätsprüfung 341
Butylacetat 178
Butyrophenone
– Identitätsprüfung 216
– Nachweis 272

C

Cacliumhydroxid 212
Cadiumhexaamminkomplex 100
Cadmium
– Bildung 10
– Nachweis 129–130
Cadmiumcarbonat, Fällung 72
Cadmiumcyanid 130
Cadmiumhexaamminkomplex 13, 130
Cadmiumhexacyanoferrat(II), Fällung 93
Cadmiumhexacyanoferrat(III), Fällung 93
Cadmiumhydroxid 130
– Fällung 13
Cadmium-Ion, Nachweis 129–130
Cadmiumsalze, Nachweis 98
Cadmiumspiegel 10
Cadmiumsulfid 94
– Fällung 23, 72–73, 98–100, 129
– Löslichkeit 21
– pK_L-Wert 95
Cadmiumtetraammin-Komplex 100
Cadmiumtetracyano-Komplex 130
Caesiumalaun 150
Caesiumperchlorat 166
Caesiumsalze 95
– Flammenfärbung 7
Calcium
– Grenzprüfung 161
– Identitätsprüfung 159
– Nachweis 159, 336
Calciumacetat
– Bildung 332
– Thermolyse 295
– Zerfall 332
Calciumaluminiumsilicat 150
– Aufschluss 26
Calciumarsenat 40
Calciumarsenit 40
Calciumarylsulfonate 318
Calciumascorbat 334
Calcium-bis-(2-acetoxybenzoat) 336
Calciumborat 302
Calciumcarbid, Hydrolyse 212
Calciumcarbonat 40, 95, 159
– Alterung 159
– Bildung 332
– Fällung 22, 29, 38, 90, 108, 159
– Löslichkeit 29, 90
Calciumchlorid 323
– Eigenschaften 159
– Löslichkeit 109–110
Calciumcitrat
– Bildung 298
– Löslichkeit 19, 298
Calciumfluorid 16, 38, 40, 159, 302
– Fällung 42, 91
Calciumgluconat, Identitätsprüfung 335
Calciumhexacyanoferrate 302
Calciumhexacyanoferrat(II) 38, 160
Calciumhexafluorosilicat 40
Calciumhydrogencarbonat, Bildung 90, 159
Calciumhydroxid 29, 90, 159
Calciumhydroxid-Lösung 90; *s. a.* Kalkwasser
Calcium-Ion, Nachweis 159
Calciumnitrat 159, 161
– Löslichkeit 109
Calciumnitrat-Gruppe 40
Calciumoxalat 38, 40, 113, 159, 301
– Fällung 160, 302
– Impfkristalle 161
– Löslichkeit 301
Calciumphosphat 40, 113, 159, 302
– basisches 82, 159
– Fällung 38

Calciumsalze
– Fällung 36, 38, 40
– Flammenfärbung 7, 159
– Löslichkeit 159
– Nachweis 108–109
– schwer lösliche 38, 40, 159–160
Calciumsilicat 40
Calciumsulfat 38, 40, 159–160
– Fällung 42
– Löslichkeit 21, 66, 159
– wasserfreies 160
– wasserhaltiges 160
Calciumsulfid 159
Calciumsulfit 38, 40, 302
Calciumtartrat 38, 40, 305
Calciumtetraborat 38, 40
Canbäck-Reaktion 272, 325
Cannizzaro-Reaktion 258
– intramolekulare 269
Carbaminsäureester, Bildung 233
Carbanionen, Bildung 271
Carbasalat-Calcium, Identitätsprüfung 336
Carbazidsäure 33
Carbenium-Ion, Bildung 277
Carbinol 233
Carbonate
– Bildung 25, 51
– Fällung 22
– Löslichkeit 94
– Nachweis 4, 90, 94
– Reaktionen 17
– schwer lösliche 22, 95
– Zersetzung 10, 15
Carbonat-Ion
– Identitätsprüfung 90
– Nachweis 90
Carbonatschmelze 228
Carbonitrile; *s. a.* Nitrile
– Hydrolyse 220
Carbonsäureamide; *s. a.* Amide
– Bildung 275, 292
– Hydrolyse 220
– Nachweis 306, 309
– primäre 275, 306
– – Bildung 293
– Reaktionen 309
– sekundäre 275, 306
– tertiäre 275, 306
– Verseifung 307
– vinyloge 261
Carbonsäureanhydride; *s. a.* Anmhydride
– Hydrolyse 220
– Reaktionen 293, 309
Carbonsäureanilide, Bildung 293
Carbonsäurechloride
– Bildung 292
– Nachweis 292
– Reaktionen 292–293, 309
Carbonsäureester; *s. a.* Ester
– Bildung 232, 292
– Eigenschaften 308
– Hydrolyse 220
– Nachweis 308
– Reaktionen 255
– Umesterung 308
Carbonsäurehalbester 232
Carbonsäurehalogenide; *s. a.* Säurehalogenide
– Hydrolyse 220
Carbonsäureimide, Nachweis 309
Carbonsäuren
– Acidität 291–292
– Bildung 215, 220–221, 223, 228, 231, 307
– Darstellung 257
– Derivatisierung 291
– Eigenschaften 312
– Geruch 291
– Löslichkeit 292
– Nachweis 291
– Veresterung 292
– Wasserlöslichkeit 291
Carbonsäure-N-benzylamide, Bildung 293
Carbonsäurenitrile; *s. a.* Nitrile
– Nachweis 307
Carbonsäurensalze, Nachweis 293
Carbonylverbindungen
– Bildung 220, 222–223, 225
– Destillationsbereiche 178
– heteroanaloge, Reaktionen 276
– Kondensationsreaktionen 254
– Nachweis 253–254
– Reaktionen 278
– schwer lösliche 254
– Spektren 254
Carboxylate
– Bildung 257
– Nachweis 293
Carboxylat-Ion, Nachweis 293
Cardenolide, Identitätsprüfung 271
Cephalosporine, Nachweis 309
Cer(III)-Alizarin-Komplex 44
Cer(III)-fluorid 44
Cer(III)-oxalat, Fällung 302
Chen-Kao-Reaktion 240, 338
Chinalizarin 151–152, 158
Chinolin, Nachweis 125
Chinone, Bildung 222, 246
p-Chinonimin 349
Chinonimine 222
– Bildung 242, 279
Chlor 49
– Bestimmung 217
– Bildung 10, 15, 18, 45, 60, 62
– Normalpotential 59
– Reduktion 55, 59, 70
4-Chloracetanilid 349
Chloralhydrat 264
– Hydrolyse 264
– Identitätsprüfung 215, 264
Chlorambucil, Identitätsprüfung 215
Chloramin T 47
Chloramphenicol
– Identitätsprüfung 215, 289
– Reduktion 290
Chlorate 41
– Komproportionierung 62
– Löslichkeit 61
– Nachweis 61, 94

– Reduktion 38, 62
– Zersetzung 10
Chlorat-Ion, Nachweis 61
p-Chlorbenzoesäure, Bildung 309
p-Chlorbenzoesäureethylester 285
Chlordiazepoxid, Hydrolyse 288
Chloressigsäure 245
Chloride
– Bestimmung 217
– Bildung 62
– Grenzprüfung 46
– Löslichkeit 94
– Nachweis 44, 56–57, 94, 215
– Oxidation 15, 18, 45, 60
– Reaktionen 15
– schwer lösliche 44, 46, 94, 97
– Zersetzung 10
Chlorid-Ion
– Grenzprüfung 46
– Identitätsprüfung 44
– Nachweis 44, 56
Chlorkalk 51
Chlorkresol 215
4-Chlor-3-methylphenol 247
2-Chlor-4-nitroanilin, Azokupplung 289
4-Chlornitrobenzen 349
– Bildung 348
Chlor Normalpotential 54
Chlorobutanol
– Hydrolyse 231, 257
– Identitätsprüfung 215, 231
Chlorocresol 247
– Identitätsprüfung 247
Chloroform; *s. a.* Trichlormethan
– Bildung 231, 258, 264
– Oxidation 229
– Reaktionen 231, 243, 247, 276, 279
– Siedepunkt 183
Chloroformhydroperoxid 229
Chlorphenaminmaleat 353
Chlorpromazin, Identitätsprüfung 328
N-Chlor-p-toluensulfonamid-Natrium 47
Chlorwasser 47, 49
Chlorwasserstoff
– Bildung 10, 217
– Eigenschaften 44
– pK_s-Wert 44
Chrom
– Nachweis 152–153
– Passivierung 17, 152
– Schutzschicht 17
Chromat-Dichromat-Gleichgewicht 63–64
Chromate 105–106, 153
– Abtrennung 104
– Bildung 11, 46, 58, 107, 153–154
– Entfernen 72
– Fällung 64
– Kondensation 63
– Nachweis 63
– Reaktionen 15
– Reduktion 23, 38, 68, 104
– schwer lösliche 64, 154, 162
Chromate(III) 153
Chromat-Ion, Nachweis 63
Chromat-Sulfat-Verfahren 109
Chrom(III)-chlorid 24
Chromeisenstein 143
– Aufschluss 11, 24, 26
– Oxidationsschmelze 11
Chromhexaamin-Komplex 13
Chrom(III)-hexaammin-Komplex 153
Chrom(III)-hydroxid 95, 104, 153, 305
– Alterung 153
– Fällung 13, 104–105, 153
Chrom(III)-hydroxid Fällung 107
Chrom(III)-Ion, Nachweis 152–153
Chromite 153
Chrom(III)-Komplexe 46
Chromotropsäure 234, 258, 343
Chromotropsäure-Natrium 339
Chromotropsäure-Reaktion 258
Chrom(III)-oxid
– Aufschluss 11, 24
– Bildung 168
– Löslichkeit 21
– Oxidationsschmelze 11
Chrom(VI)-oxid 64, 335
Chromperoxid
– Adduktbildung 64
– Bildung 34, 64
– Struktur 64
Chromsalze, Perlreaktion 10
Chrom(III)-Salze
– Aufschluss 26
– Bildung 23, 64
– Hydratisierung 152
– Nachweis 103
– Oxidation 11, 153
– Oxidationsschmelze 11
Chromsäure 46
– Kondensation 64
Chromsäureanhydrid 64
Chromsäureester 231
Chrom(III)-sulfat 114
– Löslichkeit 21
Chrom(III)-sulfid, Hydrolyse 153
Chrom(VI)-Verbindungen, Eigenschaften 153
Chromylchlorid
– Bildung 14–15, 46, 58, 60, 65
– Eigenschaften 46
– Hydrolyse 46
Chromylchlorid-Reaktion 46
Chromylfluorid 58
– Bildung 46
cis-Glycole 222
Citraconsäure 299
Citraconsäureanhydrid, Bildung 297
Citrate
– Chelatkomplexe 297
– Eigenschaften 297
– Identitätsprüfung 296, 350
– Nachweis 267, 296

Citrat-Ion
– Identitätsprüfung 296
– Nachweis 296
Citronensäure
– Acetylierung 298
– Alkalisalze 297
– Decarboxylierung 221
– Eigenschaften 221, 296–297
– Oxidation 297
– pK_s-Wert 296
– Reaktionen 296
– Reinheitsprüfung 303
– Schmelzpunkt 297
– Thermolyse 297
Clofibrat
– Identitätsprüfung 308, 337
– Schmelzpunkt 337
– Verseifung 337
Cluster-Verbindungen 83
Cobalt 141
Cobalt(II)-barbiturat 323
Cobalt(II)-cyanid 142
Cobalt(II)-hexaammin-Komplex 107, 141
Cobalt(III)-hexaammin-Komplex 141
– Bildung 13
Cobalt(II)-hydroxid, Fällung 13, 141
Cobalt(III)-hydroxid, Bildung 141
Cobalt-Ion, Nachweis 141
Cobalt(III)-Komplexe 141–142
Cobalt(II)-nitrat 151, 323
Cobaltsalze, Perlreaktion 10
Cobalt(II)-Salze
– Farbe 141
– Nachweis 103
– Oxidation 141
– Perlreaktion 9
Cobalt(II)-sulfid 95, 104
– Bildung 141
– Fällung 107
– Oxidation 141
– pK_L-Wert 95
Cobalt(III)-sulfid 95, 104
– Auflösen 141
– Bildung 141
– Löslichkeit 17
Cobalttetrathiocyanatomercurat(II) 121, 142
Cobalt(II)-thiocyanat 53, 142
Codein 248
– Identitätsprüfung 337, 345
– Löslichkeit 337
– Nachweis 259
– Schmelzpunkt 337
– Umlagerung 346
Coffein 325–327
– Löslichkeit 328
– Schmelzpunkt 187
Corticosteroide, Bestimmung 322
Cortison, Identitätsprüfung 270
Cortisonacetat 322
Creatinin, Nachweis 343
Cresol 247
Criegee-Reaktion 237
Cuproin 129
Cu(II)-Verbindungen, Reduktion 68
Cyanate
– Bildung 51, 127
– Eigenschaften 51
Cyanide
– Bildung 127
– Entfernung 112
– Fällung 51
– komplexe 24, 92, 112
– Nachweis 50, 61, 94
– Oxidation 39, 61
– Reaktionen 17, 52
– schwer lösliche 51
– Zersetzung 10, 15, 51
Cyanid-Ion
– Entfernung 112
– Nachweis 50
Cyanidkomplexe 50
1-Cyano-pyridiniumbromid 353
Cyanwasserstoff 50; *s. a.* Blausäure
– Bildung 14–15, 18, 51, 61, 112–113
– Eigenschaften 50
– pK_s-Wert 50, 52
Cyclohexanon, Reaktionen 256
Cyclohexanonoxim 256
Cystein
– Bestimmung 251
– Identitätsprüfung 253
– Oxidation 251
Cystin
– Bildung 251
– Identitätsprüfung 253
– Oxidation 253

D

Dampfdruck 178, 184
Dampfdruckerniedrigung 182
Dämpfe 14; *s. a.* Gase
DDTC-Verfahren 132
Deferoxaminmesilat, Identitätsprüfung 319
Dehydroascorbinsäure 333
Dehydrodivanillin 265
Deniges-Probe 236, 261
Densimeter 204; *s. a.* Densitometer
Densitometer 204–205
– digitale 201
17-Deoxybetamethason 270
Derivatisierung
– von Aminosäuren 317
– von Barbituraten 324
Desoxycortonacetat 322
Destillation 178
– azeotrope 183
– Bestimmung von Wasser 182
Destillationsbereich 180, 250
– Apparatur 179
– Bestimmung 178
– Definition 178
Devardasche Legierung 75, 78, 149
Dexamethason, Identitätsprüfung 216, 270
Dextromethorphanhydrobromid 323
4,4'-Di(2-diethylamino-ethoxycarbonyl)-azobenzen 352

3,5-Diacetyl-1,4-dihydrolutidin 234, 261
Diacetyldihydrocollidin-Derivate 329
3,5-Diacetyldihydrolutidin, Bildung 329
Diacetyldioxim 126, 140, 144
N,N-Dialkylaniline, Nitrosierung 277
N,N-Dialkyldithiocarbaminate 124
Dialkylether 249
Dialkylsulfide, Eigenschaften 251
Diaminocarbonsäuren 311, 316
Diamminquecksilber(II)-chlorid 120
Diamminsilberchlorid; *s. a.* Silberdiamminchlorid
- Bildung 44, 116
Diamminsilber(I)-chlorid 57; *s. a.* Silberdiamminkomplex
Diamminsilberkomplex 97
- Bildung 63, 115
1,2-Dianilinoethan 260
Diarylether 249
Diazobenzensulfonsäure 287
Diazokomponente 286
Diazomethan, Reaktionen 293
Diazonium-Ion, Bildung 244, 315
Diazoniumsalze
- aromatische 79
- Bildung 79, 319
Diazotierung
- primärer Amine 79
- von Sulfonamiden 319
Diazotierungs-Kupplungs-Reaktion 80, 244, 276, 286
Diazoxid, Hydrolyse 288
3,4,5,6-Dibenzoxanthylium-Ion 258
4,5-Dibrom-2-hexensäure 224
1,2-Dibromide, Bildung 224
4,6-Dibromthymol 246
10,11-Dibromundecylansäure 225
Dibutylphthalat 248
1,2-Dicarbonylverbindungen, Bildung 268
2,2'-Dichinolin 129
2,6-Dichlor-1,4-chinon-4-chlorimid 243
Dichlorcarben
- Bildung 264, 276, 279
- Reaktionen 230
Dichlormethan 229
Dichlorosilberkomplex 116
2,6-Dichlorphenolindophenol 334
2,6-Dichlorphenolindophenol-Natrium 252
Dichromate 153
- Bildung 153
- Nachweis 63
- Normalpotential 59
- Reaktionen 34, 60
- Reduktion 23, 38, 64, 239
Dichromat-Ion, Nachweis 63
Dichromsäure 64
Dichte 175, 250
- absolute 200
- Ammoniak-Lösung 35
- Bestimmung 201
- Definiton 200
- von Gemischen 204
- relative 200–201
Dicyan
- Bildung 10, 51, 61, 100, 127
- Disproportionierung 127
Dicyanosilberkomplex 115–116
Dicyclohexylcarbodiimid 292
N,N'-Dicyclohexylcarbodiimid 309
Dicyclohexylharnstoff 309
2,5-Diethoxytetrahydrofuran 276
- Hydrolyse 281
- Reaktionen 281
Diethylamin, Bildung 353
Diethylcarbonat, Bildung 230
Diethylether
- Eigenschaften 250
- Identitätsprüfung 250
- Siedepunkt 250
- Viskosität 208
N,N-Diethylpyridin-3-carboxamid 352
Digitoxin, Identitätsprüfung 271
Digoxin, Identitätsprüfung 271
Dihalogenide, geminale 215
- Hydrolyse 227
Dihydralazin, Reinheitsprüfung 283
Dihydrogenphosphate 81
Dihydrogenphosphat-Ion, pK_s-Wert 294
Dihydropyridin-Derivate 329
17,21-Dihydroxy-20-ketosteroide 270
1,3-Dihydroxybenzen 247
m-Dihydroxybenzol 247
2,3-Dihydroxybernsteinsäure 257, 304
2,3-Dihydroxybutandisäure 257, 304
Dihydroxyfumarsäure 305
4,5-Dihydroxy-naphthalen-2,7-disulfonsäure 258
Diketone 268
1,2-Diketone
- Bildung 221
- Oxidation 221
α-Diketone 253
Dimedon
- Fällung mit 259
- Reaktionen 255, 259
Dimercaprol
- Bestimmung 251
- Eigenschaften 252
- Identitätsprüfung 252
- Oxidation 251, 263
- schwer lösliche Salze 252
3,4-Dimethoxybenzaldehyd 36
Dimethylamin 168

4-Dimethylaminobenzaldehyd 236, 276, 281, 334
– Reaktionen 282–283, 351
p-Dimethylaminobenzaldehyd 36, 278, 281, 290
– Reaktionen 277, 319, 339
3-Dimethylaminophenol
– Bildung 287
– Nachweis 287
2,6-Dimethylanilin 282
N,N-Dimethylanilin 178, 278
5,5-Dimethyl-cyclo-hexan-1.3-dion 259
Dimethylglyoxim 140
– Bildung 268
– Reaktionen 268
Dimethylketon 266
N,N-Dimethyl-4-nitrosoanilin 278
N,N-Dimethyl-1,4-phenylendiamin 73
Dimethyl-(2,2,2-trichlor-1-hydroxyethan)phosphonat 215
1,3-Dimethylxanthin 325
3,7-Dimethylxanthin 325
2,4-Dinitroanilin-Derivate 314
1,3-Dinitrobenzen 271; *s. a.* m-Dinitrobenzen
– Reaktionen 267
m-Dinitrobenzen 77, 328
– Reaktionen 267
3,5-Dinitrobenzoate 232
3,5-Dinitrobenzoesäure 234, 271, 274
3,5-Dinitrobenzoesäureester 232, 250
3,5-Dinitrobenzoesäureethylester 235
3,5-Dinitrobenzoesäureisopropylester 236
3,5-Dinitrobenzoesäuremethylester 234, 237
3,5-Dinitrobenzoesäurepropylester 235
1,3-Dinitrobenzol; *s. a.* m-Dinitrobenzen
– Bildung 77
3,5-Dinitrobenzoylchlorid 232, 235–236, 250, 275
2,4-Dinitrochlorbenzen 233, 245, 248–249, 251, 276
– Substitutionsreaktionen 284
2,4-Dinitrofluorbenzen 233, 276, 314
2,4-Dinitrophenylether 233
2,4-Dinitrophenylhydrazin 255, 266, 301
2,4-Dinitrophenylhydrazone 255
2,4-Dinitrophenylthioether 251
3,5-Dinitrothiobenzoate 251
Diole, vicinale 237
1,2-Diole; *s. a.* Glycole
– Bildung 225
– Nachweise 237
– Oxidation 221
2,6-Dioxopurin-Derivate 325
Diphenole, ortho- 245
Diphenylamin 76
– Reaktionen 344
Diphenylaminblau 76, 302
Diphenylbenzidin 76
Diphenylbenzidinviolett 76
Diphenylcarbazid 46
– Oxidation 121
Diphenylcarbazon 46, 121
1,1-Diphenylethan-Derivate 300
Diphenylether, Bildung 245
1,5-Diphenylformazan 234, 260
– Bildung 302
Diphenylhydantoin 323, 325
5,5-Diphenyl-imidazolidin-2,4-dion 325
Diphenylmethan-Derivate 244
– Bildung 265, 306
1,3-Diphenyltetrahydroimidazol 260
Diphenylthiocarbazon 121, 123
Diphosphate, Bildung 82
Diprophyllin 327–328
2,2'-Dipyridyl 145
Dissoziationsexponenten, Silberkomplexe 116
Distickstoffmonoxid; *s. a.* Lachgas
– Bestimmung 33
– Bildung 80, 167–168
– Eigenschaften 33
Distickstofftrioxid 77
3,3'-Disulfandiylbis-(2R)-2-aminopropansäure 253
2,3-Disulfanylpropan-1-ol 252, 263
Disulfatschmelze 24
Disulfide
– Bildung 222, 251
– Reduktion 251
Dithioarsensäure 133
Dithiocarbaminate, Bildung 278
Dithiocyanatosilberkomplex 115
Dithionite, Oxidation 30
Dithiosulfatoargentat(I) 70
Dithiosulfatosilberkomplex 115
Dithizon 121, 123, 155
Divanadatodekamolybdatophosphat 83
n-Dodecan, Viskosität 208
Dopamin, Identitätsprüfung 280
Doppelbindungen, Bestimmung der Lage 225
Doppelmoleküle 117
Dragendorff-Reagenz 125, 322, 337, 344
Drehung, optische 175
Droperidol, Identitätsprüfung 272
Druck-Temperatur-Diagramm 177
D-Sorbitol 240

E

Edmann-Reagenz 315, 317
Ehrlich-Reagenz 236, 281–282, 284, 319, 334, 351, 354

Ehrlich-Reaktion 281
Einhorn-Reaktion 232
Eisen
– Grenzprüfung 144, 147
– Identitätsprüfung 143
– Nachweis 143
– Oxidation 126, 135, 138
– Passivierung 17
– Schutzschicht 17
Eisen(III)-acetat, basisches 146
Eisen(II)-bisthioglycolat 145
Eisen(III)-bisthioglycolat 145
Eisen(II)-Chelatkomplexe 145
Eisen(III)-Chelatkomplexe 241
Eisen(II)-chlorid, Reaktionen 337
Eisen(III)-chlorid 241, 253, 336, 345
– Extraktion 107
– Reaktionen 241–242, 246–247, 265, 292, 295–296, 308, 338, 346
Eisen(III)-chlorid-Reaktion 241, 303, 341–342, 344, 349, 353
Eisen(II)-diacetyldioxim 144
Eisen(II)-hexaammin-Komplex 13, 144
Eisen(II)-hydroxid
– Fällung 13, 143
– Oxidation 143
Eisen(III)-hydroxid 95, 305
– Fällung 12–13, 22, 104–105, 107, 143, 146, 295
Eisen(II)-Ion, Hydratisierung 143
Eisen(III)-Ion
– hydratisiertes, pK_s-Wert 143
– Reaktionen 212
Eisen(III)-Komplexe 53, 308, 345
Eisen(II)-oxid, Oxidation 11
Eisen(III)-oxid
– Aufschluss 24
– Löslichkeit 21
Eisen(III)-periodat 164
Eisen(III)-phosphat 83, 146
– Bildung 104
– Fällung 107, 113
Eisen(III)-salicylat 242
Eisensalze, Perlreaktion 10
Eisen(II)-Salze
– Bildung 50, 53, 72, 126, 135, 138
– Farbe 143
– Nachweis 103, 143–144
– Normalpotential 60
– Oxidation 17, 64, 105, 144
– Reaktionen 52, 93
– schwer lösliche 144
Eisen(III)-Salze
– basische 83
– Bildung 11, 17, 105, 144
– Extraktion 147
– Hydrolyse 143
– Komplexbildung 71
– Nachweis 143, 145–146
– Normalpotential 59
– Reaktionen 52, 146, 213, 340
– Reduktion 38, 50, 53, 60, 68, 72, 145–146
– schwer lösliche 146
Eisen(II)-sulfat 33
– Bildung 15
– Reaktionen 76, 78, 93, 212, 305
Eisen(II)-sulfid 104, 144
– Fällung 146
– pK_L-Wert 95
Eisen(II)-thiocyanat, Störungen 146
Eisen(III)-thiocyanat 146
– Bildung 52–53, 61, 71, 213
– Entfärbung 41
– Extraktion 53, 146
Eisessig 294
– Erstarrungspunkt 192
Elementaranalyse 218
Elementarzusammensetzung 175
Elemente, Nachweis 211
Emerson-Reaktion 242, 246, 330, 341
Emissionsspektrum 8
Empfindlichkeitsgrenze 4
Enamine
– Bildung 235, 256
– Hydrolyse 220
Endiole 253–254, 333
– Bildung 221
– Oxidation 221, 268, 334
Enolaldehyde 270
Enole, Oxidation 221
Eosin
– Bildung 214
– Probe 48, 214
Ephedrin
– Identitätsprüfung 240, 337
– Löslichkeit 337
Epinephrin 241, 279, 281; *s. a.* Adrenalin
– Identitätsprüfung 338
– Oxidation 222
Epoxidation, von Alkenen 225
Epoxide, Bildung 223, 225
Erdalkaliborate 91
Erdalkalicarbonate
– Abtrennung 108
– Fällung 108
– Löslichkeit 110
Erdalkalichloride, Löslichkeit 109
Erdalkalichromate, Löslichkeit 162
Erdalkalicyanide 50
Erdalkalielemente, Flammenfärbung 6
Erdalkalifluoride 41
– Fällung 42, 112
Erdalkalihexacyanoferrate 112
Erdalkalimesilate 318
Erdalkalimetaborate 91
Erdalkalinitrate
– Löslichkeit 109
– Zerfall 75
– Zersetzung 110
Erdalkalioxalate
– Fällung 113
– Löslichkeit 301
Erdalkalioxide, Bildung 110
Erdalkaliphosphate 7, 113
– primäre 82

Erdalkalisulfate 7
– Aufschluss 24–25, 66
– Bildung 20, 114
– Fällung 105
– Kristallstruktur 160
– Löslichkeit 17, 162
– Löslichkeitsprodukt 162
– Nachweis 22
Erdalkalisulfide 71
Erdalkalisulfonate 317
Erdalkalitartrate 114
Erdmann-Husemann-Reaktion 347
Ergometrin 285
Ergotamin 285
Erstarren 175
Erstarrungskurve 195
Erstarrungstemperatur 195
– Bestimmung 192–193
– Definition 192
– Messung 192
Erstarrungswärme 175, 192
Erythritol 240
Essigsäure
– Bestimmung 293
– Bildung 113, 321, 349
– Dimer 294
– Eigenschaften 291, 293
– Erstarrungspunkt 293
– Freisetzung 294
– pK_s-Wert 294
– Reinheitsprüfung 293
– Siedepunkt 293
– wasserfreie 294
– Wassergehalt 293
– Wasserstoffbrücken 294
Essigsäureester, Bestimmung 321
Essigsäureethylester 311
– Bildung 235, 294, 308, 335
Ester; *s. a.* Carbonsäureester
– Bildung 244, 250, 292–293
– Destillationsbereiche 178
– Hydrolyse 220
– Identitätsprüfung 308
– Nachweis 308, 345
Esterbildung 232
Estolide, oligomere 299
Ethambutol 240
Ethan 219
Ethan-1,2-diol, Glycolspaltung 238
2,2‘-(Ethandiyliden-dinitrilo) diphenol 160
Ethanol 220
– Bestimmung 234
– Bildung 264, 335
– Eigenschaften 234
– Esterbildung 235
– Identitätsprüfung 234
– Nachweis 264
– Oxidation 23, 64–65, 104, 234–236, 257, 264, 335
– pK_s-Wert 234
– Prüfung auf Methanol 260–261
– Reaktionen 230, 235, 294
– Siedepunkt 183, 234
– Viskosität 208
– wässrige Lösung 234
Ethanolamin 240
Ethanol-Ether-Verfahren 109
Ethanolgehalt, Bestimmung 204, 206
Ethanthiol 315
Ether
– Bildung 233, 245
– Hydrolyse 220
– Nachweis 249
– Protonierung 249
– Spaltung 249
– Stabilisierung 250
– symmetrische 249
– unsymmetrische 249
Etherspaltung 249
Ethin, Hydratisierung 226
4-Ethoxy-2-nitroacetanilid 350
4-Ethoxy-3-nitroacetanilid 350
4-Ethoxyacetanilid 350
4-Ethoxyanilin 350
Ethyl(4-aminobenzoat) 334
Ethyl-4-hydroxybenzoat, Identitätsprüfung 341
Ethylacetat; *s. a.* Essigsäureethylester
– Bildung 235, 294, 308, 335
– Eigenschaften 311
– Geruch 294
– Identitätsprüfung 311
– Siedebereich 311
Ethylalkohol 234; *s. a.* Ethanol
Ethylendiamin, Acetylierung 275
Ethylenglycol, Spaltung 238
Ethylester
– Nachweis 264
– Umesterung 308
– Verseifung 335
Ethylmethylketon 268
– Halogenierung 257
Ethylmorphin
– Identitätsprüfung 345
– Umlagerung 346
Etilefrin 240
Etofyllin 327–328
Eugenol 331
Eutektikum 196, 198–200

F

Fällung
– mit Ammoniumcarbonat 108
– mit Ammoniumsulfid 104
– homogene 97
– mit Schwefelwasserstoff 95
– mit Soda 22
– mit Thioacetamid 96
– mit Urotropin 103
Fällungsgrad 20
Fällungsreagenzien 20
Fällungsreaktionen 19–20
Farbe
– Gase 10
– von Hydroxiden 13
– von Lösungen 20
Farblacke 157
– Bildung 151, 217
Fehler
– systematische 5
– zufällige 5
Fehling-Probe 264
Fehling-Reagenz 128, 221, 247, 253, 305
Fehling-Reaktion 260

Fenton-Reaktion 305
Ferroin 145, 349
Feststoffe 175
– Viskosität 207
Fette
– Autoxidation 331
– Fließpunkt 187
– Tropfpunkt 189
– Verdorbenheit 331
Fettsäuremethylester, Bildung 293
Fettsäuren 291
– Veresterung 293
Flammenfärbung
– Alkalielemente 6
– ausgewählter Elemente 7
– Bariumsalze 162
– Borsäuretrimethylester 113
– Borverbindungen 6, 91
– Calciumsalze 159
– Erdalkalielemente 6
– Kaliumsalze 165
– Kupferhalogenide 213
– Kupfersalze 6, 126
– Lithiumsalze 163
– Methanol 234
– Natriumsalze 164
– Strontiumsalze 161
Fließpunkt 187
Fluidität 208
Fluor
– Bestimmung 217
– Normalpotential 59
Fluorescein 48
– Bildung 248
– Bromierung 214
Fluoride
– Bestimmung 44
– Entfernung 112
– Grenzprüfung auf 42
– Nachweis 15–16, 41, 94
– Reaktionen 15
– schwer lösliche 24
Fluorid-Ion
– Entfernung 112
– Identitätsprüfung 42
– Nachweis 41, 216
Fluoridkomplexe 41
Fluoroborate 22
Fluorokomplexe 112
Fluorosilicate 22
– Reaktionen 15
Fluorwasserstoff; *s. a.* Flusssäure
– Bildung 15–16, 42, 91, 112, 214, 217, 228, 314
– Eigenschaften 15, 41
– pK_s-Wert 41
Flüssigkeiten 175
– Newtonsche 208
– nicht-Newtonsche 208
– unterkühlte 192
– Verdampfung 178
– Viskosität 207
Flusssäure, Eigenschaften 41
Folins-Reagenz 276, 279
Formaldehyd; *s. a.* Methanal
– Bestimmung 258–259, 329
– Bildung 103, 229, 234, 238, 252, 263, 339, 343–344
– Eigenschaften 258
– freier 261
– – Grenzprüfung 261, 329
– – Prüfung auf 344
– Freisetzung 258, 262–263
– Identitätsprüfung 258
– Nachweis 234, 344
– Oxidation 45, 117–118, 258, 260
– Reaktionen 35, 69, 169, 244, 258, 260–261, 303, 316, 330, 345
– Siedepunkt 258
Formaldehydhydrat 258
Formaldehyd-Lösung 258
Formaldehydphenylhydrazon 260
Formalin 258
Formazane 260
Formiate 258
– Bildung 229, 235, 257–258, 260, 264
Formol 258
Formoltitration 316
Freiberger-Aufschluss 24, 27, 138
Freiheitsgrade 199
Fremdelektrolyte 19
Fröhde-Reaktion 347
Fruchtsäuren 336
β-D-Fructopyranose 338
Fructose
– Löslichkeit 338
– Oxidation 338
– Reduktion 221
– Schmelzpunkt 338
Fuchsin 48, 69, 261
Fuchsin-Schweflige Säure 48, 62, 234, 261
Fujiwara-Reaktion 231
Fulvenderivate 236
Furan-2-aldehyd 334
Furfural 178, 319, 334
Furosemid
– Hydrolyse 283, 287, 339
– Identitätsprüfung 339
– pK_s-Wert 339
– Zersetzung 339
Fuselöle, Prüfung auf 236

G

Gasdruck 178
Gase 175
– Bildung 4, 10, 14–15
– Farbe 10, 14
– Geruch 10, 14
– Viskosität 207
Gasentwicklung 4
gelbes Vaselin 189
Gemische
– azeotrope 179, 182–183
– eutektische 25, 195
– heterogene 196
Genauigkeit 5
Geraniol 331
Geruch, Gase 10
Gesamtasche 354
Gibbs-Phasenregel 199
Gibbs-Reagenz 243
Gibbs-Reaktion 243
Gips 159–160
Gipswasser 161–162
Glas 88
– Ätzen 41, 112
Glucocorticoide 221
Gluconate 336

D-Gluconsäure 336
D-Gluconsäurephenylhydrazid 336
Glucose
– Nachweis 338
– Oxidation 221
Glührohr, Erhitzen im 10
Glutaminsäure 316
Glycerin, Viskosität 208
Glycerol 92; *s. a.* Glycerin
– Dehydratisierung 239
– Eigenschaften 239
– Glycolspaltung 238
– Identitätsprüfung 239
– Oxidation 239
Glycin 311
– Bildung 348
– Nachweis 240
– Oxidation 263
Glycolaldehyd, Bildung 238
Glycole; *s. a.* 1,2-Diole
– Bildung 222–223, 225
– Nachweis 237
– Oxidation 221
Glycolsäure, Bildung 303, 306
Glycolspaltung 222, 237
Glykoside, herzwirksame 271
Glyoxalbishydroxyanil 160, 336
Glyoxylsäure
– Bildung 263, 302, 306
– Reduktion 303
Glyoxylsäureimin 263
Gmelin-Reaktion 252–253
Gold(III)-cyanid 50
Gold(I)-thiocyanat 52
Grenzkonzentration 4
Grenzprüfung 170
– Aluminium 152
– Ammonium-Ion 169
– Arsen 85
– Arzneibuch 321
– auf Chlorid 46
– auf Fluorid 42
– auf Methanol 261
– auf Phenol in Sera und Impfstoffen 330
– Calcium 161
– Chlorid 46
– Eisen 144, 147
– freier Formaldehyd 261, 329
– Isopropanol 236
– Kalium 166–167
– Magnesium 158
– Phosphat 83
– Sulfat 67
Grignard-Reagenz, Hydrolyse 212
Gruppe
– Ammoniumcarbonat- 95, 108
– Ammoniumsulfid- 95, 103
– Arsen-Zinn- 94, 99, 101
– Bariumnitrat- 40
– Calciumnitrat- 40
– funktionelle 220
– – Analyse 220
– – Nachweis 223
– Kupfer- 94, 99–100
– lösliche 41, 95, 108, 111
– Salzsäure- 94, 97
– Schwefelwasserstoff- 94, 98
– Silbernitrat- 41
– Urotropin- 103
– Zinknitrat- 41
Gruppenreaktionen, auf Anionen 37
Guajacol
– Nachweis 259
– Reaktionen 264, 300
Guanethidinmonosulfat, Nachweis 343
Guanidin-Derivate, Nachweis 343
Guareschi-Lustgarten-Reaktion 230, 243, 246–247
Gummi, arabisches 211
Gutzeit-Probe 131

H

Haloform 257
Haloform-Reaktion 235, 256
Halogenabspaltung, hydrolytische 227
Halogenalkane; *s. a.* Alkylhalogenide
– Nachweis 227
Halogenbestimmung 216
Halogene
– Bestimmung 216
– Bildung 58, 60
– Nachweis 58, 213
– Normalpotential 54, 58
– Oxidation 58
Halogenidabspaltung
– hydrogenolytische 220, 228
– hydrolytische 215
– oxidative 214
– reduktive 214
Halogenide
– Nachweis 58
– Nachweis nebeneinander 54
– Oxidation 58
– Trennung 54
Halogenidgemische, Trennung 54
Halogenverbindungen
– Hydrolyse 215
– Oxidation 214
– Reduktion 214
Haloperidol 215
– Identitätsprüfung 272
Halothan 178
– Identitätsprüfung 214
Handspektroskop 8
– Aufbau 9
Hantzsch-Reaktion 261, 329
Harnsäure 326
Harnstoff 336
– Reaktionen 80
Harnstoff-Derivate, Bildung 278
Heptan 178
n-Heptan, Viskosität 208
Heteroaromaten
– Abbau 326
– aktivierte 286–287
– Azokupplung 286–287
Heterocyclen, Abbau 326
Heteropolyanionen, Bildung 83–84
Heteropolysäuren 83, 89
Hexaamminkomplex, Oxidation 13
Hexabromrosanilinium-Salze 48

Hexachloroantimonat(V) 137
Hexachloroplatinat(IV)-säure 166
Hexachlorostannate(IV) 139
Hexachlorostannat(IV) 131, 137
Hexacyanocobaltat(II) 142
Hexacyanocobaltat(III) 51, 142
Hexacyanoferrat
– Abtrennung 93
– Entfernung 112
– Nachweis 92
– schwer lösliches 93
– Zersetzung 93
– Zerstörung 112, 114
Hexacyanoferrat(II) 346
– Bildung 52, 92, 212
– Nachweis 94
– Normalpotential 59
– Oxidation 39, 112
– Reaktionen 146
Hexacyanoferrat(III) 38
– Bildung 112
– Nachweis 94
– Normalpotential 59
– Reduktion 92
Hexafluoroaluminat 112, 150
Hexafluoroaluminat(III) 41
Hexafluoroantimonat(V) 137
Hexafluoroferrat(III) 41, 112
– Bildung 42, 142
Hexafluorokieselsäure, Bildung 16, 44, 89
Hexafluorotitanat(IV) 41
Hexafluorozirkonat(IV) 42, 91, 214
Hexahydroxoantimonate(V) 134, 137
Hexahydroxochromat(III) 13
Hexahydroxostannate(II) 138
Hexamethylentetramin 35, 104, 169, 258, 344; *s. a.* Methenamin
Hexamethylentretramin, Reaktionen 103
Hexan 178
n-Hexan, Viskosität 208
Hexathiocyanatoferrat(III) 146
Hexetidin 240
– Eigenschaften 339
– Hydrolyse 262, 339
– Identitätsprüfung 339
– Löslichkeit 339
Hexobarbital 325
Hexosen 267
– Nachweis 338
Hinsberg-Trennung 275
Histamin, Azokupplung 286
Histidin 316
– Azokupplung 286
Homatropin 311
Honig, Viskosität 208
Hydantoine 323
– Reaktionen 325
Hydralazin
– Reinheitsprüfung 283
– Schmelzpunkt 340
Hydralazinhydrochlorid
– Identitätsprüfung 340
– Zersetzung 340
Hydratation 18
Hydrate 258
Hydratisomerie 152
Hydrazin
– Bestimmung 36, 283
– Eigenschaften 35
– Grenzwert 283
– Oxidation 39
– pK_b-Wert 35
– Reaktionen 33, 36, 255, 283
Hydrazincarbonsäure 33
Hydrazin-Derivate 253
– Bildung 277
– Reaktionen 283
Hydrazinsulfat 36
Hydrazobenzen 288
Hydrazone
– Bildung 277, 283–284, 291, 340
– Hydrolyse 220
Hydrierung
– von Alkenen 223
– katalytische 226
Hydrochinon 222
Hydrochlorothiazid, Hydrolyse 262
Hydrocodon, Identitätsprüfung 345
Hydrocortison 269
Hydrocortisonacetat 322
Hydrogencarbonate 90
Hydrogencarbonat-Ion, Nachweis 90
Hydrogenolyse 214, 220, 228
Hydrogenphosphat-Ion, pK_s-Wert 294
Hydrogensulfat-Ion, pK_s-Wert 294
Hydrogensulfide 71
– Bildung 71
Hydrogensulfid-Ion, Basizität 95
Hydrogensulfite 68
Hydrogensulfit-Ion, Reaktionen 261
Hydrolyse 220
Hydrolysentrennungsgang 103
Hydromorphon, Identitätsprüfung 272, 345
Hydroperoxide 321
Hydroxamat-Komplex 308
Hydroxamsäuren
– Bildung 255, 292, 308–309, 345
– Nachweis 242, 292
Hydroxamsäure-Reaktion 292, 307–308
Hydroxide
– amphotere 13, 23, 37
– Fällung 12, 22, 35, 37, 103, 107
– Farbe 13, 107
– Löslichkeit 94
– Löslichkeitsprodukt 105
– nichtamphotere 13, 22
– schwer lösliche 12, 22, 95, 103, 305

Hydroxoanionen, Bildung 12
Hydroxokomplexe 23
1-Hydroxyadamantan 277
α-Hydroxyaldehyde 237
Hydroxyalkylierung 244
Hydroxyanthrachinone 151
4-Hydroxybenzaldehyd 236
Hydroxybenzen 245
4-Hydroxybenzoate, Verseifung 341
p-Hydroxybenzoate 340
2-Hydroxybenzoesäure 241, 243, 303; *s. a.* Salicylsäure
4-Hydroxybenzoesäure 341
o-Hydroxybenzoesäure 304
p-Hydroxybenzoesäure 341
4-Hydroxybenzoesäurebutylester, Schmelzpunkt 341
4-Hydroxybenzoesäureester, Verseifung 341
p-Hydroxybenzoesäureester 340–341
4-Hydroxybenzoesäureethylester, Schmelzpunkt 341
4-Hydroxybenzoesäuremethylester, Schmelzpunkt 341
4-Hydroxybenzoesäurepropylester, Schmelzpunkt 341
Hydroxybenzol 245
Hydroxycarbonsäure 220
α-Hydroxycarbonsäure 237, 269, 315
2-Hydroxycarbonylverbindungen 237
α-Hydroxycarbonylverbindungen 254
8-Hydroxychinolin 125, 152, 157–158, 164
2-Hydroxyketone, Oxidation 221
α-Hydroxyketone 237
– Oxidation 221
Hydroxylamin 255
– Oxidation 39
– Reaktionen 292, 309, 345
Hydroxylamin-Derivate 253
– Bildung 289
– Nachweis 289
Hydroxylaminhydrochlorid 247, 308
Hydroxylapatit 82, 159
4-Hydroxy-3-methoxybenzaldehyd 241, 255, 265, 284
5-Hydroxymethylfurfural 338
3-Hydroxyphenothiazine 328
N-(4-Hydroxyphenyl)acetamid 348
Hydroxyphenylessigsäure 311
3-Hydroxy-2-phenylpropionsäure 310
Hydroxyprolin 313, 315
2-Hydroxypropionsäure 299
α-Hydroxypropionsäure 316
2-Hydroxy-5-sulfobenzoat 241
3-Hydroxytyrosin 241
9-Hydroxyxanthen 307
Hygroskopie 126
Hyoscyamin, Identitätsprüfung 310
Hypobromite
– Bildung 58
– Komproportionierung 217
– Reaktion 343
– Reduktion 149, 217
Hypochlorite, Zerfall 15
Hypoiodite, Bildung 217
Hypophosphite 84
– Oxidation 127, 131
Hypophosphit-Reagenz 84, 86
Hypophosphorige Säure 84; *s. a.* Phosphinsäure
– Oxidation 63
Hypoxanthin 326

I

Identitätsprüfung 170, 178, 201
– Acetyl 295
– Aluminium 149–150
– Ammoniumsalze 167
– Antimon 134
– Arsenat 84
– Arsenit 84
– Arzneibuch 321
– auf Phenothiazine 328
– auf Xanthine 325
– Barbiturate 323
– Bismut 124–125
– Blei 122
– Borat 91
– Bromid 47
– Calcium 159
– Carbonat 90
– Chlorid 44
– Eisen 143
– Fluorid 42
– Iodid 49
– Kalium 165–167
– Kupfer 126
– Lithium 163–164
– Magnesium 156
– Mangan 147–148
– Natrium 164–165
– Nitrat 74
– Phenazon 80
– Phosphate 81
– Quecksilber 117
– Silber 114, 116
– Silicat 88
– Sulfat 66
– Sulfit 68
– Thiosulfat 70
– Zink 154
Imidazol-Derivate, Azokupplung 286
Imidazole, Bildung 260
Imine 256; *s. a.* Azomethine
Iminoessigsäure 263
Iminosäuren, Hydrolyse 312
Impfstoffe 330
Indanilin 349
1,2,3-Indantrion 276, 313
Indigo 236, 267, 332
– Bildung 296
Indol-Derivate, Reaktionen 285
Indometacin
– Hydrolyse 285
– Identitätsprüfung 309

Indophenol 243
Indophenol-Farbstoffe 243, 331
Indophenol-Reaktion 242–243
Iod 194, 211, 321
- Bestimmung 217
- Bildung 10, 14–15, 32, 34, 38, 45, 49, 55, 60–61, 63, 70, 78, 84, 86, 127, 146, 217, 343
- Dämpfe 49
- Disproportionierung 58
- Eigenschaften 31
- Farbe 49–50
- Identitätsprüfung 31
- Nachweis 31
- Normalpotential 54, 59
- Oxidation 55
- Reaktionen 40, 68, 280, 295, 300, 338, 349
- Reduktion 39, 67–68, 70, 72, 87, 132, 144, 212, 222–223, 251, 333
- Schmelzpunkt 31
- Siedepunkt 31
7-Iodadrenochrom 280, 338
Iodate
- Bildung 50, 55, 58, 217
- Eigenschaften 63
- Komproportionierung 50, 63
- Nachweis 63, 94
- Reaktionen 36
- Reduktion 38, 63, 68, 70
Iodat-Ion, Nachweis 63
Iod-Azid-Reaktion 40, 54, 61, 70, 72
Iodcyan 55
Iodide
- Bestimmung 60
- Bildung 67, 87
- Nachweis 49, 54–55, 94
- Oxidation 15, 32, 34, 38–39, 45, 49–50, 54–55, 59–62, 64, 84, 127, 146, 321
- Reaktionen 119–120
- schwer lösliche 49
- Zersetzung 10
Iodid-Ion
- Identitätsprüfung 49
- Nachweis 49
Iod-Lösung 31
- Entfärbung 39, 72, 252
- Farbe 31, 50
Iodmonochlorid 36
Iodoform
- Bildung 235, 257, 266, 268, 300
- Eigenschaften 257
- Schmelzpunkt 257, 300
Iodoform-Probe 256–257, 264, 266, 316, 328
Iodoform-Reaktion 235–236, 256, 268, 300
Iod(V)-oxid 32
Iodsäure, Bildung 217
Iod-Stärke-Reaktion 31, 38, 45, 295, 321, 343
Iodtrichlorid 50, 55
Iodwasserstoff 249
- Oxidation 78, 86
Iodwasserstoffsäure
- Eigenschaften 49
- pK_s-Wert 49
Ionen, schwefelhaltige 73
Ionenstärke 20
Iopansäure 215
Isobutylmethylketon 178
Isocyanate, Reaktionen 245
Isoindol-Derivate, Bildung 315, 317
Isomorphie 84, 156, 195
Isoniazid 352
- Identitätsprüfung 284
- Reinheitsprüfung 283
Isonicotinsäure 352
Isonicotinsäurehydrazid 255, 265, 352
- Reinheitsprüfung 283
Isonitrile 279
Isonitril-Probe 279
Isonitrosoaceton 266
Isonitrosoalkylchloride 225
Isopolysäure 64
Isoprenalin
- Identitätsprüfung 279
- Oxidation 342
Isoprenalinsulfat
- Identitätsprüfung 342
- Löslichkeit 342
- Schmelzpunkt 342
Isopropanol *s. a.* 2-Propanol
- Grenzprüfung 236
- Oxidation 236, 257
- Reaktionen 236, 284
Isothiocyanate 278
Itaconsäure 299
Itaconsäureanhydrid 297

J

Janovsky-Produkt 77, 267, 271

K

Kakodyloxid
- Bildung 10, 130, 294
- Geruch 294
- Giftigkeit 294
Kalignost 166, 169
Kalium
- Grenzprüfung 166–167
- Identitätsprüfung 165–167
- Nachweis 165–167
Kaliumalaun 150
Kaliumantimonyltartrat 135
Kaliumbromat 47
Kaliumcarbonat, Schmelzpunkt 25
Kaliumchromat 47
Kaliumdichromat 47, 49
- Reaktionen 46, 48, 58, 60, 239
- Reduktion 349
Kaliumdisulfat, Bildung 24
Kaliumhexachloroplatinat(IV) 166
Kaliumhexacyanoferrat(II) 69, 92
Kaliumhexacyanoferrat(III) 92, 155, 242, 260, 302, 330, 346
Kaliumhexahydroxoantimonat(V) 163–164
Kaliumhexanitrocobaltat(III) 142, 166
Kaliumhydrogenphthalat 248

Kaliumhydrogensulfat, Schmelze 24
Kaliumhydrogentartrat 166, 304–305
Kaliumiodat, Reduktion 70
Kaliumiodid 322
– Oxidation 223
Kalium-Ion, Nachweis 165–167
Kaliumnitrat
– Reaktionen 11
– Schmelze 24
Kaliumperchlorat 164
– Fällung 166
Kaliumpermanganat 47
– Eigenschaften 18
– Identitätsprüfung 65
– Monographie 65
– Reaktionen 58, 148, 223
– Redoxpotential 34
– Reduktion 34, 39, 45, 78, 222, 251, 297, 333, 352
Kaliumpermanganat-Lösung, Entfärbung 148, 254, 324
Kaliumpyrosulfat 24
Kaliumsalze 95
– Bestimmung 167
– Eigenschaften 111
– Flammenfärbung 7, 165
– Nachweis 108, 111
– schwer lösliche 165
Kaliumsulfat, Bildung 24
Kaliumsulfit 68
Kaliumtartrat 114
Kaliumtetraiodobismutat 125
Kaliumtetraiodobismutat(III) 322
Kaliumtetraiodomercurat(II) 169, 267
Kaliumtetraphenylborat 167
– Fällung 166–167
Kalksalpeter 159
Kalkspat 159
Kalkwasser 90
Kalomel 117–118; *s. a.* Quecksilber(I)-chlorid
– Fällung 119
– Löslichkeit 119
Kapillare, offene 187
Kapillarmethode 185, 188
– Apparatur 186
Kapillarviskosimeter 209
Karl-Fischer-Lösung 212
Kationen
– Nachweis 94, 114
– Vorproben 5
Kationentrennungsgang 71, 94, 112
Kationsäure 143, 150
Kedde-Reaktion 271
Ketale, Hydrolyse 220
α-Ketoaldehyde 270
α-Ketoalkohole, Nachweis 268
β-Ketoglutarsäure 221
Ketohexose 338
Ketole
– Dehydrierung 269
– Nachweis 268
– Oxidation 221, 268
α-Ketole 253
Ketone 267
– Bildung 220–221, 226, 228, 231
– Derivatisierung 255
– IR-Spektrum 254
– Nachweis 253
– Reaktionen 254–255, 276
α-Ketosäuren 313
17-Ketosteroide, Identitätsprüfung 271
Kiefer-Reaktion 346
Kieselsäure
– Abrauchen 87
– Abscheidung 16–17
– Bildung 89
– Entfernung 113
– Fällung 18
– kolloidale 88
– Reaktionen 42
Kieselsäure-Gallerte, Bildung 88
Kjeldahl-Aufschluss 27
Klarschmelzpunkt 187
Kobaltglas 9
Kobalt(III)-sulfid, Löslichkeit 21
Kohäsionskräfte 208
Kohle, medizinische 29
Kohlendioxid
– Bestimmung 33
– Bildung 4, 10, 14–15, 18, 26–27, 29, 32, 38, 66, 90, 112–113, 167, 211, 254, 301–302, 305, 313, 333
– Eigenschaften 32
– Identitätsprüfung 32
– Phasendiagramm 178
– Reaktionen 159
Kohlenmonoxid
– Bestimmung 32
– Bildung 10, 14–15, 29, 51, 93, 301, 305
– Eigenschaften 32
– Oxidation 32
– Verbrennung 14
Kohlensäure, Zersetzung 14
Kohlensäurediethylester, Bildung 230
Kohlenstoff, Nachweis 29, 211
Kohlenstoffdisulfid 276; *s. a.* Schwefelkohlenstoff
– Reaktionen 278
Kohlenwasserstoffe
– aromatische 227
– Destillationsbereich 178
– halogenierte 178
Komarowsky-Fellenberg-Reaktion 236
Komarowsky-Reaktion 236
Komplexbildung 20
Komponenten 199
Kondensationswärme 175
Kondensieren 175
König-Reaktion 353
Königswasser 21
Konzentrationsniederschlag 21, 162
Koppeschaar-Titration 335
Kreis-Reaktion 331
Kriechprobe 16, 42
Kristalle, flüssige 185
Kristallviolett 350
Kugelfallviskosimeter 210
Kupfer 7
– Abscheidung 101

– Auflösen 126
– Bildung 126
– Identitätsprüfung 126
– Lösen 17
– Lösen in Säuren 126
– Nachweis 126
– Normalpotential 118
– Oxidation 118
– Oxidationsstufen 126
– Reaktionen 75, 118
Kupfer(I)-acetylide 226
Kupferamalgam 118
Kupfer-Cadmium-Trennung 101
Kupfer(I)-Chelatkomplexe 129
Kupfer(II)-Chelatkomplexe 240, 252, 312, 337
Kupfer(I)-chlorid 32, 44
Kupfer(II)-chlorid 33
– Flammenfärbung 126
Kupfer(I)-cyanid 51
– Fällung 127
Kupfer(II)-cyanid 51, 127
Kupfer(II)-diethyldithiocarbamat 129
Kupfer-Gruppe 94, 99–100
Kupferhalogenide, Flammenfärbung 7, 213
Kupfer(I)-halogenide 126
Kupferhexacyanoferrat(II) 93
Kupferhexacyanoferrat(III) 93
Kupfer(I)-hydroxid 254
– Fällung 13
Kupfer(II)-hydroxid 305
– Fällung 12–13, 128
Kupfer(I)-iodid 49, 126
– Bildung 120
– Fällung 127
– Löslichkeit 61
Kupfer(I)-Ion, Nachweis 129
Kupfer(II)-Komplexe 320
Kupfer(II)-nitrat 126
– Flammenfärbung 7
Kupfer(I)-oxid 126
– Bildung 13, 221
– Fällung 254
Kupfer(II)-oxid 128
– Bildung 13
– Reaktionen 211–212
Kupfer(I)-pseudohalogenide 126
Kupfersalze
– Flammenfärbung 6–7, 126
– Identitätsprüfung 126
– Nachweis 126
– Perlreaktion 10
– schwer lösliche 128
Kupfer(I)-Salze
– Löslichkeit 126
– Nachweis 98
Kupfer(II)-Salze
– Bestimmung 127
– Bildung 118, 126
– Farbe 126
– Nachweis 98
– Normalpotential 59, 61
– Perlreaktion 9
– Reduktion 38, 45, 101, 126
Kupferspiegel 101, 126
Kupfer(II)-sulfat 7, 28, 126, 340
– Bildung 15
– Eigenschaften 126
– Pentahydrat 219
– Reaktionen 324, 332, 346
Kupfer(I)-sulfid 94, 126
– Fällung 99, 128
– Löslichkeit 21
– Löslichkeitsprodukt 100, 127
– pK_L-Wert 95
Kupfer(II)-sulfid 94
– Fällung 99, 128
– pK_L-Wert 95
Kupfer(II)-tartrat 221, 253, 260, 305
Kupfer(II)-tartrat-Komplex 128
Kupfertetraammin-Komplex 12–13
Kupfer(II)-tetraammin-Komplex 127–128
Kupfer(I)-tetracyano-Komplex 51, 100, 127
Kupfertetraiodomercurat(II) 120
Kupfer(II)-tetrammin-Komplex 100
Kupfer(I)-thiocyanat 52–53, 126–127
– Fällung 45
Kupfer(II)-thiocyanat 127
Kupferthiocyanatomercurat(II) 129
Kupplung, oxidative 242
Kupplungskomponente 286–287

L

Lachgas 33
Lactame, Hydrolyse 220
β-Lactame, Nachweis 255, 309
Lactate
– Identitätsprüfung 299
– Nachweis 299
– Oxidation 300
– Reaktionen 300
Lactat-Ion
– Identitätsprüfung 299
– Nachweis 299
Lactometer 206
Lactone
– Hydrolyse 220
– Reaktionen 309
Lactoylmilchsäure 299
Lanthanacetat
– basisches 295
– Bildung 295
Lanthan(III)-borat 295
Lanthan(III)-citrat 295
Lanthan(III)-fluorid 295
Lanthannitrat 295, 349
Lanthan(III)-nitrat 322
Lanthannitrat-Probe 321
Lanthan(III)-oxalat 295
Lanthan(III)-phosphat 295
Lanthanpropionat 295
Lanthan(II)-Salze, schwer lösliche 295
Lanthan(III)-sulfat 295
Lanthan(III)-tartrat 295
Lassaigne-Probe 212, 214

Legal-Probe 264, 266, 298–299
Leuchtprobe 11, 138
Levodopa 311, 314
– Identitätsprüfung 280
Levomentholum 237
Levothyroxin 214
Levothyroxin-Natrium 215
– Identitätsprüfung 214
Lidocain 352
– Identitätsprüfung 273
– Nitrierung 273
Lidocainhydrochlorid, Reinheitsprüfung 282
Ligandensubstitution 152–153
Linalool 331
Liquiduskurve 195
Lithium
– Identitätsprüfung 163–164
– Nachweis 163–164
Lithiumaluminiumhydrid, Hydrolyse 212
Lithiumcarbonat, Fällung 108, 164
Lithiumchlorid 163
– Bildung 164
Lithiumfluorid 41
Lithiumhexahydroxoantimonat(V) 164
Lithiumhydroxid, Löslichkeit 156, 163
Lithium-Ion, Nachweis 163–164
Lithiumoxinat, Fluoreszenz 164
Lithiumphosphat 113, 157
– Fällung 164
– Löslichkeit 82
Lithiumsalze 95
– Bestimmung 164
– Flammenfärbung 7, 163
– Nachweis 108, 111
– schwer lösliche 163
Lösen, in Salzsäure 21
lösliche 67, 70, 93, 125
Löslichkeit
– Beeinflussung 19–20
– von Carbonaten 94
– von Chloriden 94
– Erdalkalichloride 109
– Erdalkalinitrate 109
– von Hydroxiden 94
– von Salzen 19
– von Silberhalogeniden 57
– von Sulfiden 94
– Temperaturabhängigkeit 19
Löslichkeitsexponent 19
– Silbersalze 116
Löslichkeitsprodukt 19, 40
– Hydroxide 105
– Silberhalogenide 55
– Silbersalze 115
– von Sulfiden 95–96
Lösungen
– Eigenschaften 18–19
– Farbe 20
– gesättigte 19, 199
– Herstellung 19
– Ionenstärke 20
– salpetersaure 20, 97
– salzsaure 21
– schwefelsaure 20
– übersättigte 199
– ungesättigte 198
– wässrige 18
Lucas-Reagenz 231, 233
Luft 140; *s. a.* Sauerstoff
Lunge-Reagenz 76, 79, 81
Lysin 316

M

Magnesium
– Bestimmung 157–158
– Grenzprüfung 158
– Identitätsprüfung 156
– Nachweis 156
Magnesiumammoniumarsenat 84, 87, 134
Magnesiumammoniumphosphat 156
– Fällung 82, 113
– Kristallstruktur 157
Magnesiumcarbonat
– basisches 156
– Fällung 108
Magnesiumchlorid, Bildung 168
Magnesiumchromat 156
Magnesiumdiammin-Komplex 13, 104, 156
Magnesiumfluorid 156
Magnesiumhydroxid
– Bildung 31, 156
– Fällung 13, 112, 156
– Löslichkeit 156
Magnesium-Ion, Nachweis 156
Magnesiumkomplexe 157
Magnesiumnitrid, Hydrolyse 31
Magnesiumoxid 170–171, 216
– Aufschluss 24
– Reaktionen 168, 228
Magnesiumoxinat
– Extraktion 158
– Fällung 157
Magnesiumphosphat 113, 156
Magnesiumsalze 95
– Nachweis 108, 111
– schwer lösliche 156
Magnesiumsulfat 156, 171
Magnesiumuranylacetat 165
Magneson 157
Malachitgrün 69
Malaprade-Reaktion 237, 263
Maleate, Nachweis 301
Maleat-Ion, Nachweis 301
Maleinsäure 299
– Bromierung 301
– Dehydratisierung 301
– Eigenschaften 301
– pK_s-Wert 301
Maleinsäureanhydrid, Bildung 301
Malondialdehyd 238
– Nachweis 331
Mandelin-Reaktion 347
Mandelsäure 311
Mandelsäureester 311
Mangan
– Identitätsprüfung 147–148
– Nachweis 147–148
– Oxidationsstufen 147–148
Manganammoniumphosphat 157

Manganat(V)
– Bildung 11
– Farbe 148
Manganat(VI)
– Bildung 11
– Disproportionierung 11
– Farbe 148
Manganat(VII) 148; *s. a.* Permanganate
Mangandioxid
– Bildung 148
– Reduktion 34
Mangandioxidhydrat, Bildung 148
Manganhexaammin-Komplex 148
Mangan(II)-hexaammin-Komplex 13, 107
Mangan(II)-hydroxid 149
– Fällung 13, 104, 148
Mangan(IV)-hydroxid 148
Mangan(II)-Ion, Nachweis 148
Mangan(IV)-oxid 11, 47; *s. a.* Braunstein
– Bildung 11, 65–66, 170
– Normalpotential 59
Manganoxidhydrat 148, 223
– Bildung 65–66
– Fällung 105
Mangan(IV)-oxidhydrat, Bildung 13
Mangansalze, Perlreaktion 10
Mangan(II)-Salze
– Farbe 147
– Komproportionierung 66
– Nachweis 103
– Oxidationsschmelze 11
– schwer lösliche 148
Mangan(II)-sulfid 95, 104, 148
– Fällung 107
– pK_L-Wert 95
Mannich-Methode 248
Mannich-Reaktion 261
Mannitol 92
D-Mannitol 240
Marquis-Reaktion 259, 345
Marsh-Probe 11, 131, 135
Maskierungsmittel 4
Massenanteil 19
Massenkonzentration 19
Massenprozent 19
Meisenheimer-Addukt 272; *s. a.* Meisenheimer-Salz
Meisenheimer-Komplex 77, 273
Meisenheimer-Salz 267, 271–272
Menadion 222
Menthol 194
– Eigenschaften 237
– Erstarrungspunkt 192
– Identitätsprüfung 237
Mepyraminmaleat 353
Mercaptane
– Acidität 250
– Nachweis 250, 252
– Oxidation 221–222, 251
– Siedepunkte 250
Mercaptide, Bildung 250
2-Mercaptoethanol 315
Mercaptopropionsäure 315
Mercaptopurin
– Identitätsprüfung 342
– Löslichkeit 342
– pK_s-Wert 342
– Struktur 342
6-Mercaptopurin 326
Merocyanine 261, 329
Mesilate 318
meso-Weinsäure 305
Metaborsäure 91
Metalle
– edle 15
– Oxidation 17
– Passivierung 14, 17, 149
– Reaktionen 75
– Schutzschicht 149
– unedle 14–15, 118
Metallhydroxide
– Bildung 12
– Löslichkeitsprodukt 105
Metallspiegel, Bildung 10
Metallsulfide
– Löslichkeit 94
– Löslichkeitsprodukt 95–96
Metamizol 343
– Hydrolyse 262
Metamizol-Natrium, Identitätsprüfung 342
Metaphosphate, Bildung 9
Metasilicate, Bildung 26
Metforminhydrochlorid, Identitätsprüfung 343
Methadon, Identitätsprüfung 272
Methan 219
Methanal 258
Methanol 258
– Bildung 258
– Eigenschaften 233
– Esterbildung 234
– Grenzprüfung 261
– Identitätsprüfung 233
– Nachweis 260
– Oxidation 234, 260
– pK_s-Wert 234
– Siedepunkt 233
Methansulfonate 318
Methansulfonsäure 318
– Bildung 319
– Eigenschaften 318
– Reaktionen 318
Methaqualon 284
– Hydrolyse 289
– Reinheitsprüfung 288
Methenamin 103; *s. a.* Hexamethylentetramin; Urotropin
– Bildung 35, 169, 258
– Eigenschaften 344
– Hydrolyse 103, 262, 344
– Identitätsprüfung 344
– pK_b-Wert 344
– Stabilität 103
– Struktur 344
Methode
– Mannich- 248
– OPA- 315
– Schöniger 216
– van Slyke- 277
– Wurzschmitt- 216
Methoiodide, Bildung 276
Methoxybenzen 245
4-Methoxybenzoesäure 224

2-Methoxyethanol 237–238
α-Methoxyphenylessigsäure 165
(1R,2S,5R)-5-Methyl-2-isopropyl-cyclohexan-1-ol 237
5-Methyl-2-isopropylphenol, 5-Methyl-2-(methylethyl) phenol 246
Methyl-4-hydroxybenzoat, Identitätsprüfung 341
Methylalkohol 233
Methylamin 168
Methylatropiniumbromid 344
Methylatropiniumnitrat 344
N-Methylbarbiturate 324
Methylbenzthiazolon-hydrazon 330
Methylbenzthiazolonhydrazonhydrochlorid 330
Methylcarbinole
- Oxidation 300
- Reaktionen 256
Methylcellulose 211
Methyldopa 311, 314
- Identitätsprüfung 280
- Oxidation 280
Methyldopachrom 280
Methylenblau, Bildung 73
Methylenchlorid 229; *s. a.* Dichlormethan
Methylengruppe, aktivierte 267, 345
- Nachweis 77, 271–272
Methylester, Bildung 293
Methylfluoron 137
Methylgruppe
- aktivierte 267
- Nachweis 77, 271
Methyliodid 276
Methylketone 267
- Bildung 226, 256, 300
- Nachweis 256
Methylmercaptan 250
3-Methylmorphin 337
N-Methylmurexide 326
2-Methylnaphthohydrochinon 222
Methylphenobarbital 325
- Identitätsprüfung 272
- Nitrierung 272
Methylphenol 247
Methylrot 168
Methylsalicylat 241, 243, 304
- Acylierung 344
- Identitätsprüfung 344
Methylscopolaminnitrat 322
Metrifonat, Identitätsprüfung 215
Metronidazol, Reduktion 290
Metronidazolbenzoat 345
Milchsäure
- Bildung 316
- Löslichkeit 299
- Oxidation 257, 299, 301
- pK_s-Wert 299
- Schmelzpunkt 299
Millon-Reagenz 341
Millon-Reaktion 341
Millonsche Base 120, 169
Mischkristallbildung 84
Mischkristalle 195
- Bildung 195–196
Mischschmelzpunkt 194–195
Mischungen, Schmelzpunkt 194
Mohr-Westphal-Waage 201–202
Molmasse 218
- Bestimmung 175
Molybdänblau 83
Molybdänsäure 89
Molybdänschwefelsäure-Reagenz 83
Molybdatokieselsäure 89
Molybdatophosphorsäure 316
Monoarsan 85
Monohydrogenphosphate 81
Monosaccharide 254
Monothioarsensäure 133
Morin 151
Morphin
- Abtrennung 248
- Identitätsprüfung 345
- Nachweis 259
- Reaktionen 248
- Umlagerung 346
Morphin-2,4-dinitrophenylether 248
Morphin-Apomorphin-Umlagerung 346
Morphin-Derivate
- Identitätsprüfung 271
- Nachweis 345
Murexid 326
Murexid-Reaktion 326
Mutterkornalkaloide 285

N

Nachweis
- Aldehyde 253
- Alkene 223
- Alkine 226
- Alkohole 231, 237
- Alkylhalogenide 227
- Amine 274
- Aminoalkohole 240
- Aminocarbonsäuren 311
- Aminosäuren 311
- Anionen 41
- Aromaten 227
- Barbiturate 324
- Barium 23
- Carbonsäureamide 306
- Carbonsäureester 308
- Carbonsäuren 291, 293
- Carbonsäurenitrile 307
- Carbonsäuresalze 293
- Carbonylverbindungen 253
- Ester 308
- Ether 249
- funktioneller Gruppen 223
- Halogenalkane 227
- Hydroperoxide 321
- Kationen 114
- Ketole 268
- Ketone 253
- Kohlenwasserstoffe aromatische 227
- Mercaptane 250
- Methylengruppe aktivierte 271
- Methylgruppe aktivierte 271

– Nitrile 307
– Nitrosoverbindungen 289
– Nitroverbindungen 289
– Peroxide 321
– Phenole 241
– Schwefel 320
– Spezifität 129
– Sulfat 22
– Sulfonamide 319
– Sulfonsäuren 317
– Thiole 250–251
– Thiophenole 250
Nachweisgrenze, Definition 4–5
Nachweisreagenzien 4; *s. a.* Reagenzien
Nachweisreaktionen; *s. a.* Reaktionen
– Empfindlichkeit 4
– Empfindlichkeitsexponent 5
– Empfindlichkeitsgrenze 4
Naphtho-1,4-chinonimin 343
1,2-Naphthochinon-4-natriumsulfonat 279
1,2-Naphthochinon-4-sulfonat 276
2-Naphthoesäureamid 287
1-Naphthol 343
2-Naphthol 80, 276, 281
– Azokupplung 319
– Reaktionen 287–289, 332, 334, 345, 348, 351, 354
β-Naphthol 281
1-Naphthylamin 79, 292
Naphthylethylendiamin 289
N-(1-Naphthyl)-ethylendiamin 287
Naphthylisocyanat 276, 278
Naphthylurethane 233
– Bildung 245
Napthylisocyanate, Reaktionen 233
Narcein 248
Nash-Reagenz 261, 329, 344
Natrium
– Identitätsprüfung 164–165
– Nachweis 137, 164–165
Natriumacetat 103
– Protolyse 294
Natriumaluminat 25
Natriumbenzoat 328
Natriumbismutat 252
Natriumbismutat(V) 263
Natriumcarbonat 11
– Fällungen mit 22
– Reaktionen 12
– Schmelzpunkt 25
Natriumchlorid 164
– Bildung 168
– Löslichkeit 19
Natriumcobalturanylacetat 165
Natriumcyanid, Bildung 212
Natriumdihydrogenphosphat 82
Natrium-D-Linie 164
– Elektronenübergang 6
Natriumformiat 45
Natriumhexacyanoferrat(II), Bildung 212
Natriumhexahydroxoantimonat(V) 137, 164–165
Natriumhexanitrocobaltat(III) 166, 168
Natriumhexanitrocolbaltat(III) 35
Natriumhyaluronat 211
Natriumhydrogenphosphat 82
Natriumhypochlorit 51
Natrium-Ion, Nachweis 164–165
Natriummagnesiumuranylacetat 165
Natriummanganat(V), Bildung 11
Natriummanganat(VI), Bildung 11
Natriummetaperiodat 149, 237
Natriumnitrat 20
– Reaktionen 11
– Zerfall 75
Natriumnitrit 281
– Bildung 75
Natriumpentacyanonitroferrat(II) 73
Natriumpentacyanonitrosylferrat(II) 69, 72, 213, 234, 252, 297, 299, 349
Natriumperchlorat 164
Natriumperoxid 26, 216
Natriumphenolat 246
Natriumphosphinat 131
Natriumsalicylat 241, 328
Natriumsalze 95
– Flammenfärbung 7, 164
– Nachweis 108, 111
– schwer lösliche 164
– Wasserlöslichkeit 164
Natriumsulfid, Bildung 212
Natriumsulfit, wasserfreies 68
Natriumsulfit-Heptahydrat, Monographie 68
Natriumtetraborat 9, 91
– Bestimmung 92
Natriumtetraphenylborat 166, 169
Natriumthiocyanat, Bildung 213
Natriumthiosulfat 70
– Maßlösung 223
– Oxidation 127
Natriumzinkuranylacetat 165
Neostigminbromid, Hydrolyse 287
Neßler-Reagenz 78, 120, 169, 250, 340
Nicethamid
– Bestimmung 352
– Erstarrungspunkt 192
– Hydrolyse 353
– Identitätsprüfung 352
– pK_b-Wert 352
– UV-Spektrum 352
Nichtmetalle, Oxidation 17
Nickel
– Bestimmung 124, 140
– Nachweis 139–140
Nickel(II)-cyanid 140
Nickeldiacetyldioxim 140
Nickelhexaammin-Komplex 13

Nickel(II)-hexaammin-Komplex 107, 139
Nickel(II)-hydroxid, Fällung 13, 139
Nickel(III)-hydroxid 140
Nickel-Ion, Nachweis 139–140
Nickel(II)-nitrat 140
Nickelsalze
– Perlreaktion 10
– schwer lösliche 140
Nickel(II)-Salze
– Farbe 139
– Nachweis 103
Nickel(II)-sulfat, Bildung 140
Nickel(II)-sulfid 95, 104
– Fällung 107, 140
– kolloidales 104
– Oxidation 140
– pK_L-Wert 95
Nickel(III)-sulfid 95, 104
– Auflösen 140
– Löslichkeit 17, 21
Niclosamid, Reduktion 289–290
Nicotinamid
– Bestimmung 352
– Identitätsprüfung 307, 352
– Pikratbildung 352
– pK_b-Wert 352
– Verseifung 307
Nicotinsäure
– Identitätsprüfung 352
– Löslichkeit 352
– pK_s-Werte 352
– Schmelzpunkt 352
Nicotinsäureamid, Hydrolyse 353
Nicotinsäurediethylamid 352
Niederschläge, Alterung 150, 153
Nifedipin, Reduktion 290
Ninhydrin 276, 348
Ninhydrin-Reaktion 253, 313, 317
Nitrate 41, 80
– Bildung 294
– Löslichkeit 74
– Nachweis 74, 81, 94, 272
– Reaktionen 46
– Reduktion 11, 16, 38, 75–76
– Vorprobe 81
– Zersetzung 10, 15, 75
Nitrat-Ion
– Identitätsprüfung 74
– Nachweis 74, 81
Nitrazepam 218
– Bestimmung 348
– Eigenschaften 348
– Hydrolyse 281, 288, 348
– Identitätsprüfung 348
– Löslichkeit 348
– Reduktion 290
– Schmelzpunkt 348
– UV-Spektrum 348
Nitrierung
– Aromaten 227
– nitrosierende 350
– Phenacetin 350
Nitrile
– aliphatische 307
– Hydrolyse 220, 307
– Nachweis 307
– Reduktion 307
Nitrin, Diazotierung 79
Nitrite 41
– Bildung 75
– Entfernen 76, 287
– Löslichkeit 78
– Nachweis 77, 80–81, 94
– Normalpotential 59–60
– Oxidation 39, 62, 78, 294
– Reaktionen 46
– Reduktion 11, 38, 78
– Vorprobe 81
– Zersetzung 10, 15
– Zerstörung 80–81
Nitrit-Ion, Nachweis 77, 286
Nitroalkane
– Nachweis 289, 291
– primäre 289–290
– Reduktion 289
– sekundäre 289–290
– tertiäre 289
Nitroarene
– Bildung 227
– Reduktion 289–290
Nitroaromaten, Bildung 227
4'-Nitroatropamin 310
4'-Nitroatropinsalpetersäureester 310
Nitrobenzaldehyd 340
2-Nitrobenzaldehyd 236, 296
3-Nitrobenzaldehyd 236
o-Nitrobenzaldehyd 267, 296, 332
p-Nitrobenzenazo-1-naphthol 157
4-Nitrobenzoate 349
Nitrobenzol; *s. a.* Nitrobenzen
– Nitrierung 77
4-Nitrobenzoylchlorid 232, 244, 349
– Reaktionen 314
p-Nitrobenzoylchlorid 239
4-Nitrobenzylbromid 245
p-Nitrobenzylbromid 292
4-Nitrobenzylchlorid 276, 324–325
3-(p-Nitrobenzyl)-phenytoin 325
Nitrolsäuren, Bildung 290
Nitromethan 178
Nitronium-Ion 77
4-Nitrophenol 348
4-Nitrophenylhydrazin 255
3-Nitrophthalsäureanhydrid 232, 251, 275
Nitroprussidnatrium 252–253, 297, 335, 349
N-Nitrosamine
– Bildung 277
– Reduktion 277
2-Nitroso-1-naphthol 142
1-Nitroso-2-naphthol-3,6-disulfonsäure 143
Nitrosoaceton 266
Nitrosoalkylchloride 225
4-Nitrosophenazon 80
Nitrosoverbindungen
– Nachweis 289
– Reduktion 290
Nitrosylchlorid
– Bildung 46
– Reaktionen 225
Nitrosyl-Kation 78
Nitrosylthiocyanat 147

4-Nitrothymol 247
Nitroverbindungen
– Nachweis 289
– Reduktion 290, 345
Nitryl-Kation 77
Noradrenalin 281
– Bestimmung 279
– Identitätsprüfung 279
Norepinephrin 279, 281; *s. a.* Noradsrenalin
Normalpotential 59
– Ascorbinsäure 334
– Halogene 54, 58
Noscapin 248
Nylander-Reagenz 254

O

Olefine; *s. a.* Alkene
– Nachweis 223
Oligosaccharide 254
Olivenöl, Viskosität 208
OPA-Methode 315
Opium 248
– Gehaltsbestimmung 249
Opiumalkaloide
– Bestimmung 248
Ornithin 316
Orthoborsäure *s. a.* Borsäure
– pK_s-Wert 91
ortho-Diphenole 245
– Nitrosierung 280
Orthokieselsäure
– Kondensation 88
– pK_s-Wert 88
Orthophosphat 81; *s. a.* Phosphat
Orthophosphorsäure 81; *s. a.* Phosphorsäure
Orthosilicate
– Bildung 26
– Nachweis 88
Orthosilicat-Ion, Nachweis 88
Osmiumtetroxid, Reaktionen 223
Oswald-Viskosimeter 209
Oxalat
– Bildung 257
– Identitätsprüfung 302
– Nachweis 94, 301
– Oxidation 39, 66, 113, 302
– schwer lösliches 301–302
– Zerfall 15, 301
– Zersetzung 10
– Zerstörung 114
Oxalate, Entfernung 113
Oxalat-Ion
– Bildung 300
– Entfernung 113
– Identitätsprüfung 301
– Nachweis 301
Oxalatkomplexe 113
Oxalsäure 160, 294
– Bildung 221, 297
– Löslichkeit 301
– pK_s-Werte 294, 301
– Reaktionen 139
– Reduktion 302
– Salzbildung 301
– Zerfall 14, 301
Oxalylchlorid 292
Oxazolo[4.5-d]pyrimidin 327
Oxidationsmittel 222
– Bestimmung 223
– Nachweis 32, 220
– Prüfung auf 36, 38
– Verhalten gegenüber 18
Oxidationsschmelze 11, 24, 26, 148
Oxide
– Aufschluss 24–25
– hochgeglühte 24–25
– schwer lösliche 25
Oxime
– Bildung 255, 268
– Hydrolyse 220
– Nachweis 242
Oxin 152, 157–158, 164
– Nachweis 125
Oxinate 125
– extrahierbare 152
Oxirane
– Bildung 225
– Hydrolyse 225
α-Oxoaldehyde 269
Oxoanionen 130, 150
– Bildung 12, 23
α-Oxocarbonsäuren, Decarboxylierung 312
Oxoniumsalze, Bildung 249
Oxonolanion 230
Oxonole 331
3-Oxopentandisäure 221
Oxycodon, Identitätsprüfung 272, 345
Ozonide, Bildung 225
Ozonolyse, von Alkenen 225

P

Palladium(II)-chlorid 32
Palladium(II)-iodid 49
Palmitoylascorbinsäure 334
Papaverin 248
Parabene, Identitätsprüfung 341
Paracetamol 322
– Eigenschaften 348
– Hydrolyse 349
– Identitätsprüfung 348
– Schmelzpunkt 349
Paraffin 211
Paraformaldehyd 258
Paraldehyd 178, 264
– Depolymersiation 264
– Eigenschaften 264
– Erstarrungspunkt 192
– Identitätsprüfungen 264
– Reaktionen 264
– Schmelzpunkt 264
– Siedepunkt 264
Partikelgröße 19
Passivierung, Metalle 14, 17, 149, 152
pD-Wert 5
Pellagri-Reaktion 347
Penicillamin, Identitätsprüfung 253
Penicilline, Nachweis 40, 309
Pentaaquanitrosylferrat(II)-Kation 78
Pentaaquanitrosylferrat(II)-sulfat 76
Pentabromaceton, Bildung 298
Pentabromrosanilinium- 48

Pentachloroantimonat(III) 134
Pentacyanocobaltat(II) 51
Pentacyanomonothionitrosylferrat(II) 252
Pentacyanonitrosylferrat(II) 235, 266
1,2,4,5,6-Pentahydroxyheptan 238
Pentan-2,4-dion 261
Pentan-3-on 257
2,4-Pentandion 242
Pentanol-Verfahren 110
Pentoxifyllin 328
Pentoxyverin, Eigenschaften 350
Pentoxyverincitrat, Identitätsprüfung 350
Peptide 311
– Hydrolyse 316
Perchlorate 41
Perchlorsäure, Maßlösung 350–352
Perlreaktionen 9
Permanganate
– Abtrennung 104
– Bildung 11, 149
– Eigenschaften 65
– Entfernen 72
– Farbe 148
– Komproportionierung 66
– Nachweis 65
– Normalpotential 59
– Reaktionen 60
– Reduktion 18, 23, 34, 38–39, 60, 65–66, 68, 72, 78, 104, 148, 214, 221, 302
– Zerstörung 65
Permanganat-Ion, Nachweis 65
Permanganat-Lösung, Entfärbung 39, 223, 302
Peroxide
– Bildung 250
– Entfernung 250
– Nachweis 321
– Prüfung auf 250
– Zersetzung 10
Peroxidisulfate, Reduktion 114
Peroxodisulfate 38
– Hydrolyse 39–40
– Oxidation 39
Peroxotitanyl-Ion 321
Pesez-Reaktion 77, 301, 306
Petroläther 178
Phasen 199
Phasendiagramm 177
Phasenregel, Gibbs- 199
Phasenübergänge 175
Phasenübergangswärmen 175
Phasenumwandlungen 175
– Temperaturabhängigkeit 176
PHB-Ester, Verseifung 341
Phenacetin
– Hydrolyse 350
– Identitätsprüfung 350
– Nitrierung 350
– Schmelzpunkt 187
Phenacylester, Bildung 292
1,10-Phenanthrolin 145
Phenazin-Derivate 351
Phenazon
– Identitätsprüfung 80
– Nachweis 282
– Nitrosierung 80
p-Phenetidin
– Bildung 350
– Diazotierung 351
Phenobarbital 273
Phenolate, Bildung 241
Phenole 245; *s. a.* Hydroxybenzen
– Acidität 241
– Azokupplung 79
– Bildung 220, 303
– Bromierung 49, 245–246
– Eigenschaften 245
– Identitätsprüfung 245
– Löslichkeit 246
– mehrwertige 253–254
– – Oxidation 221–222
– Nachweis 231, 241, 286–287, 304, 349
– Nitrierung 348
– Oxidation 221, 246
– Reaktionen 79, 242, 244–246, 259
– Schmelzpunkt 246
– in Sera und Impfstoffen 330
– Veresterung 244
– Veretherung 245
Phenolester 244
– Hydrolyse 220
– Nachweis 287
Phenolether 249
– Bildung 245
– Hydrolyse 220
– Reaktionen 249
– Spaltung 250
Phenolphthalein 90, 92, 352
– Entfärbung 14
– Schmelzpunkt 187
Phenolrot, Reaktionen 215
Phenothiazine
– Identitätsprüfung 328
– Oxidation 328
Phenothiazin-N-oxide 328
Phenothiazinsulfone 328
Phenothiazinsulfoxide 328
Phenoxyessigsäure, Bildung 222
Phenoxyethanol, Identitätsprüfung 222
p-Phentitidin, Oxidation 350
Phentolaminmesilat, Identitätsprüfung 319
1-Phenyl-2,3-dimethylpyrazolin-5-on 80
Phenylbenzylether 245
Phenylbutazon, Hydrolyse 288
N-Phenylcarbaminsäureester 233
Phenylester 244
– Hydrolyse 220
Phenylether 249
– Hydrolyse 220
Phenylfluoron 137
Phenylhydrazin 255, 260
– Oxidation 302
– Reaktionen 270, 302, 318, 336

Phenylhydrazone, Bildung 255, 302
Phenylhydroxylamine 227
Phenylisocyanat 276, 278
– Reaktionen 233
Phenylisonitril, Bildung 230, 264, 279
Phenylisothiocyanat 315, 317
Phenylmethylether 245
Phenylsenföl 315
Phenylthiocarbamoyl-Derivate, Bildung 317
Phenylthiohydantoin-Derivate, Bildung 315
Phenylurethane, Bildung 233, 245
Phenytoin 323
– Identitätsprüfung 325
Phloroglucin, Reaktionen 265
Phosgen, Bildung 229
Phosphate 22
– Abtrennung 82–83, 103–104
– Bildung 216
– Entfernung 113
– Fällung 82
– Grenzprüfung 83
– Identitätsprüfung 81
– Kondensation 82
– lösliche 87
– Nachweis 81, 87, 94, 113
– primäre 81–82
– schwer lösliche 82, 87
– sekundäre 81
– tertiäre 81
– Thermolyse 82
Phosphat-Ion
– Abtrennung 103
– Entfernung 113
– Nachweis 81, 113
Phosphatkomplexe 76
Phosphin, Reaktionen 86
Phosphinsäure 84
– Oxidation 63, 87, 131
– Reaktionen 86
Phosphite, Bildung 127
Phosphonsäure, Bildung 85, 87, 131
Phosphor, Nachweis 216
Phosphorige Säure 85; *s. a.* Phosphonsäure
– Bildung 131
– Oxidation 39
Phosphormolybdänsäure 83
Phosphorsalzperle 9
– Schwermetallsalze 10
Phosphorsäure
– Bildung 63
– Eigenschaften 81
– pK_s-Werte 81, 294
o-Phthalaldehyd 315, 317
Phthalsäure, Bromierung 217
Phthalsäureanhydrid 232, 248
Phthalsäurehalbester, Bildung 232
Phthalylsulfathiazol 248, 320
Picolinsäure 352
Pikrate, Bildung 228, 340
Pikrinsäure 271, 274
– Reaktionen 228
Pikrylchlorid 276
Piperazin 234
– Benzoylierung 275
Piperidin, Reaktionen 234
Piperidin-Derivate 323
PITC-Verfahren 315
pK_L-Wert 116; *s. a.* Löslichkeitsprodukt
Planck-Einstein-Beziehung 6
Polyborate, Bildung 91
Polymethinfarbstoffe 281, 331, 353
Polynitroaromaten, Reaktionen 271
Polyole 240
– Nickelbestimmung 124
Polyphosphate, Bildung 82
Polysilicate, Bildung 88
Polysulfide, Bildung 71
Porter-Silver-Reaktion 270
Porzellan 88
Pottasche
– Schmelze 24
– Schmelzpunkt 25
Povidon 211
Präzipitat
– schmelzbares 120
– unschmelzbares 119–120
Prednison, Identitätsprüfung 270
Primidon, Hydrolyse 262
Probe
– Ätz- 15, 42
– Baeyer- 223
– Beilstein- 126, 213
– Bettendorfsche 85, 87, 131
– Deniges- 236, 261
– Eosin- 48, 214
– Fehling- 264
– Gutzeit- 132
– Iodoform- 256–257, 266, 316
– Isonitril- 279
– Kriech- 16, 42
– Lanthannitrat- 321
– Lassaigne- 212, 214
– Legal- 264, 266, 298–299
– Leucht- 11, 138
– Marsh- 11, 131, 135
– Ring- 76, 78, 81
– Tollens- 117, 264, 270, 305, 333, 336
– Wassertropfen- 16, 42, 89
Procain
– Bestimmung 351
– Bildung 351
– Dehydrierung 352
– Identitätsprüfung 282, 351
– Reaktionen 351
– Schmelzpunkt 351
Procainhydrochlorid
– Bromierung 351
– Identitätsprüfung 351
– Schmelzpunkt 351
Procein, Dimerisierung 352
Produkt
– Janovsky- 77, 267, 271
– Zimmermann- 77, 267, 271
Prolin 313, 315
Propan-1,2,3-triol 239
Propan-2-ol *s. a.* 2-Propanol; Isopropanol
– Oxidation 257
Propanal 234
1,2-Propandiol 239
1-Propanol
– Eigenschaften 235

– Identitätsprüfung 235
– Siedepunkt 235
2-Propanol
– Eigenschaften 236
– Esterbildung 236
– Identitätsprüfung 236
– Oxidation 236
– Siedepunkt 236
n-Propanol 178; *s. a.* 1-Propanol
Propanon 266
Propionaldehyd 234
Propionat, Bildung 257, 268
Propionsäure, Eigenschaften 291
Propionsäureanhydrid 275
Propyl-4-hydroxybenzoat, Identitätsprüfung 341
n-Propylalkohol 235
Propylenglycol 239
Proteine 311
– Hydrolyse 316–317
– Nachweis 341
Proxyphyllin 327–328
Prüfung
– auf Acetyl 321
– auf Alkaloide 322
– auf anorganische Bestandteile 354
– auf Fuselöle 236
– auf Peroxide 250
– auf primäre aromatische Amine 281
– auf Schwermetalle 170
– auf Verdorbenheit 331
– des Arzneibuches 170
– Grenz- 170
– Identitäts- 170
– Reinheits- 170
Pseudohalogenide 50, 52
– Nachweis 54, 61
– Trennung 54
Pseudohalogenidgemische, Trennung 54, 61
Pseudomorphin 346
Pseudonitrole 290
p-T-Diagramm 177
Punkt
– azeotroper 182
– eutektischer 196, 199
– kritischer 177
Purine 323, 326
7H-Purin-6-thiol 342
Purpurogallin 30
Purpursäure, Ammoniumsalz 326
Pyknometer 201–202, 205
Pyridin
– Derivate 323, 352–353
– Reaktionen 231
– Ringöffnung 231
Pyridin-2-carbonsäure 352
Pyridin-3-carbonsäure 352
Pyridin-3-carboxamid 307, 352
Pyridin-4-carbonsäure 352
Pyrimidin-Derivate, Reaktionen 326
Pyrogallol 30
Pyrophosphate, Bildung 82
Pyrosulfat-Aufschluss 24
Pyrrol-Derivate, Bildung 281
1-Pyrrolidinocyclohexen 256
Pyrrolidinodithiocarbaminat 124
Pyruvat-Ion, Bildung 300

Q

Quecksilber
– Abscheidung 118, 138
– Auflösen 119
– Bildung 13, 68, 71, 118–119, 138
– Identitätsprüfung 117
– Lösen 17, 117
– Löslichkeit 117
– Nachweis 117
– Normalpotential 118
– Oxidationsstufen 117
– Reaktionen 341
Quecksilber(II)-acetat 118, 342, 351
Quecksilberamidochlorid 13, 97
– Bildung 35
– Struktur 120
Quecksilber(II)-amidochlorid 119
Quecksilberamidonitrat 13
Quecksilber(II)-amidonitrat 119
Quecksilberarsenide 86, 131
Quecksilber(II)-barbiturate 324
Quecksilber(I)-bromid 47
Quecksilber(II)-bromid 86, 117
Quecksilber(I)-chlorat 117
Quecksilber(I)-chlorid 44, 46, 58, 94, 117; *s. a.* Kalomel
– Bildung 118, 138
– Fällung 21, 97
– Löslichkeit 21, 98
– Oxidation 21
– Reduktion 118
Quecksilber(II)-chlorid 35, 51, 58, 118, 278; *s. a.* Sublimat
– basisches 119
– Bildung 21, 119
– Löslichkeit 98, 118
– Normalpotential 59
– Reduktion 118, 138
– Sublimation 194
Quecksilber(I)-chromat 64, 119
Quecksilber(II)-chromat 121
Quecksilber(II)-cyanid 50, 117
– Bildung 93
– Dissoziation 51
Quecksilberdithizonat, Bildung 121
Quecksilberhalogenide, Zersetzung 10
Quecksilber(II)-halogenide, Dissoziation 117
Quecksilber(I)-iodid, Bildung 119
Quecksilber(II)-iodid 49, 118
– Fällung 120
– Löslichkeit 21
– Thermochromie 120
– Zersetzung 10
Quecksilber(II)-Komplexe 117–118, 121
Quecksilberlegierungen 118

Quecksilber(II)-mercaptide 250
Quecksilber(I)-nitrat 117, 119, 341
Quecksilber(II)-nitrat 117, 341
Quecksilberoxid 118
Quecksilber(II)-oxid
– Bildung 118
– Fällung 13, 119
– Reaktionen 93, 324
– Zersetzung 119
Quecksilber(I)-perchlorat 117
Quecksilber(II)-perchlorat 117
Quecksilber(II)-pseudohalogenide, Dissoziation 117
Quecksilber(I)-Salze
– Disproportionierung 97, 117
– Löslichkeit 117
– Nachweis 97
– Reduktion 68
Quecksilber(II)-Salze
– Löslichkeit 117–118
– Nachweis 98
– Normalpotential 59
– Reaktionen 316
Quecksilberspiegel 68, 71, 118
Quecksilber(II)-sulfat 226, 267, 298
– basisches 118
– Bildung 118
Quecksilber(I)-sulfid, pK_L-Wert 95
Quecksilber(II)-sulfid 94, 100
– Fällung 99, 119–121
– Löslichkeit 17, 21, 100, 120–121
– Modifikationen 120–121
– pK_L-Wert 95
– Reduktion 71
Quecksilber(I)-thiocyanat 52
Quecksilber(II)-thiocyanat 52–53, 117, 146
Quecksilberverbindungen 118
Quecksilber(I)-Verbindungen
– Disproportionierung 118–119, 168
– Nachweis 118–119
– schwer lösliche 119
Quecksilber(II)-Verbindungen
– Fällung 120–121
– Nachweis 119–120
– Zersetzung 10

R

Raymond-Reaktion 271
Reagenz 3
– Bratton-Marshall- 287–288, 290, 339
– Dragendorff- 125, 322, 337, 344
– Edmann- 315, 317
– Ehrlich- 236, 281–282, 284, 319, 334, 351, 354
– Fehling- 128, 221, 253, 305
– Folins- 276, 279
– Gibbs- 243
– Grignard- 212
– Hypophosphit- 84, 86
– Lucas- 231, 233
– Lunge- 76, 79, 81
– Millon- 341
– Nash- 261, 329, 344
– Neßler- 78, 120, 169, 250, 340
– Nylander- 254
– Sanger- 233, 276, 314
– Schiff- 48, 261, 343
– selektive 3
– spezifische 3
– Thioacetamid- 96, 170
– Tillmans- 252, 334
– Tollens- 221, 227, 253, 258, 289, 342, 344
Reaktion
– Adrenochrom- 280
– Arnow- 280
– autokatalysierte 302
– Baljet- 271
– Berliner-Blau- 52, 212
– Bouveault-Blanc- 307
– Brenz- 305
– Canbäck- 272, 325
– Chen-Kao- 240, 338
– Chromotropsäure- 258
– Chromylchlorid- 46
– Criegee- 237
– Diazotierung-Kupplungs- 244, 276, 286
– Ehrlich- 281
– Einhorn 232
– Eisen(III)-chlorid- 241, 303, 344, 349, 353
– Emerson- 242, 330, 341
– Erdmann-Husemann- 347
– Fehling- 260
– Fenton- 305
– Fröhde- 347
– Fujiwara- 231
– Gibbs- 243
– Gmelin- 252–253
– Guareschi-Lustgarten- 230, 243
– Haloform- 235, 256
– Hantzsch- 261, 329
– Hydroxamsäure- 292, 307–308
– Indophenol- 242–243
– Iod-Azid- 40
– Iodoform- 235–236, 256, 268, 300
– Iod-Stärke- 31, 38, 45, 295, 321, 343
– Kedde- 271
– Kiefer- 346
– Komarowsky- 236
– Komarowsky-Fellenberg- 236
– König- 353
– Kreis- 331
– Malaprade- 237, 263
– Mandelin- 347
– Mannich- 261
– Marquis- 259, 345
– Millon- 341
– Murexid- 326
– nach Pesez 77
– nach Smith 85

– nach Thiele 85–86
– Ninhydrin- 253, 313, 317
– Pellagri 347
– Pesez- 301, 306
– Porter-Silver- 270
– Raymond- 271
– Reimer-Tiemann- 230
– Sakaguchi- 343
– Sanger- 314
– Schotten-Baumann- 232, 244
– selektive 3
– Seliwanoff- 338
– Senföl 278
– Simon-Awe- 234, 264
– spezifische 3
– Thiele- 131
– Tillmans- 334
– Tollens- 260
– TTC- 269
– van Slyke- 315
– van Urk- 285
– Vitali- 310, 344
– Vitali-Morin- 273, 310, 352
– Waser-Karrer- 314
– Xanthydrol 307
– Zimmermann- 267, 271, 328, 345
– Zwikker- 323
Redoxpaare
– korrespondierende 59
– Normalpotential 59
Redoxpotential 59; *s. a.* Normalpotential
Redoxreaktionen, Voraussage 59
Reduktionsmittel
– Nachweis 31, 65, 220, 253
– Prüfung auf 36, 39, 221, 305
– Verhalten gegenüber 18
Referenzsubstanzen, Schmelzpunktbestimmung 187
Reibung, innere 207
Reimer-Tiemann-Reaktion 230
Reinecke-Salz 121, 128
Reinheitsprüfung 170, 178, 201
Reserpin 286
Resorcin *s. a.* 1,3-Dihydroxybenzen
– Eigenschaften 247
– Identitätsprüfung 247
– Reaktionen 230, 247–248, 306, 331, 338, 353
– Schmelzpunkt 247
– Tautomerie 247
Resorcinaldehyd, Bildung 230
Rhodamin-B 137
Rhodanide, Nachweis 52
Rhodanid-Ion, Nachweis 52
Rhodanwasserstoffsäure, pK_s-Wert 52
Richtigkeit 5
Ringprobe 76, 78, 81
Rinmans Grün 154
Robustheit 5
Rosanilin 48
Rotationsviskosimeter 210
Rubidiumperchlorat 166
Rubidiumsalze, Flammenfärbung 7
Rückstand
– salzsäureunlöslicher 21–22, 94
– unlöslicher 22, 24
Rückstände 21
– Aufschluss 24
– schwer lösliche 24
Ruhmanns-Purpur 313, 317

S

Saccharin
– Alkalischmelze 353
– Identitätsprüfung 353
– Schmelzpunkt 353
Saccharin-Natrium, Identitätsprüfung 353
Saccharometer 206
Sakaguchi-Reaktion 343
Salicylaldehyd 36, 341
– Reaktionen 283
Salicylaldehydazin 36
Salicylamid 243
Salicylate 303
Salicylat-Ion
– Bildung 336
– Identitätsprüfung 303
– Nachweis 303
Salicylsäure 241 *s. a.* 2-Hydroxybenzoesäure
– Bildung 304, 332, 344, 353
– Bromierung 304
– Decarboxylierung 303
– Nachweis 242–243, 259
– pK_s-Werte 303
– Reaktionen 259, 303–304
– Schmelzpunkt 304, 332, 344
– Veresterung 304
Salicylsäuremethylester 241, 304; *s. a.* Methylsalicylat
– Identitätsprüfung 344
– Verseifung 344
Salpetersäure 20
– Bildung 33
– Eigenschaften 16, 18, 74
– Erhitzen mit 16
– Lösen in 21
– pK_s-Wert 74
– rauchende 341
– Reaktionen 114, 117
– Reduktion 16, 75
Salpetrige Säure 276, 341
– Disproportionierung 78
– Eigenschaften 78
– pK_s-Wert 78
– Reaktionen 79–80, 286, 290, 315
– Verhalten gegenüber 276
– Zerfall 77–78
– Zersetzung 14
Salze 19
Salzlösungen, Dichte 204
Salzsäure 21; *s. a.* Chlorwasserstoff
– pK_s-Wert 44
– Verhalten gegenüber 17
Salzsäure-Gruppe 94, 97
Sanger-Reagenz 233, 276, 314
Sanger-Reaktion 314
Sauerstoff 211
– Bildung 10, 26, 34, 64, 75, 119, 217
– Eigenschaften 29
– Nachweis 29

- Reaktionen 72, 78, 140, 148, 216
- Reduktion 30
Sauerstoffkolben, Verbrennen im 216
Säuren
- oxidierende 114, 117, 126
- Verhalten gegenüber 14
Säurespindeln 206
Schiff-Reagenz 48, 234, 261, 343
Schiffsche Basen 278
- Bildung 281, 319
Schmelzbereich 185
Schmelzdiagramme 195
Schmelz(druck)kurve 177
Schmelzen 175
Schmelzintervall 189
Schmelzkurve 195
Schmelzpunkt 175–177
Schmelzpunktbestimmung, instrumentelle Methode 188
Schmelzpunkterniedrigung 185, 194
Schmelztemperatur 176, 195
- Bestimmung 188
- Definition 184, 192
- Kapillarmethode 185
Schmelzwärme 175, 192
Schöniger-Aufschluss 216
Schöniger-Methode 216
Schotten-Baumann-Reaktion 232, 244
Schrägbeziehung 156, 163
Schutzschicht, oxidische 17, 149
Schwefel 211
- Abscheidung 15, 18, 64, 70, 74, 100, 136, 140–141, 146, 148
- Bestimmung 216, 218
- Bildung 21, 133
- elementarer 10
- Eigenschaften 30
- Fällung 17, 37
- Modifikationen 30
- Nachweis 30, 212, 320
- Oxidation 30
- Reaktionen 27
- Verbrennung 30
Schwefeldioxid 219
- Bildung 4, 10, 14–15, 18, 27, 30, 49, 68, 70, 72, 74, 90, 126, 218, 343
- Eigenschaften 68
- Oxidation 212, 218
Schwefelige Säure, pK_s-Werte 68
Schwefelkohlenstoff 276; *s. a.* Kohlenstoffdisulfid
- Reaktionen 278
Schwefelsäure
- Abrauchen mit 114
- Eigenschaften 14, 18, 66
- Erhitzen in 14
- pK_s-Werte 66, 294
- Reaktionen 114, 117
- Reduktion 15, 47
- Verdünnen 66
- Verhalten gegenüber 37
Schwefeltrioxid 24
Schwefelwasserstoff
- Bildung 14–15, 17–18, 49, 69, 71, 134, 137, 213, 320
- Dissoziation 95–96
- Dissoziationskonstanten 96
- Eigenschaften 71, 95
- als Fällungsreagenz 95
- Löslichkeit 71
- Oxidation 64, 72
- pK_s-Werte 71, 95
- Reaktionen 72, 86, 131
- Wasserlöslichkeit 95
Schwefelwasserstoff-Gruppe 94, 98
Schweflige Säure
- Bildung 30
- Oxidation 64, 117, 127–128
- Reduktion 53
- Zerfall 18, 68
- Zersetzung 14
Schwermetalle
- Bestimmung 171
- Prüfung auf 170
- Toxizität 170
Schwermetallmetaborate, Bildung 9
Schwermetalloxide, Reaktionen 9
Schwermetallphosphate 9
Schwermetallsalze
- Nachweis 9
- Perlreaktion 10
Schwermetallsulfide 22
- Bildung 171
Schwermetallthiosulfate 71
Schwerspat 162
Scopolamin, Identitätsprüfung 310
Scopolaminbromid 322
Selektivität, Erhöhung 4
Selen 28, 67
Seliwanoff-Reaktion 338
Semicarbazid 255
Semicarbazone, Bildung 255
Senföle, Bildung 278
Senföl-Reaktion 278
Sera 330
Serin 263
Siedeanalyse 178
Siedebereich 178, 181
Siedepunkt 175–178
- Bestimmung 180
Siedetemperatur 176, 178
- Apparatur 181
- Bestimmung 180
- Definition 180
Silber
- Abscheidung 26, 69, 133, 227, 253, 260, 270, 289, 333–334, 342
- Bildung 45, 49, 117, 132, 221
- Identitätsprüfung 116
- kolloidales 132
- Lösen 17
- Lösen in Säuren 114
- Löslichkeit 114
- Metallspiegel 45
- Nachweis 114
Silberacetat 114
- Bildung 295
Silberacetylide 226

Silberarsenat 134
– Fällung 84, 87, 116
Silberarsenid 131
Silberarsenit
– Fällung 84, 87, 116, 133
– Löslichkeit 133
Silberbromat 37, 41, 62
Silberbromid 37, 41, 47, 56, 70, 114
– Aufschluss 24, 26
– Fällung 47, 62, 344
– Komplexbildung 47, 70, 115–116
– Löslichkeit 47, 57
– pK_L-Wert 56, 116
– Reduktion 70
Silbercarbonat
– Bildung 26, 45
– Fällung 90
– Zerfall 26
Silberchlorat 114
– Löslichkeit 37
Silberchlorid 37, 41,58, 70, 94, 114
– Aufschluss 24
– Bildung 46
– Fällung 21, 44, 56, 97, 215
– Komplexbildung 20, 45, 97–98, 115–116
– Löslichkeit 17, 20–21, 45, 56–57
– pK_L-Wert 56, 116
Silberchromat 37, 64, 115, 154
– Fällung 116
– pK_L-Wert 116
Silbercyanid 37, 50, 114, 117
– Bildung 61
– Fällung 115
– Löslichkeit 51
– pK_L-Wert 116
Silberdiamminchlorid 37
Silberdiamminkomplex 13, 37, 57, 82
Silberdichlorokomplex 21
Silberdicyanokomplex 37, 47
Silberdiethyldithiocarbamat 132
Silberdisulfitkomplex 117
Silberfluorid 41, 214
– Löslichkeit 37, 45, 114
Silberhalogenide 41
– Aufschluss 24–26, 56, 114
– Eigenschaften 46
– Fällung 56–57
– Komplexbildung 26, 70
– Löslichkeit 56–57, 114, 116
– pK_L-Werte 55
– schwer lösliche 70, 114
– Trennung 116
Silberhexacyanoferrat(II) 37, 56
– Fällung 93
– Löslichekeit 92
Silberhexacyanoferrat(III) 37, 57
– Fällung 93
– Löslichkeit 92
Silberhydroxid, Fällung 13
Silberiodat 37, 41, 63
Silberiodid 37, 70, 114
– Aufschluss 24
– Fällung 49, 55
– Komplexbildung 49, 115–116
– Löslichkeit 49, 57
– pK_L-Wert 56, 116
– Reduktion 49
Silber-Ion
– Identitätsprüfung 114, 116
– Nachweis 114
– Reduktion 45, 117
Silberkomplexe 49, 70
– Bildung 26, 47, 115
– Dissoziation 115
– pK_D-Werte 115
Silbermercaptide 250
Silbermesilat 318–319
Silbermetaborat, Hydrolyse 91
Silbernitrat 114
– Bildung 26
– Reaktionen 227
Silbernitrat-Gruppe 41
Silbernitrit 78, 114
Silberoxalat 301
Silberoxid
– Bildung 13, 45, 90, 133
– Fällung 91, 115
– Löslichkeit 115
– pK_L-Wert 116
Silberperchlorat 114
Silberphosphat 82, 114
– Fällung 84, 116
Silberpseudohalogenide 41
– Löslichkeit 114
Silbersalze
– Aufschluss 114
– Dissoziation 115
– Eigenschaften 115
– Fällung 36–37, 41, 114
– Farbe 37, 114
– Löslichkeitsprodukt 115
– Nachweis 97
– Reduktion 117
– schwer lösliche 37, 41, 45, 114, 116, 214, 328
Silbersalzlösung, ammoniakalische 221
Silberspiegel 26, 49, 69, 117, 133, 221, 227, 253, 260, 289, 333
Silbersulfat 114
Silbersulfid 37, 115
– Bildung 49, 52, 71, 116
– Fällung 45, 61, 72, 117
– Löslichkeit 21, 117
– pK_L-Wert 95, 116
Silbersulfit 37, 117
– Fällung 69
Silberthiocyanat 37, 41, 52, 61, 114, 117
– Fällung 115
– Zersetzung 52
Silberthiosulfat 41, 70–71, 74
– Fällung 115
Silicate 22
– Aufschluss 24–26, 89
– Entfernung 113
– Fällung 37
– Kondensation 88
– Nachweis 16, 88, 94
– schwer lösliche 88
Silicat-Ion
– Entfernung 113
– Identitätsprüfung 88
– Nachweis 88

Siliciumdioxid 88
– Abscheidung 87
– Aufschluss 26
– Bildung 44
– Löslichkeit 88
– Reaktionen 16, 89
Siliciumtetrafluorid
– Bildung 15–16, 42, 89
– Hydrolyse 44, 89
Simon-Awe-Reaktion 234, 264
Smith-Reaktion 85
Soda; *s. a.* Natriumcarbonat
– Reaktionen 11–12, 27
– Schmelze 24
– Schmelzpunkt 25
Sodaauszug 22
– Anionennachweis 94
– Ansäuern 18
– Rückstand 22, 73, 87
Soda-Pottasche 25
Soda-Pottasche-Aufschluss 25
Sofortschmelzpunkt 187
Soliduskurve 195
Solvat 18
Solvatation 18
Solvatochromie 347
Solvens 18
Sorbinsäure, Identitätsprüfung 224
Sorbitol 92
Sörensen-Titration 316
Spektralanalyse 6
Spektrallinien 8
– Alkalielemente 7
– Entstehung 6
– Erdalkalielemente 7
Spektrallinienmuster
– Alkalielemente 8
– Erdalkalielemente 8
Spezifität 3
Spinelle 151, 154
Steigschmelzpunkt 187
Stibin; *s. a.* Antimonwasserstoff
– Bildung 11, 135
– Zersetzung 12
Stickstoff 211
– Bildung 36, 80–81, 167, 315
– Eigenschaften 30
– Nachweis 30, 212
Stickstoffdioxid, Bildung 10, 14–16, 33, 75, 77–78, 81, 110
Stickstoffmonoxid
– Bildung 14, 16–17, 26, 75, 77–78, 81, 117, 126, 140–141
– Eigenschaften 33
– Oxidation 33, 75
– Reaktionen 33, 76
Stickstoffwasserstoffsäure 80
Stoffe
– Abscheidung 198
– Aggregatzustände 175
– Hydrolyse 220
– isomorphe 195
– leicht lösliche 19
– Löslichkeit 19
– mäßig lösliche 19
– nichtionische 29
– Phasendiagramm 177
– polare 19
– Schmelztemperatur 184
– schwer lösliche 19
– unpolare 19
– Viskosität 207–208
– Zersetzung 185, 187
Stoffeigenschaften, spezifische 175
Stoffmengenkonzentration 19
Strontium, Nachweis 161
Strontiumcarbonat 95, 159
– Fällung 108, 160–161
Strontiumchlorid 161
– Löslichkeit 110
Strontiumchromat 64, 154, 161
– Fällung 109, 162
– Löslichkeit 162–163
Strontium-Ion, Nachweis 161
Strontiumnitrat 161
– Löslichkeit 109
Strontiumoxalat 113, 159, 161, 301
Strontiumphosphat 82, 113
Strontiumsalze
– Flammenfärbung 7, 161
– Löslichkeit 161
– Nachweis 108
– schwer lösliche 161
Strontiumsulfat 70, 159, 161
– Aufschluss 111
– Fällung 74, 105, 109, 111, 161
– Löslichkeit 21, 66
Strontiumsulfit, Fällung 69
Strontriumchlorid, Löslichkeit 109
Sublimat 118; *s. a.* Quecksilber(II)-chlorid
Sublimations(druck)kurve 178
Sublimationstemperatur 194
Sublimationswärme 175
Sublimieren 175, 194
Substanzen
– oxidierbare 36, 65, 305
– – Nachweis 220
– – Prüfung auf 221
– oxidierende 223
– reduzierbare 36, 223
– reduzierende 253–254
Substitutionsmischkristalle 195
Succindialdehyd 281
Succinylsulfathiazol 320
Sulfacetamid 354
Sulfadiazin 354
Sulfadimidin
– Eigenschaften 354
– Identitätsprüfung 354
– Schmelzpunkt 354
– Zersetzung 354
Sulfaminsäure 80
– Reaktionen 287
N-(5-Sulfamoyl-1,3,4-thiadiazol-2-yl)acetamid 213
Sulfanilamid
– Identitätsprüfung 282
– Nachweis 281
– Schmelzpunkt 187
Sulfanilsäure 319, 354
– diazotierte 244, 287, 292
– Diazotierung 79
Sulfanylverbindungen 72

Sulfapyridin, Schmelzpunkt 187
Sulfatasche 171, 353–354
– Bestimmung 1721
Sulfate
– basische 66
– Bildung 25, 30, 45, 68, 70, 72, 105, 133, 253, 294, 319
– Grenzprüfung 67
– Nachweis 22, 66, 74, 94
– schwer lösliche 66
– wasserlösliche 25
Sulfat-Ion
– Grenzprüfung 67
– Identitätsprüfung 66
– Nachweis 22, 66
Sulfat-Verfahren 111
Sulfhydrylverbindungen, Nachweis 40
Sulfide *s. a.* Thioether
– Abtrennung 73
– basische 104
– Bildung 95
– Fällung 37, 95, 99, 103
– Farbe 99, 104
– lösliche 15, 73
– Löslichkeit 94–95
– Löslichkeitsprodukt 95
– Nachweis 40, 71, 73, 94
– Oxidation 17, 39, 72, 105, 123, 221, 223, 251
– Protonierung 72
– Reaktionen 15, 17
– schwer lösliche 71–73, 94–95, 103
– Zersetzung 10
Sulfid-Ion
– Basizität 95
– Nachweis 71, 73
Sulfidkomplexe 72
Sulfinsäuren, Bildung 222
Sulfite
– Bildung 30
– Nachweis 4, 68, 74, 94
– Oxidation 4, 39, 45, 66, 68, 90, 294
– Reaktionen 17
– Reduktion 69
– Reduktionsvermögen 68
– schwer lösliche 69
– Zersetzung 10, 15
Sulfit-Ion
– Identitätsprüfung 68
– Nachweis 68, 74
Sulfitkomplex 69
Sulfochloride, Reaktionen 318
Sulfochlorierung, Aromaten 227
Sulfofluorescein 353
Sulfonamide 323
– Acylierung 319
– Bromierung 320
– Diazotierung 319
– Nachweis 281–282, 307, 319
– Reaktionen 320
– sekundäre 275
– tertiäre 276
– Zersetzung 320
Sulfone, Bildung 223, 251
Sulfonierung, von Aminen 275
Sulfonsäureanilide, Bildung 318
Sulfonsäurechloride, Reaktionen 318
Sulfonsäuren
– Acidität 317
– Alkalischmelze 319
– aromatische 317
– Bildung 222, 251
– Nachweis 317
9-Sulfonylxanthene 307
Sulfosalicylat 241
Sulfoxazol 354
Sulfoxide, Bildung 223, 251
Summenformel 175
– Ermittlung 218

T

Tartrate
– Abtrennung 114
– Bildung 301
– Nachweis 94, 304
– Oxidation 39
– schwer lösliche 305
– Zerfall 14–15
– Zerstörung 114
Tartrat-Ion
– Abtrennung 114
– Nachweis 304
Tartratkomplexe 114
Tatrat-Ion, Identitätsprüfung 304
Temperatur, korrigierte 179–180
Temperaturkorrektur 180
1,3,5,7-Tetraazaadamantan 104, 169
1,3,5,7-Tetraazatricyclo[3.3.1.1]decan 344
Tetraborate, Nachweis 91
Tetraborat-Ion, Nachweis 91
Tetraborsäure 91
2,4,4,6-Tetrabrom-2,5-cyclohexadien-1-on 246, 304
2,3,4,5-Tetrabromcapronsäure 224
Tetrabromfluorescein 48
Tetracain 352
– Identitätsprüfung 273
– Nitrierung 273
Tetrachlorethan 178
Tetrachloroaluminat 149
Tetrachloroantimonat(III) 134–135
Tetrachlorostannat(II) 138
Tetrachromsäure 63–64
Tetracyanatocobaltat(II) 142
Tetracyanoniccolat(II) 140
Tetrahydroxoaluminat 150
– Bildung 12–13, 23, 25, 75, 105, 107
Tetrahydroxoantimonat(III) 13, 134
– Bildung 135
Tetrahydroxoberyllat 107
Tetrahydroxoborat-Ion 91
Tetrahydroxocuprat(II) 128
Tetrahydroxoplumbat 13
Tetrahydroxoplumbat(II), Bildung 27, 122–123
Tetrahydroxostannate(II) 138
– Disproportionierung 138
Tetrahydroxozinkat, Bildung 75, 105

Tetrahydroxozinkat(II) 149, 154
Tetraiodobismutat(III) 125
Tetraiodomercurat(I) 119
Tetraiodomercurat(II) 118–119
– Bildung 120
Tetraiodoplumbat(II) 122
Tetramethylenbis(methansulfonat) 319
Tetraphenylborwasserstoffsäure 167
Tetraphenylhydrazin 76
Tetrathioarsensäure 134
Tetrathiocyanatomercurat(II) 146
Tetrathionate, Bildung 31, 70–71, 217
Tetrazolblau 269
Tetrazolo[5,1a]phthalazin 340
Thallium(I)-bromid 47
Thallium(I)-iodid 49
Thalliumsalze, Flammenfärbung 7
Thallium(III)-sulfid 94
Thallium(I)-thiocyanat 52
Thebain 248
Thenards Blau 151
Theobromin 325–327
– Löslichkeit 328
Theobromin-Derivate 328
Theophyllin 325–327
– Löslichkeit 328
Theophyllin-Derivate 327–328
Thermochromie 120, 154
Thiele-Reaktion 85–86, 131
Thioacetamid 128, 150, 170
– Eigenschaften 96
– als Fällungsreagenz 96
– Hydrolyse 96–97, 113
– Schmelzpunkt 96
Thioacetamid-Reagenz 96, 170
Thioantimonate(III) 136
Thioantimonate(V), Bildung 99, 136
Thioarsenate(III), Bildung 132
Thioarsenate(V), Bildung 99, 132, 134
Thioarsenite, Bildung 132
Thiobarbiturate 323
Thiobarbitursäure, Reaktionen 331
Thiobenzoate, Bildung 251
Thiocyanate
– Abtrennung 53
– Bildung 52, 61, 71
– Entfernung 112
– Fällung 45
– Nachweis 40, 52, 94
– Oxidation 39
– schwer lösliche 52
Thiocyanat-Ion
– Entfernung 112
– Nachweis 52, 242
Thiocyanatkomplexe 52–53, 112
Thiocyansäure
– Bildung 112
– pK_s-Wert 52
Thioessigsäure, Bildung 96–97
Thioester, Bildung 251
Thioether *s. a.* Sulfide
– Oxidation 221, 223, 251
Thioglycolate, Oxidation 145
Thioglycolsäure 144, 147
– Oxidation 145
Thioharnstoff, Reaktionen 125, 228
Thioharnstoff-Derivate, Bildung 315
Thiole *s. a.* Mercaptane
– Bildung 251
– Nachweis 250
– Oxidation 251
Thiooxoantimonate(III), Oxidation 136
Thiooxoantimonate(V) 136
Thiooxoarsenate(V) 134
Thiooxoarsenite 132–133
Thiophenole
– Acidität 250
– Nachweis 250
– Oxidation 222
Thiosalze, Bildung 94
Thioschwefelsäure 70
– Zerfall 18
– Zersetzung 14
Thiosemicarbazid 255
Thiosemicarbazone, Bildung 255
Thiostannat(IV) 139
– Bildung 99
Thiosulfat
– Maßlösung 217
– Nachweis 40, 70, 74, 94
– Normalpotential 59
– Oxiation 294
– Oxidation 31, 39, 70, 90
– Reaktionen 17
– Zerfall 10, 37, 70, 90
– Zersetzung 15
Thiosulfat-Ion
– Identitätsprüfung 70
– Nachweis 70, 74
Thiosulfatkomplexe 70
Thiouracil 326
Thoriumhexacyanoferrat(II) 92
Thorium(IV)-nitrat, Maßlösung 217
Thoriumtetrafluorid, Bildung 217
Threonin, Oxidation 263
Thymol
– Eigenschaften 246
– Identitätsprüfung 246
– Löslichkeit 246
– Nachweis 243
– Nitrierung 247
– Oxidation 247
– Reaktionen 243
– Schmelzpunkt 246
Tillmans-Reagenz 252, 334
Tillmans-Reaktion 334
Titandioxid 24
Titangelb 158
Titan(IV)-oxid, Aufschluss 24
Titanoxidsulfat 35
Titanperoxidsulfat 35
Titan(IV)-Salze, Reaktionen 321
Titan(IV)-Verbindungen, Nachweis 35

Tollens-Probe 117, 264, 270, 305, 333–334, 336
Tollens-Reagenz 221, 227, 247, 253, 258, 289, 342, 344
Tollens-Reaktion 260
Toluen, Siedepunkt 183
p-Toluensulfonamid 47
Toluensulfonylchlorid 275
o-Toluidin, Azokupplung 288
Tragant 211
Traubensäure 305
Trennung
– Kupfer-Cadmium 101
– Urotropin- 106
Trennungsgänge
– Anionen 40
– Kationen 94
Triarylmethanfarbstoffe 338
2,4,6-Tribromphenol 49, 246
1,1,1-Trichlor-2-methylpropan-2-ol 215, 257
Trichloracetaldehydhydrat 264
2,2,2-Trichlorethan-1,1-diol 215, 264
Trichlormethan 229
Trichromsäure 63–64
Triethanolamin 158
Trihalogenide 215
– Hydrolyse 227
Trihydroxostannat(II) 13, 125, 138
– Bildung 12
Trihydroxozinkat 13
Triiodacetaldehyd 235
Triiodaceton, Bildung 236, 266
1,2,3-Triketoindan 313
1,2,3-Triketoindanhydrat 313
2,4,6-Trimethyl-1,3,5-trioxan 264
Trimethylamin 168
Trimethylammoniumbromid 344
Trimethylammoniumnitrat 344
1,3,7-Trimethylxanthin 325
2,4,6-Trinitrochlorbenzen 276
Tripelpunkt 177
Triphenylformazan 269
Triphenylmethan-Derivate, Bildung 265
Triphenylmethanfarbstoffe 63
– Entfärbung 69
Triphenyltetrazoliumchlorid 269
Trocknungsverlust 354
– Bestimmung 184
Tropasäure 310–311
Tropasäureester 310
Tropfpunkt
– Bestimmung 189–190
– Definition 189
TTC-Reaktion 269
Turnbulls Blau 93, 144, 146
Tyrosin, Nachweis 341

U

Umesterung 308, 335
Umwandlungswärmen 175
10-Undecensäure, Identitätsprüfung 224
Undecylenanilid 293
Undecylensäure
– Identitätsprüfung 224, 293
– Reinheitsprüfung 225
Unterphosphorige Säure, Oxidation 131
Uracil 326
Urethane, Bildung 233, 245
Urometer 206
Urotropin 169, 258, 344
– Bildung 103
– Hydrolyse 103
– Reaktionen 103
Urotropin-Gruppe 103
Urotropin-Trennung 106
Ursubstanz 94
Urtitersubstanzen, Reindarstellung 194

V

Vanillin 241, 265, 331, 341 *s. a.* 4-Hydroxy-3-methoxybenzaldehyd
– Identitätsprüfung 255, 265
– Oxidation 265
– pK_s-Wert 265
– Reaktionen 236, 265, 267, 284
van Slyke-Methode 277
van Slyke-Reaktion 315
van Urk-Reaktion 285
Vaseline 189
Veraschung 171
Veraschungsmethoden 354
Verbindungen 223
– CH-acide 271
– – Nachweis 271
– – Reaktionen 291
– Hydrolyse 220
Verbrennungsvorgänge 29
Verdampfen 175
Verdampfungs(druck)kurve 177
Verdampfungswärme 175
Verdorbenheit, Prüfung auf 331
Veresterung
– von Alkoholen 232
– von Carbonsäuren 292
– von Phenolen 244
Verfahren
– Analyse- 3–4
– Chromat-Sulfat- 109
– DDTC- 132
– Ethanol-Ether- 109
– Pentanol- 110
– Sulfat- 111
Verfestigen 175
Verfestigungswärme 175
Verhältnisformel 218
Vinylhalogenide 228
N-Vinylpiperazin 235
N-Vinylpiperidin 235
Viskosimeter 207
– absolute 211
– relative 211
– Typen 209

Viskosität
- Beeinflussung 208
- Definition 207
- dynamische 208, 210
- kinematische 208
- Messung 207, 209
Viskositätskoeffizient 208
Viskositätszahl 208
Vitali-Morin-Reaktion 273, 310, 352
Vitali-Reaktion 310, 344
Vitamin C, Bestimmung 334
Vorproben 5
- auf Anionen 37

W

Waage, hydrostatische 201–202
Wachs, gelbes 189
Waser-Karrer-Reaktion 314
Wasser
- Bestimmung 182–183, 212
- Bildung 212
- Lösen in 20
- Reaktionen 226
- Siedepunkt 183
- Viskosität 208
Wassergehalt 184
Wasserstoff
- Bildung 14–15, 26, 49, 75
- Nachweis 212
- naszierender 85, 130, 132
- Reaktionen 226
Wasserstoffperoxid 47
- Bestimmung 34–35
- Eigenschaften 34
- Identitätsprüfung 34
- Normalpotential 59
- Oxidation 39, 217
- Reaktionen 4, 60, 305, 326
- Redoxpotential 34
- Reduktion 38, 60, 68, 214, 218
- Rektion 223
- Zersetzung 34
Wassertropfenprobe 16, 42, 89
Weinsäure 257, 299, 304
- Bildung 301
- Brenzreaktion 305
- Chelatkomplexe 305
- Eigenschaften 304
- Oxidation 306
- Reinheitsprüfung 303
- Thermolyse 305
- Zersetzung 305
weißes Vaselin 189
Wolframblau 67
Wollwachs 189
Wurzschmitt-Methode 216

X

Xanthine
- Identitätsprüfung 325
- methylierte 326
Xanthogenate, Bildung 233
Xanthydrol 324
- Reaktionen 307, 320

Z

Zähflüssigkeit 207
Zähigkeit 207
Z-Butendisäure 301
Zersetzung, von Stoffen 185, 187
Zersetzungspunkt 185
Zimmermann-Produkt 77, 267, 271–272
Zimmermann-Reaktion 267, 271–272, 328, 345
Zimtalkohol 331
Zink
- Nachweis 154
- Oxidation 17, 126
- Reaktionen 75
Zinkammoniumphosphat 155
Zinkcarbonat 154
Zinkchlorid 154
Zinkcyanid 41
Zinkdithizonat 155
Zinkhexaammin-Komplex 105–107, 154
Zinkhexacyanoferrat(II) 41, 69
Zinkhexacyanoferrat(III) 41, 155
Zinkhydroxid, Fällung 13, 154
Zink-Ion
- Identitätsprüfung 154
- Nachweis 154
Zinknitrat 75, 154
- Bildung 17
Zinknitrat-Gruppe 41
Zinkoxid, Farbe 154
Zinkphosphat 154–155
Zinkpyrophosphat 155
Zinksalze
- Bestimmung 155
- Bildung 126
- Fällung 41
- Löslichkeit 154
- Nachweis 103
- schwer lösliche 41, 155
Zinksulfat 154
- Bildung 15
Zinksulfid 41, 95, 104, 154
- Fällung 72, 98, 106–107, 154–155
- pK_L-Wert 95
- Reaktionen 17
Zinktetraammin-Komplex 13, 154
Zinkthiocyanatomercurat(II) 155
Zinn
- Bildung 138
- Nachweis 137–138
Zinn(II)-chlorid 85–86
- Fluoreszenz 11
- Oxidation 131, 138
- Reaktionen 118
Zinn(IV)-chlorid, Bildung 118
Zinndioxid, Aufschluss 24, 27, 138
Zinndioxidhydrat 138
- Bildung 17, 113
Zinn(II)-hydroxid
- Fällung 13, 138
- Reaktionen 137
Zinn-Ion, Nachweis 137–138
Zinn-Komplexe 113
Zinn(II)-Komplexe 139
Zinn(II)-nitrat 17

Zinn(IV)-oxid *s. a.* Zinnstein
– Aufschluss 24, 27
– Bildung 17, 114
– Löslichkeit 21
– Reduktion 11
Zinn(II)-Salze
– Leuchtprobe 11
– Nachweis 11, 98
– Oxidation 137
Zinnsäure, Reaktionen 113
Zinnstein 17; *s. a.* Zinndioxid; *s. a.* Zinn(IV)-oxid
– Aufschluss 27, 138
– Bildung 114
– Reduktion 11
Zinn(II)-sulfid 94
– Fällung 99, 139
– Löslichkeit 21
– pK_L-Wert 95
Zinn(IV)-sulfid 94, 102, 139
– Fällung 27, 99, 101, 139
– Löslichkeit 21
– pK_L-Wert 95
Zinntetrachlorid 138
Zinn(II)-Verbindungen, Nachweis 139
Zinn(IV)-Verbindungen
– Bildung 137
– Nachweis 98, 138–139
– Reduktion 138
Zirkon-Alizarin-Farblack 214
Zirkonium-Alizarin-Farblack 42
Zirkoniumhexacyanoferrat(II) 92
Zirkoniumoxidchlorid 83
Zirkon(IV)-oxid
– Fällung 113
– Fluoreszenz 113
Zirkonphosphat 83
– Fällung 113
Zucker
– Bleibestimmung 124
– Nachweis 128
– Oxidation 128
– reduzierbare 221
– reduzierende 221, 253, 334
Zusätze 20
Zustandsdiagramm 177
Zwikker-Reaktion 323, 325
Zwitterion 312

Der Autor

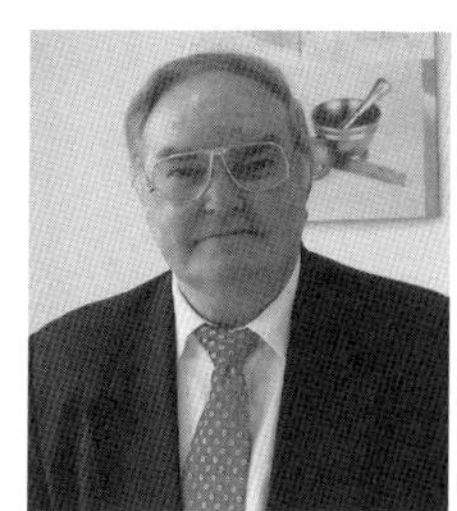

Prof. Dr. Eberhard Ehlers
Studium der Chemie in Frankfurt/Main, 1970 Diplomarbeit in Organischer Chemie, 1974 Promotion in Pharmazeutischer Chemie. 1976 Lehrauftrag für Pharmazeutische Chemie an der Universität Frankfurt/Main, 1987 Habilitation und Venia legendi im Fach Pharmazeutische Chemie ebendort. 1975 bis 2006 Tätigkeiten in Forschung und Management in der Pharmazeutischen Industrie.
Autor mehrer Kurzlehrbücher für Qualitative und Quantitative Analytik sowie Anorganische und Organische Chemie beim Deutschen Apotheker Verlag, Stuttgart.